中华医学
百科全书

临床医学

灾难医学

国家出版基金项目

中国协和医科大学出版社

图书在版编目 (CIP) 数据

灾难医学 / 王一镗主编 . —北京：中国协和医科大学出版社，2017.1
（中华医学百科全书）
ISBN 978-7-5679-0648-8

Ⅰ . ①灾… Ⅱ . ①王… Ⅲ . ①灾害学 – 医学 Ⅳ . ① R129

中国版本图书馆 CIP 数据核字 (2017) 第 012994 号

中华医学百科全书·灾难医学

主　　编：王一镗

编　　审：傅祚华

责任编辑：杨小杰

出版发行：中国协和医科大学出版社
　　　　　（北京东单三条九号　邮编 100730　电话 010–6526 0431）

网　　址：www.pumcp.com

经　　销：新华书店总店北京发行所

印　　刷：北京雅昌艺术印刷有限公司

开　　本：889×1230　1/16 开

印　　张：17.75

字　　数：500 千字

版　　次：2017 年 1 月第 1 版

印　　次：2017 年 1 月第 1 次印刷

定　　价：210.00 元

ISBN 978-7-5679-0648-8

《中华医学百科全书》编纂委员会

总顾问　吴阶平　韩启德　桑国卫

总指导　陈　竺

总主编　刘德培

副总主编　曹雪涛　李立明　曾益新

编纂委员（以姓氏笔画为序）

B·吉格木德	丁　洁	丁　樱	丁安伟	于中麟	于布为
于学忠	万经海	马　军	马　骁	马　静	马　融	马中立
马安宁	马建辉	马烈光	马绪臣	王　伟	王　辰	王　政
王　恒	王　硕	王　舒	王　键	王一飞	王一镗	王士贞
王卫平	王长振	王文全	王心如	王生田	王立祥	王兰兰
王汉明	王永安	王永炎	王华兰	王成锋	王延光	王旭东
王军志	王声湧	王坚成	王良录	王拥军	王茂斌	王松灵
王明荣	王明贵	王宝玺	王诗忠	王建中	王建业	王建军
王建祥	王临虹	王贵强	王美青	王晓民	王晓良	王鸿利
王维林	王琳芳	王喜军	王道全	王德文	王德群	
木塔力甫·艾力阿吉	尤启冬	戈　烽	牛　侨	毛秉智	毛常学
乌　兰	文卫平	文历阳	文爱东	方以群	尹　佳	孔北华
孔令义	邓文龙	邓家刚	书　亭	毋福海	艾措千	艾儒棣
石　岩	石远凯	石学敏	石建功	布仁达来	占　堆	卢志平
卢祖洵	叶冬青	叶常青	叶章群	申昆玲	申春悌	田景振
田嘉禾	史录文	代　涛	代华平	白延强	白春学	白慧良
丛　斌	丛亚丽	包怀恩	包金山	冯卫生	冯学山	冯希平
边旭明	边振甲	匡海学	邢小平	达万明	达庆东	成　军
成翼娟	师英强	吐尔洪·艾买尔		吕时铭	吕爱平	朱　珠
朱万孚	朱立国	朱宗涵	朱建平	朱晓东	朱祥成	乔延江
伍瑞昌	任　华	华　伟	伊河山·伊明		向　阳	多　杰
邬堂春	庄　辉	庄志雄	刘　平	刘　进	刘　玮	刘　蓬
刘大为	刘小林	刘中民	刘玉清	刘尔翔	刘训红	刘永锋
刘吉开	刘伏友	刘芝华	刘华平	刘华生	刘志刚	刘克良
刘更生	刘迎龙	刘建勋	刘胡波	刘树民	刘昭纯	刘俊涛
刘洪涛	刘献祥	刘嘉瀛	刘德培	闫永平	米　玛	许　媛

许腊英	那彦群	阮长耿	阮时宝	孙 宁	孙 光	孙 皎
孙 锟	孙长颢	孙少宣	孙立忠	孙则禹	孙秀梅	孙建中
孙建方	孙贵范	孙海晨	孙景工	孙颖浩	孙慕义	严世芸
苏 川	苏 旭	苏荣扎布	杜元灏	杜文东	杜治政	杜惠兰
李 龙	李 飞	李 东	李 宁	李 刚	李 丽	李 波
李 勇	李 桦	李 鲁	李 磊	李 燕	李 冀	李大魁
李云庆	李太生	李日庆	李玉珍	李世荣	李立明	李永哲
李志平	李连达	李灿东	李君文	李劲松	李其忠	李若瑜
李松林	李泽坚	李宝馨	李建勇	李映兰	李莹辉	李继承
李森恺	李曙光	杨 凯	杨 恬	杨 健	杨化新	杨文英
杨世民	杨世林	杨伟文	杨克敌	杨国山	杨宝峰	杨炳友
杨晓明	杨跃进	杨腊虎	杨瑞馥	杨慧霞	励建安	连建伟
肖 波	肖 南	肖永庆	肖海峰	肖培根	肖鲁伟	吴 东
吴 江	吴 明	吴 信	吴令英	吴立玲	吴欣娟	吴勉华
吴爱勤	吴群红	吴德沛	邱建华	邱贵兴	邱海波	邱蔚六
何 维	何 勤	何方方	何绍衡	何春涤	何裕民	余争平
余新忠	狄 文	冷希圣	汪 海	汪受传	沈 岩	沈 岳
沈 敏	沈 铿	沈卫峰	沈华浩	沈俊良	宋国维	张 泓
张 学	张 亮	张 强	张 霆	张 澍	张大庆	张为远
张世民	张志愿	张丽霞	张伯礼	张宏誉	张劲松	张奉春
张宝仁	张建中	张建宁	张承芬	张琴明	张富强	张新庆
张潍平	张德芹	张燕生	陆 华	陆付耳	陆伟跃	陆静波
阿不都热依木·卡地尔		陈 文	陈 杰	陈 实	陈 洪	陈 琪
陈 锋	陈 楠	陈士林	陈大为	陈文祥	陈代杰	陈红风
陈尧忠	陈志南	陈志强	陈规化	陈国良	陈佩仪	陈家旭
陈智轩	陈锦秀	陈誉华	邵 蓉	邵荣光	武志昂	
其仁旺其格	范 明	范炳华	林三仁	林久祥	林子强	林江涛
林曙光	杭太俊	欧阳靖宇	尚 红	果德安	明根巴雅尔	易定华
易著文	罗 力	罗 毅	罗小平	罗长坤	罗永昌	罗颂平
帕尔哈提·克力木		帕塔尔·买合木提·吐尔根			图门巴雅尔	岳建民
金 玉	金 奇	金少鸿	金伯泉	金季玲	金征宇	金银龙
金惠铭	郁 琦	周 兵	周 林	周永学	周光炎	周灿全
周良辅	周纯武	周学东	周宗灿	周定标	周宜开	周建平
周建新	周荣斌	周福成	郑一宁	郑家伟	郑志忠	郑金福
郑法雷	郑建全	郑洪新	郎景和	房 敏	孟 群	孟庆跃
孟静岩	赵 平	赵 群	赵子琴	赵中振	赵文海	赵玉沛

赵正言	赵永强	赵志河	赵彤言	赵明杰	赵明辉	赵耐青
赵继宗	赵铱民	郝　模	郝小江	郝传明	郝晓柯	胡　志
胡大一	胡文东	胡向军	胡国华	胡昌勤	胡晓峰	胡盛寿
胡德瑜	柯　杨	查　干	柏树令	柳长华	钟翠平	钟赣生
香多·李先加		段　涛	段金廒	段俊国	侯一平	侯金林
侯春林	俞光岩	俞梦孙	俞景茂	饶克勤	姜小鹰	姜玉新
姜廷良	姜国华	姜柏生	姜德友	洪　两	洪　震	洪秀华
祝庆余	祝蕳晨	姚永杰	姚祝军	贾继东	袁文俊	袁永贵
都晓伟	栗占国	贾　波	贾建平	钱家鸣	夏照帆	夏慧敏
柴光军	柴家科	钱传云	钱忠直	徐志云	钱焕文	倪　鑫
倪　健	徐　军	徐　晨	徐永健	凌文华	徐志凯	徐克前
徐金华	徐建国	徐勇勇	徐桂华	高树中	高　妍	高　晞
高志贤	高志强	高学敏	高健生	郭宝林	高思华	高润霖
郭　岩	郭小朝	郭长江	郭巧生	谈献和	郭海英	唐　强
唐朝枢	唐德才	诸欣平	谈　勇	陶·苏和		陶广正
陶永华	陶芳标	陶建生	黄　峻	黄　烽	黄人健	黄叶莉
黄宇光	黄国宁	黄国英	黄跃生	黄璐琦	萧树东	梅长林
曹　佳	曹广文	曹务春	曹建平	曹洪欣	曹济民	曹雪涛
曹德英	龚千锋	龚守良	龚非力	袭著革	常耀明	崔　蒙
崔丽英	庾石山	康　健	康廷国	康宏向	章友康	章锦才
章静波	梁铭会	梁繁荣	谌贻璞	屠鹏飞	隆　云	绳　宇
巢永烈	彭　成	彭　勇	彭明婷	彭晓忠	彭瑞云	彭毅志
斯拉甫·艾白		葛　坚	葛立宏	董方田	蒋力生	蒋建东
蒋澄宇	韩晶岩	韩德民	惠延年	粟晓黎	程　伟	程天民
程训佳	童培建	曾　苏	曾小峰	曾正陪	曾学思	曾益新
谢　宁	谢立信	蒲传强	赖西南	赖新生	詹启敏	詹思延
鲍春德	窦科峰	窦德强	赫　捷	蔡　威	裴国献	裴晓方
裴晓华	管柏林	廖品正	谭仁祥	翟所迪	熊大经	熊鸿燕
樊飞跃	樊巧玲	樊代明	樊立华	樊明文	黎源倩	颜　虹
潘国宗	潘柏申	潘桂娟	薛社普	薛博瑜	魏光辉	魏丽惠
藤光生						

《中华医学百科全书》学术委员会

主任委员　巴德年

副主任委员（以姓氏笔画为序）

汤钊猷　　吴孟超　　陈可冀　　贺福初

学术委员（以姓氏笔画为序）

丁鸿才	于是凤	于润江	于德泉	马　遂	王　宪	王大章
王文吉	王之虹	王正敏	王声湧	王近中	王邦康	王晓仪
王政国	王海燕	王鸿利	王琳芳	王锋鹏	王满恩	王模堂
王澍寰	王德文	王翰章	乌正赉	毛秉智	尹昭云	巴德年
邓伟吾	石一复	石中瑗	石四箴	石学敏	平其能	卢世璧
卢光琇	史俊南	皮　昕	吕　军	吕传真	朱　预	朱大年
朱元珏	朱家恺	朱晓东	仲剑平	刘　正	刘　耀	刘又宁
刘宝林（口腔）		刘宝林（公共卫生）		刘桂昌	刘敏如	刘景昌
刘新光	刘嘉瀛	刘镇宇	刘德培	江世忠	闫剑群	汤　光
汤钊猷	阮金秀	孙　燕	孙汉董	孙曼霁	纪宝华	严隽陶
苏　志	苏荣扎布	杜乐勋	李亚洁	李传胪	李仲智	李连达
李若新	李济仁	李钟铎	李舜伟	李巍然	杨　莘	杨圣辉
杨宠莹	杨瑞馥	肖文彬	肖承悰	肖培根	吴　坤	吴　蓬
吴乐山	吴永佩	吴在德	吴军正	吴观陵	吴希如	吴孟超
吴咸中	邱蔚六	何大澄	余森海	谷华运	邹学贤	汪　华
汪仕良	张乃峥	张习坦	张月琴	张世臣	张丽霞	张伯礼
张金哲	张学文	张学军	张承绪	张洪君	张致平	张博学
张朝武	张蕴惠	张震康	陆士新	陆道培	陈子江	陈文亮
陈世谦	陈可冀	陈立典	陈宁庆	陈尧忠	陈在嘉	陈君石
陈育德	陈治清	陈洪铎	陈家伟	陈家伦	陈寅卿	邵铭熙
范乐明	范茂槐	欧阳惠卿	罗才贵	罗成基	罗启芳	罗爱伦
罗慰慈	季成叶	金义成	金水高	金惠铭	周　俊	周仲瑛
周荣汉	赵云凤	胡永华	钟世镇	钟南山	段富津	侯云德
侯惠民	俞永新	俞梦孙	施侣元	姜世忠	姜庆五	恽榴红
姚天爵	姚新生	贺福初	秦伯益	贾继东	贾福星	顾美仪
顾觉奋	顾景范	夏惠明	徐文严	翁心植	栾文明	郭　定
郭子光	郭天文	唐由之	唐福林	涂永强	黄洁夫	黄璐琦
曹仁发	曹采方	曹谊林	龚幼龙	龚锦涵	盛志勇	康广盛

章魁华　　梁文权　　梁德荣　　彭名炜　　董　怡　　温　海　　程元荣
程书钧　　程伯基　　傅民魁　　曾长青　　曾宪英　　裘雪友　　甄永苏
褚新奇　　蔡年生　　廖万清　　樊明文　　黎介寿　　薛　森　　戴行锷
戴宝珍　　戴尅戎

临床医学

苗　毅　　南京医科大学第一附属医院

侯世科　　中国人民武装警察部队后勤学院附属医院

赵中辛　　同济大学附属东方医院

贾群林　　中国地震应急搜救中心

蒋建新　　中国人民解放军第三军医大学大坪医院
　　　　　野战外科研究所

前　言

《中华医学百科全书》终于和读者朋友们见面了！

古往今来，凡政通人和、国泰民安之时代，国之重器皆为科技、文化领域的鸿篇巨制。唐代《艺文类聚》、宋代《太平御览》、明代《永乐大典》、清代《古今图书集成》等，无不彰显盛世之辉煌。新中国成立后，国家先后组织编纂了《中国大百科全书》第一版、第二版，成为我国科学文化事业繁荣发达的重要标志。医学的发展，从大医学、大卫生、大健康角度，集自然科学、人文社会科学和艺术之大成，是人类社会文明与进步的集中体现。随着经济社会快速发展，医药卫生领域科技日新月异，知识大幅更新。广大读者对医药卫生领域的知识文化需求日益增长，因此，编纂一部医药卫生领域的专业性百科全书，进一步规范医学基本概念，整理医学核心体系，传播精准医学知识，促进医学发展和人类健康的任务迫在眉睫。在党中央、国务院的亲切关怀以及国家各有关部门的大力支持下，《中华医学百科全书》应运而生。

作为当代中华民族"盛世修典"的重要工程之一，《中华医学百科全书》肩负着全面总结国内外医药卫生领域经典理论、先进知识，回顾展现我国卫生事业取得的辉煌成就，弘扬中华文明传统医药璀璨历史文化的使命。《中华医学百科全书》将成为我国科技文化发展水平的重要标志、医药卫生领域知识技术的最高"检阅"、服务千家万户的国家健康数据库和医药卫生各学科领域走向整合的平台。

肩此重任，《中华医学百科全书》的编纂力求做到两个符合：一是符合社会发展趋势。全面贯彻以人为本的科学发展观指导思想，通过普及医学知识，增强人民群众健康意识，提高人民群众健康水平，促进社会主义和谐社会构建；二是符合医学发展趋势。遵循先进的国际医学理念，以"战略前移、重心下移、模式转变、系统整合"的人口与健康科技发展战略为指导。同时，《中华医学百科全书》的编纂力求做到两个体现：一是体现科学思维模式的深刻变革，即学科交叉渗透/知识系统整合；二是体现继承发展与时俱进的精神，准确把握学科现有基础理论、基本知识、基本技能以及经典理论知识与科学思维精髓，深刻领悟学科当前面临的交叉渗透与整合转化，敏锐洞察学科未来的发展趋势与突破方向。

作为未来权威著作的"基准点"和"金标准"，《中华医学百科全书》编纂过程中、制定了严格的主编、编者遴选原则，聘请了一批在学界有相当威望、具有较高学术造诣和较强组织协调能力的专家教授（包括多位两院院士）担任大类主编和学科卷主编，确保全书的科学性与权威性。另外，还借鉴了已有百科全书的编写经验。鉴于《中华医学百科全书》的编纂过程本身带有科学研究性质，还聘请了若干科研院所的科研管理专家作为特约编审，站在科研管理的高度为全书的顺利编纂保驾护航。除了编者、编审队伍外，还制订了详尽的质量保证计划。编纂委员会和工作委员会秉持质量源于设计的理念，共同制订了一系列配套的质量控制规范性文件，建立了一套切实可行、行之有效、效率最优的编纂质量管理方案和各种情况下的处理原则及预案。

《中华医学百科全书》的编纂实行主编负责制，在统一思想下进行系统规划，保证良好的全程质量策划、质量控制、质量保证。在编写过程中，统筹协调学科内各编委、卷内条目以及学科间编委、卷间条目，努力做到科学布局、合理分工、层次分明、逻辑严谨、详略有方。在内容编排上，务求做到"全准精新"。形式"全"：学科"全"，册内条目"全"，全面展现学科面貌；内涵"全"：知识结构"全"，多方位进行条目阐释；联系整合"全"：多角度编制知识网。数据"准"：基于权威文献，引用准确数据，表述权威观点；把握"准"：审慎洞察知识内涵，准确把握取舍详略。内容"精"："一语天然万古新，豪华落尽见真淳。"内容丰富而精炼，文字简洁而规范；逻辑"精"："片言可以明百意，坐驰可以役万里。"严密说理，科学分析。知识"新"：以最新的知识积累体现时代气息；见解"新"：体现出学术水平，具有科学性、启发性和先进性。

《中华医学百科全书》之"中华"二字，意在中华之文明、中华之血脉、中华之视角，而不仅限于中华之地域。在文明交织的国际化浪潮下，中华医学汲取人类文明成果，正不断开拓视野，敞开胸怀，海纳百川般融入，润物无声状拓展。《中华医学百科全书》秉承了这样的胸襟怀抱，广泛吸收国内外华裔专家加入，力求以中华文明为纽带，牵系起所有华人专家的力量，展现出现今时代下中华医学文明之全貌。《中华医学百科全书》作为由中国政府主导，参与编纂学者多、分卷学科设置全、未来受益人口广的国家重点出版工程，得到了联合国教科文等组织的高度关注，对于中华医学的全球共享和人类的健康保健，都具有深远意义。

《中华医学百科全书》分基础医学、临床医学、中医药学、公共卫生学、军事与特种医学和药学六大类，共计144卷。由中国医学科学院/北京协和医学院牵头，联合军事医学科学院、中国中医科学院和中国疾病预防控制中心，带动全国知名院校、科研单位和医院，有多位院士和海内外数千位优秀专家参加。国内知名的医学和百科编审汇集中国协和医科大学出版社，并培养了一批热爱百科事业的中青年编辑。

回览编纂历程，犹然历历在目。几年来，《中华医学百科全书》编纂团队呕心沥血，孜孜矻矻。组织协调坚定有力，条目撰写字斟句酌，学术审查一丝不苟，手书长卷撼人心魂……在此，谨向全国医学各学科、各领域、各部门的专家、学者的积极参与以及国家各有关部门、医药卫生领域相关单位的大力支持致以崇高的敬意和衷心的感谢！

《中华医学百科全书》的编纂是一项泽被后世的创举，其牵涉医学科学众多学科及学科间交叉，有着一定的复杂性；需要体现在当前医学整合转型的新形式，有着相当的创新性；作为一项国家出版工程，有着毋庸置疑的严肃性。《中华医学百科全书》开创性和挑战性都非常强。由于编纂工作浩繁，难免存在差错与疏漏，敬请广大读者给予批评指正，以便在今后的编纂工作中不断改进和完善。

刘德培

凡 例

一、《中华医学百科全书》（以下简称《全书》）按基础医学类、临床医学类、中医药学类、公共卫生类、军事与特种医学类、药学类的不同学科分卷出版。一学科辑成一卷或数卷。

二、《全书》基本结构单元为条目，主要供读者查检，亦可系统阅读。条目标题有些是一个词，例如"灾难"；有些是词组，例如"灾难救援基本原则"。

三、由于学科内容有交叉，会在不同卷设有少量同名条目。例如《灾难医学》《护理学（一）》都设有"包扎"条目。其释文会根据不同学科的视角不同各有侧重。

四、条目标题上方加注汉语拼音，条目标题后附相应的外文。例如：

zāinàn
灾难（disaster）

五、本卷条目按学科知识体系顺序排列。为便于读者了解学科概貌，卷首条目分类目录中条目标题按阶梯式排列，例如：

灾难医学 ……………………………………………………………………

灾难 ………………………………………………………………………………

　自然灾难 ……………………………………………………………………

　人为灾难 ……………………………………………………………………

　　人为计谋灾难 ……………………………………………………………

六、各学科都有一篇介绍本学科的概观性条目，一般作为本学科卷的首条。介绍学科大类的概观性条目，列在本大类中基础性学科卷的学科概观性条目之前。

七、条目之中设立参见系统，体现相关条目内容的联系。一个条目的内容涉及其他条目，需要其他条目的释文作为补充的，设为"参见"。所参见的本卷条目的标题在本条目释文中出现的，用蓝色楷体字印刷；所参见的本卷条目的标题未在本条目释文中出现的，在括号内用蓝色楷体字印刷该标题，另加"见"字；参见其他卷条目的，注明参见条所属学科卷名，如"参见□□□卷"或"参见□□□卷□□□□"。

八、《全书》医学名词以全国科学技术名词审定委员会审定公布的为标准。同一概念或疾病在不同学科有不同命名的，以主科所定名词为准。字数较多，释文中拟用简称的名词，每个条目中第一次出现时使用全称，并括注简称，例如：甲型病毒性肝炎（简称甲肝）。个别众所周知的名词直接使用简称、缩写，例如：B 超。药物名称参照《中华人民共和国药典》2015 年版和《国家基本药物目录》2012 年版。

九、《全书》量和单位的使用以国家标准 GB 3100～3102—1993《量和单位》为准。援引古籍或外文时维持原有单位不变。必要时括注与法定计量单位的换算。

十、《全书》数字用法以国家标准 GB/T 15835—2011《出版物上数字用法》为准。

十一、正文之后设有内容索引和条目标题索引。内容索引供读者按照汉语拼音字母顺序查检条目和条目之中隐含的知识主题。条目标题索引分为条目标题汉字笔画索引和条目外文标题索引，条目标题汉字笔画索引供读者按照汉字笔画顺序查检条目，条目外文标题索引供读者按照外文字母顺序查检条目。

十二、部分学科卷根据需要设有附录，列载本学科有关的重要文献资料。

目 录

zāinàn yīxué

灾难医学（disaster medicine）

研究灾难紧急医学救援和医学准备的学科。内容包括伤员搜救、紧急救治、卫生防疫、疾病防治、心理救援、康复和灾前准备、防灾标准、预案制订、教育训练、科学普及等，贯穿灾难全过程，从灾前准备、灾时救援到灾后恢复。灾难医学不但重视紧急救援，而且重视卫生防疫、心理救援和康复。灾难医学将临床医学的理论和技术应用到灾难救援中，并结合灾难环境下的救援特点，形成自己的学科理论体系。由于灾难伤员的群体性，采用检伤分类和分级救治原则；由于灾后救援空间的改变，形成狭小空间救援原则。紧急救援和卫生防疫的结合更是灾难医学的特点。现代管理学的原理应用于灾难救援，形成了灾难医学的"三七"理念。灾难医学在快速发展的过程中，逐渐形成自己的学科特点：①历史短暂，理论体系尚未成熟，在快速发展中。②学科交叉性强，与很多医学和非医学学科密切相关。③重视群体效应，在灾难救援中以群体利益最大化为目标。灾难医学是临床医学（特别是急诊医学）和灾难管理相结合产生的学科。在历次灾难救援实践中积累的经验逐渐发展成灾难救援的一些基本原则，这些基本原则包括：人道救援原则，快速反应原则，安全救援原则，自救互救与专业救援互补原则，区域救援原则，科学救援原则，检伤分类与分级救治原则，灾难准备原则（见灾难救援基本原则）。灾难医学是一门真正的系统学科。没有专门的灾难救援医院，也没有专门从事灾难救援的医生。由于灾难发生的不确定性，所有的医生都可能成为灾难救援人员。所以，所有医生都有必要掌握灾难医学的知识和救援原则。

简史　虽然灾难和灾难救援与人类的历史相伴，但灾难医学成为一门学科却是近数十年的事。灾难医学一词出现于第二次世界大战以后，用于描述战时大量伤员的急救，同时也用于描述自然灾难和瘟疫的救治。一般以德国的 7 位急救医生在 1976 年成立美因茨俱乐部作为灾难医学诞生的标志。现在，这个组织已经成为世界灾难和急诊医学学会（World Association for Disaster and Emergency Medicine，WADEM），是一个非常活跃的学术团体。20 世纪 80 年代美国建立国家灾难医学体系（National Disaster Medical System，NDMS），标志着灾难医学在国家层面受到重视。随后，欧美发达国家陆续建立灾难医学体系。1987 年第四十二届联合国大会通过第 169 号决议，号召国际社会开展"国际减灾十年"活动。1989 年 12 月第四十四届联合国大会通过了经社理事会关于国际减轻自然灾害十年的报告，决定从 1990~1999 年开展"国际减轻自然灾害十年"活动，并通过《国际减轻自然灾害十年国际行动纲领》，宣布"国际减轻自然灾害十年"活动于 1990 年 1 月 1 日开始，指定每年 10 月第二个星期三为国际减轻自然灾害日。此活动促进了国际减灾事业的发展，也为各国灾难研究提供了新的机遇。随着"国际减轻自然灾害十年"活动的开展，各国对灾难发生规律和救援的研究十分重视，在理论体系的构建、研究方法的创新、成果的应用等方面均有突破性进展，取得令人瞩目的成就。这个十年结束后，从 2000 年起，这项计划通过联合国人道事务协调办事处以国际减灾战略的形式继续进行。2004 年，美国灾难医学学院（American Academy of Disaster Medicine，AADM）和美国灾难医学考试委员会（American Board of Disaster Medicine，ABODM）成立，灾难医学的专业培训也逐步开展。

中国系统建立现代灾难救援体系始于 2003 年暴发的严重急性呼吸综合征（severe acute respiratory syndromes，SARS，俗称非典）疫情。这次疫情暴露了中国在突发新型传染病应对上的严重问题，国家开始考虑如何系统地应对各类灾难，着手建立综合应急管理体系。2007 年施行的《中华人民共和国突发事件应对法》标志着中国现代灾难救援体系基本建成。2008 年汶川大地震更极大地促进了中国灾难医学的全面发展。2011 年 12 月 7 日，中华医学会灾难医学分会在上海正式成立。这是中国灾难医学发展的一个里程碑，标志中国灾难医学进入新的发展阶段。

研究范围　灾难医学的研究范围涉及和灾难相关的各种医学问题。

紧急救援　是灾难医学的首要任务，研究灾难发生后紧急救援力量的部署、展开，紧急救援的实施，伤员搜救和紧急医疗等。紧急救援是把人民群众生命与健康的伤害降到最低程度的重要手段和保证，是衡量政府应急管理工作水平的主要指标。

公共卫生和卫生防疫　研究灾后灾区的食品、饮水安全，灾区消毒，免疫接种，疫情监测、防控等。做好灾区公共卫生和卫生防疫工作，可防止传染病的暴发流行，实现大灾之后无大疫的目标。

心理救援 研究灾后心理救援的对象、干预方法、效果评价等。灾难心理救援是灾难医学救援的重要组成部分，为灾民提供心理援助和社会支持，减轻或预防应激事件引起的心理情绪反应。

康复 研究残疾伤员的康复问题。

减灾备灾 研究减灾设施的医学标准、救灾预案、救援技术、救援装备的研制等。中国城市化进程不断加快，大型、特大型城市不断形成，城市安全问题逐渐显现，成为灾难医学新的课题。危险化学品的生产、运输、使用过程中存在大量安全隐患，如何防患于未然，减少灾难的发生，正面临严峻考验。减灾备灾工作的开展对于减少灾难的发生、减轻灾难损失具有重大意义。

教育训练 包括灾难医学的学历教育，救援人员的技能训练、演练等。

科学普及 普及防灾救灾避灾常识，组织群众演练等。

研究方法 首要的是现场调查，其次是实验研究和文献数据分析，大数据和互联网+技术也逐渐得到广泛应用。

现场调查 灾难医学是一门实践科学，从救援实践中总结救援规律和原则，实践是灾难医学的基础。现场调查采用流行病学原理和方法，是灾难医学研究的基本方法。

实验研究 灾难实验室可进行灾难模拟，用于灾难医学研究、教学和演练。

文献数据分析 文献中有大量的关于灾难救援的资料，已有一些机构建立了灾难和灾难救援信息数据库，为各类灾难救援的研究提供了信息基础。

大数据和互联网+技术 大数据和互联网+技术给灾难救援带来新的机遇。这些技术可以用在灾难的分析、预报、预警等方面。

与邻近学科的关系 灾难医学是临床医学的分支学科，是交叉学科，和很多医学专业如急诊医学、野战外科学、儿科学、流行病学、传染病学、营养学、公共卫生学、社会医学、护理学和人道医学等密切相关；并与灾难管理有关的非医学学科，如灾害学、应急管理学、桥梁和建筑工程学等合作。

应用和有待解决的问题 灾难医学是指导灾难救援的理论和方法，应用于历次灾难的救援事件中，逐步提高救援的水平和效果。由于历史短暂，对学科的认识还很肤浅，很不成熟，很多基本概念存在争议和模糊，完整的理论体系尚未形成。21世纪以来，灾难的复杂性显著增加。大灾、巨灾常使灾区救援能力彻底摧毁。以"9·11恐怖袭击事件"为代表的恐怖袭击愈演愈烈，人们对化学、生物、核恐怖袭击等新的形式还缺乏清醒的认识和充分的准备。严重急性呼吸综合征（SARS）、获得性免疫缺陷综合征（acquired immune deficiency syndrome，AIDS，音译为艾滋病）、埃博拉出血热等传染病的暴发和扩散使全人类处于危险之中，核安全问题日趋严重。这些全新的课题亟待灾难医学给出答案。

（王一镗）

zāinàn

灾难（disaster） 导致人员伤亡、设施破坏、财产损失、卫生服务和健康环境恶化的事件。又称灾害。不同学者从不同角度给出了灾难的定义，具有代表性的有以下几个。世界卫生组织给灾难的定义是：任何引起设施破坏、经济严重受损、人员伤亡、健康状况及卫生服务条件恶化的事件，若其规模已超出事件发生社区的承受能力而不得不向社区外部寻求专门援助时，就可称其为灾难。国际减灾十年给灾难的定义是：灾难是一种超出受影响社区现有资源承受能力的人类生态环境的破坏。由于社区承受能力相对较差，因此，发生破坏性事件时，需要援助和帮助。根据以上定义，灾难必须具备两个特点：一是破坏性，对人类生态环境造成剧烈或缓慢的破坏；二是这种破坏必须达到一定程度，超出受累地区的承受能力，需要外部援助。在多数情况下，灾害和灾难是同义词。但有时由于中文的表达习惯和在某些特定的语境下，两者会有微小的差别。有时用灾害表示自然灾害，用灾难表示人为灾害。有时用灾害表示程度较轻或对人类生活影响较小的事件，用灾难表示程度较重或对人类生活影响较大的事件。

灾难多为突发事件，也有缓慢发生的事件（即缓慢灾难）。很多灾难尤其是强度大的灾难发生以后，常常诱发一连串的其他灾难，形成灾难链或复合灾难。灾难链中最早发生、起作用的灾难称为原发灾难；由原发灾难诱导或衍生的灾难称为次生灾难。人类一般把灾难分为自然灾难和人为灾难两类。但现代社会的灾难常难以明确区分自然灾难和人为灾难，自然灾难的发生中有着复杂的人为因素，如人类活动导致水土流失、资源破坏、环境污染等都加重自然灾难的严重程度。人类社会正处在一个灾难频发的时代。随着科学技术的发展，人类挑战自然的能力不断提高，逐渐形成人类中心主义观念，蔑视自然，毫无顾忌地向自然界掠夺一切想要的东西，使生态环境严重破坏，但也受到大自然的无情报复。

（王一镗）

zìrán zāinàn

自然灾难（natural disaster） 由自然界发生异常变化而导致人员伤亡、财产损失和社会动荡的灾难性事件，即主要由自然因素造成的灾难。人类认识自然、适应自然到支配自然的过程是抗御各种自然灾难的历史，也是人类与自然相互依存、共同发展的历史。人们逐步认识到自然灾难伴随着人类历史的变迁，是一种不可避免的自然现象，人类逃不脱自然法则的支配。中国提出："地球上的自然变异，包括人类与生物活动附加作用引起的自然变异，无时无地不在发生，当其强度给人类的生存和物质文明建设带来危害时，即构成自然灾难。"这个定义的进步在于提出了自然变异（natural variation）是自然灾难的原因，也提出了人类和生物活动的"附加作用"。联合国开发计划署（United Nations Development Programme，UNDP）和联合国减灾组织（United Nations Disaster Relief Organization，UNDRO）编写的《灾难管理概论》提出："自然灾难是以自然变异为主因造成危害人类生命、财产、社会功能及资源环境的事件或现象。"关于自然灾难的定义仍在发展。自然灾难是地球上物质和能量运动的特殊形式，遵循一定的规律。人类认识自然灾难的规律，预防、治理甚至对自然灾难实施某些利用并不是不可能的事情，仅是时间早晚的问题。人类的历史在很大程度上是对自然灾难认识、抗

御、治理、利用的历史。每一次自然灾难都是对人类的一次挑战，人类总是在应对这些挑战中得到教训和经验，也因此得到发展和进步。

成因 自然因素是自然灾难的主要原因，人为因素对自然灾难的形成也起到促进或者诱发的作用。

自然因素 自然变异和自然灾变是引发自然灾难的自然因素，主要是地球和各圈层物质的运动和变化。地球各个圈层的物质不同，运动状态也不同，因此出现了不同的自然变异。当这些自然变异的强度超过一定的程度，就会发生灾变，形成自然灾难。

人为因素 人类的各种开发性活动，特别是对自然环境的破坏性活动，不可避免地会对自然界造成影响，有时会打破原有的平衡状态或者引起自然变异，进而引发自然灾难。主要有以下一些情况：①滥砍滥伐造成森林、植被破坏导致水土流失，加剧自然灾难。②草场的破坏导致荒漠化急剧发展。③过量开采水资源使地表水体萎缩，地下水位下降，并造成地面沉降、地面塌陷、海水入侵等灾难。④环境污染使淡水资源质量降低，并导致大面积酸雨和赤潮等灾难。⑤生物多样性减少。⑥过多的温室气体排放，引起气候变暖，海平面上升。

分类 自然灾难可分为以下几类。

气象灾难 由气象因素导致的自然灾难。主要包括水灾、旱灾、风灾、冻害、雹灾、沙尘暴等。一些气象灾难可由人类活动参与而产生和加剧，如大气污染、温室效应、世界气候反常等。

地质灾难 由地壳浅层及深层变异造成。广义的地质灾难包

括地震、火山爆发、崩塌、滑坡、泥石流、地面沉陷等。

海洋灾难 因海洋水体、海洋生物和海洋自然环境发生异常导致在海上或海岸带发生的灾难。主要包括风暴潮、海啸、赤潮等。

生物灾难 农作物和森林的病害、虫害、草害、鼠害。

天文灾难 陨石灾难、星球撞击、磁暴灾难、电离层扰动、极光灾难等。

特点 主要有以下四个特点。

频发性和破坏性 地震、温室效应、酸雨、臭氧空洞等自然灾难不断发生，次数越来越多、间隔越来越短，且越来越严重地威胁人类的生存和发展，对人类社会造成严重危害。

链发性和复合性 自然灾难发生之后，会破坏人类生存的和谐条件，并衍生一系列其他灾难，这些灾难泛称衍生灾难。这是因为大气圈、水圈、生物圈、岩石圈是相互交错的统一体，每一种灾难的发生由许多因子促成，而且会触动影响其他系统，伴随一系列次生灾难。

随机性和周期性 自然灾难的活动是在多种条件作用下形成的，其发生的时间、地点、强度等具有极大的不确定性。但是自然灾难作为大自然活动中的一种形式，其发生、发展及结束都服从于"周期性"的自然规律。自然灾难的危机过程一般划分为五阶段：灾难潜伏期或征兆期、灾难发生期或突发期、灾难迅速蔓延期或高峰期、灾难衰减期或延续期、灾难终止期或恢复期。不同自然灾难的发生可能存在不同的周期性特征。自然异常变化并非人类诞生之后才出现。地球诞生几十亿年来，曾出现过大规模火山爆发、岩浆活动、气候剧变、

陨石撞击等自然现象。因此，现代自然灾难的变化规律，应该是地质时期自然变异演化规律的延续。

突发性和渐变性 地质灾难的发生多因为圈层的能量积累到一程度后突然释放而形成，带有猝不及防的特点，一般强度大、过程短、破坏严重，但影响范围相对较小，如地震、暴雨、山体滑坡、泥石流等。缓慢灾难则相反，其危害的严重性是逐渐显现的，如旱灾、病虫害、地面沉降等。但渐变性自然灾难发展到一定程度后也可能引起新的突发性自然灾难。

危害 自然灾难对人类自身的生存和健康、社会的稳定和安全及经济、环境与资源的可持续发展产生多方面的影响。

危及人类生命和健康，威胁人类正常生活 重大或突发性自然灾难可以造成大批人员伤亡。次生灾难，尤其是传染病的流行，对人类生命和健康的危害，甚至超过原发灾难。从医学角度看，自然灾难主要造成对人体的损害和对健康的威胁，有近期危害和远期危害。近期危害是突发性自然灾难直接对人体造成的伤害、对健康造成的不良影响及威胁，如地震发生时建筑物的倒塌直接砸伤人体的某一部位造成的骨折、出血等，继发的水灾、火灾等对人体的直接伤害。远期危害是突发性自然灾难造成的、需要经过一定时间才能表现出来的人体损害，包括精神创伤及治疗后的各种后遗症、残疾及灾后的传染病流行等。

破坏公共设施和公私财产，造成严重经济损失 住房、道路、交通、通信、电力、供水及卫生服务等社会基本设施毁坏，造成严重经济损失。随着经济的发展，城市已成为社会财富集中的地区，城市建筑、交通、能源设施、工厂和科研单位都是十分复杂和庞大的系统工程，一旦遭到自然灾难损坏，就会处于失控状态，将给社会经济运行带来巨大破坏甚至毁灭性的打击。结构、系统破坏造成的间接经济损失，要比直接经济损失大得多。

破坏资源和环境，威胁国民经济可持续发展 洪水、泥石流、沙尘暴等使水土流失、土地沙漠化；森林火灾、生物病虫害等直接毁坏森林和草原，破坏生物资源，使生态环境恶化；地面沉降和地形变化可使地表水和地下水流泻不畅而使水质污染程度增高。灾难对资源和环境的破坏是难以在短期内恢复的，有的甚至永远无法恢复。

导致心理障碍，影响社会稳定发展 突发严重的自然灾难，如大地震发生之后，破坏人们的生存条件和环境，人们的生活方式与行为方式也发生巨大变化，心理受到严重创伤，出现恐惧、慌乱、悲哀、抑郁、绝望，导致各种心理障碍如创伤后应激障碍（post-traumatic stress disorder, PTSD）、适应障碍、焦虑障碍等，从而使社会功能受损，引发社会动荡不安。

预防 自然因素导致自然灾难是必然的，但人为因素导致的自然灾难，人类可以采取积极的态度和正确的措施进行一定程度的预防和控制。

加强自然环境保护 人类应充分认识到其过度的社会经济活动对自然造成的影响，加强对自然环境的保护，减少自然灾难形成的人为因素。

建立防灾减灾监测系统 大力开展自然灾难的发生机制、规律及防灾、减灾和抗灾对策的研究；加强灾难常态管理和应急管理；不断扩大自然灾难的观测场地，如深入地下、海域等；开发和应用灾害预测、灾害预警和管理技术；加强防灾工程建设、建立防灾减灾应急管理体系等。

加大科普宣传力度 开展自然灾难及其应急管理的宣传、培训和教育。一方面加强对应急队伍和管理人员的应急专业培训；另一方面加强对群众的防灾救灾宣传教育，普及有关防灾、抗灾、自救、互救、减灾的知识，提高灾难意识。

加强国际交流和合作 自然灾难是跨国跨区域、呈现全球性特点的一种自然现象。加强国际防灾减灾科技交流与合作是很重要的。

（周荣斌 高菲）

rénwéi zāinàn

人为灾难（man-made disaster）

由人为因素即人类活动或社会活动导致的灾难。又称人为灾害、人为事故等。人为灾难是人类文明的副产品。人为灾难的发生多为突发的，也可以是缓慢的，都给人类和环境带来严重后果。

成因 人为灾难种类繁多，成因复杂。如有道路、车辆、建筑等生产施工质量方面的缺陷，有线路老化、年久失修等造成的质量下降，有人为操作失误，也有人为故意。

分类 根据不同人为灾难的特点，通常可将人为灾难分为以下八类：①交通运输事故。在各种方式的交通运输过程中发生的灾难，包括道路交通事故、铁路交通事故、空难、海难等。②建筑劳动事故。包括房屋、桥梁及其他建筑物施工和使用过程中全部或局部坍塌造成的各种人员伤亡事故。③火灾。④矿难。发生在煤矿或其他矿下的各种灾难，包括塌方、冒顶、瓦斯爆炸、电缆失火、透水、雷管爆炸等。⑤危险化学品事故。危险化学品事故是一种或数种危险化学品或其能量意外释放造成人身伤亡、财产损失或环境污染的事故。可发生在生产、运输、储存、经营、使用和废弃处置中的任一环节。⑥环境污染与生态破坏。⑦核与辐射事故。核事故是核设施内部的核材料、放射性产物、废料和运入运出核设施的核材料所发生的放射性、毒害性、爆炸性或其他危害性的意外事故。辐射事故是放射源丢失、被盗、失控或放射性核素和射线装置失控导致人员受到异常照射，可能带来重大健康风险的事故。核与辐射事故可导致工作人员和公众受到意外的过量照射，威胁人员生命和健康。⑧人为计谋灾难。

特点　人为灾难主要有以下几个特点。

发生频繁　人为灾难的发生频率持续在较高水平，短时间内难以形成减少趋势。例如，中国2011年发生道路交通事故21万起，2014年发生火灾39.5万起。

成因复杂　人为灾难往往有着复杂的形成原因。例如，交通事故的发生与车辆状况、道路状况、交通流量、天气、驾驶员技术和身体状况等多种因素相关；矿难的发生与矿的性质特点、开采时间、矿周地质因素、人员技术和安全措施等多种因素相关。

损失严重　人为灾难造成严重人员伤亡和财产损失，且有随着人口聚集、经济发展而日趋严重的倾向。自汽车问世以来，全世界因交通事故致死的人数已超

过3000万。中国每年因道路交通事故死亡10万人以上，致伤50万人以上。每年因火灾死亡2000人以上，因矿难死亡数千人。2014年因火灾造成的直接经济损失达43.9亿元。

可以预防　多数人为灾难是可以预防的，通过努力可以减少。平时通过多种方式普及安全教育，提高安全意识，相应采取多种措施，便可见效。例如，通过改进车辆安全性能、改进道路设施、强化安全驾驶法规、提高驾驶员和其他交通参与者的安全意识可明显减少交通事故的发生。

预防　人为灾难的预防主要通过以下方式。

安全标准的制订与执行　建筑、车辆、道路、厂矿等都必须按照相应的安全标准设计、施工、制造，对于防止相应灾难的发生具有重要意义。良好的建筑防火性能、合理的安全通道能够有效地减少火灾的发生和损失。运输危险品的车辆安全标准必须严格执行才能减少危险品事故的发生。逃生通道的安全畅通、避难场所的建设维护等也是减少灾难损失的重要因素。

严格执行操作规程和制度　每次人为灾难都有违规操作的因素。必须严格执行操作规程和安全生产制度，遵守安全规则。

安全意识教育和普及　通过各种形式的教育和普及，提高人们的安全意识和安全习惯。掌握逃生避险常识，反复的灾难救援和逃生避险演练，使人们在灾难发生时快速有效地逃生，减少灾难的伤亡。

（孙海晨　李百强）

rénwéi jìmóu zāinàn

人为计谋灾难（man-conceived disaster）　专指种族清洗、种族

灭绝、放逐、大屠杀、关集中营、酷刑、恐怖袭击和其他反人类行为造成的灾难。是由一个人或一群人策划，针对无辜平民和特定人群进行的有组织屠杀、劳役、拘禁等。超越了人为技术的错误，十分凶险、灾难性巨大、超越法律限制，是邪恶的、可憎的、源于人内心邪恶本质的灾难类型。是充分预谋的罪恶，是反人类行为，应该通过国际刑事法庭对其策划者和实施者进行严厉制裁。典型的人为计谋灾难是纳粹对犹太人的大屠杀。1941～1945年希特勒领导的纳粹德国有计划地屠杀了约600万犹太人，占欧洲犹太人总数的2/3。

（孙海晨）

cìshēng zāinàn

次生灾难（secondary disaster）　由原发灾难诱发或衍生的灾难。很多灾难尤其是强度大的灾难发生以后，常常诱发一连串的其他灾难，形成灾难链或复合灾难。灾难链中最早发生、起作用的灾难称为原发灾难。各种次生灾难之间可相互派生、相互转化，形成错综复杂的灾难链。次生灾难的预防和处置必须引起重视。

次生灾难的特点有：①多数常见的灾难发生后都可发生次生灾难。如地震导致或诱发的堰塞湖溃决、山体滑坡、泥石流、洪水、海啸、火灾、爆炸事故、核事故、传染病流行等，洪水引发的山体滑坡、泥石流、建筑物倒塌等，火山喷发引发的雪崩，干旱引发的饥馑，火灾导致的建筑物倒塌、危险化学品泄漏，交通事故发生后引发的危险化学品泄漏，海啸引发的核电站事故等。②不同的原发灾难可产生相同的次生灾难。地震、矿难、泥石流都可形成堰塞湖溃决，地震、火

灾、交通事故等都可造成危险化学品泄漏，各种灾难后都可能有传染病流行。③次生灾难可造成比原发灾难更为严重的后果。2004年12月26日印度尼西亚苏门答腊发生9级海底地震，引发剧烈海啸，造成印度洋沿岸各国共约23万人死亡。2008年汶川大地震引发山体滑坡掩埋大半北川县城，造成巨大人员伤亡。

(孙海晨)

fùhé zāinàn

复合灾难 （combined disaster）

某一地区相继遭受两种或两种以上有关联的不同灾难所形成的灾难。复合灾难一般由原发灾难和一个或多个次生灾难构成，灾情比单个灾难更加严重、复杂，救援更加困难。复合灾难是新出现的概念，主要指2011年3月11日原发的东日本大地震及随后发生的海啸和核电站事故，即此次复合灾难为地震-海啸-核事故。2011年3月11日14时46分（当地时间），日本东北部地区发生里氏9.0级强烈地震，为1900年以来世界第四位强烈的大地震。地震诱发沿海地区海啸，大地震和海啸波及之处顷刻间化为一片废墟，满目疮痍，造成大量的人员伤亡和财产损失。海啸又摧毁了福岛第一核电站的冷却泵和备用发电机，导致反应堆升温、破损，厂房爆炸，造成大量核泄漏。最终福岛第一核电站事故定级为7级，即最高级。此次灾难为复合灾难，其影响远远超出了本地区，波及了周边的大洋海域，以至影响到周边的国家。

复合灾难与次生灾难相关，几个次生灾难可构成复合灾难。以东日本大地震为例，原发灾难是地震，海啸是地震的次生灾难；海啸摧毁核电站造成核事故，核事故是海啸的次生灾难。原发灾难和次生灾难都造成了严重的后果，共同的结果是严重的复合灾难。

(孙海晨　李百强)

huǎnmàn zāinàn

缓慢灾难 （slow disaster）

发展缓慢，开始影响不明显，全部影响缓慢显现出来的灾难。包括干旱、荒漠化、饥馑、水土流失及环境污染等。缓慢灾难常经历漫长的发展过程，经过数年、数十年甚至更长时间才能对人类生活产生严重影响。而一旦严重到影响人类生活形成灾难时，其影响往往是巨大的，造成的损失难以挽回。以荒漠化为例，局部小范围的荒漠化不会对人类生活产生大的影响，但由于人类的掠夺性开发活动，荒漠化范围逐渐扩大。根据联合国环境规划署（United Nations Environment Programme, UNEP）1997年的估计，旱地占全球土地面积的41%，居住着20多亿人口。10%~20%的旱地已经退化，超过2亿的人口正在遭受着荒漠化的直接影响，更多的人正受到荒漠化加剧的威胁。由于耕地和牧场变得贫瘠，100多个国家超过10亿人口的生计问题处于危险境地。

(孙海晨)

qúntǐ qiānyí

群体迁移 （mass migration）

居民成群离开原来居住地而另寻居住地点的社会现象。又称群体决策的风险转移现象。美国学者詹妮丝（Janis）等最先提出群体迁移的概念，指一个群体在集体讨论、选择方案、做出决定的过程中，群体成员各自倾向于夸大自己的最初立场或观点的心理现象，对迁移做出了具有一定风险的决策。群体转移致使群体决策在多数情况下向冒险转移，在少数情况下向保守转移。

群体迁移的主要原因是战争、自然灾难、人口压力、生态环境恶化、殖民活动、征服移民、宗教迫害等。如为避免气象灾难和地质灾难等造成群体伤亡会采取预防性临时转移，为避免火灾和危险化学品泄漏与爆炸等对居民造成伤害或中毒而进行一过性迁移。位于瑞士日内瓦的境内迁徙监测中心（Internal Displacement Monitoring Centre, IDMC）发布的一份报告称，2012年受洪水、风暴和地震等自然灾难的影响，全世界共有3200万人被迫迁徙、撤离家园，这一人数相当于加拿大全国的人口。报告指出，受灾国不分贫富，亚洲和非洲是受影响最严重的地区；2012年发达国家约有130万人口迁移，大多数位于美国，其中98%的迁移人口是因天气和气候灾难而迁徙；2012年印度和尼日利亚因洪水迁徙的人口占全球迁徙人口的41%，季风和洪水造成印度690万人撤离家园，尼日利亚有610万人迁居他处。

中国学者对于近代移民问题有许多研究，如池子华的《中国近代流民》和《中国流民史·近代卷》两部专著；葛庆华对1853~1911年苏浙皖交界地区的人口迁移问题做了专题研究，研究结果认为，近代人口迁移大致有四种类型：因水、旱灾和战乱而迁移者（占44.1%），因歉收、破产、贫困等外出谋生者（占25.8%），外出经商、求学及务工者（占10.2%），其他投靠与婚嫁迁出者（占19.9%）。

2009年8月7日四川汉源山体垮塌阻断大渡河，下游数万群众转移；2013年7月24日四川渠县洪峰过境，6 万多人紧急转移；2004 年 4 月 15 日重庆天原化工总厂发生氯气泄漏事故，疏散 15 万名群众；2008 年 8 月 26 日广西化工厂大爆炸，工厂生活区的居民及附近 15 个自然屯的群众约 1.15 万人撤离至安全地带；2013 年 2 月 25 日贵阳市柏丝特化工有限公司发生原材料泄漏燃烧事故，对半径 1.5 千米内（下风向 3 千米）的 2.9 万名民众进行了转移疏散。

群体迁移除对迁移的群体自身的财产、健康和心理带来影响外，对迁入地区也造成许多社会问题，如经济、卫生、教育和治安等。群体迁移在近期的影响大多是负面的，长期的影响可能是积极和双赢的，这与迁入地区的政策、法律和包容性有关，与迁移人群的适应性、认同感和主动融入程度有很大关系。

（王声湧）

qúntǐ shāngwáng shìjiàn

群体伤亡事件（mass casualty incident，MCI）　伤亡病例超出现场急救、伤员转运和医院的收治能力，造成对紧急医学救援的需求大于医疗资源的事件。是不是群体伤亡事件取决于事件所在地医疗机构的救援能力。如在一个交通事故现场，有 5 个致死性外伤病例和 10 个普通外伤病例需要急救，如果在偏远的郊区，对当地的医疗机构来说，远超出了他们的紧急救援能力，事件可以被认为是群体伤亡事件；如果在大城市，当地有经验丰富的院外急救队伍，有先进的创伤外科中心和足够的医疗资源，这一事件没有超出当地医疗机构的能力，便不构成群体伤亡事件。

发生群体伤亡事件时，短时间内伤员数量急剧增加，超出现场急救、转运或医院的处理能力，

现有的卫生资源无法满足救援工作需求，这种状况对整个紧急医学救援体系和参与救援的各级医疗机构的应对能力是一个极大考验。在一般情况下，救援机构通过本单位超负荷开放急救场所及病床，紧急调动人力资源等加大救护资源投入，以及减少甚至暂停常规医疗工作等措施以应对群体伤亡。然而由于群体伤亡人数远大于有限的卫生资源，这些措施并不能从根本上解决紧急医疗救援需求与实有医疗卫生资源不足的矛盾。

原因　自然灾难常常伴有群体伤亡事件的出现，战争、恐怖袭击和社会动乱造成大批居民被杀戮和伤残，传染病暴发流行和中毒事件必然发生众多死亡与发病/中毒的现象，日常生活中的火灾、踩踏和楼房倒塌也容易造成群体伤亡事件。如 2008 年 5 月汶川大地震造成上万人死亡、失踪和受伤；印度洋海啸死亡数十万人之多；1994 年 12 月 8 日克拉玛依友谊馆发生火灾造成 325 人死亡和 132 人受伤；2004 年 12 月阿根廷布宜诺斯艾利斯一个夜总会发生火灾造成 194 人丧生；2009 年 12 月俄罗斯彼尔姆"跛马"夜总会发生火灾造成 152 人丧生；2005 年印度大型宗教集会发生踩踏事件造成 300 多人死亡和数百人受伤；2005 年伊拉克巴格达发生踩踏事件使上千人死亡和 475 人受伤；2006 年沙特阿拉伯朝觐者发生踩踏事件导致 345 人死亡和 289 人受伤；2013 年 5 月 10 日孟加拉国首都达卡郊区因工厂楼房倒塌事故致使超千人被压死等。

处理程序　判断突发事件（灾难）所造成的群体伤亡严重程度的现况及其发展趋势——向当地卫生行政部门报告并提出紧急

医学救援方案——成立灾难紧急医学救援指挥中心——成立灾难现场紧急医学救援指挥部——选派现场指挥官——对事发地区的群体伤亡情况进行现场快速评估——对事件发生地区和邻近地区紧急医学救援力量进行评估——就地紧急处置力量、伤员分流与转运力量和接受伤员医院的扩容力量（紧急医学救援人员、物资和接受医院）是三个重点考虑的问题——在暂时不可能获得外来支援的情况下，动员、组织和整合本地专业和非专业的一切条件和力量，制订"权宜"的临时紧急医学救援方案——立足本地，自力更生，解燃眉之急，同时积极争取外援——做好检伤分类、分流决策和激增应对能力评估是前线指挥官的首要任务——确定是否需要上一级卫生行政部门支援——确定是否需要国家紧急医学救援力量支援——继发二次伤害或复合灾难导致群体伤亡人数持续升高的风险评估。

群体伤员分流决策应综合考虑伤员分诊结果、应急救护激增应对能力与医疗机构救护能力的动态变化、地理信息、伤员意愿、事件类型及严重程度、运输条件和各救护机构对某些特殊伤病的过负荷能力等因素。其中正确分诊（判断伤员危重程度）和评估过负荷能力是国际紧急医学救援所关注的重点。借助电脑系统对突发事件的大批量伤员进行现场分诊、分流和救护，正在逐步替代以个人的感觉和经验来判断，国内有医院研制了急诊分诊管理程序的软件，第三军医大学野战外科研究所研制的手持式创伤评分急救系统，对创伤进行现场伤情评分，并提出急救建议。

激增应对能力（surge capacity）是短期内接纳批量伤员能力，也是评价在发生突发事件时医疗卫生系统在正常医疗卫生服务的同时，快速反应为伤员提供合适的场地、合格的救援人员、医疗救助及公共卫生服务，以满足紧急医学救援需求的能力。

（王声湧）

tūfā shìjiàn

突发事件（emergencies）突然发生，造成或可能造成严重社会危害，需要采取应急处置措施予以应对的自然灾害、事故灾难、公共卫生事件和社会安全事件。突发事件是一种特别的、迫在眉睫的危机或危险局势，影响公民的生命安全和日常活动，妨碍国家机关依法行使权力，对社会的正常秩序构成威胁，必须采取特别应对措施才能恢复正常。可以简单地理解为一种突然发生的，危及公共安全、社会秩序和人民生活的、非寻常的紧急情况。突发事件的原因可能是自然因素、社会因素或人为因素。中华人民共和国第十届全国人民代表大会常务委员会第二十九次会议（2007 年 8 月 30 日）通过《中华人民共和国突发事件应对法》，自2007 年 11 月 1 日起施行。在《中华人民共和国突发事件应对法》中规定了突发事件的内涵和应急处置办法。

分类 根据突发事件发生的原因、机制、过程、性质、社会危害程度、影响范围等因素和危害对象，通常将突发事件分为四大类。

自然灾害 主要包括水旱灾害、气象灾害、地质灾害、海洋灾害、生物灾害和森林草原火灾等。

事故灾难 主要包括工矿商贸等企业的各类安全事故、交通运输事故、公共设施和设备事故、环境污染和生态破坏事件等。

公共卫生事件 主要包括重大传染病疫情、群体性不明原因疾病、重大食物中毒或职业中毒和其他严重影响公众健康的事件（见突发公共卫生事件）。

社会安全事件 主要包括恐怖袭击事件、经济安全事件、涉外突发事件和群体性事件。

分级 按照突发事件对社会危害程度、影响范围、性质、可控性、行业特点等因素，将突发事件划分为一般、较大、重大、特别重大四个等级。

一般突发事件是指事态比较简单，仅对辖区较小范围内的社会财产、人身安全、政治稳定和社会秩序造成严重危害和威胁，已经或可能造成人员伤亡或财产损失，只需要事发地街道办事处调度辖区有关部门就能够处置的突发事件。

较大突发事件是指事态比较复杂，仅对辖区一定范围内的社会财产、人身安全、政治稳定和社会秩序造成严重危害和威胁，已经或可能造成较大人员伤亡、财产损失或环境污染等后果，只需要事发地区政府调度辖区有关部门，必要时由市相关专业应急机构业务指导就能够处置的突发事件。

重大突发事件是指事态复杂，对辖区一定范围内的社会财产、人身安全、政治稳定和社会秩序造成严重危害和威胁，已经或可能造成重大人员伤亡、财产损失或生态环境破坏后果，需要市专业应急机构或事件主管单位调度有关部门、区政府相关单位联合处置的突发事件。

特别重大突发事件是指事态非常复杂，对辖区的社会稳定、社会秩序造成严重危害和威胁，已经或可能造成特别重大人员伤亡、财产损失或环境污染等后果，需要市级政府处置突发事件委员会统一协调，调用各方面的资源和力量进行处置的突发事件。

突发事件分级的主要意义在于：规定中国各级人民政府对突发事件的管辖范围，一般和较大的突发事件分别由县和地市级人民政府领导处置，重大突发事件由省级人民政府领导处置，特别重大突发事件由国务院统一领导处置。中国应急资源的配置特点是：政府的行政级别越高，所掌控的应急资源越多，处置突发事件的能力也就越强。对突发事件加以分级，主要是为监测、预警、报送信息、分级处置及有针对性地采取应急措施提供依据。

特点 ①突发性：事件发生的真实时间、地点、危害难以预料，往往超出人们的心理惯性和社会的常态秩序。②危害性：事件给人民的生命财产或给国家、社会带来严重危害。这种危害往往是社会性的，受害主体也往往是群体性的。③紧迫性：事件发展迅速，需要采取非常态措施、非程序化做出决定，才有可能避免局势恶化。④不确定性：事件的发展和可能的影响往往根据既有经验和措施难以判断、掌控，处理不当就可能导致事态迅速地扩大。

应急处置 突发事件发生后，事发地人民政府和有关单位要根据职责和规定的权限启动相关应急预案，及时、有效地进行处置，组织开展应急救援工作，控制事态发展，并及时向上级政府及部门报告。按照《国家突发公共事件总体应急预案》要求，特别重大、重大突发事件发生后，国务院有关部门、省级人民政府要立即如实向国务院报告，最迟不得超过 4 小时，不得迟报、谎报、瞒报和漏报，同时通报有关地区和部门。较大或一般等级的突发事件发生后，省级人民政府及部门要求市、县政府及部门最迟不得超过 2 小时向上级机关报告。敏感事件可不受分级标准限制。对于事发地政府先期处置未能有效控制事态，或者需要上级政府、部门直至需国务院协调处置的，根据有关领导指示或实际需要或事发地政府的请求及上级主管部门的建议，经上级批准后，启动相关预案，开展应急响应。发生或即将发生特别重大突发事件时，采取一般处置措施无法控制和消除其严重社会危害，需要宣布全国或个别省、自治区、直辖市进入紧急状态。突发事件应急处置工作结束或相关危险因素消除后，现场应急指挥机构予以撤销。政府有关主管部门要会同事发地政府，对突发事件的起因、性质、影响、责任、经验教训和恢复重建等问题进行调查评估，并向上级政府做出报告。事发地政府及有关部门要积极稳妥、深入细致地做好善后处置工作，要做好疾病防治和环境污染消除工作。

（王声湧　侯世科）

tūfā gōnggòng wèishēng shìjiàn

突发公共卫生事件（public health emergencies）

突然发生的，造成或可能造成社会公众身心健康严重损害的重大传染病疫情、群体性不明原因疾病、重大食物中毒或职业中毒及其他严重影响公众健康的事件。突发公共卫生事件的范围界定为一个社区（城市的居委会、农村的自然村）或以上；伤亡人数较多或可能危及居民生命安全和财产损失；如果不采取有效控制措施，事态可能进一步扩大；需要政府协调多个部门参与，统一调配社会整体资源；必须动员公众群策、群防、群控；需要启动应急预案。突发公共卫生事件是一种紧迫的危机局势，不仅威胁人民的生命安全，而且危害经济发展和社会安定，是现实生活中必定会发生的重大社会问题，必须采取特殊对抗措施才能恢复正常秩序。《国际卫生条例》中"国际关注的突发公共卫生事件"是指疾病的国际传播构成对其他国家的公共危害（可能损及人群健康），需要采取协调一致的国际应对措施。

分类　突发公共卫生事件有不同的分类方法，中国分为重大传染病疫情、群体性不明原因疾病、重大食物中毒或职业中毒和其他严重影响公众健康的事件四大类。

重大传染病疫情　包括鼠疫、肺炭疽和霍乱的发生或暴发，动物间鼠疫、布氏菌病和炭疽等流行，乙类传染病和丙类传染病暴发或多例死亡。具体指：①常见的传染病暴发。在局部地区短期内突然发生多例同一种传染病患者。②常见的传染病流行。一个地区某种传染病发病率显著超过该病历年的发病率水平。③罕见的传染病或已消灭的传染病再度发生。④新发传染病的疑似病例或确诊病例出现。

群体性不明原因疾病　指发生 3 人以上的不明原因疾病。

重大食物中毒或职业中毒　①指一次中毒人数超过 30 人，或发生 1 例以上死亡的饮用水或食物中毒。②短期内发生 3 人以上或出现 1 例以上死亡的职业中毒。

其他严重影响公众健康的事件　①医源性感染暴发。②药品或免疫接种引起的群体性反应或死亡事件。③严重威胁或危害公众健康的水、环境、食品污染事件。④有毒有害化学品、生物毒素等引起的群体性急性中毒事件。⑤放射性、有毒有害化学性物质丢失、泄漏等事件。⑥生物、化学、核恐怖袭击事件。⑦有潜在威胁的传染病动物宿主、媒介生物发生异常。⑧学生中发生自杀或他杀，出现 1 例以上死亡的事件。⑨突发灾难或伤害事件：造成群死群伤或对居民生命财产和心理造成巨大威胁的自然灾难；严重的火灾或爆炸事件；重大交通伤害，如空难、海难、机车事故、地铁事故或特大道路交通事故（包括桥梁断塌）；工程（矿山、建筑、工厂、仓库等）事故；公共场所、娱乐场所或居民区的骚乱、暴动；有组织的暴力活动，如暗杀、枪杀、袭击、劫持人质和邪教集体自杀等。⑩上级卫生行政部门临时认定的其他重大公共卫生事件。

分级　根据突发公共卫生事件性质、危害程度、涉及范围，突发公共卫生事件划分为特别重大（Ⅰ级）、重大（Ⅱ级）、较大（Ⅲ级）和一般（Ⅳ级）四级。根据突发公共卫生事件导致人员伤亡和健康危害情况，相应地将医疗卫生救援事件分为特别重大（Ⅰ级）、重大（Ⅱ级）、较大（Ⅲ级）和一般（Ⅳ级）四级。

特别重大事件（Ⅰ级）　①一次事件出现特别重大人员伤亡，且危重人员多，或者核事故和突发放射事件、化学品泄漏事故导致大量人员伤亡，事件发生地的省级人民政府或有关部门请求国家在医疗卫生救援工作上给予支持。②跨省（区、市）的有特别严重人员伤亡的事件。③国务院及其有关部门确定的其他需要开展医疗卫生救援工作的事件。

在《国家突发公共卫生事件应急预案》中具体规定特别重大的突发公共卫生事件包括：①肺鼠疫、肺炭疽在大中城市发生并有扩散趋势，或肺鼠疫、肺炭疽疫情波及 2 个以上的省份，并有进一步扩散趋势。②发生严重急性呼吸综合征（SARS）、人感染高致病性禽流感病例，并有扩散趋势。③涉及多个省份的群体性不明原因疾病，并有扩散趋势。④发生新传染病或中国尚未发现的传染病发生或传入，并有扩散趋势，或发现中国已消灭的传染病重新流行。⑤发生烈性病菌株、毒株、致病因子等丢失事件。⑥周边及与中国通航的国家和地区发生特大传染病疫情，并出现输入性病例，严重危及中国公共卫生安全的事件。⑦国务院卫生行政部门认定的其他特别重大突发公共卫生事件。

重大事件（Ⅱ级） ①一次事件出现重大人员伤亡，其中死亡和危重病例超过 5 例。②跨市（地）的有严重人员伤亡的事件。③省级人民政府及其有关部门确定的其他需要开展医疗卫生救援工作的事件。

较大事件（Ⅲ级） ①一次事件出现较大人员伤亡，其中死亡和危重病例超过 3 例。②市（地）级人民政府及其有关部门确定的其他需要开展医疗卫生救援工作的事件。

一般事件（Ⅳ级） ①一次事件出现一定数量人员伤亡，其中死亡和危重病例超过 1 例。②县级人民政府及其有关部门确定的其他需要开展医疗卫生救援工作的事件。

（王声湧）

jiǎnzāi

减灾（disaster mitigation） 为将社会的脆弱性和灾难风险最小化，避免或缓解灾难对社会造成的负面影响而采取的措施。工作内容包括为预防灾难发生、减少灾难损失所制订的政策和采取的措施。世界范围内的灾难始终难以避免，各种突发事件，如自然灾害、事故灾难、恶性传染病流行等仍然频发，特别是发生大范围战争的可能性仍然存在。灾难常在人们意想不到的情况下发生，瞬间造成巨大伤亡。中国是一个受多灾种侵袭的国家，随着国家城镇化的发展，人口越密集，灾难危险越严重，灾难损失程度越高。仅 2015 年初～2016 年初就有东方之星游轮倾覆事件（442 人遇难）、中国台湾新北市八仙水上乐园彩色玉米粉尘爆炸事件（488 人受伤，11 人死亡）、天津滨海新区危险品仓库爆炸事件（死亡 165 人）、广东深圳渣土受纳场滑坡事故（死亡 73 人，失踪 4 人，受伤 17 人）等特重大灾难发生。灾难一旦发生，医护人员是义不容辞的救援主力军。1976 年中国唐山大地震灾后收集的资料显示，灾民存活率半小时内救出的为 99.33%，第一天为 81.00%，第二天为 33.70%，第五天仅为 7.40%。这组数据说明及时抢救的重要性，同时折射出平时做好减灾准备，灾时救援才能有主动性。据世界卫生组织报告，2005 年 6 月～2006 年 5 月全球发生灾难性传染病 404 次，平均每天一次，发生率比前 10 年（1995～2004 年）高 25%，波及 115 个国家，93 000 人因之死亡，经济损失达 1730 亿美元，是前 10 年的 2.6 倍。在这些数字背后，人员的伤亡、财产的损失、家庭的破碎、

社会的动荡、当地自然环境的破坏还将持续产生影响。可见，灾难严重阻碍社会的可持续发展，减灾行动意义十分重大。

减灾计划 各类政府组织、机构、部门为减灾拟定的相关文件、特定的目标和采取的行动措施。2005 年，第二届联合国世界减灾大会在日本神户审议通过《兵库行动框架》（Hyogo Framework for Action）。这是第一个被国际社会广泛认可的减灾计划。框架包括战略目标、行动重点和预期成果等内容，其目的是唤醒各国政府对减灾工作的重视。2000～2006 年共有 34 个国家向联合国国际减灾战略秘书处通报了各自减灾平台建设情况。在此期间，中国的减灾形成了"政府统一管理，部门分工负责，灾难分级管理，属地管理为主"的格局，灾难分级管理是指"国家-省级-地市级-县级"四级管理体制。在此期间，中国的减灾工作取得进展：1994 年 4 月颁布《中国 21 世纪议程》，1998 年 3 月颁布《中华人民共和国减灾规划（1998～2010 年）》，2007 年 8 月颁布《国家综合减灾十一五规划》，2009 年 5 月颁布《中国的减灾行动》白皮书，2011 年颁布《国家综合防灾减灾规划（2011～2015 年）》。同样，在此期间大型综合医院的减灾工作取得巨大进步。例如，医院建筑物的抗震设计与加固；国家和地方医疗应急救援队的规范化建设；由国家卫生计生委指导编写应急救援培训教材，并以此为依据进行救灾培训和演练；成立灾难医学相关学术组织；创建灾难医学高等教育，培养灾难医学专业人才；加强灾难信息报告管理；开展灾后风险评估等。2015 年 4 月

第三届联合国世界减灾大会在日本仙台县召开，审议通过《仙台行动框架》（Sendai Framework for Action）。《仙台行动框架》强调灾难风险管理，减少暴露程度和脆弱性；强调解决灾难深层次的潜在因素，如贫困、气候变化、生态破坏、城市规划不合理等，旨在进一步地指导、改善、促进世界各国的减灾工作。

减灾相关组织举例 ①联合国国际减灾战略署（United Nations International Strategy for Disaster Reduction，UNISDR）。成立于2000年，是联合国下属的减灾机构。②亚洲减灾中心（Asian Disaster Reduction Center，ADRC）。1998年在日本兵库县神户市成立。主要任务：积累和提供自然灾难和减灾信息；促进减灾合作研究；收集灾难发生时紧急救援方面的信息；传播知识，提高亚洲地区的减灾意识。③美国联邦紧急事务管理署（Federal Emergency Management Agency，FEMA）。成立于1979年，是美国总统领导下的协调指挥处理美国重大突发事件的最高领导机构。使命是"在任何危险面前，领导和支持全美范围内抵抗风险的应急管理综合程序。通过实施减灾、灾难准备、灾难响应和灾后恢复四项业务，减少生命财产损失，维护社会稳定"。④欧洲灾难医学中心（European Center for Disaster Medicine，CEMEC）。是欧洲议会属下的一个政府间和国际的组织，联系联合国和世界卫生组织的应急办公室。1983年以来，CEMEC每年举办培训班，在医学界介绍灾难医学，并承担研究和协助救灾工作。⑤中国国家减灾委员会。简称国家减灾委。是中国国务院领导下的部级议事机构。中国政府为响应联合国的倡议，于1989年成立中国国际减灾十年委员会，2000年更名为中国国际减灾委员会，2005年改名为国家减灾委员会。由国务院有关部委局、军队、科研部门、非政府组织等34个单位组成。其主要任务是研究制订国家减灾工作的方针、政策和规划，协调开展重大减灾活动，推动减灾国际交流和合作。⑥中国灾难防御协会。成立于1987年，是全国性的综合社会团体。业务主管部门是科技部，委托管理单位是中国地震局。⑦中华医学会灾难医学分会。成立于2011年12月，是中国全国性的医学学术团体。业务主管部门是科技部，委托管理单位是中华医学会。

中国减灾工作简介 ①国家协调指挥机构：国家减灾委员会，负责综合防灾、减灾、备灾、救灾（民政部牵头）；国家防汛抗旱总指挥部（水利部牵头）；国家抗震救灾总指挥部/部际联席会议（地震局牵头）；临时设置，如应对2008低温雨雪冰冻灾难，国务院成立煤电油运和抢险抗灾应急指挥中心（发改委牵头）。②国务院部际协调机制：气象灾难预警部际联络员制度（气象局牵头）；防沙治沙部际联络员制度（林业局牵头）。国家卫生计生委为上述协调机制成员单位。③分工负责机制：民政部门负责灾损评估和灾难生活救助；财政部门负责经费保障；卫生计生部门负责医学救援；食品药品监管部门负责食品药品安全监管保障；工业信息化部门负责应急物资储备、生产及通信保障；发展改革部门负责灾后重建。④国家中长期综合减灾战略目标：建立比较完善的减灾工作管理体制和运行机制；灾害监测预警、防灾备灾、应急处置、灾难救助、恢复重建能力大幅提升；公民减灾意识和技能显著增强；人员伤亡和自然灾难造成的直接经济损失明显减少。⑤2006～2010年中国防灾减灾工作成效：防灾减灾管理体制、机制和法制不断完善；自然灾害监测预警体系基本形成；自然灾难工程防御能力稳步提升；重大、特大自然灾难应对能力大幅提升；科学技术的支撑作用明显增强；防灾减灾人才和专业队伍逐步扩大；防灾减灾社会参与程度显著提高；防灾减灾国际合作与交流不断深化。

减灾活动举例 ①国际减轻自然灾害日。②全球减少灾难平台。是世界应对日益增长的灾难问题的主要论坛，每两年开一次会议。第一次会议在2007年，议题是建立国家减灾平台。③中国防灾减灾日。④中国防灾减灾工程。如长江三峡大坝工程、太行山绿化工程、三北防护林体系建设第三期工程、长江中上游防护林体系工程、全国防沙治沙工程、沿海防护林体系建设工程、草原综合治理工程、易灾牧区防灾减灾工程、全国水土流失防治工程、黄河小浪底大坝工程、淮河治理工程、太湖综合治理工程、农作物的重大病虫鼠害监测网络工程等。以太行山绿化工程为例。工程建设范围包括山西、河北、河南、北京4省市的110个县，总面积1200万公顷。工程建设总目标是：营造林356万公顷，防护林比重由1986年的23.8%增加到41.1%，经济林比重由13.6%提高到27.2%，基本控制本区的水土流失，使生态环境有明显的改善，自然灾难发生率降低，取得明显的生态效益和社会经济效益。

（赵中辛　丛壮志）

zāinàn lìfǎ

灾难立法 (disaster legislation)

国家制定有关灾难法律法规的活动。以国家宪法为基础，以灾难为背景，综合考虑和分析灾难条件下救援、赔偿、重建等相关活动主体（如救援队、医疗机构等）的权利与义务，并制定相关法律、法规、规章，以供遵循。

灾难通常在短时间内对受灾地区造成极大破坏，民众生命财产遭受重大损失，随着基础设施及产品供应链的破坏及灾难救援的需求激增，一些在日常情况下运行顺畅的法律法规变得不可行，需要一套适用于应急、激增等特殊情况下的法律法规指导和规范人们的行为。同时，灾难的突发性常使人们的社会角色在短时间内迅速而被迫地发生转变，原本的责任与义务需要被新的责任与义务所取代。这一过程牵涉的范围广、人数多，从灾难发生的局部地区到周边地区乃至全国、全球都将涉及。因此，需要一个统一的规范和标准，从法律的角度帮助和指导人们明确自己在灾难发生后这一特殊环境下的权利和义务，以便灾难救援活动的顺利开展。灾难立法是一个综合、系统立法工程，不能急于一时，更不可能通过一部灾难法律法规就一劳永逸解决所有问题，要根据灾难总结对现有立法进行补充和修改。随着灾难相关法律法规的日益完善，灾难事故中的各项活动都可有法可依、有证可循。

国外灾难立法实践 美国联邦政府根据紧急状态下的实际情况，修改和颁布了一系列相关法律法规。在紧急事件中，为保护公众生命、财产和健康安全，法律赋予各级政府广泛采取行动的权力。在联邦的立法层面，美国

最早的相关法律是在 1950 年制定的《灾难救援法》，该法案确立了联邦在应对灾难时应负的责任，并且赋予总统在灾难发生时签署灾难救援计划的权力；同年还通过了《联邦民防法》，创建了全国范围内的民间防卫体系。救灾法律几经修改，目前美国的救灾体系运作所依据的法律是在 1988 年生效的《罗伯特·斯塔福德减灾和紧急援助法》，规定了在美国本土发生重大灾难时的应对措施，是美国官方各种救灾减灾行动的指导。9·11 恐怖袭击事件以后，美国政府异常重视灾难或紧急公共事件救援工作。2004 年国会通过立法成立了美国国土安全部来保卫美国本土免受恐怖袭击或其他紧急事件的威胁。布什总统也通过总统令的形式颁发了《美国反应预案》，授权国土安全部在紧急状态下协调联邦和州政府各部门启动应急反应。《美国反应预案》还规定在紧急状态下，美国各个联邦和州政府的各级部门及其官员都应遵循国土安全部制定的国家紧急事件处置方案。此后，国会又通过立法加强应急管理系统和公共卫生系统的合作，并成立新的部门专门应对可能发生的生物、化学恐怖袭击。总统令还要求构建国家事故管理系统，该系统旨在促进灾难应急时各级政府、各级部门和各种组织之间的合作，其核心内容是将所有受灾个人和组织都归入由州县政府成立的指挥系统管理。9·11 恐怖袭击事件后，有新的法律法规规定医疗组织可以绕过州县指挥系统直接进入灾区进行救援。

日本将灾难对策职能转到内阁直属机关，制定《防灾基本计划》《地区防灾计划》《灾难对策基本法》等法律。首相官邸改建

时，增设现代化的危机管理专用办公室，并成立防灾省，中央政府设有防灾担当大臣，建立从中央到地方的防灾信息系统及应急反应系统。首相是危机管理的最高指挥官。内阁官房负责各个部门之间的协调和联络，并通过安全保障会议、内阁会议、中央防灾会议等决策机构制订危机对策，由警察厅、防卫厅、海上保安厅和消防厅等部门具体配合实施。内阁官房内还设有一名"危机管理监"，负责在国民的生命、身体及财产受到重大伤害或面临危害时，处理有关的紧急事务。此外，内阁还要将有关自身的防灾情报在网上公布，供国民查询。

中国灾难立法实践 中国是一个灾难多发的国家。自 1989 年成立中国国际减灾十年委员会（现称国家减灾委员会）以来，中国政府、国务院、卫生部制定一系列应急救援法律、条例和预案。灾难应急作为灾难立法的重要调整对象，基本上都在相应的灾难立法中得到体现，有的灾难应急活动还制定了专门的灾难应急条例，而没有制定专门应急条例的灾难应急活动，在相关的法律、法规中也可以找到灾难应急活动的法律依据。

根据灾难种类的不同，目前中国的灾难应急法律法规主要包括以下几个方面。①突发公共卫生事件应急方面：主要是《突发公共卫生事件应急条例》《中华人民共和国传染病防治法》《中华人民共和国传染病防治法实施办法》等法律、法规中的相关规定。②破坏性地震应急方面：主要集中在《破坏性地震应急条例》中，而《中华人民共和国防震减灾法》作为法律也为破坏性地震应急工作提供了必要的法律依据，较好

地修正了《破坏性地震应急条例》的相关规定，并且具有更大的权威性。③核事故应急方面：中国关于核事故应急的法律法规主要规定在《核电厂核事故应急管理条例和处理规定》中，尚无统一的《核事故应急法》。④防洪应急方面：《中华人民共和国防洪法》和《中华人民共和国防汛条例》是中国防洪应急的主要法律依据。⑤森林防火应急方面：主要法律依据是《中华人民共和国森林法》和《森林防火条例》，《中华人民共和国消防法》中关于消防工作的规定也适用于森林防火工作。⑥地质灾难应急方面：除地震外，滑坡、火山喷发、沙尘暴等地质灾难应急工作，尚未制定相应的应急法律或法规。⑦气象灾难应急方面：《中华人民共和国气象法》中规定了一些做好气象预报、预测工作的法规，对于应急工作仅有一个总的指导思想，尚无专门的相关气象灾难发生时的应急条例或法规。⑧环境灾难应急方面：中国的环境灾难应急立法主要集中在环境法中，如《中华人民共和国环境保护法》《中华人民共和国海洋环境保护法》《中华人民共和国大气污染防治法》等法律，对于环境灾难的应急工作都有一些原则性的规定。⑨其他性质的灾难应急方面：其他性质的灾难应急制度可以在许多法律、法规中找到依据，如《中华人民共和国矿山安全法》对矿山安全事故发生之后应急工作有原则性规定。

中国的灾难应急法律法规主要是分散在不同的灾难法中，专门的灾难应急法很少，仅能应对一些常见的灾难应急工作，对于不常见的灾难应急工作或是出现灾难并发的情况时开展应急工作

仍缺少充分的法律依据支持：2008 年汶川大地震发生后，很多国家向中国提供灾难立法经验。一些国际慈善或救援组织的专家、学者也通过正式或非正式渠道，向中国政府提出了捐款免税制度、灾后经济援助计划等多项灾难立法制度建议。国际社会在灾难立法问题上的经验分享，得到中国官方及民间的积极响应。已颁布《中华人民共和国突发事件应对法》（2007 年 11 月 1 日起施行）、《国家突发公共事件医疗卫生救援应急预案》《突发公共卫生事件应急条例》等应急响应法规，各级政府也有相应的法律法规，在一定规模的突发事件医疗救援中起到举足轻重的作用，中国灾难应急救援法律法规体系建设已初见成效。

内容 灾难立法需要以法律的形式明确指出及定义以下几个方面：①灾难应急状态的确认和宣布。②灾难应急状态成立时政府的行政紧急权力，包括明确在灾难应急情况下拥有最高指挥权力的部门，即应急指挥机构的确立。③应急预案的制订及启动流程。④公民在灾难应急状态下的法律义务，包括灾难应急情况下法律责任规定。

灾难立法需要明文规定灾难发生时需要参与组织和救援的相关国家部门，明确其各自的权利和义务。需安排和指定在各级灾难发生时发挥司令部功能、负责统筹指挥的政府或部门及下属的各个职能部门，规定各自的工作范围和内容。在新加坡，国家有一个仅有少部分人知道其内容的国内灾难医疗计划。国家相关部门定期召开工作协调会议，讨论各自在灾难管理中的职责，在会议上，这些部门就如何协调各自

的工作从而加强救援效果，如何进行危险评估和预案制订进行商讨，并为新加坡可能发生的大规模人员伤亡事件制订管理系统。

同时，所有有利于有效、快速实施灾难救援的应急方案、措施均应包含在内。值得注意的是，灾难立法的内容不应仅仅局限于灾难救援的方法与实施，还应涵盖救援人员的管理与保障、灾难事故中财产的管理与损失理赔、灾区建设等与之有关的各个方面。灾难医学中的责任赔偿其实是不产生任何社会效益的"零和增益"，法律的首要问题是权衡医疗提供方和受治方的权益，不使任何一方的利益因为灾难环境而遭到损害。针对不同级别的灾难需要分级处理，明确不同级别灾难发生时需要启动何种级别的应急预案，需要调动多少范围内的救援资源。

灾难立法还需明确救援者的医疗侵权责任。医疗侵权责任是提供医疗服务的机构或个人的全部或部分过失造成接受医疗服务的伤员遭受医源性损伤或疾病的责任。在日常工作中，追究医疗侵权责任的目的是使侵权人（由于处理不当或失误导致伤员遭受进一步损伤或疾病的个人或机构）通过经济补偿的方法最大限度地弥补被侵权人的身心损失，同时也是对医护人员和医疗机构的监督。

在灾难发生时，救援者常难以遵循日常的诊疗规范，常见原因包括设施失灵、设备不够用、供给和药品不足、救护人员不足或疲劳、外来的救护人员不熟悉当地环境和规范、医疗文件缺失或不可及、义工不专业等。避免灾后医疗责任纠纷的最好办法是在灾前制定好相关法律。灾难救

援时一般也要求救援者必须掌控灾难发生时医疗责任风险（如救治不力或过度医疗），有责任向受灾人提供救援但未提供救援的个人或机构没有履行救援义务而导致受灾人损失或损害的，该负责救援的个人或机构应当赔偿。

（赵中辛 靳晓丽）

Guójì Jiǎnqīng Zìrán Zāihài Rì

国际减轻自然灾害日（International Day for Natural Disaster Reduction，IDNDR） 联合国大会1989年定于每年十月的第二个星期三；2009年，联合国大会通过决议改为每年10月13日。简称国际减灾日。1984年7月在第八届世界地震工程会议上，原美国科学院院长弗兰克·普雷斯（Frank Press）博士提出"国际减灾十年"概念，受到联合国和国际社会的广泛关注。1989年12月，第四十四届联合国大会通过经社理事会关于国际减轻自然灾害十年的报告及《国际减轻自然灾害十年国际行动纲领》，决定在1990~1999年开展"国际减轻自然灾害十年"活动，宣布"国际减轻自然灾害十年"活动于1990年1月1日开始，指定每年10月第二个星期三为国际减轻自然灾害日，每年以确立主题、目标和目的的方式予以纪念。旨在联合国的主持下，通过国际上的一致行动，把世界上特别是发展中国家由于自然灾害造成的人民生命财产损失、社会和经济停顿减轻（少）到最低的程度。2009年，第一个十年计划结束，国际减灾日活动仍在继续。联合国大会同年通过决议，改订每年的10月13日为国际减灾日。

目的 确立国际减轻自然灾害日，目的是唤起国际社会对防灾减灾工作的重视，敦促各地区

和各国政府把减轻自然灾害作为工作计划的一部分，推动国家和国际社会采取各种措施以减轻各种灾害的影响。通过一致的国际行动，特别是在发展中国家，减轻由地震、风灾、海啸、水灾、土崩、火山爆发、森林大火、蚱蜢和蝗虫灾害、旱灾和沙漠化及其他自然灾害所造成的人命财产损失和社会经济的失调。具体目标为通过广泛的国际合作、技术援助或转让、项目示范、教育与培训等手段，推广和应用已拥有的知识、技术和经验，继续发现新的研究领域，提高各国特别是发展中国家的防灾抗灾能力。增进每个国家迅速、有效减轻自然灾害影响的能力，特别注意帮助有此需要的发展中国家设立预警系统和抗灾结构；考虑到各国文化和经济情况不同，制订利用现有科技知识的适当方针和策略；鼓励各种科学和工艺技术致力于填补知识方面的重点空白点。

减灾日主题 在国际减灾十年间，国际社会在减灾方面取得显著成就。自1990年起，每年的国际减灾日均设立一个主题，从不同的侧重点在全球倡导减少自然灾害的文化，包括灾害预防、减轻和备战。例如，1997年10月8日主题是"水：太多、太少——都会造成自然灾害"，提醒人们关注干旱、洪涝灾害；2012年主题是"女性——抵御灾害的无形力量"，关注女性在减灾救灾工作中的重要性；2013年的主题是"面临灾害风险的残疾人士"，侧重关注灾害发生时的特殊群体等；2014年主题是"提升抗灾能力就是拯救生命——老年人与减灾"，重点关注老年人。为了2015年后减轻灾害风险框架，2014年国际减灾日提出并强调了这一关键

问题。

（赵中辛 黄金鑫）

Zhōngguó Fángzāi Jiǎnzāi Rì

中国防灾减灾日（National Day for Disaster Prevention and Reduction） 2009年3月2日国家减灾委和民政部发布消息，经中华人民共和国国务院批准，每年5月12日为中国防灾减灾日，以表达对灾难遇难者的追思，增强全民忧患意识，提高防灾减灾能力，弘扬团结抗灾的精神。中国防灾减灾日的标识（图）以彩虹、伞、人为基本构图元素。其中，雨后天晴的彩虹寓意着美好、未来和希望；伞是人们防雨的最常用工具，其弧形形象代表着保护、呵护之意；两个人代表着一男一女、一老一少大家携手，共同防灾减灾。整个标识体现出积极向上的思想和保障人民群众生命财产安全之意。中国是世界上自然灾难最为严重的国家之一，灾难种类多、分布地域广、发生频率高、造成损失重。在全球气候变化和经济社会快速发展的背景下，近年来，中国自然灾难损失不断增加，重大自然灾难乃至巨灾时有发生，面临的自然灾难形势严峻复杂，灾难风险进一步加剧。在

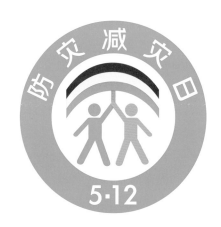

图 中国防灾减灾日标识

这种背景下，设立"防灾减灾日"，一方面顺应社会各界对中国防灾减灾关注的诉求，另一方面提醒国民前事不忘、后事之师，更加重视防灾减灾，努力减少灾难损失。既体现国家对防灾减灾工作的高度重视，又是落实科学发展观，推进经济社会平稳发展，构建和谐社会的重要举措。通过设立防灾减灾日，定期举办全国性的防灾减灾宣传教育活动，开展形式多样的防灾减灾演练，有利于进一步唤起社会各界对防灾减灾工作的高度关注，增强全社会防灾减灾意识，普及推广全民防灾减灾知识和避灾自救互救技能，提高各级综合减灾能力，最大限度地减轻灾难的损失。

(赵中辛 赵 欢)

zāinàn zhǔnbèi

灾难准备（disaster preparedness）

在灾难发生之前所采取的计划和行动。简称备灾。可确保在灾难发生时，各级政府和相应职能部门能够及时应对并部署必要的资源和服务。主要包括灾难管理体系建设，灾害预测、灾害预警，应急预案制订，避难设施、场所建设，教育、宣传、培训、演练等方面。通过建立早期预警制度、制订长期的备灾战略和应急计划，为各种灾难救援制订出科学的应对措施，可有效降低灾难对人民生命安全与财产造成的危害。美国灾难准备体系是由联邦、州、地方三级政府和民间不同领域的应急计划和预案组成。依靠科学技术做好灾难准备是美国政府坚持的核心理念。美国对于备灾的技术资金投入逐年递增，其防灾法律体系完备，在降低灾难损失、提高救援效率方面发挥重要的作用。此外，通过美国政府的积极鼓励和民众的自

发响应，美国的一些私人机构和非政府组织在备灾方面扮演着重要角色。日本实行的是多元化与分权化的备灾体系，涉及的主要部门包括日本内阁府防灾部门、内阁官房危机管理室和总务省消防厅，这些部门分别管理各自防灾预算，执行自己的权责。日本政府和市民主动备灾意识较强，防灾教育体系成熟，在学校、机关单位和社区都会举行各种训练和演习。多年的灾难经验使得日本形成了多元主体的联动防灾模式，志愿者和民间组织广泛参与灾难准备过程。灾难准备包括以下几个方面。

灾难救援法律法规体系建设　中国已经初步形成了政府管理与市场运作相协调、生产自救与群众互助相结合的应急防灾备灾模式。与发达国家相比，中国政府和民众的防灾意识相对较为薄弱，很多防灾活动限于形式，全社会对防灾备灾的知识普及率低，减灾防灾所必需的技能和行为欠缺，防灾法制化程度偏低。及时有效地处理突发事件，是现代政府管理责无旁贷的职能选择。但要让政府的应对选择变成积极负责的必然行动，尚需以法律的形式确定下来。目前国家与国务院各部委颁布的灾难救援相关法律法规主要有：《灾害事故医疗救援工作管理办法》（卫生部 1995年）、《突发公共卫生事件应急条例》（国务院 2003 年）、《中华人民共和国传染病防治法》（2004年修订）、《国家突发公共事件总体应急预案》（国务院 2006 年）、《国家突发公共卫生事件应急预案》（卫生部 2006 年）、《突发公共卫生事件社区（乡镇）应急预案编制指南（试行）》（卫生部2006 年）、《中华人民共和国突发

事件应对法》（2007 年）、《中华人民共和国防震减灾法》（2008年修订）、《国家突发环境事件应急预案》（国务院办公厅 2014年）、《国家食品安全事故应急预案》（国务院 2011 年修订）、《国家自然灾害救助应急预案》（国务院 2016 年修订）、《国家综合防灾减灾"十二五"规划》（国务院2012 年）、《国家地震应急预案》（国务院 2012 年）、《国家核应急预案》（国防科工局 2012 年修订）等。地方政府与行政管理部门制定的灾难医疗救援相关法规主要包括两部分，一是地方政府与行政管理部门自行制定的应对灾难医疗救援的相应法规；二是地方政府与行政管理部门根据国家和国务院各部委颁布的灾难救援相关法律法规，结合本地区实际而制订出的应对措施。

制订和完善应急预案　应急预案一般是指面对突发自然灾难、重特大事故、环境公害及人为破坏的应急管理、指挥、救援计划等，其一般应建立在综合防灾规划基础上，包括完善的应急组织管理指挥系统、强有力的应急救援包装体系、综合协调的相互支持系统、综合性的应急救援队伍等。《中华人民共和国突发事件应对法》规定："应急预案应当根据本法和其他有关法律、法规的规定，针对突发事件的性质、特点和可能造成的社会危害，具体规定突发事件应急管理工作的组织指挥体系与职责和突发事件的预防与预警机制、处置程序、应急保障措施及事后恢复与重建措施等内容。"专项应急预案是综合应急预案的组成部分，以综合性应急预案的附件形式存在。专项应急预案需针对可能发生的具体灾难类型（如火灾、地震、传染病

等）、危险因素和应急保障制订计划或方案，应制订明确的救援程序和具体的应急救援措施（见灾难应急预案）。

建设专业救援队伍 灾难管理不仅是政府的职责，还必须区分不同领域和性质的突发性灾难，建立相应的应对突发事件的快速处置救援队。在中国，公安（消防）、医疗卫生、地震救援、海上搜救、矿山救护、森林消防、防洪抢险、核与辐射事故救援、环境监控、危险化学品事故救援、铁路事故救援、民航事故救援、基础信息网络和重要信息系统事故处置及水、电、油、气等工程抢险救援队伍是应急救援的专业队伍和骨干力量；社会团体、企事业单位及志愿者组成社会力量参与应急救援工作；中国人民解放军和中国人民武装警察部队是处置突发事件的突击力量，按有关规定参加应急处置工作。医院应建立一支平战结合的医疗救护预备队，成员平时在各科室工作，但需定期在医院急诊科或综合重症监护室进行轮训，掌握急救基本技能，定期考核。经过培训的人员能成为科室医疗护理工作的骨干，在灾难救援中可组成一支技术过硬的医疗救护队。

救援物资储备 应急救援物资、资金准备得是否充裕直接关系到防灾备灾工作能否顺利完成。高度重视应急保障机制，按照危机的不同领域和不同的性质特点，各级政府主管部门负责储备应急处置和平时演练所需的各种器材、装备及基本生活用品、重要生活必需品；按照现行事权、财权划分原则，应急资金和工作经费实行中央和地方财政分级负担，按规定程序列入各级政府财政预算。鼓励自然人、法人或其他组织（包括国际组织）按照有关法律、法规的规定进行捐赠和援助。建立健全重要应急物资监测网络、预警体系和应急物资生产、准备、调拨及紧急配送体系，完善应急工作程序，确保应急物资和生活用品的及时供应，并加强对物资准备的监督管理，及时予以补充和更新。

按照《中华人民共和国突发事件应对法》的要求，对于设立市区的市级以上人民政府应建立应急救援物资、生活必需品和应急处置装备的储备制度，制订并落实灾难医疗救援物资储备计划，以保障灾难发生时及时投入使用。医疗救援物资主要包括急救药品、器具、设备及必要的防护用品。储备充足物资，确保灾时及时供应，这是成功实施医疗救援的重要条件。应该通过科学的评估方法来确定物资储备量，尽量减少过度的资源储备，防止不必要的积压和浪费。科学合理的安置医疗物资也是一项重要的内容，救援物资应在基层各医疗卫生机构内进行分类、分散储备，避免因灾难造成医疗物资受损而影响医疗救援工作的顺利进行。同时，应定期对储备的物资进行检查与更新，防止医疗物资过期或发生功能异常而影响正常使用。

建立健全应急通信、应急广播电视保障工作体系，完善公用通信网，建立有线和无线相结合、基础电信网络与机动通信系统相配套的应急通信系统，确保通信畅通。城市建设、环境保护、电力供应等有关部门分别负责突发事件发生时煤、电、油、气、水的供给，以及废水、废气、固体废弃物等有害物质的监测和处理。

避难场所建设 应急避难场所是为了人们能在灾难发生后一段时期内，躲避由灾难带来的直接或间接伤害，并能保障基本生活而事先划分的带有一定功能设施的场地。现代城市中建筑密度大，可用的土地资源有限，而城市公园、绿地、广场、学校操场、大型露天停车场等因为空间大而成为应急避难场所的首选。将城市应急避难场所纳入城市规划体系建设中，能为城市居民提供安全避难、基本生活场地及灾后救援的场所，具有"直接启用"的特点。为应对突发事件，经规划建设具有应急避难生活服务的设施，可供居民紧急疏散、临时生活的安全场所。加强应急避难场所的规划建设，是提高城市综合防灾备灾能力、减轻灾难影响、增强政府应急管理工作能力的重要举措。先开展基础调查，对本区域的人口数量、密度及城市现有公园、绿地、广场、学校操场、体育馆场、民防工程和大型露天停车场等进行普查，摸清因灾需要疏散人数及地震防灾避难场所资源状况。针对现有的避难场所不同类型特点，按照及时、安全的原则，采取远近结合的方式，合理规划城市应急避难场所，提前设计出疏散通道，确保在发生灾难时，居民能够快速逃离灾难现场，到达事先准备好的避难场所，保障人民群众的生命财产，并将灾难带来的损失降到最低。

公众防灾、自救互救知识培训 大力宣传相关灾难知识，科学普及自救互救技能，定期举办灾难自救互救知识培训，使得民众在灾难发生时能迅速逃生和互相救助。训练是加强民众防灾意识和提高自救技能较为重要的一环，要模拟危机情景反复演练，逐渐培养和增强民众的危机意识和自救能力。危机意识是危机预警和防控的基础。在和平稳定时期，民众往往缺乏危机意识，对能够引起公共危机的诱因、征兆和隐患缺乏敏感性。建立有效信息传输和处理系统，完善公共信息和信息披露制度，特别是涉及重大公益的灾难性信息，及时准确地提供给民众，在出现危机征兆时通过疫情发布和舆论宣传引导社会，提高民众对危机的心理承受能力，增强战胜危机的信心和决心。此外，要解决民众脆弱性问题，切实提高民众的危机意识，为民众提供必要心理、信息等外部救助。这项准备工作是长期的、艰苦的、细致的、持续性的，无论如何强调都不为过。

医院灾难准备 各种灾难发生后，各级医院在灾后生命救援中起着关键作用，相关医务人员和医疗器械的配置无疑对保障生命、减轻伤害具有决定性意义。

医院人员的能力素质准备 在灾难事件中，往往同一类的伤员相对集中，专业人员相对不足的矛盾比较突出。由于医学专科越分越细，医护人员对非本专科的伤员处理很难准确、到位。医院应建立一支平战结合的医疗救护预备队，成员平时在各科室工作，但需定期在医院急诊科或综合重症监护室进行轮训，掌握急救基本技能，定期考核。

医院药品服务 医院的灾难准备工作只有在所有医疗要素、多学科队伍的积极参与下才能完成。在大型伤亡事件和灾难医疗服务中，药品服务是灾难准备的一个非常重要却未受重视的部分。能否提供适当、综合的药品服务关系到整个救治工作的成败。综合药品服务是医院、地区和国家等不同等级灾难准备计划的一个重要组成部分。

急诊科和公共卫生疾病监督 有研究表明，急诊科病人的数据可以作为发展和完善公共卫生疾病监督的工具。急诊科疾病监督的观念提出利用急诊科主要的主诉或出院诊断来查明传染性疾病增加的现象，这一现象可能预示生物、化学恐怖事件或疫病的流行。如果预测或估计出某一特殊病例增加，应立即提高警惕。疾病监督已成为评价所有医院急诊科日常工作的一种新兴的重要工具。只有通过不断的应用，这种工具才能通过早期监测、早期报告及特定医院、当地和政府适当的参与来真正达到减轻灾难后果的目的。

社区灾难准备 防灾备灾计划对于社区来说是至关重要的。这些地方人口密度大，使用、储藏或制造有害物质的设施集中，如风暴和地震这样的自然灾难会导致危险物质从工业和商业地区释放出来。严重的工业事故可能控制在工厂内，但还是会影响周围的地区，对民众的生命、财产和环境产生长期或短期的负面影响。由公路、铁路及管道运输危险货物产生的事故，由于这些事故穿过居民区及其附近地区，因此，事故的风险尤其大。对这种情况的恰当响应是在不同的机构和个体间进行协调。只有当社区意识到可能危险的存在及要准备共同处理事故和灾难后果的必要性时，才能达到防灾减灾的目的。

地方级应急意识与准备方案 联合国环境规划署的地方级应急意识与准备方案是针对社区实施灾难准备计划的指导原则。此方案向地方社区提供了一种如何寻求发展合作、一体化和充分行使应急反应计划的详细描述，这些计划有两个主要部分：意识功

能（向社区提供信息）和准备功能（系统地阐述保障人员、财产和环境的规划）。此方案进程包括10个步骤：确定灾难发生时救援人员并确定其角色、利害关系；评估社区处于紧急情况时可能导致的危险和灾难；确定应急情况反应计划，以确保协调一致的反应行动；确定该计划中未被覆盖的抢险救灾区域；向救援人员分派救援任务；按照实际情况完善现有计划；以书面形式提出一体化的社区防灾计划报告并呈报上级领导；对救援人员进行一体化计划的培训，以确保发生紧急情况时能够熟练应对；定期对计划进行检验、评议和修订；对社区居民进行一体化计划的教育。

社区医护人员在防灾备灾中的重要性 2009年5月国务院新闻办公室发表的《中国的减灾行动》白皮书强调，要以提升城乡基层社区的综合减灾能力为重点，以提高公众的防灾减灾意识和避灾自救水平为基础，全面提高综合防范防御自然灾难的能力和水平。社区医护人员熟悉社区环境，贴近社区居民，掌握大量的社区基础信息和资料，在宣传防灾减灾知识和避灾技能方面有很大的优势，因此，在防灾备灾工作中可以发挥举足轻重的作用。社区医护人员由社区诊所和卫生服务站等人员组成，具有丰富的灾难知识储备、较强的防备意识及充分的家庭防灾备灾工作，一方面，可在灾难发生时减少自身家庭的损失，也能对社区居民起到积极的示范作用；另一方面，能够保障在灾难发生时自身的生命安全，避免人员的再次损失。

（赵中辛 李 杨）

mínfáng

民防（civil protection） 民众在

政府和军队领导下，为抵御战争、灾难所采取的防护工作。民事防护的简称。具体讲就是和平时期进行自然灾难与人为灾难的救援行动；战争时期组织人民防空斗争，开展抢险抢修、救护防疫、维持治安等活动。包含一系列紧急措施，如预防、缓和、准备、回应、紧急疏散和恢复。在中国大陆，这项工作主要由国家人民防空办公室（简称"人防办"）和中国红十字会负责。

民防是国际通用词（图）。从世界范围看，民防是国家安全体系的重要组成部分，对于保护战争潜力、减轻军事行动对民众的伤害和应付各种紧急情况具有重要作用。世界各国都非常重视民防，已有100多个国家开展了民防工作。特别是美、俄、英、法、德、日、瑞士及瑞典等国家在民防建设上投入了巨大的人力、物力和财力，并根据本国的安全环境和国情国力，在民防组织机构建设、法制建设、民防工程建设及人才队伍建设等方面取得成绩，走在了世界前列。国际民防组织设在瑞士日内瓦，1931年成立，1972年以来致力于促进各国政府间的交流与合作，加强面对各种灾难时对人员和财产采取的安全

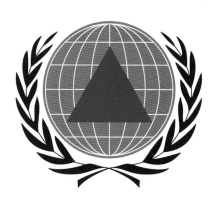

图 《日内瓦公约第一附加议定书》确定的民防国际通用标识

措施；在世界范围内传播民防信息，进行防护训练，研究民防器材；对参加民防组织的国家提供技术援助等活动。该组织现有49个成员国和10个观察员国。中国政府于1992年加入该组织，并任执行理事会成员。1998年10月在北京召开了第十三届国际民防组织大会。

民防的基本手段一是积极防御，二是"走、藏、消"。

积极防御是事先采取各种措施，制约战争和各种灾难的发生，做好充分准备，以减少人员伤亡和经济损失。

"走"是在空袭或灾难到来之前，把人员疏散到安全地带。战争来临，一个城市要有一半的人口疏散出去。这是保存战争潜力、减少人员伤亡的有效措施之一。据估算，采取疏散措施，可使一个国家在核战争中死亡人数减少1/4~1/3。

"藏"是及时组织人员进入防空工事隐蔽。防空工事具有较好的防常规炸弹和核、生物、化学武器的功能，同时对地震等自然灾难也有很好的防护作用。在敌人核袭击时，如果人员能及时进入工事隐蔽，可使核爆炸杀伤、破坏范围缩小到1/10~1/5。

"消"是及时地消除空袭或灾难造成的后果。苏联切尔诺贝利核电站事故发生后，依靠民防组织和军队救援，加之居民具有较高的民防知识，采取自救互救措施，短期内死亡31人（大部分是民防队员）。而印度博帕尔农药厂毒气漏泄事故（见博帕尔中毒事件），由于缺乏防护知识和消除措施，造成了数十万人重大伤亡。

（张劲松）

jǐnjí bìnànsuǒ

紧急避难所（asylum） 政府事

先划分的，经过科学的规划、建设与规范化管理，以应对重大突发事件时疏散人员和临时安置的场所。通常为城市建筑物附近的小公园、小广场、专业绿地等小面积平坦用地。它是邻近建筑物内的人员在灾难发生后5~15分钟内到达的临时场所，也是居民在建筑物附近集合并转移到更安全的避难场所的过渡性场所。紧急避难所是政府整个应急避难场所规划中最重要的设计环节，对于受灾居民应急疏散避难，直接避免和减少人员伤亡来说最为重要。紧急避难所最早由地震部门发起，延伸至所有突发事件，如火灾、恐怖袭击等。紧急避难所的修建，说明政府管理中一个科学、透明的灾难处理方式和城市危机管理的意识正在形成。

作用 ①为居民提供安全的避难场所，防止直接或间接危害的发生。②保障避难人员的基本生活。紧急避难所可提供被褥、衣物、食品、饮用水和其他生活必需品，有备用的应急电源、供电网络、照明和供水设施，有一定数量的临时厕所等。③进行医疗救护。突发事件发生后，紧急避难所设置的医疗点可及时抢救伤员，特别是重伤员。④保障运输。突发公共事件发生后，通过紧急避难所实现伤员的运送、救援物资的运输、救援人员的进入等。⑤收集与传递情报。以中心避难所为核心的现代化灾难应急通信系统可以确保紧急避难所与邻近各社区、单位之间，各避难所之间，避难疏散指挥人员与疏导人员之间的通信联络畅通无阻。

设置原则 ①安全原则：紧急避难所应远离高大建筑物、易燃易爆化学物品、核放射物、地下断层和易发生洪水、塌方的地

方。同时，还应选择地势较平坦、易于搭建帐篷的地方。②就近布局原则：市民在发生地震时能够迅速到达。紧急避难所应安排在居住区内及其周围。③平灾结合原则：将有一定规模的、已定为紧急避难所的公园、绿地、体育场所（学校操场）等建成具备两种功能的综合体，平时履行休闲、娱乐和健身等功能，在地震、火灾等突发事件发生时，所配备的救灾设施和设备能发挥避难场所的特殊作用。④快速畅通原则：结合当地可利用作为紧急避难所的场地及连接场地的道路现状，划定紧急避难所用地和与之配套的应急疏散通道。⑤家喻户晓原则：通过平时的宣传教育与避难演习，使得居民掌握安全避难的方法、措施与注意事项，知道如何安全地离开住所，经过什么避难路线，到达哪个紧急避难所避难，应当遵守哪些与避难相关的法律法规和规章制度。

用地规模 根据用地规模，避难场所分为两个等级：一级为大型避难用地，二级为小型避难用地。紧急避难所可视为二级避难用地。例如，中小学操场（面积 $2000 \sim 3000m^2$），小型绿地、体育健身场地（大多为 $2000m^2$ 左右）。

建设类型 根据紧急避难所用地的不同功能和性质，建设类型分为三类：公园型；体育场（操场、广场）型；小绿地型。

面积标准 《北京中心城地震及应急避难场所（室外）规划纲要》提出的紧急避难所人均面积标准为 $1.5 \sim 2.0m^2$，台湾城市救灾应急避难场所设置指标（2003 年）提出紧急避难所的人均用地指标为 $0.5m^2$。

服务半径 紧急避难所主要接纳的周围居民的范围。根据就近布局原则，紧急避难所的服务半径为 500 米，步行 5~15 分钟到达为宜。日本《强烈地震发生时的避难生活手册》提出，紧急避难所避难距离以步行 15 分钟的路程为最大限度。

配套建设要求 用地应平坦，易于搭建帐篷及临时建筑，并配备自来水管等基本设施，以满足临时避难及生活需要；需考虑设置厕所的可能性，若在场所内无法解决，应制订就近如厕的方案，还要根据残疾人、老年人等群体的特殊生活需要，安排无障碍洗手间或专用厕位；为保证灾后救援车辆的正常行驶要求，紧急避难所内主要道路的宽度应不低于 3.5m（一条机动车道的设计宽度），并设置 2 条以上疏散道路；要按照建设部《城市道路和建筑物无障碍设计规范》的要求，对紧急避难所进行无障碍设计，保证全部用地无障碍化——坡道化。

选址要求 紧急避难所的选址除考虑安全原则和就近布局原则外，还需考虑其周围建筑高度和密度问题。

所有权人、管理人（单位）的要求 紧急避难所的所有权人或者管理人（单位）要按照规划要求安排所需设施（备）、应急物资，划定各类功能区，并且设置标志牌。要经常对紧急避难所进行检查和维护，保持其完好，以保证其在发生突发事件时能够有效利用。已确定为紧急避难所用地的，在灾难发生时，有关所有权人或者管理人（单位）均应无偿对受灾群众开放。

(张劲松)

jiātíng bèizāi

家庭备灾（family disaster preparedness） 以家庭为单位，平时对救灾工作中各主要组成部分进行的规划、组织和准备。美国国家地理频道曾对 1000 名美国人进行调查，结果显示，美国有超过 60% 的家庭在储备额外的生活用品，包括粮食、饮用水、工具、武器等。据北京师范大学调查，他们在全市随机抽样 700 户家庭，对之进行了 3 个月的调研，发现其中 20% 的家庭没有配备应急物品，其余 80% 配套了部分应急物品，但仍不完备。同时，通过调查不同年龄段人员对家庭应急的认识发现：中青年人认识尚不到位；学生因在学校接受过培训，有所了解；老年人对健康比较关注，相对了解较深。2012 年 7 月 21 日，北京遭遇 61 年一遇的特大暴雨，损失惨重。不仅北京，近年来国内许多城市均因暴雨频发内涝。然而，在面对城市内涝、火灾等灾难时，不少家庭缺乏应急救灾工具。由此可见，很少有家庭考虑备灾措施。作为减轻灾难损失工作中一个重要的战略性措施，家庭备灾包括应急常识准备、编制家庭备灾计划、应急用品准备等方面。

应急常识准备 有以下几个方面。

认识潜在的危险 应急准备的第一步是对家庭和本地区未来可能面临的各种灾难风险进行评估。可咨询本地政府相关部门，结合家庭内部和周边环境的潜在威胁排查，对可能发生的灾难的发生可能性、危害后果进行评估，确定风险等级。

了解相关应急预案 全国突发事件应急预案体系包括：国家总体应急预案、国家专项应急预案、国家部门应急预案、地方应急预案、企事业单位根据有关法律法规制订的应急预案、举办大型会展和文化体育等重大活动主办单位制订的应急预案（见灾难应急预案）。

了解应急预警级别、标识　中国政府相关部门预测分析结果，对可能发生和可以预警的突发事件进行预警。预警级别依据突发事件可能造成的危害程度、紧急程度和发展势态，一般划分为四级：一级（特别严重）、二级（严重）、三级（较重）和四级（一般），依次用红色、橙色、黄色和蓝色表示。

应急自救知识储备　了解应对各种自然灾害、事故灾难、公共卫生事件、社会安全事件的基本应急自救常识，掌握紧急救护方法，学习灭火器等设备的使用方法，也可以通过中央或地方政府应急网站及民间专业的应急知识网站了解各类应急自救知识。

警报系统和救援信号　包括以下几种。

警报系统　发生或可能发生突发事件时，通过广播、电视、报刊、手机、互联网、警报器、宣传车或组织人员逐户通知等方式报警的装置和机制。

声音求救信号　三声短，三声长，再三声短，间隔一分钟后重复。

闪光求救信号　通过手电等来回闪烁，三次短，三次长，再三次短，间隔一分钟后重复。

火光信号　燃放三堆火焰，火堆摆成正三角形，每堆间隔相等，尽量选择在开阔地带，保持材料干燥，一旦飞机经过，尽快点燃。

反光信号　利用镜子、玻璃、罐头盖或其他金属片等反射光线，通过持续的反射形成一道光线和光点，吸引别人注意。

信息信号　将树枝或小石头摆成箭头形状，用以指示方向；用两根木棒摆成 X 状，表明此路不通；用三根木棒或灌木并行竖立或并行摆放表示危险或紧急。

浓烟信号　在火堆中添加绿草、树叶、苔藓或蕨类植物可产生浓烟，潮湿的树枝、草席、坐垫可熏烧更长时间。

旗语信号　将一面旗子或一块鲜艳的布料系在木棒上挥动，做 8 字形运动。

编制家庭备灾计划　应完成以下事项。

家庭房间示意图和家用设施控制图　画出家庭每个房间的分布示意。画出家庭水、电、煤气总阀的位置，并说明什么时候需要紧急关闭和关闭程序，这一点非常重要。出现地震、火灾等险情时，往往需要及时关闭电器、煤气设备，在开始疏散前如果时间许可还需要关闭水阀。在相应设备处张贴明显的开关方法。如果开关动作需要特殊工具辅助，还需准备好工具。

确定若干会合地点　预先确定一个或几个安全会合地。在计划里，需要明确以下问题：根据房屋的结构，在住宅内确定一个相对安全的躲避场所（安全屋），地震、飓风等发生时使用。一般来说，应选择狭小坚固的空间，最好远离玻璃。在住宅外确定一个安全的会合地，防止突发事件造成联络中断，家人无法在短时间内会合。还需要在社区周边确认一个会合地，作为第二会合地。如果所在地区设有避难所，可以选择确定就近的避难所。

绘出紧急疏散线路　了解住所周边环境，包括建筑、道路、空旷地、停车场、电力、煤气设施、消防设施的情况，并绘制出从家里房间到会合地的最佳路线图。在制订疏散路线时应充分考虑家庭成员尤其是儿童和老人的行动特点。还需要确定家庭紧急疏散顺序，做到有序撤离，一般为最强者在最前面开路，次强者最后一个撤离。

制订紧急通信计划　确定家庭重要联系人及其联系电话、手机等，如家庭成员、朋友、邻居、外地重要联系人。每一个家庭成员至少准备一张紧急联络卡，包含重要的联系信息，如姓名、性别、血型、第一联系人及其紧急联系电话、第二联系人及其紧急联系电话、保险情况、个人病史（含药物反应、过敏史）。紧急联络卡可随身携带，或放在防灾应急包中。

应急用品准备　2014 年 5 月 21 日，北京市民政局向市民推出一份详尽的"家庭应急物资储备建议清单"，建议在条件允许的情况下，每个居民家庭都储备一些必要的应急物资，同时强化家庭应急意识。在这份清单基础版中，推荐物资包括收音机、手电筒、救生哨、呼吸面罩、食物、水等。

（赵中辛　丛壮志）

zāihài yùcè

灾害预测（disaster forecast）对灾害未来发展状况或趋势进行分析和推断的活动。由于受知识和认识手段的限制，古代的灾害预测主要是依靠主观经验和直观分析，借助一些先兆信息（宏观现象）加以推断，有时甚至会出现一些错误的判断和迷信的传言。随着科学技术的发展，认识手段的不断丰富，逐渐把预测的前提、预测的过程、预测的结论都建立在科学认识的基础上，灾害预测得到迅速的发展。特别是近年来以计算机为主的信息技术的发展，进一步推动灾害预测技术的发展和运用。

突发事件的发生有较强的随机性，而事件一旦发生，其发展有着较强的确定性规律。预测灾害的发生一般针对它的随机性特征，求解其发生的概率；灾害发生后，一般针对它的确定性特征，求解其动力学演化过程。通过预测灾害发生、发展及其可能带来的后果，可以为预警和提前采取防控措施提供科学支撑。

预测方法　可以做如下两种分类。

定性预测和定量预测　按预测结果，可将预测分为定性预测和定量预测。定性预测与定量预测方法人机结合、互为补充，在实际应用中越来越广泛。

定性预测方法将主观认识经验、逻辑判断推理相结合，对灾害发展状况与趋势进行推理和判断。灾害发生时，很难确切掌握事件发生的初始状态及周边情况。不能基于灾害动力学理论展开预测时，可采取定性预测方法。即使有较为准确的事件初始状态和周边情况，由于事件本身较强的随机性和复杂性，难于开展定量预测时，也可采用定性预测方法。定性预测较多依赖于人的主观经验，可以基于一些相似度较好的历史案例，进行事件发展态势的推理得出相关结论，供决策处置参考；在缺乏历史案例统计资料或历史案例不全时，可依赖专家经验进行预测。

定量预测方法把客观事物发展的内在动力或惯性趋势，转换成一种数学语言，用特征变量的时空变化关系来表达。在已知灾害事件发生后的初始条件和边界条件前提下，基于数学和演化方程和一定的前提假设，预测事件发生后的传播蔓延过程。定量预测通常适用于客观事物发展内在

趋势明确，又具有纵向统计资料的情况。

专业预测与综合预测　按灾害事件开展预测的责任主体不同，可分为专业预测和综合预测。

专业预测一般是专业部门的职责。如：地震部门预测地震的影响范围及危害程度，气象部门预测降雨、台风等情况，水利部门预测溃堤洪水演进情况、洪水淹没情况等。

综合预测以专业预测结果为基础，综合考虑事发地周边环境、受影响防护目标和危险源分布情况、救援力量分布情况，判断灾害的综合影响后果，包括次生灾害、人口经济损失、灾害可控程度等，为抢险救灾工作提供决策支持。

内容　主要包括四个方面。

灾害的发生　预测灾害的发生主要关注特定强度灾害发生的时间概率和空间概率。因此，该类预测一般结合灾害的历史统计数据，通过选取灾害前兆特征参数、广义环境参数、危险源和防护目标脆弱性分析等作为基础，结合数据推理、数据挖掘等技术，获得灾害发生的概率。根据预测时间长短，又有长期预测和短期预测之分。

灾后的趋势　灾害一旦发生，人们通常希望掌握事件发展态势、灾害传播蔓延等情况。通过预测可获取灾害影响强度、影响范围，便于适时启动相关预案，开展应急处置工作。

灾害的后果　在灾害发生后传播蔓延趋势和影响预测的基础上，将灾害影响区域的人口、经济、危险源、防护目标等分布情况进行叠加统计，评估灾害的后果。包括两部分：①事件本身的后果，如危险化学品泄漏后的影

响区域内人口、经济等统计量，台风发生的一定强度影响范围内人口、经济统计量等。②与环境相结合的后果，如应急交通设施分布情况、受灾区域的气象气候情况、救援力量分布情况、避难场所容量、保障物资到位情况等。

灾害处置效果　灾害发生后，需及时采取处置措施来降低灾害的危害程度，防止事态继续扩大。通过预测灾害处置效果，作为评估工具，进一步对处置方法进行择优和改进，是科学应对灾害的重要方法和手段。

（贾群林）

zāihài yùjǐng

灾害预警（disaster warning）

灾害发生前根据灾害可能发生破坏的级别发出的警告。便于救援人员和公众采取消、减、避等手段，最大限度地减轻灾害损失。在与灾难进行斗争的过程中，人们逐渐意识到并越来越重视预警理论和方法的研究和应用，从微观的专业处置层面到宏观公共安全领域，采取合理的预警方法和手段进行预先警报，并在此基础上采取针对性的措施，这对有效减轻人员伤亡和财产损失意义十分重大。因此，灾害预警必须快速、准确。

基本程序　预警具有五个时序阶段：一是信息收集。这个阶段的任务是根据特定的预警现象把有关信息收集起来，重点在于收集信息的范围，覆盖面应尽量广泛。二是信息筛选。这个阶段是对收集的全部信息进行多次分析研究。三是信息评价。一旦完成筛选工作，还需要进一步评价，来确定这些信息项的实际重要性。四是阈值设定。会同有关专家，根据经验和理论来确定预警指标的临界值，当先兆信息的某些参

数接近或达到这个阈值时，就意味着将有灾害发生。五是报警。一旦特性参数接近大中型达到阈值时，系统就在合适的时点上发出某事件即将发生的警告。

主要方法 目前预警的方法主要有三种：指数预警、统计预警和模型预警。

指数预警 通过制订综合指数来评价监测对象所处的状态。主要用于宏观公共安全领域（如公共卫生指数、社会安全指数等），用来预测公共安全周期的转折点。

统计预警 主要通过统计方法来发现监测对象的波动规律。其使用变量少，数据收集容易，操作比较简单，如多元判别分析法、Logistic 回归分析等。

模型预警 通过建立数学模型来评价监测对象所处的状态。多用于监测面广、情况复杂的情况。模型分为线性和非线性两大类，主要灾害变量之间有明确的数量对应关系时就可用线性预警模型，非线性预警模型则对处理复杂的非线性系统具有较大的优势，但如何对监测对象的复杂表现状况进行有效的预警评价，仍是目前预警领域中的难题。

预警分级 《中华人民共和国突发事件应对法》第四十二条规定：可以预警的自然灾害、事故灾难和公共卫生事件的预警级别，按照突发事件发生的紧急程度、发展势态和可能造成的危害程度分为一级、二级、三级和四级，分别用红色、橙色、黄色和蓝色标示，一级为最高级别。

发布和解除 预警信息的主要内容应该具体、明确，要向公众讲清楚突发事件的类别、预警级别、起始时间、可能影响范围、警示事项、应采取的措施和发布机关等。

为了使更多的人接收到预警信息，从而能够及早做好相关的应对准备工作，预警信息的发布、调整和解除要通过广播、电视、报刊、通信、信息网络、警报器、宣传车或组织人员逐户通知等方式进行。对老、幼、病、残、孕等特殊人群及学校等特殊场所和警报盲区，要视具体情况采取有针对性的公告方式。预警信息的发布和解除需要按照相关程序和规定填写发布单和解除单。

单一事件在发生发展到对应完毕的整个过程中，存在预警级别动态变化的情况。突发事件初起时的预警级别可能较低，随着事态进一步扩大，其预警级别可能上升。如果有关部门不及时更新预警级别，很可能付出惨重代价。随着突发事件的演变及相关处置手段的干预，突发事件的发展态势可能逐渐变弱，这时需要及时解除预警，缓解民众的恐慌心理，维护社会稳定。

（贾群林）

zāinàn guǎnlǐ

灾难管理（disaster management）

灾难预防、救援、恢复等方面的法律体系、组织体系和管理机制的统称。是灾难救援体系的近义词。各国灾难管理体制不尽相同，但目的都是有效预防、避免、减少和减缓灾难对生命和健康造成的危害，保障社会公共安全和减少财产损失。一般都以政府为主导。灾难相关的法律法规、政府部门、政府和民间救援机构及其运行机制都是灾难管理系统的组成部分。灾难管理属于开放性结构，社会各界力量都在灾难管理系统中发挥作用，共同应对灾难造成的危害。

灾难管理是紧急状况下的特殊管理体系，具有高度的危机意识、灵活的紧急管理组织与弹性的处理流程。鉴于灾难发生的突然性、救援任务的艰巨性、救援时间的紧迫性和救援工作的协同性，必须有专门的管理组织在现场对投入的人力、物力进行合理调配，确定救援重点，分配救援人员，调度车辆，衔接抢救与转运的时机，维护现场救援秩序，排除各种困难，以提高救援效率，最大限度地减少灾难造成的损失。

灾难管理法制建设 2003 年严重急性呼吸综合征（SARS）疫情突然袭击后，因法律文件欠缺，突发疫情的指挥系统、预警机制、应急预案均不完备，甚至没有应对突发疫情的常备救治队伍，以至手足无措，处处被动，未能在初期使疫情得到有效的遏制。在突发疫情的处置过程中，因缺乏政府部门协调一致、高效运转的强制性规定，未能对疫情依法进行有效的防控，疫情状态下的民众行为缺乏规范，更加剧了社会秩序的混乱。2003 年 SARS 疫情之后，政府出台了《突发公共卫生事件应急条例》（以下简称《条例》）；继之 2006 年，出台了《国家突发公共事件总体应急预案》（以下简称《总体预案》）。法律文件的出台对应急处理机制，尤其是行政管理系统运转机制的确立具有重要作用。确保在灾难事件时，能及时采取积极有效的措施，保障公众身体健康和生命安全，维护正常的社会秩序，起到指导和保障作用。在《条例》和《总体预案》中，明确规定统一有力的指挥系统，包括中央、省、市、县各级应急处理指挥部，统一领导，分级负责，明确责任，加强合作，积极有效地开展灾难的应急处理工作。

编制灾难专项应急预案的目的，是保证灾难应急管理工作协调、有序、高效进行，最大限度地减少人民群众的生命和财产损失，维护灾区社会稳定。但是，仅有灾难应急预案还不够，预防和处置灾难事件还需要法律的支撑。例如，应对灾难事件时，如何让老百姓支持和参与是顺利解决事件的关键。从各项预案的规定来看，部分地解决了这一问题，但还需要在法律层次做进一步确认，并上升到因不执行造成恶果，要追究法律责任的水准，确保任何灾难事件来临时，这一问题能获得很好的解决。

科技和信息化发展已基本解决政府及时、正确获得信息的技术问题。阻碍灾难事件信息真实、及时地向上反映的最大可能，往往来自那些利益相关的决策人。有些地方领导瞒报、漏报、缓报，甚至隐匿不报的现象还时有发生。虽然紧急预案对此做出相应规定，誓言追究责任，但仍仅限于追究行政责任的范围。在一个法治国家，对事关国计民生灾难事件的应急处理，仅有行政处罚作为约束，显然是不够的。

从世界上看，英国、美国、德国、法国、日本等发达国家及一些发展中国家，都建立了紧急状态法，以此来应对各种灾难事件。在2003年SARS疫情期间，国务院领导就多次要求加强对中国公共危机应急法律体系建设的研究。目前，紧急状态法已被列入全国人大和国务院立法计划。在制定紧急状态法和公共事件总体预案的先后顺序上，学者们一直有争论。最后还是总体预案先行一步，这样的安排有其必然和合理的地方。由于各类灾难事件频发，在这种情况下，国务院先出台了总体预案，可以避免在紧急状态法出台之前出现灾难应急管理的空白和漏洞。

灾难救援组织管理　灾难管理的最高行政机构是国务院。在国务院总理领导下，由国务院常务会议和国家相关灾难事件应急指挥机构负责灾难救援的指挥管理工作；必要时，派出国务院工作组指导有关工作；国务院办公厅设国务院灾难管理办公室，履行值守应急、信息汇总和综合协调职责，发挥运转枢纽作用；国务院有关部门依据有关法律、行政法规和各自职责，负责相关类别灾难事件的管理工作。地方各级人民政府是本行政区域灾难事件管理工作的行政领导机构。同时，根据实际需要聘请有关专家组成专家组，为灾难管理提供咨询、决策建议。这样就形成了"统一指挥、分级负责、协调有序、运转高效"的应急联动体系，可使日常预防和应急处置有机结合，常态和非常态有机结合，从而减少运行环节，降低行政成本，提高救灾快速反应能力。

灾难管理体制　中国逐渐形成了统一领导、综合协调、分类管理、分级负责、属地管理的灾难管理体制，具备以下特征：①组织的集权性。灾难管理的责任主体必须快速、简便、高效地行使处置权力。因此，整个组织需要权力集中、指挥统一、责任明确，以保证灾难医学处置效率和效果。②体制的灵活性。灾难管理作为政府的一项重要公共职责，在运行中需要注重常态与非常态的有机结合和灵活转换，考虑到灾难事件的不同类型、不同级别、不同地域等因素，灵活配置不同的医学救援单元，形成相应的灾难管理体制。③职责的双

重性。灾难管理机构的职责分为常态下的灾难管理职责和应急状态下的应急处置职责。在常态下，其主要职责体现在预防与应急准备、监测与预警两个方面；在应急状态下，其主要职责体现在应急处置与救援、事后恢复与重建两个方面。

统一领导　按照国家级灾难应急指挥部和省级灾难应急指挥部两级结构，组建形成国家、省、市、县四级灾难医学救援的管理体制，实行属地管理的原则，负责对本行政区域内灾难事件处理的协调和指挥，做出处理本行政区域内灾难事件的决策及决定采取的措施。

综合协调　各有关部门和单位要通力合作、资源共享，有效应对灾难事件。要广泛组织、动员公众参与灾难事件的医学救援处理，强化统一指挥、协同联动，以减少运行环节，降低行政成本，提高快速反应能力。

分类管理　按照自然灾害、事故灾难、公共卫生事件和社会安全事件等灾难事件的四种不同类型，实施灾难医学救援的管理。

分级负责　根据灾难事件的范围、性质和危害程度，对灾难事件实行分级管理。各级人民政府负责灾难事件应急处理的统一领导和指挥，各级卫生行政部门和相关医疗机构按照预案规定，在各自的职责范围内做好灾难医学救援的有关工作。

属地管理　灾难事件发生后，发生地县级人民政府应当立即采取措施控制事态发展，组织开展灾难医学救援和处置工作，并立即向上一级人民政府报告，必要时可越级上报。涉及两个以上行政区域的，由有关行政区域共同的上一级人民政府负责，或由各

有关行政区域的上一级人民政府共同负责。上级人民政府应当及时采取措施，统一领导应急处置工作。

国外灾难管理机制对于中国的启示 值得关注的有以下几点。

确立应急指挥机关 应急指挥机关作为应急处理的决策机关和操纵机关，应该具有实权。在国务院和县级以上地方人民政府办公机构中设立的应急办只履行值守应急、信息汇总和综合协调职能，并无指挥、调动各类应急资源的职权，给应急管理工作的落实带来很大困难。可以由党委和政府的主要负责人组成应急管理的指挥机关，在社会发生突发事件时，应急指挥机关有权调动社会的各项应急资源，协调社会各个机关、部门的应急行动，发挥整个社会的巨大力量，形成"应急指挥机关-社会部门-公民"三位一体的大社会、多元协作的应急处理主体。突发事件发生时，在统一集权的应急管理指挥机关的调控下，有效、合理、有序地运用和分配社会各项资源。

建立灵活的应急沟通机制 灵敏的应急沟通机制是社会整体协作应急的保障，如果缺乏沟通机制，社会的资源将很难被有效地调动起来，应急指挥机关的指挥也很难顺畅地传达下去。建立灵敏的应急沟通机制可使国家的中央政府及时地了解突发事件的进展，掌握最新的动态，为中央统筹整个国家应对、处理突发事件提供及时、准确的信息。快速反应的沟通机制还可以保障应急指挥机关的指令能够顺畅、快速地传达，有利于稳定社会的秩序，控制突发事态的继续发展，调动社会各方的力量处理突发事件，可形成清晰的指挥链，实现指令

的迅速传递，是应急机制取得成功的重要保证。

建立问责机制 完善的问责机制应该具有统一的制度建设，问责机制的启动要有明确的规范，不能受非制度性的影响，随意启动。问责机制要理性，不能随意受到社会环境、大众舆论和其他外来压力的影响，严格根据问责机制的设计来追究相关人员的责任。科学合理的问责机制的重要意义不仅在于处罚失职人员的善后处理功能，更重要的是，可以发挥其教育功能，惩教结合，提高部门主要负责人员的责任意识，有效预防突发事件的发生。问责机制也有助于赢得其他事故各方的尊重，防止事态的升级、恶化，维护社会的稳定有序。

建立社会动员的长久机制 《中华人民共和国突发事件应对法》缺乏对突发事件处理的操作性措施。不可否认，国家在应对突发事件时的主导作用，但发挥社会每一个公民的作用显然更能凝聚巨大的力量，公民和社会民间力量的参与也有利于培养公民的责任感，维护社会整体秩序的稳定。因此，中国有必要建立社会动员的长久机制，确立民间组织、慈善组织参与救援的地位和方式，更有效地调动社会的整体力量参与应急处理。

建立具有可行性的应急物资保障性制度 中国现有的应急法中关于应急物资的筹备、应急避难场所的建设、应急资金的来源、应急人员的培训及应急演练的效果、规模等都没有具体的规定，导致很多制度形同虚设。必须加强应急管理法律的具体可行性，保障应急物资保障制度的可操作性，不能只是笼统地规定应急物资的保障性机制。应急法律是中

国应急管理指挥机关处理突发事件的法律依据，如果应急管理法律没有具体的可操作性，势必使应急指挥机关的应急处理行为的合法性受到社会的怀疑，不利于应急管理的进行，难以保障突发事件的快速解决。

灾难管理理念的发展 突出的有以下几点。

从积极救灾转变为以防灾备灾为主 由于意识到临时灾难应对的缺点，1976年灾难应对领域发生了一个重要转变。拉美一些灾难多发国家的卫生部部长向泛美卫生组织（Pan-American Health Organization，PAHO）寻求援助。作为回应，PAHO创造了一项能够提高国家应对大灾难能力的灾难防备计划。这项计划作为决议，在PAHO第二十四届指导委员会上通过，呼吁会员国"发展计划，必要时颁布法律，设定标准，并采取预防措施对付灾难，通过有关部门协调各自的行为"。这项决议代表灾难应对策略的一个转折点，从临时反应到系统性防灾备灾的转换。

从备灾应对到减轻灾难影响 在一个完美灾难防备计划中，所有的现有物资，包括那些在地方、国家和国际的，都被最有效地利用，以最大限度减少伤亡、控制疾病和限制残疾。然而，现实往往不尽如人意。例如，1985年墨西哥大地震阐明了防备工作的有限性，那时，城市里最精良的医疗应对队伍之一在一场灾难中丧生。极端情况定义了防备措施能够达到的极限。若灾难破坏是彻底的，经历一个重大灾难后只剩受害者残骸，那么不管国家多么发达，几乎没有防备方法可提供。这些类型的情况需要一个不同的视角和新方法。这种新方

法在 1985 年墨西哥大地震后出现，是基于减轻损失的概念、强调基础设施和健康系统的保护。1987 年，联合国大会通过决议，开展"国际减轻自然灾害十年"活动。目的是减少生命损害、财产损失和由灾难引起的社会和经济破坏，这项决议在 1990 年实施，减轻损失的概念也随之产生。

从减灾到灾难管理全过程的整合　灾难情况下，一个系统不再能满足健康和医疗服务的需求。灾难应对是整合所有现有资源来提高防灾、救灾、减灾能力，并且处理那些采用一般的操作程序不能被满足的需求。灾难应对计划的核心目标是：用必需资源的协调准备实体，来减少灾难对健康的负面影响。防备活动所需的资金可以相对较小，最需要的是政治上的支持，允许灾难管理机构承担必要的带头作用来执行协调功能。

（赵中辛　李　杨）

zāinàn pínggū

灾难评估（disaster assessment）

对灾难或可能发生灾难的情况包括强度、规模、损失进行评价和估算的活动。为了推进广泛的国际协调与合作，联合国国际减灾十年科技委员会在 1991 年提出了《国际减轻自然灾害十年的灾害预防、减少、减轻和环境保护纲要方案与目标》，其第一项就是进行灾难评估。把对灾难的灾情评估纳入实现减灾目标的重要措施，提出："各个国家对自然灾难进行评估，即评价危险性和脆弱性。主要包括：①总体上哪些自然灾难具有危害性。②对每一种灾难威胁的地理分布和发生间隔及影响程度进行评价。③估计和评价最重要的人口和资源集中点的易灾性。"

分类　灾难评估是一项系统工程，包括以下四项。

危险性评估　对一个地区所面临的灾难危险性进行的评估。评估的结果需要指出这个地区过去或未来发生一个等级灾难的概率有多大。

危害性评估　对一次灾难事件或对一个地区灾难所造成的人员伤亡和经济损失程度所进行的评估。可分为单类灾难危害性评估与综合灾难危害性评估。灾难危害性评估一般是在危险性评估的基础上进行的。为了进行灾难危害性评估，还必须进行人口密度、经济密度、受灾体易损性和抗灾能力评估。

风险性评估　对某一地区或某类灾难未来发生的可能性及其可能产生的危害的评估。

减灾效益评估　对减灾的投入和产出（灾难损失减轻）进行的综合评估。以总结经验，制订防灾减灾的最优化方案。

评估内容　包括以下几项。

建立灾难评估指标体系及相应的指标数据库　灾难评估指标系统的研究与建立是灾难评估的基础性工作。灾难指标是指自然灾难强度的量级，如地震震级或烈度、降雨量、洪水流量、台风等级、风暴潮增水幅度等。灾难损失的量级既与变异的强度有关，也与人口的密度、社会经济发达程度及对灾难的防御与承受能力有关。因此，需要建立灾难对社会造成的损失程度的度量标准（见灾难严重度分级）。

确定评估方法　有以下几种方法。①绝对指标评估方法：主要是评估灾难造成的人员伤亡和经济损失的绝对值。②相对指标评估方法：根据一定的指标体系评估出灾难危险发生和危害性的

相对等级或相对指数。③综合指标评估方法：指对各类灾难损失进行综合评估。④建立灾难-灾度关系曲线：根据灾难指数进行灾难评估。⑤调查累计评估：对受灾体的损失逐项进行评估，然后累加在一起。⑥抽样调查统计评估：在不同受灾程度的地区进行抽样调查，然后用统计学方法进行计算。⑦遥测遥感快速评估：利用现代遥测、遥感、地理信息系统、全球定位系统及计算机技术进行快速评估。

建立灾难评估模型　评估模型是根据灾难损失评估的要求和准则、综合指标体系、灾难损失评估的目标和层次建立起的数字模型。一般分为经济计量模型、灰色系统模型、模糊综合评估模型三种。

灾情调查　灾情调查是对灾难的各种情况进行调查，获取基础数据，然后选用不同的方法和模型进行灾难评估。调查的主要手段有五种：灾区实地考察；历史资料调查分析；各部门对各灾类的各种监测结果分析；卫星航空遥感监测分析；计算机模拟。这些方法主要用于对灾难的跟踪监测、灾难快速宏观评估、灾难前兆观测、灾难区划编图等方面。

（赵中辛　张一博）

zāinàn cuìruòxìng pínggū

灾难脆弱性评估（disaster vulnerability assessment）

对某个地区、群体或个体的危险暴露程度及其易感性和抗逆力尺度的评价。评估主要侧重三个方面：①各类型承灾个体（土地利用类型、建筑等）面对灾难时的脆弱性。表现为灾难造成承灾个体的损失率，即承灾个体的物理脆弱性。②社会脆弱性调查。从更深层次上挖掘承灾个体及群体脆弱性的社会

根源。③基于不同地域的系统脆弱性。分析全球、各大洲、国家、地方、社区等不同空间尺度面临灾难时的脆弱性。

脆弱性分析的经典模型 为使脆弱性概念从理论层面进入可操作阶段，各研究领域探讨了一系列的脆弱性分析模型，其中以下两个模型应用最为普遍。

风险-灾难（剂量-反应）模型 在该模型中，灾难影响是承灾个体暴露性和敏感性的函数，脆弱性表示灾难强度与损失程度之间的关系。该模型侧重描述而非解释，主要应用于工程和经济学的技术领域（图1）。

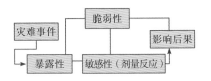

图1　风险-灾难模型

压力释放模型 源于风险-灾难模型，认为风险是灾难和脆弱性的函数，试图从全球根源、区域压力和当地环境条件三方面，解释不同社会系统面对灾难时暴露性和脆弱性产生及差异的原因。和前一模型不同之处在于，该模型研究暴露性时社会环境是重点，更强调外在的环境（图2）。

特点 脆弱性评估的特点可以佛罗里达州和西藏相比较为例说明。面对全球气候变化下日益增强的气象、气候灾难，哪个区域脆弱性更强一些？为正确回答这个问题，以自然灾难为例，需要把握四个角度。①承灾系统：关注的是社会还是经济系统，是自然环境还是整个地理区域等。如果考虑人类生计，西藏的脆弱性较强，干旱时时威胁游牧民族的自给经济，但如果考虑自然灾难的经济影响，佛罗里达州经济系统脆弱性明显高于西藏。②承灾体属性：考虑的是自然灾难对人类生活或健康的影响，还是对农作物产量的影响。西藏以农牧业为主，人口、建筑稀少，农作物面临灾难的脆弱性较大，而人口、建筑脆弱性明显小于佛罗里达州。③考虑具体灾难本身：不能脱离灾种谈承灾体的脆弱性。④时间尺度：长时间而言，气候变暖导致大陆冰盖融化，失去水源供给的西藏更脆弱，那里的干旱会更加严重。近期而言，佛罗里达州较为脆弱，因为全球气候变暖导致飓风频繁发生已对其产生严重的影响。由此看出，自然灾难脆弱性评估除要考虑具体灾难种类、针对具体的承灾系统和承灾体属性之外，还要考虑时间、空间尺度。

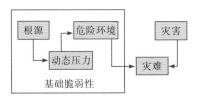

图2　压力释放模型

（赵中辛　李南楠）

zāinàn yánzhòngdù fēnjí

灾难严重度分级（Disaster Severity Scale，DSS） 根据影响程度、灾难原因、持续时间、范围半径、伤患数目、存活伤患严重度、救援所需时间对灾难严重程度进行的分级。灾难严重度分级是由荷兰学者布拉德福德（Bradford）1990年提出的。20世纪90年代之前，世界上尚无一个对"灾难"一词的准确定义，更未出现一种全世界公认的灾难分级标准。1990年，布拉德福德在期刊 *The Journal of Emergency Medicine* 中撰文指出，应该给灾难下一个准确的定义。他认为，灾难就是"一件破坏性的事件，其发生导致大量伤患出现，需要调动大量医疗资源进行救助"。根据这一定义，他又概括性地提出了通过评估影响程度、灾难原因、持续时间等七项参数来对灾难的严重程度进行分级，即灾难严重度分级。灾难严重度分级直接影响灾难救援效果的总结与评价，对指导防灾、备灾、救灾工作的进行有指导作用（表）。

灾难参数 为了方便灾难之间进行比较，灾难严重度分级定义以受灾人数的对数（基数100）级别进行分级。补充量级就形成灾难分类系统。这七项参数指标的分值为0~2分不等，根据不同灾难各自的具体情况进行评估，最后可将灾难的严重程度由轻到重分为1~13分（为避免0分出现，第一项参数"影响程度"的分值划为1~2分，无0分）。这七个参数指标的具体介绍及评分标准如下。

影响程度 灾难对社区的影响，即灾难冲击地点及其周边地区的设施和救灾资源的受损情况。社区一词含义较广泛，不仅包括医院、消防、警局、道路桥梁、机场、港口等基础设施，也包括医生、护士等具备专业技能的救援人员及相应的救援设备。若灾难的发生对这一社区的影响不大，社区的各相关设施、人员可以基本不依靠外来援助而自行处理该地的灾情，可计1分；反之，若社区受损严重，不能依靠自身的力量来处理灾情，必须接受外界（包括红十字会、军队、国际救援队等）帮助，计2分。

表　布拉德福德灾难严重度分级

受灾人数	灾难举例	死亡人数	分级	量级
$0 \sim 10$			0	0
$10 \sim 10^2$	曼谷	166	1	1.73
$10^2 \sim 10^3$	泽布吕赫	187	2	2.27
$10^3 \sim 10^4$	博帕尔	2000	3	3.30
$10^4 \sim 10^5$	亚美尼亚	24000	4	44.38
$10^5 \sim 10^6$			5	

　　灾难原因　可分为自然灾难和人为灾难。人为灾难（交通事故、爆炸、建筑倒塌等）较不复杂，影响的范围也较局限，计 0 分；自然灾难（地震、洪水、飓风、火山喷发、雪崩等）计 1 分。需要注意的是，大规模战争不能按这一条的计分方法进行计分。

　　持续时间　大多数小型、简单灾难的发生往往是突如其来的，时间较短，而大型、复杂灾难（如地震、瘟疫、饥荒等）由开始、持续到结束的时间往往较长。时间小于 1 小时计 0 分；$1 \sim 24$ 小时计 1 分；24 小时以上计 2 分。

　　范围半径　灾难作用区域的范围半径。需要提出的是，灾难的作用区域不仅仅是灾难发生的地点，也包括因灾难而出现的伤亡者在接受疏散及救援之前所分布的区域，如毒气泄漏等。范围半径小于 1 千米计 0 分；$1 \sim 10$ 千米计 1 分；10 千米以上计 2 分。

　　伤患数目　因灾难影响而出现的伤患人数，包括幸存的受伤者及遇难者。伤患人数在 $25 \sim 100$ 人之内或有 $10 \sim 50$ 人需住院治疗计 0 分；伤患数为 $100 \sim 1000$ 人或 $50 \sim 250$ 人需住院治疗计 1 分；伤患数为 1000 人以上或有 250 人以上需住院治疗计 2 分。

　　存活伤患严重度　存活伤患的受伤严重程度及比例，这一比例通常为重伤者占 10%，中度伤者占 30%，轻伤者占 60%，其中前两者需要接受住院治疗。将重伤者记为 T_1，中度伤者记为 T_2，轻伤者记为 T_3，则 $T_1 + T_2/T_3 < 1$ 计为 0 分；$1 \leqslant T_1 + T_2/T_3 \leqslant 2$ 计为 1 分；$T_1 + T_2/T_3 > 2$ 计 2 分。

　　救援所需时间　包括搜救、初级紧急处理和转运及疏散伤员的时间。灾难发生的地点、灾难的性质及当地的天气等情况，可左右救援工作所需的时间。对规模小的灾难事件，在搜救伤员的同时即可完成初级的急救处理工作，随后就能根据伤员情况进行疏散和转运，时间较短；而大规模的灾难，或者发生在海上、地下等特殊地点的灾难，交通工具的使用受到很大的限制，自然也将影响救援队进入及伤员的救援疏散时间。上述时间合计在 6 小时以内计 0 分；$6 \sim 24$ 小时计 1 分；24 小时以上计 2 分。

　　应用实例　运用灾难严重度分级方法，可以给世界上发生过的各大灾难事件进行评分，以直观地了解它们的危害程度，如 1992 年发生在荷兰阿姆斯特丹郊区的货运飞机撞毁公寓大楼事件可评为 3 分，1997 发生在意大利翁布里亚-马尔凯地区的地震可评为 9 分。一些具体的应用实例如下：①1995 年加勒比海圣马丁岛飓风。基础设施受到较严重损害，2 分；属自然灾难，1 分；作用时间持续了数小时，1 分；影响半径数千米，1 分；造成数百人伤亡，1 分；$T_1 + T_2/T_3 < 1$，0 分；救援时间超过 24 小时，2 分；总计 8 分。②2008 年 5 月 12 日汶川大地震：震中及周边地区基础设施受到极其严重的毁坏，2 分；属于自然灾难，1 分；地震时间持续约 96 秒，0 分；距震中 200 千米内的大中城市及县城村庄均受到不同程度影响，2 分；造成 69 227 人死亡，374 643 人受伤，17 923 人失踪，2 分；$1 < T_1 + T_2/T_3 < 2$，1 分；救援时间远超 24 小时，2 分；总计 11 分。

　　改良　为了将一些评分相同的灾难进行细分，德波尔（J de Boer）于 1997 年又提出了一种改良型的 DSS。改良型 DSS 中去除了自然灾难与人为灾难的区别，将"伤患人数"中的伤员与遇难人员分开，分为死亡人数（<100 人计为 0 分，>100 人计为 1 分）与伤员人数（<100 人计为 0 分，$100 \sim 1000$ 人之间计为 1 分，>1000 人计为 2 分）两个参数，总分值不变。改良型 DSS 并未对原有的评分标准做出太大的改动，但对于运用原版 DSS 得到相同分数的两件或更多的灾难事件，改良型 DSS 可以更好地将它们进行区分。

（刘中民　李南楠）

zāinàn jiùyuán jīběn yuánzé

灾难救援基本原则（basic principles in disaster rescue）　灾难救援是一个复杂的系统工程。人们对灾难发生规律、特点的认识及灾难救援的经验积累促进了对灾难救援基本原则的总结和改进。

　　人道救援原则　灾难救援时要尊重生命，救人是第一位的。

灾难救援应以抢救生命为首要和中心任务。红十字赈灾行动守则较好地体现了灾难救援中应该遵守的人道准则。

快速反应原则 在灾难救援工作中占有重要地位，是灾难救援工作的出发点和归宿。灾难发生后应立即开始救援行动。一般认为，地震救援的最佳时机是震后 72 小时即 3 天内。伤员救治存在最佳救治时间段，在黄金时段采取救治措施，救治效果最佳。在灾难环境条件下，分时段在不同地点采取不同的救治措施，实施连续性的医疗转运，最终可以挽救伤员生命。结合灾难伤害的特点，急救的时效性分为个体急救时效性和群体急救时效性。

安全救援原则 救人第一，救援人员也应善于保护自己，这是现代救援理论的基本观点。任何灾难的救援工作都要保证救援人员的安全，包括救援队伍整体安全、设备安全、器械安全等，尽量做到既实现救援目的，又不牺牲救援人员。在救援中正确的决策可以避免集体伤亡，保证救援力量能争取更大的抢救效果。因此，在灾难救援中要牢固树立安全原则。

自救互救与专业救援互补原则 发生灾难特别是大型灾难时，灾区社会基础设施如道路、房屋、能源、通信设施等被摧毁，灾区自身的救援体系破坏甚至摧毁，外部救援力量进入困难，且需要一定时间才能到达，所以灾后最初期的救援必须也只能靠灾区的自救互救。外部救援力量到达后，专业救援可完成难度较大的救援。

区域救援原则 灾难的发生具有地域特点。灾难救援应以区域为基础。建设区域灾难救援体系非常重要。跨区域救援存在时效、人流、物流等多方面问题，只能是补充和支援。中小灾难本区域救援力量能够良好运行时，救援应以本区域救援体系为主。本区域救援体系被破坏，不能完成救援任务时，应立即启动外部救援力量。

科学救援原则 灾难救援需要专业技术，人为灾难的救援更需要专业救援力量和专业技术。在救援现场，要遵守科学原则，不可鲁莽冲动。首先要评估环境安全，评估建筑结构稳定性，确定二次倒塌的可能性；评估水电气设施、危险品、内部空气状况等。确定搜索路线、方法，对救援现场行支撑加固，创造安全通道；要充分分析搜救人员的安全、搜救难度、花费时间、幸存者生存可能。

检伤分类与分级救治原则 在批量伤员发生且救治环境不稳定时，将伤员救治活动分工、分阶段、连续组织实施的组织形式与保障原则。大体可分为三级救治阶梯。①第一级（现场抢救）：抢救小组（医务人员为主）进入灾区现场后，搜寻和发现伤员，指导自救互救，首先要确保伤员呼吸道通畅，同时进行包扎、止血、初步固定并填写伤票，然后将伤员搬运出危险区，就近分点集中，再转运至灾区医疗站和灾区医院。②第二级（早期救治）：在灾区医疗站或灾区医院对现场送来的伤员进行早期处理，检伤分类，填写好简单病历或伤情卡，然后转运到稍远处的医院或中转医疗所。③第三级（专科治疗）：由指定的设在安全地区的地方和军队医院（即后方医院）进行较完善的专科治疗，直至伤员治愈。如果伤员发生地就近有专科治疗的医院，应当立即送往就近医院进行专科治疗，不必受救治分级的约束。

灾难准备原则 灾后快速有效的救援行动以平时的充分准备和训练为基础。灾前准备重于灾后行动。重视灾前准备，如救援预案的制订、救援队伍的训练、救援物资的储备、群众防灾知识普及和演练。

(孙海晨 周荣斌)

sānqī lǐniàn

"三七"理念（"seventy-thirty" rule） 对灾难救援相关问题重要性分成的形象比喻。主要包括以下六条理念：三分救助，七分自救；三分业务，七分管理；三分处置，七分预防；三分战时，七分平时；三分提高，七分普及；三分研究，七分教育。是处理灾难救援各方面相互联系，发展灾难医学必须遵循的基本理念。由中国灾难医学主要奠基人王一镗教授总结提出。

三分救助，七分自救 三分救助主要是指外部救援力量的救援；七分自救是指灾难救援初期，外部救援力量尚未到达时灾区民众的自救互救。灾难伤员的救治中，时间就是生命。灾难发生后，往往受到当时当地客观条件的限制，事发时身边无人或救援人员无法立即到达，自救显得特别重要，这是"自力更生"的重要体现。接受救援和相互救援是完全必要的。外部救援力量到达后，专业救援力量可以完成难度较大的救援。

三分业务，七分管理 七分管理是指进行灾难救援，尤其是严重灾难的救援，组织管理工作至关重要。一个有效工作的"指挥部"，对当时当地的灾难进行有力的、权威的指挥和管理，救援工作才能有序、有效地进行。因此，当地各级政府行使其权威性的组织指挥工作，在灾难救援中极为重要。当然，具体的灾难救援的业务知识能力也很重要，即三分业务。两者必须兼备，更重要的还是组织管理。

三分处置，七分预防 七分预防是指对伤病均应以预防为主，尽可能使伤病不发生、少发生，或尽量减轻灾难引起伤病的严重程度。预防为主始终是中国重要的卫生工作方针。对于各种灾难的预防，要加强各方面的投入，并深入社区和广大居民群众，保持常态化。这样，一旦灾难发生，便可明显减少灾难造成的各种损失，还可减少人员伤亡。三分处置，即对已发生伤病的急救。灾难往往被看作"难以预测的突发性事件"，实则是"可以预防的系统性风险"。灾难的预防，有大量的工作要做、可做。而灾难救援，应强调居安思危、未雨绸缪。

三分战时，七分平时 平时多做伤病防治的普及工作，使尽可能多的群众尽量掌握避灾避险、自救互救的知识；救援需要依靠平时积累的救援知识技能，当灾难来临时，便可应用这些知识技能使灾难现场受伤的群众在第一时间得到初步的救护。七分的救援准备应在平时做，而三分的抢险救援则在灾难应急时做。

三分提高，七分普及 三分提高是指灾难救援水平的提高，对灾难救援的各类专业人员和专业队伍，通过各种专业培训、复训和演练，以不断提高其紧急应对能力和专业救援能力。七分普及指向广大群众普及急救知识，使群众懂得当灾难一旦来临，如何正确地逃生和保护自己，受伤时如何自救和如何恰当地进行互救。灾难救援的实施和过程，时

间就是生命。如何才能抓住这最为宝贵的短暂时刻，毋庸置疑，尽可能多地向广大群众普及不同层次的急救知识极为关键。

三分研究，七分教育 灾难医学教育和研究的关系，教育更为重要。七分教育是指必须重视和发展灾难医学的高等教育和技能培训，以培养具有高级医学救援技能和管理能力的复合型人才，并逐步形成多支具备各种灾难救援功能的队伍。灾难救援的筹划和实施，都是需要依靠人去实施的，而这些人又必须经过系统严格的训练和培养。三分研究主要是对灾难救援进行科学研究。灾难救援队伍逐步形成，便应进行如何进一步发展和提高灾难救援的科学研究。如研究有效的灾难救援体系，提高灾害预测和预警能力，提高高效的应急水准，研制适合灾区现场更高水平的救灾工具及救治伤员的器材等。

（刘中民）

Hóngshízì Zhènzāi Xíngdòng Shǒuzé
红十字赈灾行动守则 （Red Cross Disaster Relief Code of Conduct）
红十字国际委员会于 1994 年发布的赈灾行动守则。守则规定：①人道需求优先。②援助不分种族、信仰或国籍，且无任何附带条件，援助仅凭需要优先。③援助不以特定政治或宗教观点为目的。④努力避免成为政府外交政策工具。⑤尊重文化与习俗。⑥努力以当地之力形成灾难响应能力。⑦设法使项目受益者参与援助的管理。⑧援助须尽力增强未来的抗灾能力及满足基本需求。⑨对救援者和被救援者双方负责。⑩在情报、宣传和广告活动中须尊重受灾者的尊严。

（王虹）

zāinàn jiùyuán lúnlǐ
灾难救援伦理 （disaster rescue ethics）
灾难救援中对救援的行为规范、道德品质等问题进行思考和研究的科学。是医学伦理学在灾难救援领域的延伸，主要探讨灾难救援实践中"应该做什么"和"不应该做什么"。第二次世界大战后得以迅速发展。灾难救援伦理与医学伦理的原则是相辅相成的。但在灾难救援的特殊过程中，难以详尽地考量各项原则的取舍或进行充分的伦理咨询，从而使实用伦理原则难以实现，各个原则的相对权重与顺位将发生动态变化。灾难救援应遵循快速反应、区域性和科学性等基本原则。人道理念是灾难救援的基本理念，应贯穿于救援的始终。灾难救援伦理要考虑：灾难情境下全体灾民的需要，整体利益最大化和整体损害最小化，给最多的人以最大的好处，救治优先顺序决定于需求和社会效用。

灾难救援伦理矛盾 灾难的特殊性使得灾难救援具有一系列伦理矛盾。

人人享有平等的医疗权与灾难救治中检伤分类确定优先救助对象的矛盾 在灾难医学救治中，检伤分类、疏散治疗是最基本的救治措施，对于那些经过处理才能存活的伤员给予最优先的处理，而对于不经过处理也可存活的伤员和即使处理也会死亡的伤员则不给予优先处理。这对提高灾难医学的救治效益是至关重要且卓有成效的，但这一做法却难免与人人享有平等的医疗权相矛盾。

灾难医学救治中人道主义原则与放弃无效救治的矛盾 人道主义原则要求医务人员坚持在医疗面前人人平等。一旦发生大规模的灾难，以灾区极其有限的医

疗资源去全力抢救实在无法挽救的重伤员，却使那些本来经过医疗可以挽救生命的伤员坐着等死，这也不是人道主义的做法。

知情同意原则与紧急救治的矛盾 灾难救援中的医务人员面对众多的伤员，在时间就是生命的紧急状态下，是遵照《世界医学协会赫尔辛基宣言》里的"承认患者本身的主体性，告知获得同意后实施治疗"的伦理观进行救治，还是高度行使医生的权利，打破常规做法而实施坚决果断、务实高效的紧急救治？在紧急的灾难医学救治中，甚至没有家属可以询问，时间紧迫，众多的伤员等待救治，正确的选择只能是本着生命第一的信念，尽可能多地抢救生命，减少伤残。

救治实践中挽救生命与改善生命质量的矛盾 在灾难医学救治过程中，面临的伤情可能极其复杂，在大量的伤员面临死亡威胁的情况下，医护人员最迫切的责任和义务就是尽最大的努力首先把伤员从死亡的边缘抢救回来。然而，由于灾区医疗救护条件的限制及其他各种因素的制约，往往不可避免地造成生命与其质量、价值之间的矛盾。在此情况之下，医护人员的救治工作只能本着生命第一而展开，至于伤员的生命质量、生命价值问题则在其次或没有时间考虑。

灾难救援伦理原则 通常遵循以下原则。

时效原则 灾难管理一切过程中的基准原则。灾难救援具有时间依赖性，要求尽早开始，尽快实施，越早越好，越快越好。在大批量伤员面临死亡威胁时，医护人员最重要的责任和义务就是尽最大努力减少死亡率、降低致残率，力争做到"第一反应、

快速集结、高效救治"。

有利原则 医务人员的诊治行为以保护伤员的利益，促进伤员健康、增进伤员幸福为目的，要求医务人员始终把有利于伤员健康的目标放在第一位，切实带给伤员客观利益和好处，为伤员选择受益最大、伤害最小的医学决策。在灾难救援中，救援人员应遵循有利原则，在救治身体创伤的同时展开心理干预，使伤员恢复身体和心理的健康。

资源利用最优化原则 要求医务人员在救援资源极其有限的情况下，首先确定优先救助对象，对待不同性别、阶层、具有不同身体状况的伤员，科学的排定伤员获得医疗权的先后顺序，同时按照优先顺序公正地分配医疗资源。采取"检伤分类、阶梯治疗"的救治方法，实现"院前抢救伤员最大化、转运伤员死亡率和伤残率最小化"的目标。

尊重原则 在诊疗过程中，医务人员要充分尊重伤员自主决策的权利，任何个人不得强制、代替或诱骗伤员做出决定。伤员及其家属应有真正知情、选择"最佳"治疗方案的权利。但在灾难医疗救援现场，医院医疗救援人员应当站在伤员及社会利益的立场上，果断高效地实施紧急救治，全力抢救伤员的生命，最大限度减少伤残率和死亡率。而对于转入院的伤员，医院应充分尊重其知情同意权，在实施重大医疗措施前与伤员及其家属及时沟通，耐心解释。针对与家属失散且本人仍神志不清需紧急手术的伤员，医院遵循救死扶伤原则，院内完成相关流程和手续后，对其进行紧急处置。

品德与灾难伦理 品德在灾难救援工作中的作用十分重要。

品德是救援人员保持坚定信念、旺盛斗志、圆满完成任务的精神支柱，是灾难救援的必需元素。参与救援的人员要有救死扶伤、实行人道主义、全心全意为人民服务的信念。灾难救援人员应具有的品德主要有：勇敢、公正、谨慎、勤俭、机警、坚韧、忘我、沟通、仁慈、坦诚、谦逊、尊重、分享等。

（赵中辛 朱 哲）

zāinàn jiùyuán fēnqī
灾难救援分期（phases of disaster rescue） 灾难预警、救灾启动、组织运作、救援策略和时机及救援结束，灾难救援全过程都服从周期性的规律。研究灾难救援全过程的时效性，即救援时机、措施、决策和效果的关系，并揭示其内在的规律性，有利于使救援效果、效率达到最大化。由于灾难的种类、规模、发生方式、与人类活动及社会的关系不同，各种灾难都有其自身的特点。相对应，为了达到最好的救援效果，各种灾难救援自身也有规律性。灾难救援分期的内在规律极其复杂，并随灾难的种类、特点和严重程度、灾难潜伏期或征兆期、灾难发生期或突发期、灾难迅速蔓延期或高峰期、灾难延续期或衰减期、灾难终止期或恢复期，以及救援人员、装备、力量、技术水平的变化而变化。因此，灾难救援分期不是一成不变的。对灾难尤其是重大灾难如强烈地震和特大洪灾而言，医疗救援的过程一般按灾后时间划分为三个阶段，以便使指挥部和救援人员做到心中有数，有利于救援工作的有序开展。

紧急救援期 灾后"黄金72小时"或一周以内的这段时间。这一阶段因创伤伤员占伤员的绝

大多数，所以以抢救生命即以搜救和基础创伤生命支持为救援的主要目标。是救援的关键时期，救援人员应尽快、尽早到达灾区，越早越有利于抢救更多的生命。如在常规地震救援中，灾难发生后第一个 72 小时内，救人成功率最高，被救者存活率最高，伤残率最低。

持续救援期 灾后 7～30 天这段时间。这一阶段各类疾病多有较高的发生率，需要大量医疗资源，实施以高级生命支持和高级创伤生命支持为主要手段的救援。应尽量设法降低伤员的死亡率和致残率，并注意防治上呼吸道感染，做好卫生防疫，预防传染病的发生，一定要做到大灾之后无大疫。

恢复重建期 灾后 1 个月以后的时间。结束的时间根据灾难大小差别很大，从数月到数年不等。是恢复各项工作和重建的阶段。在这一阶段应主要致力于当地常见病、多发病的防治，也要严密监控疫情，防治传染病。这一阶段应以当地自救为主，应建立相对固定、功能较为完善的各级医疗卫生机构。

（周荣斌）

jīzēng yìngduì nénglì
激增应对能力（surge capacity）

医疗体系对灾难引起卫生服务需求迅速增加做出反应和对策的能力。灾难导致短时间内伤员数量超过正常，即医疗激增。灾难性激增涉及平时不常见的复杂事件，包括低复杂度大数量事件如爆炸，高复杂度小数量事件如撞车，或者高复杂度大数量事件如全球性流行性感冒等。此处的"复杂度"是指处理伤员病情的难度。激增应对的特点是事件中对伤员处理的需求和医疗体系满足

该需求的能力不对等，要求把以个人为基础的医疗转化为以群体最佳结果为基础的医疗方式。广义的激增应对系统应具备良好的平衡能力，处理个人需求、供应装备的能力，基础设施的物理构造和管理能力。

内容 包括激增应对容量和以结果为基础的规划。

激增应对容量 激增应对容量是指在明显超过正常操作能力的情况下评估和照顾大量伤员的能力。在灾难应急救援中，各层医疗体系都有其激增应对容量，每个方面的激增应对容量相互影响，不考虑对其他方面的影响而只规划单纯地增加一方面的激增应对容量会导致整体激增应对容量下降。例如，医院计划将家庭医疗设施转运到医院以提高医院护理伤员的能力，尽管这项措施能够提高医院的应对能力，但如果医疗需求继续上升，医院需要部分伤员出院，接受家庭护理，整体的医疗能力就会因为家庭医疗设备不足而下降。因此，必须有一个综合性的规划，以人群最佳结局为基础，根据事件的类型和大小，在地区、国家甚至全球水平进行调整，以达到激增应对能力最大化发挥功能。

以结果为基础的规划 以结果为基础的规划是通过对整体激增需求做出正确的评估，通过对整体能力、容量及干预措施对于整个体系潜在影响的正确衡量所做出的综合性规划，这需要根据可利用的资源量对于提供多少帮助及该帮助生效的时间做出合理的决策。国际上大多数规划都侧重于局部受灾地区或流入灾区的资源协调。全球灾难预警与救援体系等可通过提供全球灾难实时警报和包括媒体监测、地图目录

和虚拟现场操作协调中心在内的方便协调反应的工具，为资源协调效果的评估提供帮助。

各种类型的规划和可利用资源可分为局部、区域、全国和全球各等级。很多现有的规划主要注重必需人员、物品、设备和药物的供给，通过一定的过程来整合需求，以应对大规模灾难。然而在很多情况下，外援到达的时间超过了能改善生存率的时间，需要应急的资源直到恢复期才到达，产生供给和需求之间在时空上的巨大分离，从而导致救援目的的踏空。因为地理位置较近，局部地区的资源能够比国家救援更早到达灾区。但局部地区的资源有限，而且本身也可能受到灾难的影响。因此，局部地区的规划者必须意识到至少需计划在 72 小时内没有外援的情况下满足需求激增。

激增应对体系建立指南 一定区域范围内用于指导激增应对体系的构建、组织及完善的统一标准。在持续存在或不断扩大的事件中，需要采用综合措施来协调和共享资源。即使是在"正常"情况下，有些国家仍然存在急救资源匮乏的情况，即使是在包括美国在内的发达国家，因为过于拥挤而将伤员转移到其他医院急诊部也是很常见的。因此，拟定指南对于支持以群众最佳结局为基础的医疗方式建立最为有效。

然而目前有关建立激增应对体系（尤其是长期）的指南非常有限。美国加利福尼亚州在 2007～2008 年提出了综合激增应对标准和指南，详细阐述了医疗机构和社区中工人责任、赔偿、可替代医疗地点的发展和操作及激增应对方案的模板等。美国国家计划中将医疗需求激增应对列

为目标能力清单中的一项。此清单附属于美国国家应急反应框架，被列在卫生和人类服务部、备灾和救灾办公室的指南里。在新加坡，国家有一个国内灾难医疗计划，但仅有少部分人知道其内容；国家相关部门定期召开工作协调会议，讨论各自在灾难管理中的职责。在新加坡的国内灾难中，卫生部负责所有伤亡人员的现场、转运途中和医院中的处理，并牵头组织为处于危险中的大多数民众提供急救服务，因此，卫生部需要将伤亡人员与适当的医疗资源相匹配。各项指南的应用虽使公共卫生系统应急能力有所提高，但仍然有很多需要改进。

地区人员支持选择　在灾难发生导致医疗需求激增的情况下，需要通过合理、有序的规划选择参与支持的地区人员。除受命前往救援的专业人员外，自发的志愿者也包括在内。为避免这些原本不在救援计划中的志愿者占用激增应对资源，除提前考虑志愿者外，最好能在事件发生之前而不是事件中建立志愿者协调系统。对于志愿者资格的认证，可考虑把医院的资格认证系统与同一辖区内的地方机构共享。每个医院所有有资格认证的医护人员都被列在数据库中，各个机构都能共享这个信息。一旦灾难发生，医院可第一时间从数据库确认该地区有资格认证的志愿者，帮助维持医院正常运行。

另一个有待开发的选择是增加灾难情况下的实践，即对部分人员提供某些专业技能指导，以确保资源受限的情况下能够增加应急能力。例如，加利福尼亚州的伞降急救人员都要学习注射，但正常情况下并没有该资格，如果能够接受常规的训练，这些非医护人员就能够在需要大量注射工作的情况下给予协助。

（赵中辛　靳晓丽）

zāinàn liúxíngbìngxué

灾难流行病学（disaster epidemiology）

用流行病学方法对灾难医学问题的研究。是灾难医学的重要组成部分和研究方法。流行病学是研究某些特征人群的健康状态或事件的分布和决定因素，并用以管理和控制健康相关问题的科学，是预防医学的基础学科。在发展早期，流行病学单纯研究一定人群中某传染病的流行状态。经过多年的发展，研究内容和队形日益细化，流行病学研究包括自然灾难和人为灾难在内的所有影响健康的问题。在 20 世纪 60 年代后期尼日利亚战争的人道救援和 20 世纪 70 年代各种自然灾难的救援实践中，一些流行病学原理和方法开始真正应用于灾难研究，包括评估和减少灾难危险，分析减灾绩效，描述灾难所致病死率和死亡率等。在实际工作中，应用流行病学原理和方法可预测特定灾难所致伤害和疾病等公共卫生问题在不同时空和不同人群中的表现方式，使具体的灾难救援工作更具有针对性和有效性，并为预防和控制灾难所致的公共卫生问题奠定基础。在 20 世纪 70 年代，比利时鲁汶大学创建了鲁汶大学灾难流行病学研究中心，标志着灾难流行病学这门崭新学问的诞生。此后，一些负责灾难人道救援的非政府组织、红十字会和红新月会国际联合会对国际灾难救援过程中的灾民健康管理、食品和饮水供应、避难所设置、营养和卫生方面的基本需求等方面达成基本共识，推进了灾难流行病学的发展。

灾难流行病学适用于灾难周期的各阶段，包括建立灾难预防策略、在灾难发生期评估救灾所需的各种资源、评价救灾行动的效果等。任何一种灾难均可被认为是一种"产生疾病/伤害的过程"。对灾难发生的地点、严重程度及可能产生的公共卫生影响的准确了解能够确保对该类灾难救援的有效指导。对灾后伤情和需求的判断是进行科学、合理灾难准备的基础，这些均依赖于灾难流行病学的原理和方法。对某些灾难流行病学特点的深入研究能够有效指导政府相关机构、军队和各级救灾组织对灾难应急反应的计划和准备，并能在灾难发生前、灾难发生时、灾难发生后对卫生资源进行合理分配，避免资源缺乏或浪费。尤其重要的是，在灾难流行病学指导下各级政府的减灾努力能够显著地降低灾难相关死亡率及由灾难导致的各种疾病负担。

灾难流行病学在灾难医学中的应用主要有以下几方面：①脆弱性和人群脆弱性分析（见灾难脆弱性评估）。②在灾难发生前对灾难发生的可能性及严重程度进行预报和早期预警。③灾难发生时早期判断灾难程度，并对救灾需求进行快速分析。④灾难发生后对传染病和其他伤害如精神卫生伤害的流行状况进行监测。⑤对救灾工作的绩效进行合理评价。

（周荣斌）

réndào yīxué

人道医学（humanitarian medicine）

在灾难救援中体现拯救生命、减轻痛苦、保护尊严的理念。由于人的基本要求，当人的生命受到疾病折磨的时候，他最迫切的愿望就是要求得到治疗，能够生存下去。医学的研究对象和服务目的就是救治被疾病折磨的病人。因此决定了任何以医疗为职业的人，必须以救治病人的生命、增进病人的健康为自己的天职。可见，以关心、同情、救治为中心的医学道德的基本教条——人道医学，是人类最基本的愿望，也是医学的基本任务。

简史　人道医学经历了以下三个阶段。

古代人道医学　奴隶社会和封建社会历史时期的人道医学。特点是朴素的医德情感，表现为医生对病人淳朴的同情、关心和鼓励。这是人道医学主义的萌芽阶段。在奴隶社会和封建社会，存在着严格的阶级差别，等级制度森严，医疗待遇差别悬殊。而古代人道医学却明确地否定病人在医疗上的社会等级差别，主张对待病人一视同仁，具有积极的进步意义。

近代人道医学　17～19世纪末期的人道医学。近代社会，医学家们在朴素的人道医学的基础上，把资产阶级作为伦理原则和道德规范的一般社会人道主义纳入医德领域，正式提出人道医学。具有以下三个特点：具有人情味和科学精神，否定封建社会的医疗等级制度，反对不尊重人权的专制和残暴；主张人人都有医疗权利，医疗面前人人平等；主张相信医学科学，反对巫医神道。

理论基础基本上是生命神圣论、个体主义论和抽象的个性论。既具有认识上的不全面性，又具有脱离社会的抽象性，受到唯心主义的影响。在社会环境和实验医学发展的前景下，与古代人道医学相比，实行的范围、程度和手段有了扩展、提高和改善。

现代人道医学　20世纪以来的人道医学。现代社会，世界性的联系空前加强，包括医学在内的科学技术飞速发展，人道医学也发展到一个新的阶段。具有以下三个特点：①具有广泛的国际性，形成了人道医学的国际法规。现代社会，人道医学具有更加广泛的社会基础，它被作为国际性的医德法规，受到各国医学界的尊崇，在医德领域里形成了广泛的、反对不人道的国际统一战线。中国及世界卫生组织相继制定了许多关于人道医学的法规、宣言和章程，形成了强大的人道医学的国际舆论，使不人道的医学行为处于空前孤立的境地。②理论基础更加完整和科学，较传统人道医学更加具有全面性和科学性。③与防治活动联系密切，更具有医学实践的指导意义。

理念　现代人道医学始终把为人类谋幸福、为实现人类的健康作为出发点，将爱护病人、同情病人、尊重病人生命、尊重病人人格、尊重病人平等的医疗权，作为现代医疗活动的人道主义核心内容。主要表现在以下四个方面：①医学的出发点和归属应是维护人类的健康，一切与此相背离的医学技术都是非人道的，应禁止使用。②对广大人民群众生命的尊重和爱护超出了医务人员与病人个人全面的联系，而扩展到防病、治病、保障人民身心健康的整体层面。③尊重病人的价值与人格。医务人员在医疗活动中，首先应尊重病人本身的生命价值，不论病人的地位、职业、民族、亲疏等都应平等对待，通过救死扶伤，挽救其生命，促使其健康。此外，病人都有自己的人格，都享有医疗权利，不论对意识清醒的病人，还是对意识有缺陷的病人，都应尊重他们的人格。④尊重病人的正当愿望。医务人员应充分尊重病人的正当愿望、关心、体贴病人的疾苦。对于病人的不正当要求，应耐心解释，以理服人，以情感人，以赢得病人的理解。

人道救援的理念贯穿灾难救援的始终。要求尊重、同情和关心被救者。尊重是同情的前提，同情是关心的基础，关心是同情的表现。红十字国际委员会基于灾难救援的基本原则制定了红十字赈灾行动守则，充分体现了灾难救援的人道性质。

特点　主要表现在以下三个方面。

最能够体现医务人员的善性　人道医学表现了医务人员善的行医动机、行医情感及行医行为。

最能够体现医务人员的奉献性　医务人员的服务对象及其工作具有特殊性。服务对象是罹病、无力自救的病人，医务工作是防病治病，医务人员的工作十分辛苦，有时还会受到病人的误解与埋怨。人道医学的职业精神支持着医务人员热情、周到的服务。人道医学充分体现医务人员的无私奉献精神。

是医德最基本、最重要的内容要求　人道医学是医德要求最基本和最重要的内容，其他内容都是在此基础上建立起来的。医务人员只有首先贯彻和执行人道医学，才能够谈得上贯彻和执行医德的其他内容要求。人道医学最能够体现出医德的特点，表现出医务人员的理想人格。历史上所有授人新生的伟大医学家，无不闪烁着人道医学的光芒。

（周荣斌　高　菲）

guójì réndào xíngdòng

国际人道行动（international humanitarian actions）　各国政府、国际组织、国际社会给予受灾国人道的、义务的、无条件的人力、物力和财力支持的活动。灾难在任何地点和任何时间都可能发生，难民和流离失所者的人数在全球范围内迅速增加。灾难对自身应对能力不足的发展中国家的影响尤为剧烈，依靠这些国家自身的力量无法成功地解决这些问题，因此需要国际社会采取人道援助行动支持受灾国，需要难民或流离失所者接受国做出人道努力。当今世界各国间的经济、文化交往日益频繁，国与国间相互依赖也与日俱增。因此，当一个国家遭受地震、洪水、旱灾、饥荒、战争、传染病等大灾时，不仅受灾国经济遭到破坏和社会不安定，还会影响其他国家的经济稳定和发展，因此需要各国政府、救援机构和组织及整个国际社会的相互协作和支援，采取统筹一致的国际救援行动。国际人道行动更多体现在灾难救援中，是国与国关系的润滑剂，与国家利益、国民基本人权保障息息相关，对推动人类文明发展、保障世界和平有重要意义。

灾难发生时，国际救援及协调的主要机构是：①联合国。②红十字国际委员会。③非政府组织。④政府间的双边直接援助。联合国是所有国家组织的最高形式，对灾难救援有总协调和某些特定的责任。联合国世界粮农组织（Food and Agriculture Organization，FAO）、联合国难民事务高级专员办事处（Office of the United Nations High Commissioner for Refugees，UNHCR）、联合国环境规划署（United Nations Environment Program，UNEP）、联合国儿童基金会（United Nations International Children's Emergency Fund，UNICEF）、世界卫生组织（World Health Organization，WHO）均参与各类救灾行动。当发生重大灾难时，WHO宣布对受灾地区或成员国提供急救援助，调动、动员自然资源赈济、恢复和重建受灾地区的卫生系统设施，以保证急救服务。WHO为受灾国提供急救服务的费用、急救药品及急救装备，派出专家代表团，制订进一步的救援计划。

原则 主要有四个原则。

人道原则 人道原则意味着人类应当在任何情况下都被人道地、富有同情心地对待。在这个原则下，有三个组成部分：防止及减轻痛苦；保护生命和健康；确保个体的尊严。从法律方面，人道救援行动的唯一目标是防止、减轻民众的苦难。为了保证人道性质，国际组织或政府机构向灾民提供的援助必须保证遵守人道原则、公平原则及中立原则。人道原则构成了国际人道行动的道德基础。

义务原则 一些国际条约规定，当事国在灾难情况下有提供人道救助的义务及接受人道救助的权利。联合国难民署牵头制订的《国内流离失所问题指导原则》，对当事国提供人道救助和接受人道救助的义务、权利做出明确的规定，体现在第三项一般性原则：国家政府首先有义务和责任向在其管辖下的国内流离失所者提供保护和人道援助。

无附加政治条件原则 无附加政治条件原则的雏形是中国援外八项原则中的不附加任何条件原则。八项原则还提出："中国政府一贯根据平等互利的原则对外提供援助，从来不把援助看作单方面的赐予，而认为援助是相互的；中国政府对外援助的目的不是造成受援国对中国的依赖，而是帮助受援国逐步走上自力更生、经济独立发展的道路。"

尊重当地习俗、传统 医务人员在参与灾难救援时应时刻想到伤员的痛苦和安危，想到伤员的利益所需，不论伤员地位高低、权力大小、容貌美丑、关系亲疏、男女老少、经济状况好坏，是官员、知识分子，还是工人、农民或是不同信仰、不同民族，都应一视同仁、平等对待。对任何伤员的正当愿望和合理要求都应予以尊重，在力所能及和条件许可的情况下，尽量给予满足。一视同仁、平等对待病人，这是自古以来提倡的传统医德。

主要类型 国际人道行动通过多种形式进行，主要有：①派出紧急救援队。②派出维和部队。③提供资金支持。④物资捐赠。⑤提供技术支持。⑥提供信息服务。

（周荣斌　高菲）

zāinàn jiùyuán tōngxìn

灾难救援通信（communication in disaster rescue） 在灾难救援中，综合利用各种通信资源，保障救援、紧急救助和必要通信所需的通信手段和方法。是一种具有暂时性的、为应对紧急情况而提供的特殊通信机制。目的是在通信设施遭到破坏、性能降低及异常高话务量或特殊通信保障任务情况下，采用非常规的、多种通信方式组合的技术手段，来恢复国际、国家、地区或本地的通信能力，以使救援人员在应急情况下最大限度地保障通信畅通，达到及时报告灾情、实施紧急救援、降低灾难损失和保障灾后重建的目的。灾难救援通信为各类紧急情况提供及时有效的通信保障，是综合应急保障体系的重要组成部分，具有时间和地点不确定性、通信需求不可预测性、业务紧急性、网络构建快速性和过程短暂性等特点。常用的灾难救援通信手段主要有短波通信、宽带无线通信、集群通信、卫星通信、公众移动通信和微波通信等。

短波通信 无线电通信的一种。发射电波可经电离层的反射到达接收设备，因此通信距离较远，是应急通信的重要手段之一。并且由于短波是唯一不受地面网络枢纽和有源中继体制约的远程通信手段，具有极高的抗毁能力和自主通信能力，因此一般都将其视为灾难救援通信保障的最后手段，广泛应用于电报、电话、低速传真通信和广播等方面。

宽带无线通信 基于宽带无线网络技术的应急通信装备已部署到灾难救援队伍。主要配备的是用于现场 IP 接入的无线局域网络和具有自组织、自管理、自愈、灵活的障碍物绕行通信能力、环境适应性和抗毁能力强的无线网格网络（mesh）系统，可与 3G 移动通信等技术相结合，组成一个含有多条无线链路的无线网格网络，提供救援现场 IP 网络及语音服务，或近端接入点与远端接入点的双向音视频通信。

集群通信 数字集群通信系统是在救援现场各应急指挥机构使用的，用于指挥调度的专用移动通信系统。是现场应急通信保障能力的重要手段之一。数字集群系统支持的基本集群业务有单呼、组呼、广播呼叫、紧急呼叫等，集群补充型业务有用户优先级定义、用户强插、调度台强插等。目前在用系统具有支持短信、数据传送及视频等多种业务应用，并支持呼叫处理、移动性管理、鉴权认证、虚拟专网、加密、故障弱化及直通工作等功能，极大

地便利指挥人员并适应指挥调度工作要求。灾难救援队伍配备的应急指挥车辆上都有数字集群通信系统。

卫星通信 一种特殊的微波通信，利用人造地球卫星做中继站转发无线电信号，实现多个地球站之间的通信。随着卫星通信技术不断发展，卫星通信的用户终端逐步趋向小型化，能够提供语言、图像、文字和数据等多媒体通信。除使用卫星移动业务的个人卫星电话终端外，应急通信队伍还装备有中低速率的信息描述符记录（information descriptor record，IDR）卫星站、宽带网站管理工具（web site administration tool，WSAT）便携卫星小站等多种卫星固定业务地球站，也是灾难救援前期常用的卫星通信手段。其中 IDR 卫星站一般作为通信传输中继设备使用，而宽带 WSAT 小站则能提供救援现场带宽要求较高的图像、语音、高速数据等综合业务。随着地面道路的恢复，装载卫星通信设备的应急车辆可抵近救灾现场提供更高容量的通信支撑。灾难救援队伍配备了 Ku 频段静中通、动中通等大中型车载卫星通信系统，能够满足现场多个救援指挥机构的多媒体业务通信需求。

公众移动通信 包括应急指挥在内所有现场人员最易用和熟悉的通信方式。如果道路条件许可，利用卫星传输通道的移动 2G/3G 基站车，能够解决应急现场一定范围内的公众移动通信需求，还可以针对不同等级用户实行现场的优先级差别接入。

微波通信 一种无线通信方式，依靠电磁波（无线电波）在空间的传播来传递消息。微波通信系统分为：准同步数字系列

（pseudo-synchronous digital hierarchy，PDH）数字微波系统、同步数据系列（synchronous digital hierarchy，SDH）数字微波系统、扩频数字微波系统。当现场微波站与事先架设且预留电路的微波站之间的通信距离和视距传输允许时，或移动应急平台与属地应急平台之间在点对点微波通信范围内时，可以采用微波通信方式。现场应急通信容量要求不高时，适宜使用小微波系统。可以采用点对点扩频数字微波系统实现移动应急平台与属地应急平台的通信。少数情况下现场应急平台之间点对点通信可以采用数字微波作为可选手段。

（侯世科）

zāinàn yìngjí yù'àn

灾难应急预案 （disaster planning） 规范灾难救援体系、运行机制及救援行为的文件。目的是建立健全应对突发灾难紧急救助体系和运行机制，规范紧急救助行为，提高紧急救助能力，迅速、有序、高效地实施紧急救助，最大限度地减少人民群众生命和财产损失，维护灾区社会稳定。应急预案是人类遭受灾难后进行反思所形成的抗争准备之一。

国外灾难应急预案发展概况

西方国家应急预案产生较早。1974 年 6 月，英国弗利克斯巴勒一家化工厂发生爆燃事故后，英国卫生与安全委员会设立了重大危险咨询委员，负责研究重大危险源的辨识、评价技术和控制措施，首次提出应该制订应急计划，即应急预案。因此，应急预案的基础是风险识别。美国联邦政府在 20 世纪 60 年代形成的民防指南就是最早应急预案的雏形，1992 年 8 月美国佛罗里达州发生的安德鲁飓风和中西部水灾拓展

了州政府和地方政府各种灾难应急预案制订指南的内容。2001年美国9·11恐怖袭击事件和卡特里娜飓风的发生，给应急预案制订带来新的影响，主要是预案上升到国家层面进行应对准备。美国应急预案又称综合应急准备指南，整合了国家突发事件管理系统的概念，以虚拟的方式将预案制订、应急准备、资源及资产管理过程和数据联系起来，提出一套完整的联邦政府、州政府、部落政府和地方政府预案模版，根据不断变化的情况和实际需要，快速制订或修改预案。日本应急组织体系分为中央、都道府县、市町村三级，当灾难发生时，各级成立相应的灾难对策本部，并以《灾难对策基本法》为基础法律体系，制订若干非常具体的灾难应急预案，作为灾难应急管理的具体指导纲领，赋予国家在防灾行政上强大的公共权力。

中国灾难应急预案体系建设

概况 中国灾难应急预案制订工作相对起步较晚，是在不断发生重特大突发事件进行反思后，借鉴国外的先进经验，提出并摆上日程的。中国的灾难应急预案基本可概括为六项原则、四大类别和五个层次。六项原则：以人为本，减少危害；居安思危，预防为主；统一领导，分级负责；依法规范，加强管理；快速反应，协同应对；依靠科技，提高素质。四大类别：根据突发事件的发生过程、性质和机制，国家总体应急预案将突发事件分为自然灾害、事故灾难、公共卫生事件、社会安全事件等四大类。五个层次：突发事件应急预案框架体系。按照不同责任主体，将预案体系设计为国家总体应急预案、国家专项应急预案、国家部门应急预案、

地方应急预案、企事业单位应急预案。根据职责范围，各层次预案体系内容有所不同。①国家总体应急预案。为了提高政府保障公共安全和处置突发事件的能力，最大限度地预防和减少突发事件及其造成的损害，保障公众的生命财产安全，维护国家安全和社会稳定，促进经济社会全面、协调、可持续发展，依据宪法及有关法律、行政法规制订的预案。作为全国应急预案的总纲，由国务院制订，国务院办公厅组织实施，适用于涉及跨省级行政区划或超出事发地省级政府处置能力或需要由国务院负责处置的特别重大突发事件的应对工作。②国家专项应急预案。主要是国务院及其有关部门为应对某一类型或某几种类型突发事件而制订的应急预案，涉及自然灾害、事故灾难、公共卫生事件和社会安全事件等四类事件，包括地震、防汛抗旱、电网大面积停电、突发公共卫生事件、处置大规模恐怖袭击事件等25个应急预案。为应对危害大、影响大、涉及面广的突发事件，由各级政府有关部门牵头制订，报各级政府批准后，由主管部门牵头会同相关部门组织实施。③国家部门应急预案。国务院有关部门根据总体应急预案、专项应急预案和部门职责为应对突发事件而制订的预案并组织实施。截至2014年国务院制订的应急预案已经达到82个。④地方应急预案。在省级人民政府的领导下，按照分类管理、分级负责的原则，由地方人民政府及其有关部门分别制订。具体包括：省级人民政府的突发事件总体应急预案、专项应急预案和部门应急预案；各市（地）、县（市）人民政府及其基层政权组织街道（乡

镇）、社区（村）的突发事件应急预案。已制订了31个省级自然灾难救助应急预案，310个市（地）、2347个县（市）也都制订了救灾应急预案。⑤企事业单位应急预案。由各企事业单位根据有关法律法规和实际情况制订。目前所有中央企业都已编制了应急预案。此外，举办大型会议、展览和文化体育等重大活动，也要制订专门的重大活动应急预案。按照"谁主办、谁负责"的原则，由主办单位责成相关部门按照重大活动安全保障相关规定，负责制订，并报市政府审定，由市政府应急办备案。

设置原则 以人为本，最大限度地保护人民群众的生命和财产安全；政府统一领导，分级管理，条块结合，以块为主；部门密切配合，分工协作，各司其职，各尽其责；依靠群众，充分发挥基层群众自治组织和公益性社会团体的作用。

启动条件 出现下列任何一种情况，可启动应急预案：①某一省（自治区、直辖市）行政区域内，发生水旱、台风、冰雹、暴雪、沙尘暴等气象灾难，山体崩塌、滑坡、泥石流等地质灾难，风暴潮、海啸等海洋灾难，森林/草原火灾和重大生物灾难等自然灾难，一次灾难过程出现下列情况之一的：因灾死亡30人以上；因灾紧急转移安置群众10万人以上；因灾倒塌房屋1万间以上。②发生5级以上破坏性地震，造成20人以上人员死亡或紧急转移安置群众10万人以上或房屋倒塌和严重损坏1万间以上。③事故灾难、公共卫生事件、社会安全事件等其他突发事件造成大量人员伤亡、需要紧急转移安置或生活救助，视情况启动预案。

④对救助能力特别薄弱的地区等特殊情况，上述标准可酌情降低。⑤国务院决定的其他事项。

（赵中辛　江其鑫）

zhìyuànzhě

志愿者（volunteers）　不为任何物质报酬，基于信念和责任，志愿为社会和他人提供服务和帮助的人。志愿服务泛指利用自己的时间、技能、资源为社会提供非营利、非职业化援助的行为。大规模灾难发生以后，相比数量庞大的伤员，医疗救护力量十分有限。为保证专业救援力量充分发挥作用，提高救援效率，志愿者是政府公共力量之外首选的社会力量。在历次灾难救援中，志愿者是辅助救援中的重要力量，为整体灾难救援做出巨大贡献。

概况　红十字国际委员会于19世纪80年代成立，是志愿者活动最初的表现形式。20世纪中后期，美国、英国和加拿大等西方发达国家普遍兴起的"义工"活动是初具规范化和组织化的志愿者服务行为。在美国紧急服务机构中，志愿者发挥了重要作用，如发生海啸、火灾、地震、龙卷风和飓风等灾难时，志愿者协助救援并参与灾后重建，其中仅消防一项，志愿者人数占总体80%。新加坡共有5万余名民防志愿者，他们是民防部队的重要组成部分，每一位在编的志愿者都需要学习掌握急救知识、运送伤员和协助疏散民众等技能。在紧急情况时，他们负责帮助民众转移到安全地点，承担着消防、救护、营救及强制执行消防安全法规等一系列职能。志愿者不仅自身经过系统培训，掌握各种灾难及危险源的基本知识、抢险措施及初级卫生知识（急救技能、伤员转运等），还会对当地居民组织应急课程的定期学习，并参与各项应急演习。在德国，遭遇灾难事件后参与救援的有技术救援协会、消防中心、汽车俱乐部和事故医院。其中技术救援协会是一个官民相结合的机构，除工作人员外，还有大量的志愿者参与其中，这些志愿者被登记注册统一管理。平时在周末或晚间会有志愿者培训的讲座活动，一旦突发灾难，志愿者就会第一时间被组织集体参与救援工作。中国的志愿服务起步较晚但发展速度很快。隶属于民政系统的社区志愿组织和共青团系统内的青年志愿者组织是开展志愿服务的主体。截至2000年，经过规范注册的志愿者超过420万人，3万多个社区青年志愿服务站遍布全国，累计超过1亿人次的青年志愿者为社会提供45亿个小时的志愿服务。据统计，中国汶川大地震后，全国各地参与救援的志愿者超过1000万人，其中身处救援一线的志愿者达到20余万人，为整体救援工作提供服务。

培训　为提高救援技术和整体救治能力，培训成为志愿者组织与管理中的重要内容。政府构建志愿者服务网络，向志愿者组织提供有关政府管理及政策法律的信息，组织和开展提高志愿者组织能力的培训。只有通过高效的社会管理和完善的培训机制，才能拥有一支"招之即来，来之能战，战之能胜"的志愿者队伍，为灾难应急志愿服务做好充分准备。培训方式采取招募与培训同时进行，边招募边培训，边使用边提高，循环进行。培训主要内容根据志愿者分配的任务而定，在投入救援工作的间隙也要进行集中培训。

管理　各国经验表明，一旦爆发危机或灾难性事件，志愿者能以最短的时间、最快的方式集合，从而组成有力的社会危机应急队伍。但若没有完善的管理和组织，志愿服务一旦混乱无序，反而影响整体救援进度。建立科学完善的志愿者管理制度是重中之重：招募、分类、专业培训、立法保障志愿服务行为、监督并评价志愿者工作等，志愿者队伍的管理越来越正规化、科学化。在巴基斯坦洪灾救援中，志愿者发挥了重要作用，这与管理组织工作密不可分。

应将志愿服务纳入法制化轨道，完善法律政策可以保障公众的参与热情，保护志愿精神。将志愿服务活动纳入法制化轨道，一方面对志愿服务运作程序规范化，另一方面强调政府应承担的责任，如资金投入。意大利通过立法巩固了志愿组织的地位，并对志愿者的原有工作加以保障，对他们在救援工作中和救援训练方面的开支和保险给予一定偿付。韩国规定中学生每年必须参加志愿服务40小时，并作为升学考核和选拔的一项重要参考内容。墨西哥政府规定大学生在校期间至少要从事6个月的社会服务活动，并作为毕业的一个先决条件。在中国，2008年6月4日国务院常务会议通过《汶川地震后恢复重建条例》，其中有关志愿者的部分如下：①重建中鼓励社会帮扶和受灾群众自救。②鼓励社会参与，即重建方案听取公众意见和民主评议，乡村重建中发挥村民自治组织（村委会）作用。③鼓励社会监督，公益性生活团体、公益性非营利的事业单位接受捐赠应该行为规范，即开票据给捐赠者，并且公民有权举报违法违纪行为。

（王立祥）

救援人员自身防护 (rescuer self-protection)

jiùyuán rényuán zìshēn fánghù

救援过程中救援人员必须保证自身安全，不可冒险施救造成自身伤害。是科学救援的基本原则之一。灾难现场环境复杂、危险，在救援过程中，难免会有救援人员受伤，甚至死亡的案例。为了降低救援人员的伤亡率，救援人员在救援过程中要做好自身防护，才能更好地完成救援任务。①要制订救援行动的安全预案：此预案与平常的应急救援预案不冲突且要分开。②平时对所有救援人员定期定量进行安全防护的健康教育，加强救援演练。③救援队伍在组织集结过程中要进行现场评估，判断是否存在潜在安全危害（如发生余震，火灾后出现爆炸等），制订相应的防护方案，特别是针对不同安全防护做到物资准备。④建立专门安全防护组，救援人员要自检互检确保安全。各种护具要正确佩戴，设立专门安全观察员，对可能发生的安全隐患进行针对性加固与防护。⑤对驻地周围进行安全监测，设立专门人员对驻地安全进行管理。救援现场要设立警戒线并由专人把守，与当地驻军、志愿者协调帮助，防止救援现场出现暴力事件。⑥食品、饮水专人专管，做好物资装备安全检查。⑦在核事故、核恐怖袭击等救援现场，救援队员要做好自身去污洗消和防护，必须佩戴防护装备，对驻地、救援现场也要进行去污洗消。⑧做好流行病学监测和管控。⑨救援人员做好基础卫生措施，如洗手等；到传染病疫区，即使使用个体防护装置，也要执行检疫期。⑩处理医疗废物、生活垃圾时，要戴医用防护口罩，穿工作服，戴手套，穿胶鞋，避免意外擦伤。使用过的个体防护装置要密封在塑料袋中，以备消毒、去除污染处理或废弃处理。处理尸体时，要按上述条件对已搜索到的尸体消毒。

(何忠杰)

中国灾难救援体系 (China disaster rescue system)

Zhōngguó zāinàn jiùyuán tǐxì

基本领导体制是党政统一领导，部门分工负责，灾难统一管理。指导原则为"以人为本、预防为主原则，指挥统一、运转协调原则，依法行政原则，行政应急性原则，效率原则"。分中央政府、省、市三级。中国灾难救援体系建设包括"一案三制"，即应急预案、应急体制、应急机制及应急法制。

应急预案 中国应急预案体系主要包括国家总体应急预案、国家专项应急预案、国家部门应急预案、地方应急预案、企事业单位应急预案和重大活动应急预案六种（见灾难应急预案）。

应急体制 国家应急管理体制建设是国家灾难救援体系建设的重要组成部分。只有机构健全、责任明确，才能真正有效地做好突发事件的防范和应对工作。

2006年十六届六中全会通过的《中共中央关于构建社会主义和谐社会若干重大问题的决定》明确提出：建立健全分类管理、分级负责、条块结合、属地为主的应急管理体制，有效应对自然灾害、事故灾难、公共卫生事件、社会安全事件，提高危机管理和抗风险能力。《中华人民共和国突发事件应对法》第四条明确提出：国家建立统一领导、综合协调、分类管理、分级负责、属地管理为主的应急管理体制。2006年国务院下发《关于全面加强应急管理工作的意见》进一步指出：国务院是全国应急管理工作的最高行政领导机关，国务院各有关部门依据有关法律、行政法规和各自职责，负责相关类别突发事件的应急管理工作。地方各级人民政府是本行政区域应急管理工作的行政领导机关，要根据国家总体应急预案的要求和应对各类突发事件的需要，结合实际明确应急管理的指挥机构、办事机构及其职责。各专项应急指挥机构要进一步强化职责，充分发挥在相关领域应对突发事件的作用。

在中国的国家应急管理体制中，《国家突发公共事件总体应急预案》明确国务院是突发公共事件应急管理工作的最高行政领导机构。在国务院总理领导下，由国务院常务会议和国家相关突发公共事件应急指挥机构负责突发公共事件的应急管理工作。《中华人民共和国突发事件应对法》第八条又进一步规定："在突发事件发生后，国务院在总理领导下研究、决定和部署特别重大突发事件的应对工作；根据实际需要，设立国家突发事件应急指挥机构，负责突发事件应对工作；必要时，国务院可以派出工作组指导有关工作"。国务院办公厅设国务院应急管理办公室，履行值守应急、信息汇总和综合协调职责，发挥运转枢纽作用。国务院有关部门具体负责相关类别的突发公共事件专项和部门应急预案的起草与实施，贯彻落实国务院有关决定事项。国务院和各应急管理机构建立各类专业人才库，可以根据实际需要聘请有关专家组成专家组，为应急管理提供决策建议，必要时参加突发事件的应急处置工作。此外，各专项应急预案和部门应急预案使得抗震减灾、公安（消防）、防洪抗旱、公共卫生、海上搜救、矿山救护、森林防火、核应急、环境监控、反恐怖、反劫机、危险化学品处置等都建立了应急和救援的机构和队伍。

应急机制 国家灾难救援体系的机制建设主要包括建立健全社会管理机制、监测预警机制、应急信息传递机制、应急决策和指挥机制、应急响应机制、公众沟通与动员机制、应急保障机制、恢复与重建机制、评估与奖惩机制和国际合作机制等。

《中共中央关于构建社会主义和谐社会若干重大问题的决定》提出：形成统一指挥、反应灵敏、协调有序、运转高效的应急管理机制，实现社会预警、社会动员、快速反应、应急处置的整体联动。《关于全面加强应急管理工作的意见》指出：加强各地区、各部门及各级各类应急管理机构的协调联动，积极推进资源整合和信息共享。加快突发公共事件预测预警、信息报告、应急响应、恢复重建及调查评估等机制建设。研究建立保险、社会捐赠等方面参与、支持应急管理工作的机制，充分发挥其在突发公共事件预防与处置等方面的作用。

《中华人民共和国突发事件应对法》明确建立重大突发事件风险评估体系（第五条），对可能发生的突发事件进行综合性评估，减少重大突发事件的发生，最大限度地减轻重大突发事件的影响；建立有效的社会动员机制（第六条），增强全民的公共安全和防范风险的意识，提高全社会的避险救助能力；建立健全安全管理制度（第二十二条），定期检查本单位各项安全防范措施的落实情况，及时消除事故隐患；县级以上人民政府应当建立健全突发事件应

急管理培训制度（第二十五条），对人民政府及其有关部门负有处置突发事件职责的工作人员定期进行培训；国家建立健全应急物资储备保障制度（第三十二条），完善重要应急物资的监管、生产、储备、调拨和紧急配送体系。设区的市级以上人民政府和突发事件易发、多发地区的县级人民政府应当建立应急救援物资、生活必需品和应急处置装备的储备制度。国家建立健全应急通信保障体系（第三十三条），完善公用通信网，建立有线与无线相结合、基础电信网络与机动通信系统相配套的应急通信系统，确保突发事件应对工作的通信畅通；国务院建立全国统一的突发事件信息系统（第三十七条）；国家建立健全突发事件监测制度（第四十一条）。县级以上人民政府及其有关部门应当根据自然灾害、事故灾难和公共卫生事件的种类和特点，建立健全基础信息数据库，完善监测网络，划分监测区域，确定监测点，明确监测项目，提供必要的设备、设施，配备专职或兼职人员，对可能发生的突发事件进行监测；国家建立健全突发事件预警制度（第四十二条）等。

应急法制 在灾难状态下如何处理国家权力之间、国家权力和公民权利之间、公民权利之间的各种社会关系的法律规范和原则的综合。

2007年8月30日全国人民代表大会常务委员会通过、2007年11月1日起正式施行的《中华人民共和国突发事件应对法》，是中国应急管理领域的一部基本法，该法的制定和实施成为应急管理法制化的标志。中国应急管理法律体系基本形成。现有应对灾难的法律35件、行政法规37件、

部门规章55件、有关法规性文件111件。按照《国家突发公共事件总体应急预案》的分类标准，中国应急法制体系包括：①自然灾害类。《中华人民共和国防洪法》《中华人民共和国防汛条例》《中华人民共和国防震减灾法》等21部。②事故灾难类。《国务院关于预防煤矿生产安全事故的特别规定》《中华人民共和国安全生产法》等47部。③公共卫生事件类。《重大动物疫情应急条例》《中华人民共和国传染病防治法实施办法》《中华人民共和国食品卫生法》等11部。④社会安全事件类。《中华人民共和国国家安全法》《中华人民共和国民族区域自治法》《中华人民共和国戒严法》《中华人民共和国人民警察法》等42部。⑤其他相关法律法规121部。

（侯世科）

yīwǎng wǔkù

一网五库（one network and five databanks） 灾难应急指挥网、灾难法规库、灾难救援队伍库、灾难救援物资库、灾难案例库、灾难医学专家库的总称。是在中国灾难救援体系"一案三制"的基础上，借助信息化手段建成的灾难信息系统。它的建立体现了先进的救援理念，促进中国灾难救援的体系化、模块化和机动化，使灾难救援任务明确、层次分明、有据可依、力量均衡，既可避免混乱的救援秩序，又可合理安排人力、物力、财力，最大限度地做到救援资源的合理利用。

（侯世科）

zāinàn yìngjí zhǐhuīwǎng

灾难应急指挥网（incident command network） 为突发事件紧急救援行动所设立的自动化指挥网。

在"一网五库"体系中作为骨架形式而存在。主要由突发事件实时监控系统、突发事件分级警报系统、灾情预判系统、信息传输及信息发布系统构成。指挥网能够完成灾难信息实时播报、灾难损失评估预判、救援队伍合理调派、救援物资按需补给等功能。当发生自然灾难或其他突发事件等紧急情况时，首先启动应急预案，利用"突发灾难智能预测系统"对灾情进行评估，预测受灾情况，制订具体行动方案。指挥人员可按照系统所提供的灾情等级派遣不同级别的应急队伍展开救援，同时利用现场情报及救援队反馈的信息不断修正预判结果，进一步调整救援方案，为国家防灾总指挥部提供行动依据。

灾难应急指挥网主要包括五大功能：①信息平台。该网平时用于突发事件监测、救援技术交流及防灾减灾科普教育等；灾难发生时，可作为信息发布平台，及时收集灾区一线信息进行灾情分析，为进一步做好救援工作提供有力保障。②预测平台。当灾难发生后，该网可通过自身的"突发灾难智能预测系统"对灾情进行预判，根据灾区建筑物类型、人口密度及灾难发生时间等条件，初步计算出灾区的伤亡情况，为分级预案的启动提供参考。③指挥平台。该网可通过系统登入的方式实现不同等级指挥人员命令的上传下达，具有速度快、效率高、协同好的特点。④救援力量调度平台。该网将全国的应急救援力量全部纳入灾难救援队伍库中，灾难发生后依照"就近用兵，首用精兵"的原则，形成出队顺序，按照灾情发展合理派遣队伍。⑤物资保障平台。该网具有救灾物资统筹管理功能，救灾过程中的所有救灾物资均需在该网备案登记，由指挥人员统一按需调配，可解决以往有的地区救援物资堆积成山，有的地区却食不果腹的尴尬现象。

灾难应急指挥网的建立，实现了从信息收集、灾情预判、形成预案到派遣队伍、调用物资、灾后防疫等灾难救援各个环节、各项任务的高度集成，避免了灾区救援力量分布不均匀、救援队伍安排不合理、保障物资投放不到位等问题的发生，是实现灾难救援力量一体化协同作业的重大转折点。

(侯世科)

zāinàn fǎguīkù

灾难法规库 (disaster laws and regulations databank)

规范灾难预防、准备、救援、恢复重建等工作相关法律法规的总合。以使救援行动有据可依，有规可循，同时为救援工作的展开创造良好的法律环境。近些年的严重急性呼吸综合征 (SARS) 疫情、汶川大地震、雪灾等危机给人民的生命和财产造成严重的损失，同时也对国家紧急状态下的行政应急法制提出严峻的挑战。中国关于紧急状态的立法有《中华人民共和国戒严法》《中华人民共和国防洪法》《中华人民共和国防震减灾法》《中华人民共和国传染病防治法》等。SARS 疫情暴发后，2003 年国务院制定《突发公共卫生事件应急条例》，2004 年宪法修正案中对"紧急状态"制度进行规定，2007 年第十届全国人民代表大会常务委员会第二十九次会议通过《中华人民共和国突发事件应对法》。经过多年的不懈努力，中国公共行政应急制度的轮廓开始清晰。针对各类灾难制定的相关法规主要包括《中华人民共和国突发事件应对法》《军队参加抢险救灾条例》《中华人民共和国防震减灾法》《破坏性地震应急条例》《森林防火条例》《中华人民共和国传染病防治法》《突发公共卫生事件应急条例》《中华人民共和国传染病防治法实施办法》等。

国家法规库　按照灾难应对主体的不同，主要包括综合类法规库、自然灾害类法规库、事故灾难类法规库、公共卫生事件类法规库、社会安全事件类法规库。

综合类法规库　主要包括《中华人民共和国宪法》《中华人民共和国突发事件应对法》等，行政法规包括《汶川地震后恢复重建条例》等。

自然灾害类法规库　主要包括《中华人民共和国防震减灾法》《中华人民共和国气象法》《中华人民共和国森林法》等，行政法规主要包括《气象灾害防御条例》《中华人民共和国抗旱条例》《森林防火条例》《草原防火条例》《中华人民共和国水文条例》《地质灾害防治条例》《中华人民共和国防汛条例》《破坏性地震应急条例》《人工影响天气管理条例》《中华人民共和国森林病虫害防治条例》《中华人民共和国森林法实施条例》《中华人民共和国自然保护区条例》《中华人民共和国水土保持法实施条例》等。

事故灾难类法规库　主要包括《中华人民共和国道路交通安全法》《中华人民共和国水污染防治法》《中华人民共和国安全生产法》《中华人民共和国大气污染防治法》《中华人民共和国放射性污染防治法》《中华人民共和国固体废物污染环境防治法》《中华人民共和国海上交通安全法》《中华人民共和国海洋环境保护法》《中华

人民共和国环境保护法》等。行政法规主要包括《校车安全管理条例》《电力安全事故应急处置和调查处理条例》《中华人民共和国道路运输条例》《中华人民共和国电力监管条例》《中华人民共和国道路交通安全法实施条例》《石油天然气管道保护条例》《中华人民共和国矿山安全法实施条例》《烟花爆竹安全管理条例》《使用有毒物品作业场所劳动保护条例》《中华人民共和国电信条例》《防止拆船污染环境管理条例》《中华人民共和国防止船舶污染海域管理条例》《中华人民共和国防治海岸工程建设项目污染损害海洋环境管理条例》《放射性同位素与射线装置安全和防护条例》《国务院关于预防煤矿生产安全事故的特别规定》《中华人民共和国河道管理条例》《核电厂核事故应急管理条例》《机动车交通事故责任强制保险条例》等。

公共卫生类法规库 主要包括《中华人民共和国食品安全法》《中华人民共和国传染病防治法》《中华人民共和国动物防疫法》《中华人民共和国国境卫生检疫法》《中华人民共和国进出境动植物检疫法》《中华人民共和国食品卫生法》《中华人民共和国野生动物保护法》《中华人民共和国职业病防治法》《中华人民共和国进出口商品检验法（修正）》《中华人民共和国药品管理法》等。行政法规主要包括《中华人民共和国食品安全法实施条例》《乳品质量安全监督管理条例》《中华人民共和国药品管理法实施条例》《麻醉药品和精神药品管理条例》《中华人民共和国进出口商品检验法实施条例》《农药管理条例》《农业转基因生物安全管理条例》《兽药管理条例》《饲料和饲料添加剂

管理条例》《突发公共卫生事件应急条例》《中华人民共和国植物检疫条例》《重大动物疫情应急条例》等。

社会安全类法规库 主要包括《反分裂国家法》《中华人民共和国国家安全法》《中华人民共和国集会游行示威法》等。行政法规主要包括《民用爆炸物品安全管理条例》《国防交通条例》《中华人民共和国计算机信息系统安全保护条例》《中华人民共和国民用航空安全保卫条例》《民用运力国防动员条例》等。

地方法规库 各个省市根据所处地域特征和应对灾难的不同形势也制定出一系列地方性法规和规章制度，并按照不同的事件类别进行归类、建库，以便有效应对各种灾难。如广东省建立了有地方特色的《广东省气象灾害防御条例》《广东省珠江三角洲大气污染防治办法》《广东省重大安全事故行政责任追究规定》等。

（侯世科）

zāinàn jiùyuán duìwǔkù
灾难救援队伍库（disaster rescue teams databank） 不同种类的灾难救援队伍的信息汇总形成的数据库。为保障人民群众的生命和财产安全，维护国家稳定和社会和谐，提高政府应对突发事件的能力，按照中国应对灾难的种类，根据不同职责、不同规模、不同主管部门和部署地点的要求分类设置灾难救援队伍库，以便有效、科学、合理应对不同灾难。

灾难发生后，根据灾难性质启动应急预案或标准反应程序（standard operating procedure, SOP），整合地方、地区和国家等级别应急反应力量进行应急救援，建立有效增援协作机制，从体制上、机制上保证应急救援工作快

速、高效、有序地开展；完善灾难救援队伍应急指挥管理体系，整合现有分散在各部委、军队的防灾救灾管理机构职能，整合各部门的灾难应急救援研究和资源，从而集中建设综合灾难救援队伍库。中国长期以来只是在灾难发生后成立由当地政府牵头，融军队、警察、医疗等部门的临时救援队，灾情结束后解散，没有固定的救援队伍，救援库更是不存在。近10年来，随着中国经济实力的增强，从国家各部委到省、自治区、直辖市逐步成立专业化救援队，逐渐形成和充实灾难救援队伍库。库中救援队的组建按照其级别可以分为国家级救援队、部门救援队、省市级救援队（如云南省地震灾难紧急救援队、江苏省地震灾难紧急救援队）。

国家级救援队 灾难发生后，一般由政府组成抢救领导小组，负责灾难救援的组织管理工作，卫生应急救援队伍是灾难医疗救援的主力军。国家级救援队主要是指由国家政府机构批准成立的，由搜索、救援、医疗和技术人员组成的，涵盖多个领域，如交通、工程建筑、应急管理、公共卫生、医疗服务和消防等，配备完善的个人和集体装备的专业化、信息化救援队伍。主要任务是面对全国的重大灾难，当地和地区救援力量无法满足需要时，由政府机构统一分派前往救援。主要包括中国国家地震灾害紧急救援队（见中国国际救援队）和国家紧急医学救援队。国家紧急医学救援队主要依托军队及各省建立，共13支，为国家级专业应急救援队伍，形成中国应急救援顶层能力。职责是按照国务院卫生行政部门的调遣，参加卫生应急行动；向国务院卫生行政部门和委托建设

单位提出有关卫生应急工作建议；参与研究、制订卫生应急队伍的建设、发展计划和技术方案；承担国务院卫生行政部门委托的其他工作。

部门救援队 主要有三种。

国家卫生部成立的救援队 卫生部国际紧急救援中心是国家卫生部直接领导的从事国内外医疗救援工作的事业单位，其主要业务是对来华外商（特指非外国救援机构会员）提供紧急医疗救援服务，从而改善外商在华投资环境。包括综合医疗救援队、卫生防疫队伍、核辐射事故应急救援队、化学中毒救援队、传染病救援队等。另外，以急救中心为主的救援队在全国已有多家急救中心自发与当地警察、消防部门联合形成当地灾难救援服务的组织。

中国红十字会成立的救援队 主要依托中国武警总医院和上海华山医院等医疗机构在国内外重大灾难期间开展人道救援工作。中国红十字会救援队的成立完善了中国红十字会的人道救援和灾难应急反应体系，提高了参与国内外重大自然灾难等突发事件的救援能力。中国红十字会是国家减灾委员会34个成员单位中唯一直接参与灾难救助工作的社会团体，在防灾减灾和应急管理工作中发挥着重要作用。

其他行业、部门成立的救援队 国家安全生产总局、中国民航总局、公安部消防局、国家电力总公司、中国远洋运输局、国家森林局等部门也根据自身行业特点组建了各具特色的救援队伍。

省市救援队 中国地震局组建中国国家地震灾害紧急救援队后，各省、自治区、直辖市地震局积极申请、筹建了47支现代化救援队。天津、山西、甘肃、辽宁、黑龙江、四川、云南、新疆、山东、宁夏、重庆、广东、海南、陕西、福建、江苏、青海、河南先后组建了省级地震灾害紧急救援队。省级救援队规模60~150人不等。大部分省级救援队依据国家救援队组建模式，由搜救、医疗人员和地震专家组成，此外具备一定的危险物质侦测、通信保障等能力。

（侯世科）

zāinàn jiùyuán wùzīkù

灾难救援物资库（disaster rescue commodities databank） 具有一定储备规模的，用于储存救援时所需的应急物资和应急救援装备及其他相关物品的单位的集合。是为了进一步健全和完善应急救援体系并使其规范运行，有效地预防和减少人民伤亡和财产损失而建立的，以便统一进行应急救援物资的储备和调用，真正做到有备无患。

中国是自然灾难频发国家之一，各级政府出台了灾难应急预案，各地也相应建立了救灾物资储备库和储备点。1998年张北地震后，根据救灾工作的客观要求，民政部、财政部出台了《关于建立中央级救灾物资储备制度的通知》。根据通知要求，按照中国区域灾难特征和救灾工作的需要，在天津、辽宁、黑龙江、安徽、河南、湖北、湖南、广西、四川、陕西等省、市设立10个中央级救灾储备物资代储单位。经过多年来的建设和调整，在天津、沈阳、哈尔滨、合肥、郑州、武汉、长沙、成都、南宁、西安10个城市设立中央级救灾物资定点储备。中央级救灾物资储备制度明确要求中央和地方及经常发生自然灾难的地区要储备一定的救灾物资，以应对突发自然灾难。经过几年

的积累，中央级的储备仓库已经储备了10多万顶救灾帐篷和一批棉衣被，专项用于遭受特大自然灾难地区灾民救济工作的紧急需要。各地特别是经常发生自然灾难的地区都积极落实救灾储备制度，建立救灾物资仓储设施。全国救灾物资储备网络基本形成，储备了一定数量和一定品种的救灾物资，在紧急救助灾区群众生活方面发挥着至关重要的作用。全国建成中央和省级救灾仓库建筑面积137 943 m^2，库容368 623 m^3。建库地市157个，建库县447个。虽然在全国建立了救灾物资储备制度，但救援工作仍存在灾情反馈滞后、救援物资储备不足、管理体制不健全、物资调运机制不畅通等问题，影响了灾难救援时效，亟待继续完善与改进。

灾难救援物资库具体可划分为三类：①自然灾害类救援物资库，可救援的自然灾难有水灾、旱灾、地震、森林火灾、森林病虫害等。②事故灾难类救援物资库，可救援的事故灾难有交通运输事故、工厂生产火灾事故、建筑工程事故等。③公共卫生类救援物资库，可救援的事故有重大传染病疫情、新发传染性疾病、群体性不明原因疾病、影响公共安全的毒物泄漏事件、核事故、放射性事故、生物/化学/核恐怖袭击事件等。

这三类灾难救援物资库储备的物资大体可分为：①通信广播类物资，如移动电话、对讲机、有线广播器材、扩音器（喇叭）等。②应急物资，如防汛物品（救生圈、救生衣、救生缆索、沙袋等）、灭火用品（防毒面具、防火服、灭火器等）、生命支持物品（压缩食品、真空包装食品、罐头、帐篷、棉衣、棉被、止血绷

带、骨折固定托架/板等）。③应急装备，可分为工程设备类（挖掘机、起重机等）、医疗救护类（医疗救护车、隔离救护车、监测仪器、应急药品等）、交通运输类（运输船、吊桥、越野车等）、环境监测类（环境监测车辆、分析仪）、气象监测类。④搜救物资，如生物传感器、生命探测仪等。

（侯世科）

zāinàn ànlìkù

灾难案例库（disaster rescue cases databank）

灾难救援典型案例的集合。是把一些灾难救援典型案例进行分类、整理，以数据库的形式存贮，以便查询和调用。案例库是基于案例的推理（case-based reasoning，CBR）的基础，案例推理可利用过去经验中的特定知识即具体案例来解决新问题，通过寻找与之相似的历史案例，重新应用到新问题的环境中来。典型案例是指有现实指导意义和教学意义的代表性事件或现象。典型案例可分为两类：解释型案例和问题解决型案例。解释型案例是将先前的案例作为参考来对当前的情况进行分类、描述和解释；问题解决型案例则利用以前的案例来为当前的问题提出建设性的解决方案。灾难案例库将案例推理技术应用于灾难应急管理领域，通过检索库内已存的灾难典型案例，获得与某一灾难特征相似、参数匹配的灾难典型案例，通过对该案例处置方案的重用或修改来应对当前面临的问题，或学习灾难应急处置的经验，提高现场救援能力。

组成和结构　案例库的基础是其组成和结构，决定了案例库的形式和类别。灾难案例库是案例库的一种，案例库的表示与构造适用于灾难案例库。案例表示是对知识的一种描述，即用一些约定的符号把知识编码成一组计算机可接受的数据结构。知识表示过程是把知识编码成某种数据结构的过程，同一案例可有不同的表示形式，而不同的表示形式产生的效果又可能不一样。合理的案例表示可使问题求解变得更加容易、高效；反之，则会导致问题求解麻烦和低效。案例库的构造与案例的表示形式有关，目前较为常用的是以数据库形式来进行组织和存储，这是因为：当案例库中的案例数目不多时，其组织是相对松散的，但当案例库中的案例数量大量增加时，就必须避免这种松散、无序的情况，而采用数据库的组织形式，利用数据库系统中的现有机制来进行管理。

类型　依据案例库中的案例组成和结构的不同，可分为传统灾难案例库和智能灾难案例库。传统灾难案例库的案例表示未采用计算机统一编码，案例库构造以纸质文件资料为主，这种案例库查询、调用方式落后，不便于辅助决策支持系统的采用。智能灾难案例库的案例采用计算机统一编码，案例库构造以大型数据库为基础，便于查询、调用、更新、维护，可作为决策支持系统的基础数据库。

建立与维护　案例库一般按照检索、重用、修正、保留的步骤进行建立和维护。当灾难事件发生时，可从案例库中检索查阅相关案例，借鉴案例的经验和教训进行应对处置。

（侯世科）

zāinàn yīxué zhuānjiākù

灾难医学专家库（disaster rescue medical specialists databank）

从事灾难救援相关工作的专家信息及相关数据的集合。包括组织管理专家、医疗技术专家、信息装备专家、卫生防疫专家、心理专家。专家库可为中国灾难医学救援提供技术支持和智囊服务。通过专家库可及时了解国内外灾难医学救援相关领域的发展战略、方针、政策、法规和技术规范及相关工作进展情况；为灾难医学领域重大项目的立项和评审提供意见和建议；为灾难医学救援的预防、准备和处置各环节工作提供意见和建议，并给予技术指导。

（侯世科）

jǐnjí yīxué jiùyuán

紧急医学救援（emergency medical rescue）

动员区域一切卫生资源建立科学完善的紧急医学救援指挥系统和紧急医学救援网络，实施紧急医疗救治、疾病预防、卫生保障，包括对突发事件的预备预防、应急处置和善后处理三个阶段的紧急医疗卫生救援工作。

紧急医学救援综合临床医学、预防医学、康复医学和公共管理学多学科，是公共卫生体系与城市安全保障体系的重要组成部分，直接关系到居民生死存亡的大事，也是一个国家、一个城市现代科学文明水平的具体体现。"敬畏生命"是以人为本的直接体现，紧急医学救援是把突发事件对人民群众生命与健康的伤害降到最低程度的重要手段和保证，是衡量政府应急管理工作水平的主要指标。随着社会的发展，科学的进步和居民健康意识的提高，公众对政府提供安全保障能力的需求越来越高，特别是当生命安全受到威胁时，更是渴望得到及时高效的紧急医学救援。以国际先进的紧急医学救援标准为目标，从组织机构、人员、装备、设施和制度等方面建立和完善中国紧急医学救援体系，在大卫生观念统筹下构建以"三分处置、七分预防，三分战时、七分平时，三分救助、七分自救，三分提高、七分普及"为特色的应急医学，是人民健康、经济发展、社会稳定和国家安全的重要保障。

紧急医学救援是在属地政府直接指挥、常备不懈、平急结合的综合性紧急医学救援体系，提升区域紧急医学救援的核心能力，应对严重的、复合型的、摧毁性的天灾人祸。紧急医学救援以区域紧急医学救援中心为架构，紧急医学救援基地为依托，紧急医学救援专业队伍（紧急医学救援人员）为主体，按照国家和省两级结构组建形成国家、省、市、县四级紧急医学救援网络（即国家统筹组建国家和省两级紧急医学救援，省、市、县三级紧急医学救援则由各省组建）。遵照属地管理的原则，建设区域紧急医学救援中心和救援队伍。

任务 主要有三个方面。

紧急医疗救治 以救助生命为首要任务的紧急医疗救治包括现场救治、伤员安全转运和伤员安置三个环节。突发事件的紧急医学救援工作必须达到高水平的"时效"要求。

疾病预防与控制 确保大灾之后无大疫和强化疾病控制措施是灾后应急救援中公共卫生工作的优先和重点。

卫生保障 主要内容是保障当地居民与救援人员的饮用水安全、食品安全、良好的环境卫生，灾民和救援人员的心理健康等公共卫生措施。

特点 有以下六点。

应急联动 构建属地为主、统一协调、联手协作、协同共治的跨区域应急联动机制是紧急医学救援的主要特点。应急联动就是跨区域、大范围合作突发事件处置过程，在更高层次上开展应急管理工作，共享地区之间的应急资源并进行优化组合，可提升区域突发事件紧急医学救援能力，使区域应急管理工作提高到一个新水平。

平急结合 紧急医学救援从单纯医学紧急救治向灾难综合防治及灾中、灾后的防控与干预并重方面转向。针对突发事件危机管理的三个阶段规划，紧急医学救援工作策略是：突发事件尚未发生之前组建紧急医学救援中心、基地、专业队伍和人员，完善紧急医学救援网络、平台和信息等基础应急设施，做好突发公共事件的监测、预测、预报、预防，加强对公众的宣传教育、普及提高和培训演练，做好应急准备和物资调配等工作。突发事件一旦发生，快速对伤员进行现场检伤分类、紧急医学处置、监护下安全转运和重症伤员救治工作，有效降低伤员死亡率和残疾率；与此同时，开展现场卫生学评估、疾病控制、卫生监督和心理疏导等工作。突发事件发生之后，最大限度地对抗突发事件的后果，把损失降低到最小程度；严防事态再燃或引发次生灾难；恢复正常生活秩序，重建灾区医疗卫生服务体系；组织对事件全过程的评估，完善和提高紧急医学救援工作水平。

防治并重 紧急医学救援包括紧急救治和卫生防疫工作两大部分，具有内容多样、覆盖面广、长期持久和常备不懈四个特点。在实施紧急医疗救治的同时，做好疾病预防和卫生保障；紧急医学救援所服务的对象包括伤员、灾区居民，也包括专业救援人员、志愿者及医疗卫生人员；灾区的卫生防疫救援工作必须有"再坚持一段时间"的打算，才能严防灾后疫情发生。

现场救援 现场救援的原则是以最少的力量救出最多的人，在资源有限的情况下，紧急医学救援强调反应时间快与救治效率高、救命第一的原则，从灾难现场到医院的多级检伤，根据病情采取"直接转运，先救治后转运，边救治边转运，边转运边联络"阶梯治疗，并在监护下行安全转运和全程的心理干预。

群体救援 紧急医学救援与平时医院急救显然不同。平时在医院内的急救是集中众多专家的力量抢救某个或数个伤员（多对一），而紧急医学救援则是有限的救援人员面对众多的伤员（一对多），应以整体救治效率为原则，实施全面救治与重点救治相结合的救援模式。事发现场/灾区还有更大量未受伤的居民（灾民），他们的健康、卫生和心理需求也需要关心和照料，要宣传动员和组织灾区群众做好疾病控制和卫生工作。

立体救援 水、陆、空一体的医疗集群、救护技术、手段和方法。应用于各种灾难发生后对急、危重伤员的快速救治。立体紧急医学救援网络应充分发挥直升救护机的医疗急救特点，空中救援能以最快的速度到达现场，极大地突破了急救工作中的时空界限，能在特殊环境条件（如海域、公路瘫痪、目标不确定等）下行使普通急救工具无法达到的功能，为挽救伤员生命获得宝贵时间。在直升机飞行中舱内就开始急救，可使伤员获得治疗时间提前 30~80 分钟，对挽救伤员生命，顺利康复起决定性的作用。

（王声湧）

qūyù jǐnjí yīxué jiùyuán zhōngxīn

区域紧急医学救援中心（regional emergency medical rescue center）

主要负责对一定区域内发生的各种突发事件进行现场紧急医学救援工作协调的指挥中心。区域紧急医学救援中心由政府直接指挥，以综合救治、疾病控制和卫生保障为内容，以紧急医学救援基地为依托，紧急医学救援专业队伍（紧急医学救援人员）为主体，是平急结合的常备性紧急医学救援结合体。区域紧急医学救援中心充分利用和整合区域医疗卫生资源，建立各类紧急医学救援基地和紧急医学救援专业队伍，建立一个覆盖广泛、行动迅速的区域紧急医学救援体系，兼顾各地紧急医学救援的相容性和功能性，充分考虑应急救援医疗服务网络的救治半径、急救反应时间、站点分布密度，逐步满足区域内各类突发事件的现场救治、安全转运和伤员安置的需求，同时做好现场的疾病控制和卫生保障，有效降低伤员的死亡率和残疾率，保障灾区居民和救援人员的健康，防止或减少突发事件对他们精神与心理的影响。

从2011年以来，国家有计划地筹划建设国家级区域紧急医学救援中心，在西北、西南、华南、华东、华中、华北、东北七个区域建设了7个国家级综合性区域紧急医学救援中心。依托综合实力强的三级甲等公立综合医院，以建设国家级区域综合性紧急医学救援基地为契机，逐步形成国家区域紧急医学救援中心和省、市区域紧急医学救援中心为一体的紧急医学救援体系。区域紧急

医学救援中心在原有工作条件的基础上，由中央财政投入专款扩建医院备用床位和重症监护室建设，完善应急医疗救治基础设备，配备医疗救援应急装备及野战医院设施装备、交通和通信等卫生应急必要的后勤保障设备，建设空中运输停机坪等。平时承担紧急医学救援专业队伍的培训、演练、装备、储备与管理等任务，以及开展应急医学研究和紧急医学救援的学科建设。

任务　按照属地管理和分级负责的原则，依托当地政府应急平台对灾难现场紧急医学救援工作进行指导和专业支持。

发挥应对重大突发事件医学救援的专业职能作用　在发生突发事件时第一时间派遣紧急医学救援专业队伍承担伤员现场检伤分类、救助、转运和安置等工作；统筹并组织各级医学救援力量，向灾区调派医学救援专业队伍，必要时组织临时（非专业）医疗卫生救援队伍和志愿者队伍，确保灾区有足够的医疗卫生救援人员。

提高区域紧急医学救援中心平战结合常备工作能力　平时做好灾难准备、预备、预防，备好各项医学救援预案、现场救治与伤员转运方案、区域紧急医学救援中心的联动互动方案、发生灾情区域医院的总体救援预案及接受超大量伤员的紧急扩容准备与确保现有住院病人的安全快速分流计划；做好培训与演练工作；在突发事件医疗救援工作后期，做好医疗救援工作的评估与总结、医疗卫生救援人员和其他救援人员及其家属的心理辅导及灾区的卫生医疗工作的恢复与重建。

加强区域紧急医学救援中心专业队伍建设　按照一专多能的

要求，组织各种学习、实习、模拟训练、实战演练，进行野外训练和生命极限的专业训练，选派到国内外进修、学习，建设一支思想、理念、技术、心理、体能都过硬的医学救援专业队伍；建立专业培训基地，负责各级紧急医学救援中心和医学救援专业队伍人员的培训，做好师资准备、编拟培训计划和编写教材等工作，有计划地对各级专业人员定期开展规范化、标准化的培训、演练、考核及复训；拟订全省各级医药卫生人员的紧急医学救援理论、技术培训计划，指导开展医疗卫生人员全员紧急医学救援知识培训；组建紧急医学救援志愿者队伍，组织志愿者进行培训和实习。

提高全民避险逃生意识和自救互救能力　广泛开展群众避险逃生和自救互救常识的宣传普及教育，把急救常识教育纳入大、中、小学和幼儿的正规课程中，提高居民的危机意识、抢险救灾、自救互救的技能及避险逃生的本领，从小培养避险逃生的意识和能力。

做好紧急医学救援的后勤保障工作　满足区域紧急医学救援中心和医学救援专业队伍的一切供给（包括救援业务需求、生活必备、伤员转运、通信等），备足在非常时期紧急医学救援中心全体住院病人和工作人员2周的治疗药品、器械、设备和生活必需品（包括饮用水、洗涤水、电、气、飞机和汽车的用油等）。

开展紧急医学救援和灾难医学的教学与科学研究　发挥产学研相结合在医学救援中的作用，建设紧急医学救援专家库、案例库，把紧急医学救援中心建设成为国家级综合性救援基地。

引领紧急医学救援工作规范化和标准化 组织有关专家拟订、论证有关紧急医学救援的技术规范、防治标准、操作指南和有关规定、流程或要求，使紧急医学救援工作有章可循，逐步规范化和标准化。

要求 应该是全额拨款单位，有医学救援基本建设专款、医学救援工作专款、应急救援物资储备专款及教育、培训、宣传和有关人员费用等，是国家、区域和所在省市的紧急医学救援中心、紧急医学救援研究中心、教育培训中心和情报信息中心。

以国际先进的医学救援标准为目标，建设具有先进水平的区域紧急医学救援中心。为提高救援的时效性，区域紧急医学救援工作必须具备水陆空立体救援设备和能力。

具有完整的急救医疗服务体系 (emergency medical service system，EMSS) 的功能，将院外急救-院内急救-重症监护室救治形成一个完整体系，这个体系能够体现在或延伸到灾区/突发事件现场，紧急医学救援专业队伍所到之处就能撑起一所战地医院（车载医院或方舱医院）。

在政府的领导下联合有关部门和单位，以紧急医学救援基地（专业模块）的形式集成区域紧急医学救援中心的完整功能，包括综合医疗救援（含烧伤）、疾病控制和卫生监督、中毒（生物性中毒或化学中毒）、核化生处置和心理危机干预等。

区域紧急医学救援中心及其紧急医学救援基地必须组建人员组成合理、装备齐全、机动性强、有足够的自我保障能力的若干紧急医学救援专业队伍。

（王声湧）

jǐnjí yīxué jiùyuán jīdì
紧急医学救援基地 (emergency medical rescue base) 有紧急医学救援的专业队伍、人员和设备，开展紧急医学救治、预防、培训、教育、科研和宣传等工作的医疗卫生单位。紧急医学救援基地遵循平急结合的原则，依托现有医疗资源，以政府财政投入为主，实行标准化、规范化建设。采用平急结合的运行管理模式，可快速、有效地承担综合的或专科的紧急医学救援工作。有国家、省、地市、县级之分。各级紧急医学救援基地都必须具备相应的应急组织机构和管理人员、紧急医学救援队伍、应急物质储备、应急专用车辆、应急救援通信指挥信息系统、现场救援能力、科学研究和宣传教育能力。国家、省、地市和县级都必须分别建设综合类、烧伤类和疾病控制类紧急医学救援基地；国家、省和地市级要求建设中毒类紧急医学救援基地；核与辐射紧急医学救援基地只设国家级和省级。国家级的中毒紧急医学救援基地和核与辐射紧急医学救援基地国家已规划布局建设，国家级传染病紧急医学救援基地和烧伤紧急医学救援基地则由国家在省级基地的基础上考核认证。

国家级紧急医学救援基地要求能够迅速派出 30 人参加重大医学救援工作，在接到应急事件的通知后能腾空 200 张应急床位，同时配备 40 张重症监护病床和开展 20 台手术。国家级紧急医学救援基地代表国家紧急医学救援水平，也是本区域内的紧急医学救援中心，能够快速、有效地承担本区域内的立体救援工作，承担国家卫生和计划生育委员会指派的各项国内外应急医学救援工作，

指导区域内医疗机构开展紧急医学救援、人员培训、应急演练和当地医疗救援机构的建设及承担紧急医学科学研究工作。

省级紧急医学救援基地可参照国家级紧急医学救援基地的要求，是本省内的紧急医学救援中心，代表本省紧急医学救援水平，能快速、有效地承担本地区的立体救援工作，承担本地区指派的各项国内外应急医疗救援工作，指导省内医疗机构进行紧急医学救援、人员培训、应急演练，承担应急医学科学研究工作。当条件成熟时可争取被考核认证为国家级紧急医学救援基地。

国家在中国的西北、西南、华南、华东、华中、华北、东北七个区域分别建设综合性紧急医学救援基地。在每个区域选择一个省会城市或直辖市，以该城市一所三级甲等公立医院和紧急医学救援中心（急救中心）为基础，建设一个国家级紧急医学救援基地。通过在全国建立紧急医学救援基地，形成国家、省、市、县四级紧急医学救援网络，提高全国紧急救援能力和水平，最大限度地减少自然灾害、事故灾难、突发公共卫生事件、社会安全事件造成的人员伤亡，提高抢救成功率，降低死亡率和伤残率，维护社会稳定。

以广东省为例：广东省拟建设综合创伤急救（含食物中毒）、疾病控制与卫生监督、核化生事故紧急处置、中毒与传染病救治和心理救援五类紧急医学救援基地（图）。

（王声湧）

jǐnjí yīxué jiùyuán zhuānyè duìwǔ
紧急医学救援专业队伍 (emergency medical rescue team) 能随时执行国内外各种突发事件紧

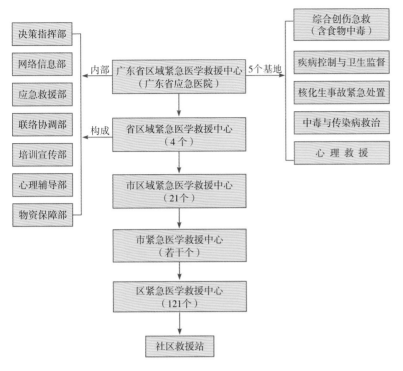

图 广东省区域紧急医学救援中心和基地建设图

急救援任务的医学专业救援队伍。紧急医学救援专业队伍要组成合理、反应迅速、突击力强、紧急医学救援技术全面、装备精良齐全，有足够的自我保障能力，具备快速反应能力、野外生存能力和现场救治能力，随时处于待命状态。一旦接到紧急救援的命令，立刻集结出发，到达目的地后即能充分利用有限的条件，因地制宜地迅速展开紧急医学救援工作。紧急医学救援专业队伍包括紧急医疗救治、疾病控制与卫生监督两种队伍，按救援工作需要的不同，有综合紧急医疗救援、传染病紧急救援、核与放射紧急救援、中毒紧急救援之分，各种专业救援都包含心理紧急救援。

中国国际救援队编为3个支队和总队部，每个支队内设搜索分队、营救分队、医疗分队、技术分队、保障分队，拥有9大类（含救援装备车）300多种国际先进救援装备和20余条搜救犬，其中的医疗分队就是中国的第一支紧急医学救援专业队伍。按照国务院领导的指示精神，中国地震局和武警部队根据《中华人民共和国人民武装警察法》的要求，依托各武警总队的工化支队联合组建起来的，能够承担紧急医疗救援任务的武警部队应急救援队伍，全国共有33支。汶川大地震和玉树地震的应急救援工作给我们的教训是，非专业临时组合而成的医疗卫生救援队，由于紧急医学救援专业化程度明显不足，缺乏大规模野外医学救援经验，工作力度和救援技能均难以胜任灾难现场紧急医学救援的实际需求。因此，卫生部要求各地必须组建若干支紧急医学救援专业队伍。2010年以来，国家按照"统一指挥，纪律严明，反应迅速，处置高效，平战结合，布局合理，立足国内，面向国际"的原则，

统筹建设具有地域特点的各类国家级紧急医学救援专业队伍，2011年在9个省区建设了4类共11支国家紧急医学救援专业队伍，2012年再建设3类11支紧急医学救援专业队伍，初步形成从中央到地方的紧急医学救援体系。

紧急医学救援专业队伍按功能不同有不同的组建形式：①救援指导组。由2～3名有丰富现场紧急医学救援知识和经验的专家组成，指导灾区的救援技术与救援方法。②机动灵活的紧急医学救援小分队。包括指挥员、医生、护士、技师和后勤等8～15人，在接报后省内半小时内出发，赴事发现场协助当地组织开展紧急医学救援工作，尤其是在交通状况很差的情况下，能够机动灵活穿插进入灾区腹地。③装备齐全的紧急医学救援队。按国家级紧急医学救援专业队伍建设的要求进行组建，30～40人的救援队可独立展开一个战地紧急医学救护站的救援工作；60～100人的救援队可在灾难现场作为野战医院独立开展综合医疗救援工作。这两种救援队伍都能独立开展灾区大量伤员现场救治、转运和善后工作等专业紧急医学救援，具备完成国内任何地区的紧急医学救援任务或参与国际医学人道救援工作的能力。

（王声湧）

jǐnjí yīxué jiùyuán rényuán

紧急医学救援人员（emergency medical rescue personnel）

从事对突发事件中大批量伤员进行及时有效的医学救援的专业技术人员。有两种类型：一种是经过紧急医学训练和考核合格的紧急医学救援专业人员，是现场综合紧急医学救援的主体；另一种是普通初级医疗卫生人员或经过规范

化培训，掌握基本紧急救护知识和技能，具有紧急医学救援资质的志愿者。灾难现场伤员众多，救援的环境和条件常常是出乎意料的艰苦与恶劣，因此要求紧急医学救援人员具有健康的身体条件、顽强的意志、良好的心理素质和团队精神，以及独立作战、各自为战的能力。紧急医学救援专业人员必须熟悉医学应急救援预案和灾难救援管理知识，掌握医学救援应急机制和救援行动的内涵与流程，了解紧急医学救援内容、方法、技术，掌握现场检伤分类、伤员就地抢救、分流程序和安全转运等知识和技能。在公众的生命健康受到严重威胁的时候，组织、实施现场救护和安全转运，为院内救治和改善预后创造条件，达到最大限度减少死亡和残疾的目的。紧急医学救援人员可能统一开展救援工作，也可能处于单兵作战的境况，因此紧急医学救援人员在接受规范化的紧急医学救援知识培训与急救综合技能训练的同时，应该经历公共危机管理和重大伤亡救援管理的学习。

（王声湧）

jǐnjí yīxué jiùyuán zhǐhuīguān

紧急医学救援指挥官 （emergency medical rescue commander）

负责组织、协调和统筹现场紧急医学救援工作，使紧急医学救援工作科学有序开展的人员。根据紧急医学救援工作的需要，在事发现场设立现场指挥部，指挥部派出或指定现场指挥官，统一组织、协调、指挥现场紧急救援工作有条不紊地开展，达到最大限度减少死亡和残疾，保障事发现场的居民和救援人员的健康与安全的目的。2010年6月2日，广东省第十一届人民代表大会常务委员会第十九次会议通过《广东省突发事件应对条例》，第三十六条中规定了"突发事件应急处置工作实行现场指挥官制度"。这是中国第一次在应急法规中明确紧急救援现场指挥官制度。

重大灾难紧急医学救援工作的时效性能否达到先进水平，在于是否建立起一支精干的紧急医学救援专业队伍，救援时效性的关键是这支队伍中有没有熟悉现场紧急救援工作和富于救援经验的指挥者。以往的救援工作无一不告诉我们，由于临时指定的指挥员大多没有接受过公共危机管理和重大伤亡救援管理的专业培训，对紧急医学救援不熟悉，对国际先进、规范的医学救援管理知之甚少，既不懂也不重视紧急医学救援行动的内涵与专业技术流程，以至于现场检伤分类、伤员抢救和分流程序处于初级、简单、混乱状态，应对能力和技术能力不强，远不能满足现场紧急医学救援的要求。当有多支紧急医学救援队伍到达现场后往往存在指挥不到位、指挥权限不明确或多头指挥和不协调等情况，不仅难以快速有效指挥、组织和调动急救资源开展紧急医学救援工作，而且造成救援现场的混乱。

紧急医学救援指挥官必须具备精明能干、思维清晰、办事果断、责任心强的素质。不仅有丰富的现场紧急医学救援的经验，而且接受过公共危机管理和重大伤亡救援管理的专业培训；熟悉医学应急救援预案和灾难救援管理知识，掌握医学救援应急机制和救援行动的内涵与流程等能力；了解紧急医学救援指挥内容、方法、技术，熟谙现场检伤分类、伤员抢救、分流程序等医学救援的全面知识和技能；具备良好的团队精神，善于沟通、联络、协调和合作。

（王声湧）

jǐnjí yīxué jiùyuán shìfàn shèqū

紧急医学救援示范社区 （demonstration community of emergency medical rescue）

以"社区为主导，家庭为主体"的原则，通过普及卫生应急知识，强化大众的应急意识及提高居民自救互救能力，形成的以家庭自救、单位自救和社区互救为核心的社区紧急医学救援单元。

多数突发事件都起源于社区，每一项突发事件的紧急医学救援都要落实到社区。社区是突发事件的源头，应急工作的终端，紧急医学救援网络的网底，自救互救的据点，第一时间救治的现场。社区居民的危机意识、避险逃生的知识和自救互救的能力，社区应急物资的准备与储备，社区紧急救援站和避难场所的建设等都是社区应对突发事件必不可少的内容。每一个家庭和家庭成员都应采取简易的措施以提高家庭和个人的安全性，做好社区抗击突发事件的准备和预警预报工作，增强社区整体生存能力与医疗卫生救援能力，实现"社区为主，保护自己，互相支持，共同安全"的目的。

社区居民的安全意识和自我保护观念的培养、自救互救和规避伤害能力的提高有赖于社区的健康/安全教育和简易自救互救技能的传授。以救助生命为首要任务是紧急医学救援原则，第一时间紧急医学救援是一个社会范畴的急救概念。"白金10分钟"和"黄金1小时"指的是最佳急救时间，也是创伤后第一个死亡高峰时段，在这个时间段内施救，可大大缩短抢救时间和（或）提高抢救成功率。"白金 10 分钟"是指在社区、现场由当事人和目击者就地自救互救;"黄金 1 小时"的紧急救援大多数由社区医疗卫生服务中心(社会健康服务中心)的医务人员和志愿者施行,或由区级医学救援中心完成(区级医学救援中心必须在接报后 20～30 分钟内到现场才能达到要求)。因此,紧急医学救援的反应速度与反应效率充分体现在社区紧急医学救援的可及性,正确组织抢险、抢救,开展自救、互救,做好专业救援人员到达前的即时、可及、有效救助,协助安全转运伤员,是减少院外死亡和残疾的关键。

社区和区级紧急医学救援措施是初级紧急医学救援保障,突发事件中的罹难者和所有急重症伤员必须在社区中接受第一时间的紧急医疗救助,在急重症复苏与伤病情稳定之后才能在监护下安全转运。因此,必须落实加强社区紧急医学救援基础设施建设,提高社区急救医疗装备水平,提升社区医学救援专业人员技术能力等措施,作为社区的应急医疗救援的保障。创建紧急医学救援示范社区,探索社区紧急医学救援的做法与经验,建设好紧急医学救援的网底,是认真落实与完善中国紧急医学救援体系的重要环节。

(王声涌)

Měiguó zāinàn jiùyuán tǐxì
美国灾难救援体系 (United States disaster rescue system)

美国在灾难应急管理方面形成了相对成熟和完善的灾难救援体系。

法律体系 美国政府主要的灾难政策建立在一系列的法律基础上。这些法律最先是 1950 年制定的《灾难救援法》,然后是《国家紧急状态法》《灾难恢复紧急救援计划法》《国际紧急状态经济权力法》《紧急事件管理与救援法》《联邦民防法》《紧急机构信息法案》《联邦储备条例》《国家防御授权法》《紧急状态医疗服务法》《紧急计划与公民知情权法》等一整套防灾救灾法律和实施细则,特别是 1988 年专门制定的一部关于授权和规定联邦政府提供灾难救援的《罗伯特·斯塔福德减灾和紧急援助法》,对各级政府灾难管理工作进行了详细规定。2001 年 9·11 恐怖袭击事件后,为了适应反恐的需要,美国又颁布了《国土安全法》等反恐法律。最近几年,又采取措施减少联邦政府的财政支出比例,把部分灾难救援的负担转为私人机构承担。这就导致了对保险的重视,通过这一机制调整减轻负担和转移风险。这也增加了非政府组织和私人机构在制订灾难管理政策和项目中的发言权。

紧急救援管理体系 分为联邦、州和地方政府三级。

联邦政府应急管理机构 美国总统是政府首脑和应急管理的最高行政首长,负责对国家防灾救灾工作进行统一领导,在发生重大灾难时,通过国家安全委员会对政府应急处置实施统一指挥和协调。

国家应急综合协调机构 美国紧急救援管理的最高行政机构是美国联邦紧急事务管理署(Federal Emergency Management Agency,FEMA),成立于 1979 年,总部设在华盛顿。由国家消防管理局、联邦洪水保险管理局、民防管理局、联邦灾难救济管理局和联邦防备局等机构合并而成,主要负责联邦政府对大型灾难的预防、监测、响应、救援和恢复工作。FEMA 在全国常设 10 个区域办公室和 2 个地区办公室,每个区域办公室针对几个州,直接帮助各州制订救灾计划和开展减灾工作。FEMA 组织建立和管理 28 支城市搜索与救援队,分布在美国 16 个州和华盛顿特区,其中有 2 支国际救援队。9·11 恐怖袭击事件后,美国政府建立了国土安全部,将海岸警卫队、海关、移民归化局、交通安全管理局及联邦紧急事务管理局等 22 个联邦机构纳入这个内阁部中,直接对总统负责,成为联邦政府中仅次于国防部、卫生与人力服务部的第三大部,职员有 17 万人,以保证对紧急情况迅速、有效地做出反应。政府实现"4R"思路,即减轻(reduction)、就绪(readiness)、响应(response)、恢复(recovery)。现在,国土安全部是美国灾难管理特别是反恐活动的主要协调机构,主要任务是:防止国内遭受恐怖袭击;减少美国受到恐怖袭击的可能性;最大限度地减少恐怖袭击和自然灾难带来的损失。主要职责包括:负责紧急事件的处理和迅速反应;通行与交通安全;移民与边境安全;调查与信息综合分析;防止生化和核武器的恐怖袭击和威胁。国土安全部所属的 22 个联邦机构有相对大的独立性,实行"一头领导,分头运作"的运作模式,如联邦紧急事务管理署仍然负责自然灾难的预防、准备、响应和恢复工作。

国家应急管理工作机构 美国联邦政府各部门负责职责范围内的防灾救灾工作,对各自主管领域发生的灾难事件进行应急处置。联邦政府主要通过提供技术和资金援助来帮助州和地方应对灾难。发生灾难时,州长可以要求美国总统宣布该州进入紧急状态，然后由总统要求国会拨资金来帮助该州。根据 2002 年制定的《美国联邦反应计划》，如果发生的灾难超越了受灾州的应对能力，州长可以向联邦政府请求援助，由联邦紧急事务管理署、受灾州和地方机构联合进行灾难评估，如果评估结果确定灾难的破坏程度和级别达到《斯坦福法案》规定的标准，总统将批准发布重大灾难或紧急状态声明，并提供联邦支援。

州政府应急管理机构　美国各州依照宪法规定独立行使职权。在防灾救灾方面，当地方政府遇到无法应付的重大灾难时，州政府有责任和义务给予帮助。州政府各职能部门，如警察、消防、医疗卫生、环保等部门，负责各自职责范围内的防灾救灾工作，发生灾情时负责进行应急处置和救援。为加强对防灾救灾的综合管理和统一指挥，州政府都设有应急管理办公室作为常设办事机构，负责州防灾救灾工作的日常管理和综合协调，主要职责是协助州长处理州应急管理事务，协调州政府各部门、公立机构和私人机构的关系，指导地方政府应急管理工作，协调联邦与地方政府之间的关系。

地方政府应急管理机构　美国地方政府在防灾救灾方面，一般性灾情由当地政府自己处置和应对；如果遇到无力应付的重大灾难，可请求州和联邦政府提供帮助。地方政府行政首长是所辖区域内应急管理事务的最高领导，负责领导和协调本地防灾救灾工作。地方应急管理办公室由行政首长直接领导，负责地方应急管理事务的日常管理和组织协调。地方政府各职能部门对各自主管业务范围防灾救灾工作负责。例

如：自然灾难由应急管理办公室、气象局、交通局、卫生防疫局、国民卫队参与处置；公共工程事故由公共建设工程局、消防局负责；火灾爆炸由消防局、警察局负责；公共卫生和健康事件由紧急医疗救护中心、卫生防疫局负责；社会安全事件由警察局、紧急医疗救护中心参与处置。

地方应急管理中心是地方政府和部门组成（有的城市建有 911 中心），作为直接受理和处置各种突发事件的实战机构。应急管理中心或 911 中心大多设在警察局，有的为独立机构，其核心组成部门包括警方、消防和紧急医疗救助机构，其他政府部门在该中心都设有固定席位，直接处理与派驻部门相关的事件，或联系派驻部门采取联合行动。

社会防灾救灾组织　在美国，志愿者组织、新闻媒体、工商企业、社区等社会组织，通过各种形式参与防灾救灾工作，成为灾难救援体系的组成部分。在平时，这些社会组织参与防灾减灾事务管理；当发生灾难时是重要的救援力量。例如，9·11 恐怖袭击事件发生后，美国红十字会参与了一系列的救援活动，在纽约、阿灵顿、新泽西州等地建立许多避难所和家庭援助中心，开设咨询电话，帮助公众寻找家属下落；提供救灾物资；组织精神科医生给救援人员和公众提供咨询和帮助。社区血源中心全国协会也与军方联系，向纽约市各大医院紧急输送了大量的血液。

（侯世科）

Rìběn zāinàn jiùyuán tǐxì

日本灾难救援体系（Japan disaster rescue system）　日本地处地震和火山活动异常活跃的环太平洋活动地带，是全球地震、火

山喷发等灾难的高发区；由于地理、地形和气候等条件的原因，日本又是台风、暴雨、洪水、泥石流、雪灾等自然灾难的重灾区；由经济与社会的快速发展所导致的各种人为灾难时有发生，特别是因石油、瓦斯等需求量的不断增大而引发的石油泄漏、瓦斯爆炸等新形态的人为灾难持续增加。日本作为一个面临着各种灾难严重威胁的国家，防灾抗灾一直是政府和民众共同面临的任务。日本的历届政府在经受各种灾难考验的同时，都一直在积极探索灾难救援体系的改进与优化。在过去的十多年里，日本从上到下对灾难救援体系进行了大刀阔斧式的改革，取得了卓有成效的进展，逐步构建起了反应迅速、行动高效、处置有力和协调统一，堪称世界一流的灾难救援体系，成为世界许多国家学习和效仿的典型。日本灾难救援体系主要由法律体系、管理体系、组织体系三部分构成。

法律体系　日本当今完善的突发事件应急管理体系是建立在一系列法律、法规基础之上的。作为世界上较早制定灾难对策法律的国家，经过每一次的重大突发事件后，日本往往就会出台一部重要的法律，已形成了庞大的灾难对策法律体系。在基本法方面，制定了《灾难对策基本法》《灾难对策基本法实施令》《灾难对策基本法实施细则》；在地震灾难方面，制定了《大地震对策特别措施法》《大地震对策特别措施法实施令》《大地震对策特别措施法实施细则》；在灾难救助方面，制定了《灾难救助法》《消防组织法》《灾难救助法实施令》《灾难救助法实施细则》《灾难时实施应急措施人员的损害补偿条例》

《灾难时实施应急措施人员的损害补偿条例实施细则》。

管理体系　日本的灾难救援体系分为中央政府，都、道、府、县政府和市、町、村政府三级。国家灾难救援由厚生劳动省负责，包括派驻地区分局、检疫所、国立大学医学院和附属医院、国立医院、国立疗养院、国立研究所等构成。地方上灾难救援由都、道、府、县及下一级的市、町、村负责，包括有卫生局、卫生实验所、保健所、县立医院和市、町、村各级医院、保健中心等。

国家应急决策机构　内阁总理大臣（首相）是日本中央政府应急管理的最高行政首长，负责领导防灾救灾工作，并担任中央防灾会议的主席。中央防灾会议是日本中央政府防灾救灾的主要决策议事机构，首相为会议主席，由防灾大臣（1名）、各省厅大臣指定的公共部门首长（4名）和专家学者（4名）组成。中央防灾会议的主要职责是：制订和组织实施防灾计划；制订和推动实施灾难应急计划措施；根据首相和防灾大臣要求审议有关事宜；就重要事宜向首相和防灾大臣提出建议。

国家应急综合协调机构　内阁官房作为首相的辅佐机构，在政府日常应急协调管理方面发挥着重要作用。为确保在发生大规模灾难时日本首相官邸、中央省厅与相关防灾公共机构间的情报搜集、联络，灾难本部做出正确的判断，在内阁府还设置了被称为中央防灾无线网的情报通信网络。内阁官房应急管理的主要职责是：收集危机信息并向有关部门传达；召集各省厅建立应对危机的机制；综合协调各省厅的应急决策措施；负责对外宣传，以

消除国民的恐惧和不安。

日本中央政府各部门分别负责各自职责范围内的防灾救灾工作，处置可控范围内的突发事件。发生较大灾情时，中央各部门将根据灾难管理法律和规划，在首相及内阁危机管理总监的总体协调下，开展紧急救援救助工作，其中警视厅、消防厅、气象厅、自卫队等部门是应急管理的核心部门。

地方应急管理机构　根据国家《灾难对策基本法》和地方防灾会议条例，日本都道府县和市町村地方政府都设有自己的防灾会议，作为地方防灾救灾的决策议事机构。行政首长（知事）是地方政府防灾救灾工作的最高领导，直接负责本地灾难应急管理工作。防灾会议由当地行政首长担任会议主席，地方政府部门、公共机构和都道府县或市町村的代表组成，主要任务是制订防灾规划和推进实施。在都道府县等地方政府与中央机构配套，都设有"灾难管理总监"或"危机管理总监"，主要职责是：发生紧急事件时辅助行政首长进行应急处置，强化政府各局的应急功能，协调相关机构的应急救援行动。同时，地方的城市政府及农村的村町政府也设有专门灾难管理人员，协助地方行政首长进行防灾救灾工作。

综合防灾部是地方政府应急管理的综合协调机构，由危机管理总监领导。综合防灾部由信息管理和实际行动两个方面的部门组成。信息部门主要负责灾难信息的收集、分析、战略判断，灾难发生时，警视厅、消防厅、自卫队等部门的派驻人员将本部门渠道收集的信息汇总到信息部门。实际行动部门主要负责灾难发生

时的指挥协调。综合防灾部在危机管理总监的管理和指挥下，进行防灾救灾工作的日常管理和综合协调，与政府各局进行沟通联系，确保政府防灾机构之间的信息联络。

社会防灾救灾组织　在日本，民间防灾组织、志愿者、社区组织、企业等各种社会组织，都是防灾救灾工作的参与主体，通过组织和资源整合成为防灾救灾体制的组成部分。

组织体系　在日本，灾难救援任务主要由消防、警察、自卫队和医疗机构等承担。

消防机构　日本的消防机构既是灾难救援的主要机构，也是收集、整理、发布灾难信息的主要部门。日本各地的消防机构大都设立紧急消防援助队，主要开展火灾事故、交通事故、水难事故、自然灾难事故、机械事故、建筑倒塌事故、危险化学品泄漏事故等各种艰、难、险灾难事故的抢救救援工作。

警察机构　当大规模灾难发生时，灾区警察在救灾抢险中起着重要作用。按照《灾难对策基本法》的规定，在灾难发生时，警察必须迅速收集地区灾难情报，劝导和指挥居民避难，急救、寻找失踪人员，维持社会治安及开展验尸等工作。

自卫队机构　日本的自卫队属于国家行政机关，所有的经费都来源于国家的财政支出。自卫队提供的灾难救援范围很广，包括：搜寻和营救伤员、处理飞机残骸、防洪抗险、医疗援助、预防疫病蔓延、供水、供应食品、运输人员和物资等。

医疗机构　《灾难对策基本法》规定：各都、道、府、县必须设立一家以上骨干灾难医疗救

护中心和若干家地区灾难医疗救护中心。灾难一旦发生，作为指定的灾难医疗救护中心立即启动成为专门的救灾医院，最大限度地接纳在灾难中受伤的各类伤员。

医学救援体系 日本建立了成熟、完备的灾难医学救援体系，是日本国家应急管理体系的重要组成部分，由现场紧急救护体系和灾难医疗救治体系两个子系统构成；也是以卫生、消防为主体，软硬件结合，中央政府、都道府县、市町村联合互动，卫生、消防、警察、环保、交通、自卫队等各部门密切合作的立体式网络化救援系统，形成全政府模式的危机管理体制和区域政府危机管理合作体系。

现场紧急救护体系 在日本，灾难发生后的现场救援活动由事发地政府负责组织实施，超出其能力时，迅速上报，都、道、府、县或中央政府快速支援。灾后现场救护（检伤分类、挽救生命、快速转运等）由当地消防部门首长组织指挥，由消防部门负责，必要时灾难医疗中心或医院急救中心予以支援。各级消防厅（局）都设有急救部和指挥中心，各消防队均配属有急救队，由此形成了高度发达的城乡急救医疗网络。

灾难医疗救治体系 日本的灾难医疗救治体系由 1 个国家级灾难医疗中心、2 个区域性中心、12 个地区中心和 550 家指定医疗机构或急救中心组成，其中包括国立医院、红十字会医院、地方政府医院及私立医疗机构。各指定医疗机构都具备高水平的急救能力和接收灾后重症伤员的能力，都能快速派遣急救医疗队实施灾后医学救援及开展灾难医学专业培训。

（侯世科 胡国谨）

Déguó zāinàn jiùyuán tǐxì

德国灾难救援体系（Germany disaster rescue system） 德国灾难救援体系主要包括法律体系、领导机制及队伍建设。是全民参与、平战结合的立体网络化管理体系。

法律体系 德国法律制度完善，出台了多部有关应急救援的法律法规。根据德国基本法的规定，联邦政府负责在战争状态下保护公民人身和财产安全，州政府负责在和平时期向公民提供灾难救助。联邦政府出台的《民事保护法》及州政府出台的《灾难保护法》《救护法》和《公民保护法》等多部法律，进一步明确划分了各级政府参与公民保护的职责。德国颁布的各种法律表明，德国实行属地管理、以州为主的应急管理体制。联邦州的职责主要是推动议会立法、建设消防与救援力量、集中应急培训、统一救援行动、指挥与协调灾难救援等。联邦政府只有在灾难超出州政府能力范围，州政府请求支援的情况下才会提供应急协调和灾难救助。

领导机制 分三个层面。

在联邦层面上，专职负责应急管理与救援的是联邦内政部直属的两家机构，分别是联邦公民保护与灾难救助局和联邦技术救援署。前者成立于 2004 年 5 月，负责处理联邦政府有关民事保护的任务，包括突发事件预防、关键基础设施建设、公民医疗保护、民事保护研究、应急管理培训、技术装备补充及公民自我防护等事务，为民事保护提供信息、知识与服务平台。后者起源于 1950 年开始建立的公共安全服务系统，是负责提供技术性较强的现场救援的战术指挥组织，不仅代表联

邦政府开展国际人道救援，还根据消防、急救、警察等部门请求实施灾难救助。除此之外，参与应急救援的机构还包括其他联邦部门、联邦军队、联邦警察和联邦刑事调查局等。

在州层面上，主要由 16 个联邦州内政部统筹负责各种突发事件的应急救援工作。应急机构还包括州其他部门、州消防队、州警察局、州刑事调查局、技术救援协会、事故医院及各种志愿者组织等。

在州以下地方政府层面，27 个行政区政府和行政专区、300 个县、110 个非县管辖市对公民保护承担完全责任，而州政府只是重点负责对县市进行财政支持、资源协调和信息报告等支持性工作。

德国应急指挥部通常分为两个指挥部，即行政指挥部与战术指挥部。当遇到重特大突发事件时，由事发地的最高行政长官（一般是以大城市市长或县长为核心）领导协调与组织应急救援工作，同时成立行政指挥部与战术指挥部。行政指挥部又称危机指挥部，是行政层面的指挥部，由政府相关部门与机构组成，在后方负责应急救援的行政决策与沟通协调。战术指挥部又称领导指挥部或技术救援指挥部，是战术层面的指挥部，由专业救援机构与志愿者组织组成，在前方负责现场救援的具体实施。在个别地区，仅设有一个指挥部，即共同指挥部，它融合了行政指挥部与战术指挥部的全部职能。

行政指挥部通常由副市长或副县长担任总指挥，成员包括常设成员、相关成员、协调小组及公关、媒体发言人。常设成员包括消防、灾难保护、卫生、社会、环境和公关等内部成员，以及警

察、军队、能源供给等外部成员，通常是由各部门或单位的负责人担任。相关成员包括议会所有厅局、办事机构等内部成员，以及机关、乡镇、第三方专业人员等外部成员，如公共交通、企业成员等。协调小组负责协调内部事务，沟通两个指挥部，通报灾情信息，保障通信联络，接听市民热线，与外界沟通，关注媒体，起草汇编文件等工作，兼具服务和交叉职能。突发事件发生后，各成员迅速汇集到指挥部，集体了解灾情，研究处置对策。行政指挥部的具体构成取决于突发事件的性质与规模，办公地点一般设在后方定点指挥场所。

战术指挥部通常由消防局长担任总指挥。在全德国范围内，战术指挥部都是统一的标准化构成。在应对一般突发事件的时候，战术指挥部由内部人力资源、灾情、救援和后勤物流四个小组构成。还可根据灾情需要，增加媒体工作和信息沟通两个小组。除此之外，战术指挥部还设有外部顾问和联络员。战术指挥部办公地点一般设在救援现场或救援现场附近的流动车辆或固定地点或后方定点指挥场所。

队伍建设 德国应急救援队伍体系形成了以消防为核心，以技术救援为后备骨干，以志愿者为支柱，社会高度参与的分工格局。参与应急救援的队伍主要有消防中心、联邦技术救援署、公立事故医院和各类志愿者组织等。

消防中心 消防队伍是德国应急救援的中坚力量，职责广泛，承担着救火与其他灾难事故的技术救援工作，轻重伤员的急救、转运工作及其他公民保护工作，其中救火只占消防工作的 12%。德国消防队分为专业消防队、志愿消防队和企业消防队三种。

联邦技术救援署 联邦技术救援署共有专职雇员 800 余人，注册志愿者 8 万名。总部设在波恩的兰克斯多夫，2009 年财政预算为 1.76 亿欧元。志愿者利用业余时间参加学习，必须经过基础、专业和特殊三级培训，共 75 个单元，每个单元 45 分钟，然后通过考核才能担任。联邦技术救援署在全国拥有 8 个跨州协会，66 个跨县市区域办公室，668 个地方技术救援小组，按照模块化方式统一配置救援装备，由中央财政负责出资购买。跨州协会负责应对特殊行动，比如国际任务、桥梁建设、水供应与处理等。跨县市区域办公室负责应对水害防治、搜索营救、电力供应和残骸清除等任务。地方技术救援小组负责一般性的小规模救援。此外，建立了快速反应搜救队、快速反应供水队、快速反应空运队等多支技术救援分队。

公立事故医院 德国共有公立事故医院 35 所，主要通过向消防中心和技术救援协会派驻医生，在突发事件发生时承担伤员的紧急救治和康复治疗工作。每个公立事故医院都设有直升机停机坪。

志愿者队伍 德国志愿者服务发达，志愿者是应急救援的重要力量，是专业救援队伍的庞大后盾。据 2011 年德国红十字会相关资料统计，德国有各类志愿者 2300 万名，从事各种类型灾难救援的志愿者就有 180 万人，其中消防志愿者有 130 万人，其余主要分布在德国红十字会、圣约翰救护机构、联邦技术救援署、工人撒玛利亚联盟、马耳他救护机构、德国水上救援协会等志愿者组织中。

(侯世科)

鲁汶大学灾难流行病学研究中心（Center for Research on the Epidemiology of Disasters, Catholic University of Leuven）

20 世纪 70 年代，比利时鲁汶天主教大学设立的灾难流行病学研究中心。是运用流行病学和其他预防医学手段，对灾难与其诱发疾病的发生发展规律及其影响因素进行研究并采取相应预防与救治措施的机构。是最早成立的灾难流行病学研究中心，位于鲁汶天主教大学校园的布鲁塞尔公共卫生学院。中心的多学科团队包括医学和公共卫生、信息和数据库管理、心理学、营养学、社会学、经济学和地理等方面的专家。工作语言是英语和法语。主要职能是：①自然灾难与其影响的研究。②冲突与健康研究。③数据库和信息支撑。④能力建设与培训。

鲁汶大学灾难流行病学研究中心在国际灾难和冲突的健康研究领域非常活跃，参与灾难、灾难恢复重建和发展的研究，促进对人道主义紧急救助、灾难应对、救援理论和技术的研究，特别注重灾难相关公共健康和流行病学的研究。主要集中研究对人类健康产生重大影响的人道危机和紧急情况，包括所有类型的自然灾难，如地震、洪水、风暴、饥荒和干旱，以及人为灾难，包括导致大规模难民的内乱和冲突。集中研究灾难相关的健康问题和复杂紧急情况造成的疾病负担。促进对人道危机，如人权和人道、社会、经济和环境问题、预警系统、心理保健、妇女和儿童的特殊需要等更广泛方面的研究。研究各种人道干预措施对急慢性营养不良、人类生存、感染性疾病和心理健康的影响。

(周荣斌 高菲)

Shènglùyìsī Dàxué Shēngwù Kǒngbù
Zhǔyì Yǔ Xīnfā Gǎnrǎnbìng Yánjiū
Zhōngxīn

圣路易斯大学生物恐怖主义与新发感染病研究中心 (Center for the Study of Bioterrorism and Emerging Infections, Saint Louis University)

成立于美国圣路易斯大学公共卫生学院的研究生物恐怖主义与新发感染病的机构。1999 年成立。是疾病预防控制中心 (Centre for Disease Control and Prevention, CDC) 的专门分支机构，接受其管理和经费支持。恐怖袭击的猖獗，新发感染病的日益增多，严峻的现实让人类认识到国家对生物恐怖袭击毫无准备、对新发感染病缺乏对策的结果是灾难性的。为更好地应对突发、新发感染病的挑战，世界各国均建立了应对生物恐怖主义或新发感染病的应急管理体系，多数国家已建立专门的研究中心，美国圣路易斯大学公共卫生学院为最早设立生物恐怖主义与新发感染病研究中心者。

中心是一个围绕"生物恐怖主义"与"新发感染病"的诊治与预防重大科学技术问题，既能开展引领国际前沿的灾难性突发、新发感染病应用基础研究，又能直接服务于临床诊疗与控制感染病的机构。其工作重点是最大限度地保护公众免受生物恐怖袭击的伤害和减轻新发感染病对人类健康的影响。初期的任务是针对生物恐怖主义建立权威的教育和编写参考资料，并传播给公共健康专家和社会大众。随着中心迅速扩大，已经成为一个在全国范围内为公共卫生专业人员、医生、护士、感染控制专家、急救人员和公众提供生物恐怖和新发感染病防控知识和技能策略的权威专业机构。9·11 恐怖袭击事件后，中心进行了全国性防范生物恐怖袭击或新发感染病暴发的应对训练和现状跟踪调查。训练和调查对象包括全国范围内的急诊医生、全科医生、防疫人员、感染控制专家和公共卫生工作人员，使他们对生物恐怖主义防范和新发感染病有更深入的了解。中心有专业期刊和网站，传播生物恐怖袭击和新出现的感染病最新、最准确、最权威的资讯，提供专业课程和参考资料。针对特定的医疗保健，公共卫生及可能受到恐怖袭击和新发感染威胁的民众，利用各种传播手段，让他们掌握防范生物恐怖主义的相关知识，包括医院和社区规划，生物战剂的诊断和治疗，流行病学监测，疫情调查和控制感染。中心设立生物恐怖主义和新发感染病防控本科教育，也开展远程学习课程，生物恐怖袭击和新发感染病是公共健康学院硕士的必修课程。

中心的工作职能包括：①通过把科技运用到实践来改善人们的健康状况。②防止暴力和非意愿性伤害。③满足人们卫生与安全的需要。④应用新技术来提供可靠的卫生信息。⑤保护个人免受感染性疾病的危害，包括生化恐怖行为。⑥消除种族或民族卫生差异。⑦创造安全和健康的环境。⑧与合作伙伴一起工作，改善人类健康。

(周荣斌 高菲)

Shìjiè Zāinàn Hé Jízhěn Yīxué Xuéhuì

世界灾难和急诊医学学会 (World Association for Disaster and Emergency Medicine, WADEM)

专门研究和探讨灾难医学和急诊医学的世界性多学科学术组织。前身为来自德国的 7 位急救医生于 1976 年 10 月 2 日在日内瓦成立的美因茨俱乐部 (Club of Mainz)，是世界上第一个专门研究和探讨急诊医学和灾难医学的学术机构，是一个非政府、非营利性组织。以后随着研究的深入和扩展，为了更好地突出该组织的研究宗旨，1989 年更为现名（图）。总部设在美国威斯康星州 (Wisconsin) 的麦迪逊市 (Madison)。其成员包括来自 55 个国家或地区的医生、护士、急救医疗技术员、医辅人员、心理医生、社会学家、学生、公共卫生部门的官员等。其宗旨是在全球推动改善灾难救援、院前急救及公共卫生。

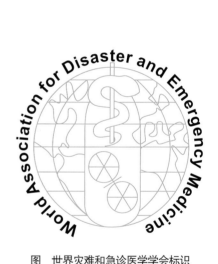

图 世界灾难和急诊医学学会标识

在每两年一次的世界灾难与急诊医学大会上选举出理事会作为大会的执行机构（若有会员不能亲临现场选举，也可通过寄信、电子邮件、传真等方式参与）。理事会的任期为两年，最多可任四届。理事会依次选举出执行官员（主席 1 人、副主席 3 人）、财务主管、秘书长及《院前急救和灾难医学》期刊的主编。理事会批准成立一个教育与标准委员会，主导学会的灾难医学和院前急救医学的科研。该委员会的任期也为两年。

世界灾难与急诊医学学会是一个会员制的专业学术机构，每个会员根据自己的收入每年向学会缴纳会费。世界灾难与急诊医学学会开展的活动包括：①收集灾难医学的循证证据，推动灾难医学的研究发展和优化灾难医学救援的工作方法。②制订灾难医学救援和院前急救的指南，指导各国灾难救援和急救工作的开展。③每两年举行一次大会，并且发行《院前急救和灾难医学》期刊，以推动灾难医学的研究和这一领域的国际合作。④对各国的灾难救援医生和急救医生进行培训，宣传和普及防灾减灾知识，加强灾难的预防，提高院前急救成功率。世界灾难与急诊医学学会推动了世界灾难医学和灾难救援体系的发展，对世界灾难救援和相关的医学研究产生了巨大的影响。

（刘中民 王瑛）

Yàzhōu-Tàipíngyáng Zāinàn Yīxué Huìyì

亚洲-太平洋灾难医学会议

（Asian-Pacific Conference on Disaster Medicine） 由亚洲-太平洋地区灾难医学学会主办的定期灾难医学学术会议。首次于1988年在日本大阪召开，来自亚太地区20余个国家和组织的代表参加会议。主要目的：①报道各国抵御灾难的经验。②增进国际合作抗灾。③灾难救援经验交流。至2014年，会议已经召开10届。会议规模逐渐扩大，参加人数不断增多。会议推动了亚太地区灾难医学的发展。

2014年第十届亚洲-太平洋灾难医学会议发表了大阪宣言，其具体内容是：①继续为发展和增强世界范围内大规模急救医疗系统而努力，研究与灾难有关的问题，并寻求有效对策。②尽一切努力改进亚太地区国家的灾难医疗系统，建立这些国家之间关于灾难对策和信息交换的渠道。③与非医学领域的专家及有关科技部门合作，促进国际对灾难预防的研究，并且把研究成果恰当地反映在每个国家的政策和训练措施之中。④强调在发生灾难时，地区与国际合作的重要性。⑤特别要与联合国充分合作，以使减轻自然灾难的国际十年更有成效。⑥随着通信的发展，建议有关国家和机构采取积极措施尽早建立信息交换、研究和训练的国际联合中心。⑦亚洲-太平洋地区灾难医学会议是地区范围内交换灾难预防、急诊医学及难民健康问题的第一次尝试。

（刘中民 王瑛）

Zhōnghuá Yīxuéhuì Zāinàn Yīxué Fēnhuì

中华医学会灾难医学分会 （Chinese Society of Disaster Medicine，CADM） 中华医学会下属的灾难医学专业学术组织。2011年12月7日在上海浦东成立，是中华医学会第86个分会。挂靠同济大学附属东方医院。第一届委员会设在上海浦东，第一届主任委员是刘中民教授。委员会由来自全国各省、市的61位专家委员及51位青年委员组成。灾难医学分会下设秘书处和办公室具体负责学会的日常运作。已成立消防、心理救援、现场救治、科普教育等专业学组，指导各专业领域的学术研究和工作。中华医学会灾难医学分会的成立是中国灾难医学专业、学科发展的里程碑。

中国是一个地形、地质和气候复杂多变、灾难频发的大国，但灾难救援技术现状还不尽如人意。主要表现为：灾难医学救援基础不足；灾难医学救援的指挥管理统筹不够有力；现场救治的灾难医学专业人员较短缺；后方救治分级转运体系较为薄弱；灾难医学知识普及及民众自救互救技术推广范围有限。2008年汶川大地震后，在总结救灾经验的同时，受国际灾难医学发展的启发，中国一些从事灾难医学救援的单位和学者，发起成立自己的灾难医学会。这些单位是同济大学附属东方医院、中国人民武装警察部队后勤学院附属医院、南京医科大学、暨南大学附属广东省第二医院、中国人民武装警察部队总医院、福建省人民医院、暨南大学管理学院、同济大学医学院等。为切实提高中国的灾难医学救援水平，普及防灾减灾知识，做好灾难预防和救援工作，历经三年努力，经中华医学会理事会审议通过，并经中国科学技术协会批准和国家民政部登记备案，成立中华医学会灾难医学分会。

分会开展的活动主要包括：①团结和组织全国灾难医学的学者、医护人员，为中国灾难医学的学术发展提供优秀的学术平台。②从国家安全、经济发展的战略高度出发，为国家各级政府应急管理部门建言献策，协助制订、完善和实施针对突发应急情况的灾难应急预案。③健全灾难医学救援体系，统一和推广灾难医学救援的各种技术标准或技术规范。开展灾难医学救援科研活动。④建设由现场救治力量、区域救治中心和后方救治机构组成的三级救治体系，在突发事件中统一指挥，缩短反应时间，提高现场救治和转运能力，考虑在特大灾难时启动军管或民转战的机制。

⑤规范转运预案的启动、指挥程序，制订伤员跨省区转运的运输工具选择、物资装备和陪护人员标准等技术规范，制订全国统一的转运病历，建立全国性伤员转运体系和机制。⑥培训和认证医务人员，提高医务人员防范和应对灾难、参与医学救援的能力。在医学院建立灾难医学专业学科，培养既懂灾难救援又懂灾难救援指挥管理的复合型专业人才。建立灾难医学救援人才培养和教育体系。⑦建立专业灾难医学救援队伍，制订专业灾难医学救援队伍标准及培训大纲，广泛开展包括专业业务、通信、交通、野外生存、后勤保障等在内的综合性演练。⑧加强区域与国际合作，开展国内外灾难医学领域的学术交流，推动灾难医学的研究，畅通灾难来临时国际合作的渠道。⑨普及灾难医学知识和技能，提高民众自救互助的意识和能力。开展全民防灾教育，定期组织应急疏散、防灾避险演练。普及创伤防护、自救互救知识与技术。⑩定期组织学术会议，及时总结交流灾难医学救援的经验，不断提高灾难医学救援水平，推动中国灾难医学事业的发展。

(刘中民 王瑛)

Hóngshízì Guójì Wěiyuánhuì

红十字国际委员会 (International Committee of the Red Cross, ICRC)

致力于为战争和灾难事件受难者提供保护和人道援助的国际慈善救援组织。是全世界最大、最有影响力的救援组织。1859 年索尔费里诺战役之后，数千名受伤的士兵被留在战场上得不到适当救治。瑞士银行家亨利·杜南组织了救护工作，并撰写了《索尔费里诺回忆录》。1863 年 2 月 9 日，亨利·杜南在日内瓦创建"五人委员会"，讨论成立一个在战时帮助照顾受伤战士的国家志愿组织，8 天后"五人委员会"更名为伤兵救护国际委员会。由于这个委员会的努力，促成国际社会在 1864 年通过了《日内瓦公约》，该公约制订了保护伤兵和医务人员及在各国建立救济协会的规定。1876 年，伤兵救护国际委员会更名为红十字国际委员会，这一名称沿用至今。

红十字国际委员会总部设在瑞士日内瓦，由大会、大会理事会（获得大会一定授权的附属机构）和指导委员会（执行机构）共同管理。大会由最多 25 名瑞士籍增选委员构成。指导委员会共有 5 名成员，由总干事负责管理。该组织在全球 80 多个国家共有大约 1.2 万名员工。资金主要来自各国政府及国家红十字会和红新月会的捐赠。赋予红十字国际委员会职责的三大基石是：1949 年《日内瓦公约》及其附加议定书，《国际红十字与红新月运动章程》及红十字与红新月国际大会决议。

红十字国际委员会的主要职责是：①在世界各地致力于为战争和灾难事件受难者提供保护和人道援助，积极推广保护战争受难者的法律。②努力促进人们遵守国际人道法及其在国内法律法规中的贯彻和实施。③作为国际红十字与红新月运动发起者，负责指导和协调在武装冲突和其他灾难局势中开展的国际行动。④负有遵守运动基本原则（特别是中立、公正和独立原则）开展其工作的永久国际职责。

(王虹)

Shìjiè Wèishēng Zǔzhī

世界卫生组织 (World Health Organization, WHO)

联合国系统内的卫生问题指导和协调机构。简称世卫组织。1948 年 4 月 7 日宣告成立，此后每年 4 月 7 日成为全球性的世界卫生日。同年 6 月 24 日，世界卫生组织在瑞士日内瓦召开的第一届世界卫生大会上正式成立，总部设在日内瓦。1972 年 5 月 10 日，世界卫生组织承认中国的合法地位。截至 2015 年共有 194 个成员国。现任总干事为陈冯富珍。

组织机构为：①世界卫生大会。是最高权力机构，每年 5 月在日内瓦召开一次。主要任务是审议总干事的工作报告、规划预算、接纳新会员国和讨论其他重要议题。②执行委员会。世界卫生组织和世界卫生大会的执行机构，每年举行两次全体会议。执行委员会在世界卫生大会召开期间负责执行大会的决议、政策和委托的任务。③秘书处。为常设机构，下设非洲、美洲、欧洲、东地中海、东南亚、西太平洋 6 个地区办事处，处理组织的日常事务。

世界卫生组织负责指导全球卫生工作，制定卫生政策、标准和规范，提供卫生技术支持，监测和评估卫生趋势。宗旨是使全世界人民获得尽可能高水平的健康。同时世界卫生组织与灾难救援也有很密切的关系，是联合国负责灾难人道救援的主要机构，承担的职责包括：①在危机期间拯救生命，缓解痛苦。②建立进行紧急情况管理的有效伙伴关系，并妥善协调伙伴关系。③通过宣传争取政治支持和连贯的资源，促进灾难防备、应对和恢复。④制订卫生部门应急工作各个阶段以证据为基础的指南。⑤加强各国卫生系统的能力和复原力，以缓解和管理灾难。⑥确保建立国际能力，通过培训和建立扩增活动支持各国应对紧急情况。

（王 虹）

Guójì Réndào Yīxué Xuéhuì

国际人道医学学会（International Association for Humanitarian Medicine，IAHM） 在人道原则下以促进和传播健康、维护人权和人道医学原则为目的的，向全人类提供医疗服务的组织。是一个非政治、非宗教、非种族歧视和非营利的组织。1984 年成立，原名为布罗克·奇瑟姆纪念基金会，以纪念世界卫生组织首任总干事布罗克·奇瑟姆（Brock Chisholm）博士。1999 年改为现名。世界卫生组织前任官员瑞士威廉·冈恩（William Gunn）教授担任 IAHM 会长至今。

国际人道医学学会认为：①享有最高标准的健康是每个人的基本权利之一，而不管其种族、宗教、政治、经济或社会地位。②全人类健康是世界和平和安全的基础，有赖于个体和国家间的全面合作。国际人道医学学会信奉健康是一种人权的理念，这也是世界卫生组织的信条，被联合国和很多国家的政府所信奉。国际人道医学学会对于灾难救援的理解正在世界范围内得到广泛重视并形成一致意见：①重大紧急情况和灾难不再被认为是突发的和不可预料的现象，而是可以预见和预防的。②救援不能被认为是一种同情的施舍，而是一种互相帮助的责任和义务。③受灾或受难的公众寻求援助也不是一种乞求，而是一种权利。④灾难救援不单纯是一个临时应急、重建事件，而是社会长期发展中的一个基本组成元素。⑤国际社会的应急救助不能被认为是一种宽宏大量的捐献，而应该是一种人道主义的义务和责任。⑥军队从传统的杀戮职责重新塑造赋予了维和及调停功能。

国际人道医学学会通过学会的活动和合作（尤其是与发展中国家合作），提供、支持发展中国家人民的健康事业。主要活动包括：①参与灾难救援，派出专家，捐助等。②举办学术会议。主办多种国际性学术会议和专题论坛，如国际人道医学大会、健康权与人道行动国际论坛、人道医学与人人享有健康论坛等。③建立世界开放医院。

（孙海晨）

Shìjiè Kāifàng Yīyuàn

世界开放医院（world open hospital） 由国际人道医学学会建立的全球范围的志愿医院网络。主要分布在欧洲和非洲，正在逐渐扩大。宗旨是向来自灾区和发展中国家的病人提供当地不能提供的内科、外科、护理、康复等专科治疗，向缺少医疗救助的灾区提供医疗救援，动员发达国家的医院和医疗专家接受这些病人并免费治疗。促进健康是人权和和平桥梁的理念，提倡在医疗实践中遵循人道原则。

世界开放医院的具体运作方式主要有：①与发达国家的有关权威人士和组织进行业务联系，以便在一些大医院建立一种特殊病房来免费接收和诊治来自发展中国家和贫困地区的病人，并提供手术、康复治疗。②保持与世界范围内，特别是新兴国家的人道救援机构的紧密合作，以便找到最合适的专家来治疗那些在本国家内处理不了的复杂病例和疑难手术，并使病人能在拥有人道医学机构的医院得到治疗。③在发达国家的大学和医疗机构内向参与其中的医生、护士和技术人员提供可能的专业培训。④在新兴国家或发展中国家推动相应的法律，保障这些医疗小组的跨国行动、病人的跨国转治，为病人提供医药和手术援助，或开展技术和专业上的培训课程，并保证必要的帮助。

（孙海晨）

Fēizhèngfǔ Zǔzhī

非政府组织（non-government organizations，NGO） 不属于国家机构，不由政府建立，不是根据政府间协议建立的组织。常见的如红十字国际委员会、无国界医生、洛克菲勒基金会、比尔及梅琳达·盖茨基金会、乐施会等。非政府组织一词最早在 1945 年 6 月签订的《联合国宪章》第七十一条中正式使用。1968 年在联合国经社理事会通过的 1296 决议中，界定了联合国与非政府组织关系的法律框架；确定了非政府组织的范畴，同时允许非政府组织在联合国经社理事会及联合国体系中的其他机构中获得咨询地位。非政府组织属于非营利组织，成员多为志愿工作，主要从事公益事业。主要活动领域包括环境保护、社会福利、人权、学术等。

非政府组织在灾难救援中发挥重要作用，具有资源、效率、专业、社会公平等多方面优势，是对政府救灾主导地位的有效补充。各国政府都非常重视非政府组织在灾难救援中的作用。美国的非政府组织发展较成熟，在灾难救援、物资捐赠、技术支持、心理救援等多个方面发挥重要作用。日本的非政府组织在防灾救灾方面非常活跃，每个社区都有非政府组织的志愿者组织开展救灾知识普及，组织防灾演练；灾难发生时，遍布社区的各种非政府组织在最快时间开始救援行动，充分体现快速、便捷的优势。中国的非政府组织正处在快速发展阶段，特别是在一些社会问题比较突出的领域内，非政府组织活动很活跃，发挥着政府难以发挥的作用，推动社会进步。

（王　虹）

Liánhéguó Zāinàn Pínggū Yǔ Xiétiáoduì

联合国灾难评估与协调队 （United Nations Disaster Assessment and Coordination Stand-by teams, UNDAC）

联合国设立的随时待命的灾难评估和对灾难救援进行协调的专家队伍。1993 年成立。由联合国人道主义事务协调办公室管理，有 54 名成员。成员来自全球 20 多个国家，由联合国人道主义事务协调办公室、联合国开发计划署、联合国世界粮食计划署、联合国儿童基金会和世界卫生组织提名。在亚洲、中美洲等地区部署了 11 支队伍，其中 9 支应对洪水和飓风；2 支应对地震（其中 1 支应对海啸）。应受灾国的请求，能够在数小时内启动，开赴灾难现场开展需求评估，协助受灾国政府和联合国常驻协调人，协调国际救援灾难现场的组织工作。自成立以来，联合国灾难协调与评估队已在全球各地执行了超过 1000 次的任务，是优秀的、专业的、国际化的专业灾难应对机构，在提供抗灾、救灾专业知识和技能及协助各国政府制订救援方案，建立灾难救援体系方面做出重大贡献。2004 年 12 月印度洋大海啸发生后，联合国灾难协调与评估队参与灾难评估、救援等工作，在管理和协调 21 个国家和组织的 668 支救援队伍及保持通信联系方面做出了贡献。2009 年在西非贝宁和布基纳法索发生的洪灾中，联合国灾难协调与评估队第一次深入西非进行救援，还帮助受灾地区建立了救灾和灾难防御体系。

（刘中民　王　瑛）

Wúguójiè Yīshēng

无国界医生 （Doctors without Borders）

由世界各国专业医学人员组成的国际性医疗志愿者组织。法语为 Médecins sans Frontieres（MSF）。1971 年 12 月 20 日由一些法国医生在巴黎成立。成立之初是为应对世界上不同角落的紧急事故而建立的一支具有机动性质的医疗队伍，后来不断壮大并逐渐成为一个独立的国际人道主义医疗救援组织。总部设在比利时首都布鲁塞尔；国际协调办公室设在瑞士日内瓦；下设 5 个行动中心，分别位于比利时布鲁塞尔、荷兰阿姆斯特丹、瑞士日内瓦、西班牙巴塞罗那和法国巴黎；在欧洲、东非、中美洲和东亚设有 4 个后勤中心，负责采购、测试及储存各种装备，并且确保在 24 小时内把所需要的装备运上飞机，运往发生人道危机的地区；在全世界设立 18 个分部，负责招募志愿者、筹款和推广该组织的救援工作。有两千余名成员在八十余个国家工作。于 1999 年获得诺贝尔和平奖，以肯定他们在紧急事件发生时提供及时的医疗服务，并引起国际对可能发生的人道危机事件的关注。

无国界医生的存在并不是基于某种官方委托或国际上的委任，而是基于人道和全世界 240 万捐助者的委托、成熟的志愿者队伍和完善的全方位医疗救援平台。该组织在世界上许多国家拥有数千名志愿人员，专业的医疗救援队伍成员包括医生、护士、麻醉师、实验室技术人员、助产士等。遵从无国界医生宪章，贡献自己的专业知识，平等地对待不同种族及宗教背景的人，协助那些受战火及灾难蹂躏的灾民脱离困境。

无国界医生的行动中心负责管理和监察全球八十多个国家的援助项目，中心的人员亦会留意各地发生天灾人祸，并在最短时间内动员紧急支持人员及调集物资协助救灾。无国界医生进行的医疗救援活动，可分为以下两方面：①紧急救援。无国界医生为战争或冲突中的难民及遭受自然灾难的灾民提供救援。在冲突地区，该组织提供基本的医疗保健和营养服务，分发药品，注射疫苗，建立清洁水和卫生设施，控制传染病蔓延，必要时还开展心理治疗项目。如 1995 年 11 月，无国界医生为朝鲜提供了 100 万美元的紧急救援物资。1998 年苏丹发生饥荒，该组织的 130 多名志愿者和 700 多名当地雇员开设 16 个营养中心，共治疗严重营养不良儿童22 000 名。1999 年科索沃战争期间，该组织的 320 多名志愿者参加了在阿尔巴尼亚、马其顿等地区的紧急救援行动，在难民营开设门诊，24 小时提供服务。1999 年土耳其地震后，该组织迅速派遣医疗队支援当地医院，抢救灾民。在灾民聚居点设置大型储水罐，修建卫生设施，共为30 000 名伤员诊治或做小手术。②长期救援。在医疗设施不足或医疗保健匮乏的国家，无国界医生与当地卫生部门合作，帮助重建医院和防疫站、推动营养和卫生项目、培训当地医护人员。如 1999 年东帝汶公民投票引发的暴乱过后，无国界医生帮助当地重建医院和培训医护人员。同一年，该组织还在秘鲁亚马孙河流域地区、疟疾肆虐的柬埔寨东北省份培训大量医护人员，并在柬埔寨开展获得性免疫缺陷综合征（艾滋病）防治活动。近年来，该组织开展"病者有其药"运动，目的是让处于弱势的人也能获得基本药品。1999 年 11 月，组织用获得的诺贝尔奖奖金（约 100 万美元）建立了"被忽视疾病基金"（Neglected Disease Fund），主要关注结核病、锥虫病、疟疾、艾滋病和利什曼病等 5 种疾病的防治。

无国界医生在中国的救援行动始于 1989 年。初期主要是为遭受自然灾难的灾民提供紧急援助，到 2008 年已超过二十次为中国受大大小小的水灾、地震、雪灾及台风影响的灾民提供援助，受惠灾民数以千万计。针对 2003 年出现的严重急性呼吸综合征（SARS）疫情，无国界医生派出了一支十多人的队伍前往北京郊区的小汤山医院，主要工作是给予被隔离的疑似病人心理支持，同时为 150 名护士进行安全护理培训，之后内蒙古、河北等地也对无国界医生发出救援请求。2008 年汶川大地震，无国界医生为灾民提供帐篷等救援物资、医疗护理和心理支持。另外，在艾滋病防治、危困社群、水利卫生等长期救援方面，无国界医生也提供相应的援助。

（赵中辛 谢燕婷）

Ōuzhōu Zāinàn Yīxué Zhōngxīn

欧洲灾难医学中心 （European Centre for Disaster Medicine, CEMEC） 专门负责培训欧洲各国救灾医务人员的机构。正式成立于 1987 年 10 月，常驻机构设在欧洲的圣马力诺。如今，CEMEC 已成为欧洲议会属下的一个政府间和国际的组织，它经常与联合国和世界卫生组织的应急办公室联系。

自 1987 年起，CEMEC 每年举办培训班。灾难医学强化班是专为与大型急救有关的医生、护士、急救工作人员、兽医外科医生、民防管理人员及志愿者协会举办的。欧洲学习班是专为灾难医学领域有关专家举办的，目的是加强相互协作及制订教学计划。CEMEC 还对灾难处理中特别引人关注的问题组织专题讲座。CEMEC 认为，医科大学学生，凡读内科及外科学位者，灾难医学应列为必修课，而不能作为选修。这样不但能扩大年轻医生的基础知识，而且有助于灾难医学概念的形成。已有众多来自世界各国有关专家参加过他们的讲座。CEMEC 承担加强灾难医学科学研究、促进科研成果的传播、健康支持的协作及协助救灾等任务。医学救援的组织与协作也是 CEMEC 优先考虑的问题之一。CEMEC 通过信息收集，建立相应计算机化档案资料库，有助于快速查阅文献资料。CEMEC 还建设专业图书馆，出版与传播能反映欧洲灾难医学中心活动的教材及手册。

（赵中辛 谢燕婷）

Pàgéwòshí Huìyì

帕格沃什会议 （Pugwash Conferences on Science and World Affairs） 基于 1955 年发表《罗素-爱因斯坦宣言》的影响，1957 年在加拿大帕格沃什成立的，由著名学者和公共人物组成的国际组织。全称帕格沃什科学和世界事务会议。创建人为约瑟夫·罗特布拉特（Joseph Rotblat）和伯特兰·罗素（Bertrand Russel）。目的是减少武装冲突带来的危险，寻求解决全球安全威胁的途径。罗特布拉特与帕格沃什会议因在核裁军上的努力而获得 1995 年诺

贝尔和平奖。帕格沃什会议为各国科学家讨论严重威胁人类生存的重大问题提供了一个平台。最初主要关注核武器、核裁军、军备控制等问题，后来扩展到包括全球资源与环境、饥饿与贫困、人口膨胀、生命技术、科技伦理等一系列更为广泛的自然与社会议题。初期参与者均为各国杰出的自然科学家，后来逐渐有社会科学家参加。虽然是个民间会议，但讨论的主题及形成的共识在国际社会产生重要影响。特别是在冷战时期，该会议为沟通对立双方起到关键性作用，为冷战双方政府间正式会谈提供了基础，甚至为政府间签署的协定所采纳。国际科学界高度赞誉帕格沃什会议在推动世界和平运动中的积极作用。

（孙海晨）

Liánhéguó Qìhòu Biànhuà Dàhuì

联合国气候变化大会 （United Nations Climate Change Conferences） 《联合国气候变化框架公约》缔约方正式会议。以气候变化为主题。自 1995 年开始每年召开一次，以缔约方正式会议（Conferences of the Parties，COP）序号命名。自 2005 年开始，同时作为《京都议定书》缔约方会议（Conference of the Parties Serving as the Meeting of Parties to the Kyoto Protocol，CMP）。自此，每次会议有 COP 和 CMP 两个编号，如：1995 年会议命名为 COP1，2005 年会议命名为 COP11/CMP1，2014 年会议命名为 COP20/CMP10。

《联合国气候变化框架公约》（United Nations Framework Convention on Climate Change，UNFCCC）是联合国政府间谈判委员会就气候变化问题达成的公约，于 1994 年 3 月 21 日正式生效。是世界上

第一个为全面控制二氧化碳等温室气体排放，以应对全球气候变暖给人类经济和社会带来不利影响的国际公约，也是国际社会应对全球气候变化问题进行国际合作的基本框架。该公约由序言和26条正文组成，具有法律约束力，旨在控制大气中二氧化碳、甲烷和其他导致温室效应的气体排放，将温室气体的浓度稳定在气候系统免遭破坏的水平上。该公约对发达国家和发展中国家规定了不同的义务和履行义务的程序，发达国家作为温室气体的排放大户，须采取有力措施限制温室气体的排放，并向发展中国家提供资金支持；发展中国家只承担提供温室气体监控数据的义务，不承担限控义务。该公约建立了向发展中国家提供资金和技术支持的机制。

1997年COP3在日本京都召开，149个缔约方通过了《京都议定书》，规定2008～2012年，主要发达国家的温室气体排放量在1990年的基础上平均减少5.2%，其中欧盟削减8%，美国削减7%，日本削减6%。2005年《京都议定书》正式生效，156个缔约方批准了该协议。

2009年COP15/CMP5在丹麦哥本哈根召开，商议《京都议定书》一期承诺到期后的后续方案，即2012～2020年的全球减排协议。发表了《哥本哈根协议》，维护《联合国气候变化框架公约》和《京都议定书》确定的"共同但有区别的责任"原则，就发达国家实行强制减排和发展中国家采取自主减排行动做出安排，并就全球长期目标、资金和技术支持、透明度等焦点问题达成共识。

2015年COP21/CMP11在法国巴黎召开，195个缔约方通过了具有历史意义的全球气候变化新协议，这个协议是历史上首个关于气候变化的全球性协议。本次达成的《巴黎协议》共有29项具体条款，包含减缓、适应、损失和损害、资金、能力建设和透明度等要素。根据协议，缔约方同意按照可持续发展的要求和为消除贫困努力，加强对气候变化威胁的全球应对，将全球平均气温升幅与前工业化时期相比控制在2℃以内，并争取限定在1.5℃以内，以大幅减少气候变化的风险和影响。该协议指出，发达国家应继续带头，努力实现减排目标，发展中国家应依据不同的国情继续强化减排，并逐渐实现减排或限排目标。协议还规定，发达国家应协助发展中国家，在减缓和适应两方面提供资金资助。同时，将"2020年后每年提供1000亿美元帮助发展中国家应对气候变化"作为底线，提出各方最迟应在2025年前提出新的资金资助目标。在备受关注的国家自主贡献问题上，该协议规定，各方将以"自主贡献"的方式参与全球应对气候变化行动。各方应根据不同的国情，逐步增加当前的自主贡献，以尽其可能大的力度，同时负有共同但有区别的责任。发达国家继续带头减排，并加强对发展中国家的资金、技术和能力建设支持，帮助发展中国家减缓和适应气候变化。协议还建立了一个盘点机制，从2023年开始，每5年对全球行动总体进展进行一次盘点，以帮助各国提高力度，加强国际合作，实现全球应对气候变化的长期目标。

(孙海晨)

Zhōngguó Guójì Jiùyuánduì

中国国际救援队（China International Rescue Team） 中国承担国际地震和其他灾难紧急搜救任务的专业队伍。执行国内救援任务时称中国国家地震灾害紧急救援队，简称国家地震救援队。2000年12月4日，国务院、中央军委批准并下发《国家地震灾害紧急救援队组建方案》（国办发〔2000〕75号），2001年4月27日正式成立。成立之初，总人数222人。由中国国家地震局和中国人民解放军总参谋部共同管理，队员包括来自中国地震局的专业人员、解放军官兵和武警部队的医护人员。编为3个支队和1个总队部，每个支队内设搜索分队、营救分队、医疗分队、技术分队、保障分队，总队部设参谋组、技术组、保障组。拥有9大类（含救援装备车）300多种国际先进救援装备和20余条搜救犬。2008年汶川大地震后，扩编为480人。国家地震局救援司负责救援队日常事务，并由总参、地震局、武警部队相关领导为成员组成重大事项联席办公室，对涉及救援队建设的重大决策进行讨论。队伍建设以联合国重型救援队标准建构，以优化的组织、高效的机制、先进的装备和科学的训练促进队伍的快速发展。2009年11月14日，国家地震救援队通过联合国重型救援队分级测评，成为全球第12支、亚洲第2支获得重型救援队资格的救援队。队伍学习应用国际先进的救援技术和理念，与国际救援组织和瑞士、德国、新加坡等多个国家的救援机构建立了良好的合作关系。

2001～2015年，国家地震救援队参加的国内外救援包括：2003年2月，参加新疆巴楚-伽师6.8级地震救援；2003年5月，参加阿尔及利亚6.7级地震救援，是第一次参加国际救援；2004年

12月，参加印度洋8.9级地震－海啸救援，是第一次执行以医疗为主的救援；2005年10月，参加巴基斯坦7.8级地震救援，是第一次担任现场国际救援协调人；2008年5月，参加汶川8.0级地震救援；2010年1月，参加海地7.3级地震国际救援；2010年4月，参加玉树7.1级地震救援；2011年2月，参加新西兰6.2级地震国际救援；2011年3月，参加日本9.0级地震－海啸国际救援；2013年，参加菲律宾台风灾难救援；2015年4月，参加尼泊尔地震救援；等等。

国家地震救援队除直接参加国内外救援工作外，还承担为国内其他救援队伍提供地震救援业务指导和技术支持工作，使国内的救援队伍不断壮大，设备更加精良，应急救援能力显著增强，促进国家灾难救援体系的建设，提高国家灾难应对和公共安全保障能力。国家地震救援队与联合国人道主义事务协调办公室有紧密联系，配合中国外交政策，积极参与联合国人道主义紧急救援事务，足迹涉及亚洲、非洲、美洲、大洋洲，为保障人民生命安全做出了积极贡献，已成为国内和国际上一支重要的救援力量。

（贾群林）

Zhōngguó Guójì Yìngjí Yīliáoduì（Shànghǎi）

中国国际应急医疗队（上海）

［China International Emergency Medical Team（Shanghai）］一支经世界卫生组织认证的，由专业医疗人员和后勤工作人员组成的，在发生突发灾难事件时提供应急医疗响应和伤员救治的国际应急医疗队。由同济大学附属东方医院承建。2010年3月，上海市卫生局授命同济大学附属东方医院组建上海市卫生应急救援队，承担2010上海世界博览会的医疗保障任务。2012年，该队通过国家卫生部审核，成为全国首批16支队国家卫生应急队伍之一。建队以来，中国国际应急医疗队（上海）始终立足于"快速响应、有效救治、平战结合"，在实践中不断完善组织运行、救治流程和技术储备等工作机制，制订了各级各类应急预案和操作规范，不断更新补充救援队各类救援装备，坚持定期进行专业训练，定期组织参与国内和国际的实战演练。2016年5月，该队通过世界卫生组织专家组认证评估，正式成为全球第一支首批通过世界卫生组织认证的国际应急医疗队，并在2016年5月24日第六十九届世界卫生组织大会上，由世界卫生组织陈冯富珍总干事和中国国家卫生和计划生育委员会李斌主任共同颁发认证证书和授旗（图）。

中国国际应急医疗队（上海）共有正式队员60余名，涵盖医疗、护理、后勤生存保障等各类专业人员；拥有专业救援车辆9部；配置各类急救医疗设备与先进救援设备，可在短时间内迅速展开具备40张以上床位及各类功能室的移动医院，在野外迅速开展紧急救治及手术治疗。中国国际应急医疗队（上海）主要担负国内外可能出现的各类灾难的紧急医学救援任务，参与各种大型活动、国际性会议的医疗保障任务。近年来，队伍连续6年承担上海国际马拉松赛终点站医疗保障及其他重大赛事保障工作；参与昆明火车站3·01暴力恐怖事件、乌鲁木齐市5·22严重暴力恐怖事件、昆山8·02特大爆炸事件的紧急医学救援工作。同时，医疗队积极组织和参与国内外的紧急医学救援演练。2015年9月14~19日，医疗队代表中国政府赴中国同江、俄罗斯哈巴罗夫斯克，与俄罗斯卫生部、紧急情况部、国防部下属的3支医疗救援队共同圆满完成了2015中－俄地震灾难卫生应急救援联合演练，得到了中俄两国卫生部门的高度评价。

中国国际应急医疗队（上海）遵循人道医学的理念，恪守世界卫生组织"使全世界人民获得尽可能高水平的健康"和"以灾区人民为中心"的宗旨，致力于向世界上受灾难侵袭的人民提供安全、及时、有效、高效、平等的医疗救援服务，不论其种族、年龄、性别、民族、收入、地域或任何其他细节的差异，向所有人

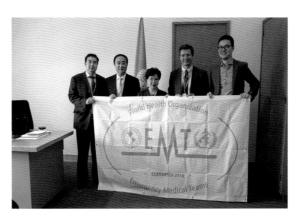

图　2016年5月24日，瑞士日内瓦WHO总部，WHO总干事陈冯富珍亲切接见中国国际应急医疗队（上海）代表，并向救援队正式授旗
陈冯富珍（中），医疗队总队长刘中民（左二），医疗队总协调官陈雁西（左一）

提供同等质量的医疗服务。

(刘中民 陈雁西)

Měiguó Guójì Jiùyuánduì

美国国际救援队 (United States International Rescue Team) 美国有两支国际救援队,一支为政府组织的救援队,另一支为民间国际救援队。

政府国际救援队由联邦紧急事务管理局组织建立和管理,主要职责是为灾区提供应急食品、物资,监测水源,提供应急医疗服务,搜索救援,清理废墟,灭火等。在救援队伍的选拔和认可上实施全国一致的培训和考核标准,在行动中遵循标准化的运行程序,包括物资、调度、信息共享、通信联络、术语代码、文件格式乃至救援人员服装标志等。从队伍构成上分为地震、医疗、消防、交通等各种相应的紧急救援分队。从功能上分为运输组、联络组、公共设施和公共工程组、消防组、信息计划组、民众管理组、资源人力组、健康医疗组、城市搜索和救援组、危险性物品组、食品组、能源组等组别。基本参与了国内发生的超出州政府应急能力的各种灾难应急救援行动。

非营利的民间国际救援队,主旨是救助生命。拥有数千个成员,队伍还在不断扩充。将成员划分为若干个小组,分别驻在世界各个地方,因此,总能在发生灾难后最先赶到现场。曾参加1985年墨西哥大地震、1986年希腊地震、1986年萨尔瓦多地震、1991年哥斯达黎加地震、1995年日本东京和大阪地震、2001年9·11恐怖袭击事件等救援。

(侯世科)

Déguó Guójì Jiùyuánduì

德国国际救援队 (Germany International Rescue Team) 由

德国联邦技术救援署组织管理,当他国发生重大灾难时,经受灾国同意参与救援的德国综合救援组织。德国联邦技术救援署(German Federal Agency for Technical Relief)始建于1950年8月22日,1953年正式成为一个联邦机构,隶属于德国联邦内政部。20世纪60年代,德国国际救援队开始参与灾难救援工作,曾先后参与2008年汶川大地震救援、2011年东日本大地震救援等国际救援行动,并在近十几年来逐渐演变为多方面的灾难救援组织,因其标识为蓝色而被誉为"蓝色天使"。作为全国性的灾难救援机构,通过模块化的组织架构、程序化的管理模式、规范化的培训体系等方式实现救援队建设的标准化。

模块化的组织架构 救援队总部设在波恩,由管理人员、志愿者代表和两个办公室组成。下设工作规范、海外、能力发展、物流及技术与分支支持等业务处。其中,技术与分支支持处又分设人员、组织、财务、信息与沟通等科。德国国际救援队包括:4支快速反应搜救队、6支快速反应供水队和1支快速反应空运服务队。快速反应搜救队成立于1988年,有60多名队员,可在6小时内完成部署。快速反应供水队成立于2002年,可在12小时内完成部署。一支快速反应供水队每天可为4万人提供净化水。快速反应空运服务队是为国际救援时提供海关通关、快速登机办理、协助其人员外派和归队等空运服务的队伍,设在法兰克福机场附近,由有经验的物流专家组成,随时待命,可在2小时内开展行动。

通过标准化配备和按需配备

相结合的方式,实现基础力量和专业力量合理化。每支队伍至少配备1支基础性的救援大队,由1个指挥小组和2个基础救援小队组成。其中,指挥小组4个人,配备1辆指挥车;2个基础救援小队分别配备1辆带挂车的救援车和9~12名救援人员。除基础救援大队外,根据需要配备1~3支专业救援小组。目前共有13种不同类型的专业救援小组,分别为:基础设施、供电、照明、定位、泵水、水险、清障、爆破、后勤和物流、指挥通信、水净化、搭桥、油污处理。各专业救援小组根据器材配备的不同,又可分为不同的类别。

程序化的行为模式 通过使用统一的战术标识、采取标准的灾情管理、遵守规范的操作流程等方式实现行为模式的程序化。

统一化的战术标识 建立很多分门别类的战术标识,包括:基本标识、机构与设施标识、救援任务标识、救护标识、后勤供应标识、指挥标识、战术单位标识、通信标识等。不同类别标识之间的组合又可表示更多意义的战术标识。

标准化的灾情管理 标准化的灾情管理是通过其救援指挥部实现的。在投入救援时,会建立一个救援指挥部。指挥部设一个总指挥,履行领导与协调任务,在其权限范围内全权负责。在总指挥之下,设6个指挥部成员,分别用标识"S1"至"S6"表示。其中,S1负责救援人员的调配、人员监督、排值班表,确保指挥部的正常运转,保障指挥部的供给;S2负责查明灾情和灾情描述,填写救援日记,向指挥部内外提供灾情信息;S3负责任务分配,包括判断灾情、同总指挥商谈后分配救援任务、同 S2 商议后召开灾情会议，在总指挥缺位时，S3 可代表总指挥；S4 负责后勤保障、行政及财务支持工作，包括规划、供给、请求救援物资的投入，为救援人员提供后勤保障服务，成本预计、估算和监督，填写财务报表等；S5 负责救援中的媒体沟通工作；S6 负责救援中的通信保障工作。

规范化的操作流程　无论是救援指挥，还是具体救援实施，都有一套规范化的流程。以废墟搜救为例，要求所有救援队员都遵循以下原则：要持续观测废墟结构的变化；尽量避免在废墟瓦砾间行走，行走时必须提高警惕、深思熟虑；不要不加思考就做出"临时决定"；在进入现场之前，要请建筑专家或静力学专家来评估、判断废墟的结构是否安全；检查是否存在基础性危险（尽可能通过市政部门了解燃气、供电、供水、废水、化学品等）；要对整体局势有大致的了解。

除基本原则外，还建立了一套"五个阶段"的搜救流程。

阶段一：勘察。对直接的和相邻的破坏区域进行勘察，以便作为下一步决策的基础。勘察方式包括：自己亲自勘察、询问当事人、搜索废墟边缘地带、从第三方获取信息。要求做到：确保救援地点的安全，掌握破坏情况和破坏单元，识别、消除或标识危险，调查询问和了解情况，上报情况和提出请求。

阶段二：搜救。即把被埋、被困人员从容易进入的破坏单元中营救出来。要求做到：搜索未受损的建筑部分，留意建筑损伤和隐蔽性危险，询问获救人员，向上级做详细汇报。这一阶段不允许使用重型机械。

阶段三：深入搜救。即在那些难以进入但根据经验估计尚有幸存者的区域中开展营救。要求做到：根据目击证人的证词和自己的观察，有针对性地进行搜寻；仔细搜寻那些形成空间的破坏单元；采取大规模的定位搜救措施；使用重型机械设备进行营救；采取技术性安保措施。

阶段四：定位搜救。要求做到：根据推测仔细搜寻所有可能有幸存者的地方，进行大规模的定位，确保残余楼体的安全，使用重型机械进行营救。

阶段五：清理废墟。要求做到：清运建筑废墟；要时刻考虑到仍有可能找到其他幸存者；挖出位于难以到达地方的受难者；定期中止清理作业，以便在新形成的废墟结构中进行定位搜救。对于进入阶段五具有严格的规定：在进入阶段五之前，必须确保已经搜索完所有可能有幸存者的地方；只有救援指挥部才有权下令救援工作转入阶段五；如果在清理作业的过程中找到幸存者，应重新回到阶段四。

规范化的培训体系　包括以下三个方面。

基础性培训　为所有想成为其志愿者的人提供免费的基础技能培训，由志愿者所在的地方协会进行培训。基础培训包括以下内容：①基础培训一。培训内容包括有关设备和器械的了解和运用、基础医疗救护技能，时间为100 小时；无线通信知识为自愿选择培训项目，时间为 24 小时。②基础培训二。培训内容是各地方协会所设立的专业救援组教授的相关技能，时间为 40 小时。③基础培训三。培训内容是指挥知识与技能，按照不同岗位培训，包括指挥通信领导、远程通信指

挥和指挥助手三种岗位。三种岗位的培训内容都是 40 小时的理论讲授和 40 小时的演练培训。

专业化培训　经过地方协会的基础性培训后，如果还感兴趣，愿意成为更加专业的救援人员或指挥人员，可向其所在的地方协会报名，申请参加联邦培训学校提供的进一步专业培训，由地方协会会长决定是否同意其接受进一步培训。

标准化内容　无论是在地方协会，还是在联邦培训学校，不管是哪个层级或项目的内容，都有标准化的培训内容。每一门联邦培训学校的课程，都有一份《教师手册》，并附有 PPT 课件。

（侯世科）

Rìběn Guójì Jiùyuánduì

日本国际救援队（Japan International Rescue Team）

日本政府建立的承担合法渠道国际灾难救援任务的救援队。受外务省领导，由国际厅负责指挥。1987 年6 月建立，任务包括快速收集国家和城市重大自然灾难和技术灾难的有用情报，经技术处理后报给外务省日本国际合作局，并报经济合作局进行选择决策。

日本国际救援队按国际救援队标准建设，技术装备一流，人员技术能力一流，并具有外语能力。主要包括：搜索与救援队、专业救助队、医疗队、生活自给充足的管理队、高效的联络队、按国际救援培训指导教材进行培训的教育队。队伍按照规定配备有一百余吨的设备和工具，包括运输与通信车辆，船只和小型直升机，各类起重、挖掘和装卸工具，搜救仪器，个人全套用具，生活补给储存设备，发电设备等。大部分搜救队员都有本职工作，在灾难发生时，才被征集执行紧

急的救援任务。

日本国际救援队从成立初期的 400 人到 2002 年已扩增至 1540 人，这些救援人员分别来自日本警察局、日本海岸警备队和消防管理机构，其中医务人员注册数为 614 人，有医生 201 人，护理人员 261 人，药剂师 21 人，医务协调人员 31 人，后勤人员 100 人。日本国际救援队在 1999～2001 年期间，每年的财政预算约为 4850 万美元（含全体职员工资的 1/2），其中的 300 万美元为设备仪器购置费，年培训演练费为 500 万美元，紧急需求时可动用的援助费约 80 万美元。

日本国际救援队先后参加了印度洋海啸、哥伦比亚地震、阿尔及利亚地震及日本国内东海村原子能反应堆事故、美滨原子能发电厂泄漏事故、三宝岛火山爆发、新潟中越地震等国内外重大事件的医学应急救援行动。

（侯世科）

Éluósī Jǐnjí Qíngkuàngbù

俄罗斯紧急情况部 （Russia Ministry of Emergency Situations） 俄罗斯专业化的救灾机构。1991 年 4 月 17 日俄罗斯发布总统令，成立俄罗斯民防、紧急情况和消除自然灾难后果国家委员会，1994 年 1 月更名为国家紧急情况部，其主要任务是制订和落实国家在民防和应对突发事件方面的政策，实施预防和消除火灾、保障人员水上安全、对国内外受灾地区提供人道主义援助等活动。俄罗斯紧急情况部已成为国家级专业化的救灾机构，有权协调有关部门并调用本地资源，还可通过总理办公室请求获得国防部或内务部的支持。中国四川发生汶川大地震、雅安地震后，俄罗斯向中国提供了大量抗震救灾援助。

构成 俄罗斯紧急情况部主要由国家消防局、搜寻和救援局、民防部队和国家小型船只局四个基础部门组成，拥有包括国家消防队、民防部队、搜救队、水下设施事故救援队和小型船只事故救援队在内的多支应对紧急情况的专业力量。属于联邦执行权力机构，与国防部、内务部、联邦安全局和对外情报局组成俄政府五大强力部门。

职能 俄罗斯紧急情况部自成立以来，作为俄罗斯专业化的抗灾救助机构，具有系统的机制、具体的措施和丰富的经验，很重视救灾知识教育和加强国际合作。其职能有以下几个方面。

建立专业化的救援救灾队伍 该部建立之初规模并不大，其主要任务是发生自然灾难和重大生产事故时实施救援。后来，为提高对重大灾难的应急能力，该部规模和任务不断扩展。

加强灾害预测和预报 2010 年初，在俄罗斯紧急情况部下建立了国家危机情况管理中心，并在各个地区设立分支机构。这是一个智能型的救灾指挥中心，采用许多高科技手段，对灾害进行预测预报。国家危机情况管理中心成为统一信息来源和全国危机情况预防和应对体系，在发生紧急情况时增强政府各部门间的协作，同时还可使民众及时了解有关灾难的信息。在国家危机情况管理中心设有"行动反应中心"，采用电脑管理，并配以声文记录装置，在多个特大屏幕墙上能够显示出全国各地的当时情况，社会各界可直接看到发生地震和火灾的现实情况。一旦发生灾难，可迅速获得信息资料，并即时上报和通报。为加强对人多地方的信息管理，在机场、火车站、大型商场、电视台、大型广场等地都设立大型监视系统，对现场情况进行 24 小时监控，随时掌握现场情况。在莫斯科、圣彼得堡等大城市共设立了 911 个信息和通报站。

实施专业化救援 在救灾方面，俄罗斯紧急情况部建立许多专业化救灾机构，实行专业化救助。它有一个庞大的搜救队，专门负责发生灾难时的一般搜救工作，总人数近 2 万人，大多数队员同时掌握多种专业技能，具有在水下、陆地和空中及任何复杂地理和气候条件下完成救助任务的本领和能力。2001 年还成立了由 7500 人组成的"大学生搜救队"，作为国家搜救队的后备力量，主要任务是保障大型活动的安全、在中小学进行搜救方面的实践和理论知识宣传。在消防方面，俄罗斯紧急情况部下设一支庞大的俄罗斯消防部队，总人数达 22 万之多，由军事化消防部队、地方专职消防队和志愿消防队组成。俄罗斯紧急情况部还有一个高风险救援行动中心，专门处理具有高风险的各种紧急情况，如核事故和化学、放射污染事故等，拥有一流的工兵、训犬专家、机器人专家、化学和放射性物质防护专家、潜水专家、登山专家，他们广泛使用机器人进行救助。此外，还有航空救助队、小型船只救援队、心理医疗救助队等。

（侯世科）

Xīnjiāpō Guójì Jiùyuánduì

新加坡国际救援队 （Singapore International Rescue Team） 新加坡的灾难救援队成立于 1993 年，相当于国际救援队，具有鲜明的特色，隶属于新加坡民防

总部。有正式人员 60 人，加上 38 名预备人员，共 98 人，同时有志愿者 20 000 余人。救援队在执行海外救援工作中遵循自给自足、机动性强、体现"特遣队"特点的三大原则，具有搜索、探测、救助和救援能力，同时具有医疗和转运伤员能力，获得了联合国认可的国际救援队的资格。

救援队在人员选拔上有着严格的训练和考核制度，必须有 1 年以上的民防部队工作经验，年龄在 35 岁（官员 40 岁）以下，接受过 10 年以上的正规教育，体能达标，经过 7 个星期的严格训练，合格者才能补充到该队。

救援队在硬件上，有精良的灾难救援装备和个人防护装备，尤其是重型救援车的器材箱是由可组装的集装箱构成，每个集装箱内的器材基本可独立处置地震、风灾、水灾等各类型灾难，同时配备 2 台机器人，主要用于人员难以进入的场所，执行搜索和救人任务。

救援队参与国际救援的意识很强，当邻近的国家发生灾难需要国际救援时，立即向上级报告，内政部同意后，民防部队总监即可调动灾难救援队，乘客用或商用运输机到达灾难现场，迅速展开救援工作。

救援队赴海外国家执行救援任务时，一般由 39 人构成，包括指挥部 8 人，救援组 19 人，搜救犬组 4 人加 4 条搜救犬，医护组 4 人，后勤组 4 人。救援队配备指挥车、重型卡车、救援拖车各一台及各种救生救援器材。救援队中医疗人员较少，主要负责队内和灾难现场对被困者的急救，在完成主要任务后可承担一部分灾民的医疗救助工作。

自成立以来，先后参加了菲律宾地震、吉隆坡公寓倒塌、台湾 9·21 地震、印度洋海啸、巴基斯坦大地震、汶川大地震等重大灾难的救援工作，出色完成多次国际救援任务。为此，新加坡国际救援队获得亚洲第一个联合国重型救援队资质，在国际上享有较高声誉。

（侯世科）

Guójiā Dìzhèn Jǐnjí Jiùyuán Xùnliàn Jīdì

国家地震紧急救援训练基地

（national earthquake emergency rescue training base） 中国第一所以培训地震救援初、中、高级指挥员和搜救人员为主，兼有其他灾种应急救援培训功能的综合性培训基地。是一座具有专业化、现代化并与国际救援领域发展需要相接轨的国家级紧急救援训练基地。

国家地震紧急救援训练基地建设项目是中国地震局国家"十五"重点建设项目之一。项目的建设地点在北京市海淀区聂各庄乡凤凰岭下，占地面积 194 亩，建（构）筑物面积近 1.7 万平方米，总投资 2.1 亿元。项目 2007 年 8 月正式投入使用。基地建设设施条件较为先进的教学综合楼、虚拟仿真训练馆、地震救援训练废墟（包括烟热训练室和真火模拟训练室）、体能和技能训练场（室内、外）、搜救犬舍及训练场、救援训练装备库、仪器设备维修室及附属工程。

国家地震紧急救援训练基地 2014 年在编职工 30 人，其中教官 20 人，管理人员 10 人，设有培训部和总务部两大部门，其中培训部下设教学管理处、教务处和训练装备处。主要承担着中国国家地震灾害紧急救援队（见中国国际救援队）和各省级地震灾害紧急救援队的培训；各级政府应急管理人员的调度指挥和演练培训；社区地震应急志愿者及大、中、小学生的自救互救与科普教育培训；面向亚太地区和发展中国家救援队员及官员的地震应急救援培训，同时也为国际应急救援领域的合作和交流提供重要窗口。年培训能力可达 2000~3000 人次。

组织实施国家地震紧急救援训练基地建设项目，是中国地震局面向国际、国内应急救援领域形势和任务发展的需要，是全面推进防震减灾"三大工作"体系建设协调发展的重要举措，这将为推动国家灾难救援体系的建设和发展起到重要的基础性作用。

（贾群林）

Jiāngsū Xiāofáng Péixùn Jīdì

江苏消防培训基地 （Jiangsu Fire-fighting Training Base） 江苏省的一所集教学、科研、学术交流、灭火救援模拟训练、大型综合演练、多种形式消防训练及社会消防宣传培训等功能为一体的综合性消防教育培训基地。位于南京市雨花台区板桥镇，始建于 2001 年 5 月，占地 240 亩，总建筑面积约 6 万平方米。基地由模拟设施训练场（包括：潜水训练池、攀岩救人训练设施、化工装置训练设施、深井管道训练设施、隧道及高速公路训练设施、心理行为训练设施等）、室内教学训练设施（包括沙盘战术训练室、计算机模拟指挥训练室、消防通信训练室、模拟建筑消防设施演示室等）和体能训练场三部分组成。设有战训处和培训中心两大部门。2014 年在编现役干部 18 人，战士 47 人，职工近 85 人。拥有教学宿舍楼 3 栋，综合保障楼 1 栋，可容纳 400 人的大型会议报告厅 2 个，可容纳 1080 人住

宿学习。国家级消防执业技能鉴定站和省级南京区域性灭火应急救援中心也坐落于此。

基地主要承担着消防警官培训、消防员专业技术训练、新兵集练、大学生入警培训、合同制消防员和社会消防从业人员业务培训等任务，同时承接地方行政事业单位、大型企业及各类专门行业的业务培训。江苏消防培训基地建设以计算机教学为主体的仿真模拟训练系统，建成仿真模拟训练中心，加强与美国、法国等国家的交流与合作，引进成套成熟的训练软件，提升各级各类指挥员的应急处理能力，更好地为社会安全保驾护航。

（刘晓华）

zāinàn yīxué jiàoyù

灾难医学教育（disaster medicine education）

灾难医学教育包括大学设立灾难医学相关专业、开设灾难医学课程；有关灾难救援的技术培训、演练和科普教育等。为满足灾难救援对专业人才的需要，很多大学开设了灾难医学的课程，有些大学设置了灾难医学相关的本科专业和研究生专业。灾难发生后，必然需要进行紧急、有序的救援，尽量减少灾难带来的损失。为了做到这一点，必须有设备精良、人员精悍的医学救援队伍，而队伍的基本元素是人，他们应该是具有医学救援技能和指挥管理经验的复合型人才。任何学科的发展都离不开人才的建设，只有有了专业人才，才能有效地开展相应的专业学科建设工作。为此，兴办灾难医学教育，努力把灾难医学建设成为医学科学的一个重要专业，培养相关的专业人才十分必要。尤其是对灾难医学这样一个新兴的专业，兴办教育和培养灾难医学专

业人才的重要性更是不言而喻。

回顾历史，灾难医学救援已经从简单的包扎、止血、镇痛、安慰、搬运等进展到专业化的技术，如切实可行的应急预案，装备精良、训练有素的专业应急医疗救援队，卫星定位通信，移动医院，方舱医院，陆海空全天候立体化转运等。也就是说，灾难医学救援必须有一个坚实的专业技术基础做支撑，才能科学、健康地发展。作为提供最基础专业知识学习的大学本科、研究生学历教育，是学科建设和专业发展的重要基础。

中国灾难医学教育　教学任务是使学生掌握灾难医学的基本概念，熟悉灾难救援指挥管理，掌握各种灾难损伤的急救技术与灾难心理救援。教学目的在于培养既懂灾难医学救援，又懂灾难救援指挥管理的复合型高级专门人才。

2005年之前中国医学高等院校尚无灾难医学的学科和专业设置。直到2005年以后，特别是2008年汶川大地震后，中国先后有六所医学高等院校建立灾难医学系，开设独立的灾难医学课程。他们分别是：中国人民武装警察部队医学院救援医学专业（2006年），同济大学医学院急诊与灾难医学系（2008年），暨南大学管理学院应急指挥管理系（2009年），江苏大学临床医学院灾难与急救医学系（2011年），暨南大学医学院应急救援医学系（2011年），四川大学华西医学中心灾害救援医学科学院（2014年）。虽然学系的名称有所不同，教授的都是灾难医学的内容。自2005年以来，从最初的没有师资、没有教材、没有实验室、没有生产实习基地，到现在的师资队伍建设、

教材建设、课程建设、实验室建设、生产实习基地建设等已形成扎实框架。这几所学校在实践中对灾难医学的教育取得一定经验。以同济大学医学院急诊与灾难医学系为例，该系成立于2008年9月，严格意义上讲，这是中国医学院校历史上第一个灾难医学系。2008年该系成立灾难医学教研组，2013年改为灾难医学教研室。设置灾难医学特设专业课程（68学时，4个学分），在大学本科的第6、7学期执行。课程内容主要有六个单元：①灾难医学概论。②灾难现场医疗救援。③自然灾难。④人为灾难。⑤灾难心理。⑥灾难损伤。中国著名的灾难医学专家王一镗、王声湧等教授曾亲自为该系学生上课，深受同学们欢迎。学习结束考试及格，由医学院颁发灾难医学辅修结业证书。

灾难医学的教材也是在教学实践中逐步发展起来的。起初是根据救援实践自编的讲义，2010年形成上述6个教学单元雏形，2011年"灾难医学"被纳入全国医学高等院校规划本科教材系列，随后中国高等院校第一部统编教材《急诊与灾难医学》面世。值此，中国灾难医学本科教材、教学大纲得以基本完善，全国医学高等院校开设灾难医学课程有正规教材可依。2013年"灾难医学"被列入全国高等院校研究生规划教材系列，2014年《灾难医学》研究生教材正式出版。2013年江苏大学临床医学院、华中科技大学同济医学院开始招收灾难医学研究生，其教材即全国普通高等院校研究生规划教材《灾难医学》。

2010年同济大学附属东方医院斥资200万元建立灾难医学实

训室，并有灾难医学生产实习基地4个：国家地震紧急救援训练基地，江苏消防总队南京训练基地，上海市急救中心，上海消防总队奉贤训练基地，为学系同学的生产实习提供了良好条件和保障。灾难医学系毕业生的就业方向：综合医院急诊科、政府部门的应急办公室、急救中心、武警部队医院、高等医学院校等，特别是武警部队消防医院已连续2年到同济大学医学院招收本科和研究生毕业生，可见学系毕业生就业前景乐观。

2016年秋，南京大学在国内率先开设了大学生"智者生存——现代灾难救援理念与技术"通识课，共计24学时，由南京大学医学院负责实施，学生为南京大学各个不同系科和年级的本科生，深受同学们欢迎。接着，南京医科大学也开设了相类似的通识课。

经过数年不懈努力，中国的灾难医学高等教育实现了"3年初见成效，5年大见成效"的跨越。当然，这只是万里长征走完了第一步，如何进一步完善灾难医学系建设，不断提高教学质量，培养更多的灾难医学救援人才，以适应国家和社会的需要，仍然是人们不懈努力的方向。以上五所院校创办的灾难医学专业，只是一个最初的尝试，还远远不能满足中国灾难医学发展的需求。还需要扩大医学高等院校灾难医学专业建设，让更多的医学院校成立灾难医学专业，培养更多、更好的灾难医学专业人才，以适应中国灾难医学救援的需要。

国外灾难医学教育 国外的医学高等院校十分重视灾难医学教学工作。有两种形式：①在医学院、公共卫生学院和护理学院开设灾难医学课程，供学生选修。如美国的芝加哥大学，该校还设立特别奖学金，以鼓励学生学习灾难医学。②设置独立的灾难医学系，如瑞士的苏黎世大学、波兰的波利美亚大学。以波兰波利美亚大学医学院为例，该校的灾难医学课程设置如下：60个学时，4个学分（纳入欧盟统一学分认证系统）。教学目的：教会学生应用相关的医学知识应对灾难中的多发伤和群体伤，教会学生如何为受灾的人们提供医学援助。通过学习，要求学生掌握在极端情况下的通用管理原则和如何组织急救，在物资有限的情况下如何为受害者提供急救。教学内容涵盖灾难医学概论、自然灾难、人为灾难、灾难创伤等。教学方法采取理论授课、分组讨论、模拟救援行动等。

（赵中辛 靳晓丽）

zāinàn jiùyuán jìshù péixùn

灾难救援技术培训（disaster rescue skills training） 按灾难医学救援专业的规律和需要对在职人员进行的培训。又称灾难医学在职教育。作为灾前预防的重要一环，救援技术培训的重要意义不言而喻。

培训对象 在职医疗应急救援队员、医护工作者及其他各行各业工作人员。艰难、复杂、危险的灾难环境和数量巨大的伤病员，对医学救援人员提出了更高的要求。他们不仅要有强壮的体魄、良好的心理素质、坚定的意志信念、强烈的社会责任感、勇往直前不怕牺牲的大无畏精神，更要有精湛的医疗救援技术（主要是掌握现代灾难医学救援五项技术），才能胜任灾难医学救援的任务。

培训内容 主要有检伤分类、心肺复苏、医疗转运和以下两项。

创伤急救 指气道开放、止血、包扎、固定、医疗搬运等技术。这些技术专业人员和非专业人员都必须熟练掌握。

紧急救治 创伤急救与心肺复苏都可由经过急救训练的非医学专业人员从事。因此，将医学专业人员在灾难现场从事的急救用另外一个专有名词即现场急救（on-site）或紧急救治（emergency treatment）表示。现场急救的基本技术包括：昏迷伤员救治，气胸伤员救治，眼球破裂伤、脑膨出、肠脱出伤员急救，离断肢保护，脊柱损伤伤员急救，较大面积烧伤伤员急救，创伤性休克救治，创伤性感染防治，放射性污染处理，化学中毒处理，海水浸泡伤处理技术及深筋膜切开减压术、留置导尿、耻骨上膀胱穿刺术等。

培训方法 ①各级各类灾难医学救援技术学习班，应用模拟医学教学方法进行教学。②灾难医学救援演练：对实际灾难应急救援过程的模拟。包括常规的应急处置流程和设定的关键事件等。救援演练的目的是检验培训的效果，检验救援预案、装备、基础设施、后勤保障等，从而发现问题和薄弱环节，提高预案的可操作性，提高应急救援反应能力，保证培训质量。

国外灾难救援技术培训举例

德国除基础灾难医学外，还将灾难医学的内容办成"假期学校"。"假期学校"提供灾难医学强化培训。在两周的强化课程中，包括50%的理论课、50%的实践课。实践课应用模拟人、动物模型、实践操作等进行教学。模拟教学不但适用于医学生，而且适用于其他医务人员，有利于医务人员和医务辅助人员进行防灾救灾的准备。2013年7月"假期灾难医学学校"首次在中国武汉开办。经多方努力，德国灾难医学会、柏林夏洛蒂（Charite）医学院、中华医学会、中德医学会创伤分会、中德灾难医学研究所、武汉同济医院联合承办了该次教学活动，来自中国安徽、云南、河北、江苏等省的50名学员参加学习，取得良好教学效果。

瑞士于2002年9月成立"军事与灾难医学中心"。该中心为升任中尉或准尉的军医和其他临床执业人员提供急救医学训练场地和培训科目，这些训练也被算作服役。该中心常态化地承办灾难医学培训项目，为军医和其他临床执业人员提供与灾难医学相关的继续教育机会。该中心得到包括瑞士医院联合委员会、瑞士红十字会、瑞士医学联盟的支持，并与巴塞尔大学（麻醉科）、伯尔尼大学（内科）、日内瓦大学（外科）、洛桑大学（灾难医学与管理）、苏黎世大学（灾难与军事精神病学）等众多知名学府进行合作与交流，成绩斐然，闻名于欧洲和世界。德国和瑞士的一些做法，值得中国参考和借鉴。

（赵中辛　陈　迟）

zāinàn jiùyuán yǎnliàn

灾难救援演练（disaster rescue drills）专业应急救援队伍根据灾难特点，按一定程式所开展的模拟演习。是对相关应急救援培训内容的综合运用和提高救援队伍应急救援能力的必要措施。演练涉及整个灾难救援任务的准备、机动、展开、救治、撤收和总结讲评等各个阶段。开展应急演练可达到提高应急救援队伍技术水平与整体救援能力的目的，以便在灾难救援行动中，达到快速、

有序、有效的效果。演练通常采取理论培训与分组训练、队伍合练和综合演练相结合的组织形式。

演练准备　各级救援机构领导要高度重视灾难救援演练。应根据年度训练任务和训练计划，结合单位的实际情况，重点做好组织准备、方案准备、物资准备和教学准备。

组织准备　①成立领导小组：由单位主管和机关相关部门负责人组成演练领导小组，通常设组长1名、副组长1~2名、组员若干名，负责训练的组织实施工作。当有上级业务部门成员来指导培训工作时，亦可参加演练领导小组工作。②参训人员编组：按前期拟定的人员编组方案与参训人员专业特点进行编组，通常设指挥组、导调组、学员组和保障组等。具体分组情况可根据队伍的性质、编组规模和参训人员数量进行调整。

方案准备　①根据年度训练任务和本单位实际情况，由演练领导小组负责或指导专人拟制具体的演练实施方案，作为具体组织、协调、控制和保障工作的基本依据。在方案中应进一步明确培训的指导思想、对象、时间、地点、目的、内容、方法、保障及注意事项等。②各机构单独组织应急救援力量进行演练作业时，演练方案由本单位领导根据演练任务指定专人拟制，方案中应包括演练的基本思想、科目、目的、内容、时间、地点、方法、要求及演练各阶段的导调文书等要素。

物资准备　物资器材是实施灾难救援演练的物质基础。因此，各单位领导在年度培训演练工作保障计划中应做好所需物资器材的请领、补充和筹措等工作计划，对请领到的物资器材应妥善保管。

教学准备　①师资队伍：根据演练内容，从机关、科室或队伍内部抽调高年资相关专业技术人员或经过相关培训的骨干队员组成演练师资队伍的主体，准备培训所需的教案，进行示教、示范作业。对一些难点内容，可从院校或培训机构中聘请专职教员指导或授课。②教学、演练场地：演练场地由演练领导小组或上级领导部门选定。通常，理论培训场地可选在教室、礼堂或会议室；专项训练场地可选在相关科室或院内；综合演练场地应按照实战要求，选在面积较大的操场或院外指定的地域。

演练实施　灾难救援演练的组织实施，通常按照先理论后应用，先单兵后合成，先分练后合练，先院内后院外的方法，由易到难，循序渐进，逐步提高。

理论培训　是演练任务中十分必要的环节，便于参训人员进一步掌握或复习演练中所需的知识或技能。时间可不用太长。通常采取集中授课、分专业授课和自学等方式进行。

集中授课　集中授课是理论培训中常用的一种方式，尤其适合在一些必须掌握的共同科目的培训中采用。授课时，应注意采用多种教学手段，如采取多媒体教学、电教器材、沙盘等多种形式相结合，以增强学习效果。

分专业授课　如一支医疗救援队通常由组织指挥、医疗护理、医技和后勤保障等不同专业的队员组成，在进行共同科目培训的基础上，应突出各专业特点及职责分工，进行针对性的专业技能培训与研讨，以便通过分专业授课培训达到进一步提高队员专业水平的目的。

自学　参训者可按照统一的

学习计划，充分利用规定的自学时间，了解和熟悉本专业之外的相关培训内容，达到提高自身综合素质和卫勤分队整体救治效能的目的。

分组训练 通常在前期理论培训的基础上，按照应急救援队伍的编组和各组（室）的任务分工，携带必要的救援装备和器材，按总体训练计划的要求，由各组（室）组长分别组织实施。目的是对每项训练科目和内容进行反复练习，使各组队员熟悉和进一步巩固本组（室）内部的工作流程、专业技术和内部协同，为组织应急救援力量合练打下坚实的基础。

队伍合练 合练是应急救援队伍训练的主要形式，即在分组训练的基础上，以整支队伍为训练单位，按灾难救援的程序和要求，将分组培训内容和训练动作串联起来进行的综合协同训练。合练通常采取分段作业、连贯作业的方式进行，主要目的是通过合练解决各组（室）之间的密切协同问题。

分段作业 是合练的主要方法和重点，即分别对每一阶段、每项内容，特别是针对重点模块、重要内容（如队伍的快速响应与现场救治等）进行反复训练，从而使指挥人员和各组长熟悉组织指挥程序，各组之间协调一致地开展工作。

连贯作业 连贯作业是在分段作业的基础上，在近似实战的背景下，将同一勤务中的所有阶段和内容连贯起来实施的训练。目的是使各指挥人员熟练掌握组织指挥程序，加强所有组（室）之间的密切协同，增强训练的系统性和完整性，巩固分段作业的成果。

合练结束后，全体受训人员应仔细检查仪器设备，清理作业现场，并到指定地点集合，单位领导或指挥员应认真组织总结讲评，实事求是地肯定成绩，并指出训练中存在的问题或不足，为更好地组织培训演练工作积累宝贵的经验。

综合演练 综合演练是指按照实战要求，将各训练科目、内容有机结合起来，在野外接近实战的环境下，昼夜连续实施的综合性演习。灾难救援综合演练要求高、难度大、组织复杂、形式多样。目前，灾难救援综合演练的形式多以单位内部多部门间配合组织的演练、与其他机构或应急救援队伍协同开展的演练及上级部门组织的多单位协作进行的综合性演练等形式为主。

为确保综合演练的效果，各机构要力求从难、从严、从实战出发，情况与内容设置应全面，不能只是简单地重复分组训练、队伍合练时的流程与内容，可通过模拟伤病员、致伤动物进一步突出演练的应用性、检验性和考核性，从而达到通过演练全面提高参训队伍执行灾难救援任务能力的目的。

（侯世科）

zāinàn yīxué kēpǔ jiàoyù

灾难医学科普教育（disaster medicine popularization）

通过多种方式向普通公民普及各种灾难常识、避灾技巧和初步急救知识与技能的教育形式。普通公民是灾难救援的主力军，能有效弥补专业救援队伍的不足。国内外资料显示，通常在灾难现场做出第一反应的是邻居、朋友、家人或社区其他成员，他们之间实施自救互救使灾难中的伤员获得生存机会大大提高。可通过举办科普知识讲座，现场咨询，出版科普读物、报纸、期刊和视听作品，在电视、广播、网络等媒体播放科普节目，举行救灾演练等形式进行普及。

普及内容为：①灾难常识。包括灾难的形成原因、多发地带、多发时间及具有预警性的前兆现象等。例如，地震是地球内部发生急剧破裂产生的震波，其前兆常有井水发浑、升温，水面突升、突降及动物惊慌不安等。②避灾技巧。是为防范危险所采取的各种躲避危险、增加生存机会的防范措施。因灾难不同而各有不同。例如，在已发布破坏性地震临震预报或易发生地震的地区，备好临震急用物品，建立临震避难场所，划定疏散场所，暂停公共活动，检查和加固住房，准备好必要的防震物品，进行家庭防震演练，进行紧急撤离与疏散练习等；在易发生踩踏事件的时间或地点，加强治安保卫措施，疏导人群等。③急救知识。通用的急救知识和技能包括气道开放、止血、包扎、固定、医疗搬运和心肺复苏等。在灾难发生时或灾难发生后，自救互救等急救知识是减少人员及财产损失的有效措施。

（王立祥）

gōngzhòng yìngjí jiùhù péixùn

公众应急救护培训（public first-aid training）

针对各种意外事故和灾难，对公众进行基本救护知识和应急救护技能的培训。可规范医疗急救方法，提高全民急救意识及在突发灾难和意外事故中的避险应急技能和自救互救能力，提升急诊创伤与灾难医学救援水平。应急救护的内容不断扩展，从战场救护到各种事故和灾难救护，再发展到今天采取各种形式向公众普及卫生救护知识，让公众掌握先进、正确的基本救护理念和技能，做到人人敢救、人人能救，将第一目击者变为第一救护者，以便在专业医务人员到达现场前，及时、有效地展开自救互救，争取"救命的黄金时间"，防止伤情继续恶化，减轻伤员痛苦，避免或尽量减少伤残和后遗症，达到挽救生命、减轻伤残的目标。现代应急救护在时、空、人的领域都有了巨大变化。

培训内容 应急救护培训内容可与美国心脏协会（American Heart Association，AHA）制订的国际指南同步更新，汇集最先进的急救理念、知识和技能。主要内容包括：①现场救护的原则与标准化流程。②现场急救五项技术（气道开放、止血、包扎、固定、医疗搬运）。③心肺复苏。④心理干预和疏导知识。

现场救护原则 ①安全原则：评估现场，确保自身与伤员的安全。②科学原则：分清轻重缓急，先救命后治伤，先重伤后轻伤。③快速原则：判断快、抢救快。

现场救护标准化流程 包括现场评估、伤情评估、紧急呼救、立即施救与安全转运。

现场评估 ①安全性：检查救治伤员的作业空间是否牢固，电源是否切断，水、煤气管道是否有泄漏，周围有无易燃易爆化工品；评估可能发生的地震余震的强度等。②原因：分析灾难原因、致伤原因等。③受伤人数：评估伤员伤情及数量，以便合理配置医疗力量。④可利用条件：充分利用可支配的人力、物力协助救护。

伤情评估 首先在于危及生命的伤情评估：①意识是否清楚。②气道是否通畅。③呼吸是否存在。④心搏是否停止。⑤瞳孔是否异常。

紧急呼救 救护与呼救同时进行，先心肺复苏后呼救。呼救时需详细说明事发地点及地面显著标志物、呼救人姓名、伤员病情（包括人数、发生原因）、已采用的救护措施，注意电话要让对方先挂机。

立即施救 ①正确搬运伤员，脱离危险环境。②及时清理口腔异物，解除呼吸道梗阻。③徒手心肺复苏。④包扎、止血，简单处理开放性创伤。⑤重视离断肢体保存。⑥维持现场秩序，按伤情对伤员进行轻、中、重分类，填写伤票。

安全转运 转运是现场急救的最后一个环节，及时正确的转运可挽救伤员生命，不正确转运可导致前功尽弃（见医疗转运）。

心理干预和疏导 因灾后一小时即可出现恐惧心理，早期心理危机干预的时间一般安排在灾后的数小时、数天或数星期，最佳黄金时间是在灾后 24～72 小时之内进行。开展现场心理干预和疏导培训的目的，是通过对灾民的帮助、陪伴、倾听、抚慰及使用转移注意力等手段及早帮助灾民宣泄负面情绪，消除恐惧，树立安全感及对未来生活的信心；更重要的是要筛检出已出现心理障碍表现的重点观察对象，便于后期提供专业心理治疗。常用专业心理治疗方法有支持疗法、焦点解决、短期心理治疗、家庭治疗、认知行为疗法等。心理治疗具有个性化和多种方式相结合的综合性特点，没有解决危机的万能疗法。

培训方式 可通过各级综合医院、紧急救援中心、红十字会等各类组织，广泛组织各级培训班。由国际化的医学人才配合具有丰富救援经验的培训人员及具备国际资质的急救导师进行高级培训，逐级推广，采取理论授课、操作训练和现场考核相结合的方式进行。开展培训时，可针对培训对象需求选择相应培训内容。具体方法包括：①语言教育法。讲授法、研讨法。②文字教育法。通过专家讨论，提出并规范针对各种灾难特点的自救互救流程，印刷出版。③视听教学法。观看教学光碟。④模拟演练法。模拟灾难现场，运用模型人、呼吸面罩、担架、颈托等教具及某些先进模拟器材进行技能训练。

（王立祥）

zāinàn jiùyuán zhuāngbèi

灾难救援装备（disaster rescue equipment） 灾难条件下实施应急救援所需的医用器械、仪器、设备、卫生运输工具及相关装备的总称。主要用于灾难发生时伤员的现场急救与紧急救治、连续救治、立体转运，野外医院早期救治与部分专科救治、后期康复、卫生防疫、"三防"医学救援和模拟训练等，是应急医学救援队伍在灾难条件下实施医学救援和在平时进行医学救援训练的物质基础，是减少、消除灾难事件对公众造成的威胁及救治、维护伤员生命和健康的重要工具，是决定应急灾难医学救援成败的重要因素之一。

发展概况 灾难医学学科的快速发展催生了各类灾难救援装备的应用和发展。作为开展灾难救援的重要物质基础之一，灾难救援装备建设水平的高低、功能的强弱及通用性的大小，对灾难事故现场伤员急救的效果都有重要的影响。因此，世界各国，特别是欧美、日本等发达国家，在加紧突发灾难应急救援体系建设的同时，日益重视灾难救援装备的相关建设，在国家和军队层面不同程度地加大了灾难救援装备的建设投入，以此提升突发灾难的救援能力，维护本国社会稳定，保护人员健康，展示国际形象。经过多年来的不断发展与完善，发达国家突发灾难应急救援装备建设已取得巨大发展，呈现出以下四大突出特点：①装备种类齐全。发达国家研发了系列专业化的灾难救援装备，囊括了大到卫生车辆、医院船、救护直升机、卫生飞机，小到各种医疗急救包、医疗器械等在内的各类装备，能够满足各种灾难应急医学救援情形的需要。②装备技术先进，功能齐全，性能可靠。经过多年的开发与应用，许多装备具备了功能全、性能可靠的明显优势，能够满足恶劣环境下的快速高效急救的需要。③装备轻便实用，机动性强，灵活性高，能够满足跨国灾难救援的需要。④装备使用率高。发达国家的灾难救援装备的使用率非常高。在许多情况下，都不是要求选配，而是要求必配，这就大大提高了灾难应急医学救援能力。全球发达国家的灾难救援装备已基本实现模块化配置，且各类高科技产品层出不穷，尤其以美国、日本、俄罗斯等国家最为突出。美国政府在灾难紧急医学救援管理中，普遍运用较先进的卫生技术装备，其应急医疗救援队配置的所有装备均可通过托盘进行空运，远距离机动性非常强，灾难救援装备已基本实现模块化、小型化、履带化和机动化，分组合并，性能好，具有较强的独立保障和应急医学救援能力。俄罗斯针对突发灾难的应急救援装备均按照机动野战医院的标准来配置，可随时开赴灾区开展医疗救援。2003年严重急性呼

吸综合征（SARS）疫情后，中国开始重视灾难救援体系的建设，各项应急工作逐步展开，灾难救援装备也随之有了一定的发展。2004年，中国国际救援队研制出国际最大的折叠式方舱医院，其中核心帐篷为密闭的充气帐篷，相对无菌，可迅速展开手术单元、危重病抢救单元、重症监护室等系统，具有远程医疗、净水供水、柴油发电、独立制氧、自行制冷供暖等功能。2008年汶川大地震后，中国高度重视各项应急救援工作，灾难救援装备快速发展。2008年，中国国际救援队在国际上率先研制成便于飞机远程运输的车载救援医院，由指挥车、手术车、综合急救车、医技检查车等9辆车组成，机动性强，能随飞机快速转运到受灾地区。此外，为全面提升中国的灾难医学救援能力，中国政府还依托军队卫生系统组建了十几支国家级医疗救援队。这些队伍不仅配备了中国最新研制的急救、手术、重症监护等通用装备，还装备了针对抗洪抢险、地震等重大伤亡事故和火灾的专用装备。但总体而言，中国的灾难救援装备与全球发达国家相比，在种类、功能、技术水平、质量、可靠性等方面还存在较大差距，主要存在装备种类较少，数量不足；研发能力较弱；性能不够稳定；功能单一，集成化程度较低；系统体积大、机动灵活性差；装备配备率较低；装备老化、超期服役问题严重等问题。

与院内急救及传统院前急救相比，灾难医学救援有其自身的特点，对救援装备提出了新的需求。灾难发生突然，难以预测和预警。院前急救要求急救人员行动迅捷，现场抢救，快速转运，

途中连续救治，所配急救装备必须展收迅速，体小质轻，取拿方便，简单实用，性能可靠，功能多样。院前急救的环境不确定，且伤病情复杂，经常是未经筛选的急症和危重伤员，现场施救涉及临床各科室相关知识，诊断和救治难度较大，所配装备既要有常规通用器材，也要有特殊环境和伤病情所需的急诊急救器材及药材。灾难环境危险，尤其是地震、火灾等重大灾难环境，救援人员面临人身安全的危险，所配装备应能模块化组合，根据不同环境携带不同模块，且应有个人防护措施。施救对象一般为危重伤员，施救措施是否正确和及时，影响到后续生命体征的维护和生命的延续，尤其是突发事件中发生批量伤员时，急救任务非常繁重，装备配置上不仅要考虑到简单的现场急救装备，还要配备可在野外短期实施野外救治的野外机动医疗平台。

随着社会的高度发展，科技高速进步，各类先进科技产物层出不穷，灾难救援装备也必将得到进一步发展与完善。从国际总体形势上看，灾难救援装备将朝着多样化、全面化、自动化、先进化、高效能、高科技等方向发展，逐步实现常规装备标准化、大型装备便携化、小型装备携行化、单一装备集成化，注重机动灵活性、性能稳定性、经济实用性、种类齐全性、操作简易性、修理方便性等特点。就中国而言，一方面由于受经济基础与技术水平的制约，中国灾难救援装备很难在短时期内赶上发达国家水平，但对于灾难救援装备的建设，中国可以而且应该大力借鉴发达国家的先进技术，充分吸收国外成熟的技术经验和优势。从当前形

势来看，中国灾难救援装备的总体发展趋势是增加装备种类，充足装备数量，强化装备功能，提高装备性能稳定性等，对于一些最基本的救治装备，如呼吸机、监护仪、除颤仪、麻醉机等，应保证充足的数量；通气、止血、包扎等一线救治装备应形成制式、系列化，在此基础上，一步步朝着国际总体趋势发展。

分类 按灾难救援保障层级划分，灾难救援装备可分为现场搜救装备（月亮灯、蛇形生命探测仪等）、现场急救装备（三角巾、急救包、敷料、绷带、止血带、小夹板、充气夹板、各型担架、口咽通气管、供氧面罩、输液器材、吸引器、抗休克裤等）、移动医院（方舱医院、帐篷医院、车载医院、医院船、空中医院等）、转运装备（救护车、卫生列车等）、医技保障装备（野外发电车、野外储血运血车、野外制液车、野外制氧车、医疗器械修理车等）、指挥通信装备（指挥车、医学作业箱等）、防护装备（个体防护装备和集体防护装备）、后勤保障装备、卫生防疫装备（野外消毒灭菌车、检水检毒箱、食品检验箱等）、生物侦检装备、化学侦检装备、辐射监测装备、远程医学装备（远程会诊车等）等。

（王运斗）

xiànchǎng sōujiù zhuāngbèi

现场搜救装备（search and rescue equipment） 用于灾难现场搜索、寻找幸存者的各类专用装备。生命搜救是灾难紧急救援中最重要的任务。对遇险人员抢救越快速及时，救出救活的可能性越大。现场搜救装备可快速搜寻伤员，有效缩短伤员从受伤到获救的时间，使伤员得到及时救治。广义的现场搜救装备包括救援绳索、破拆工具及防护、照明、警戒器械设施等。狭义的现场搜救装备主要指灾难现场用于伤员搜寻的生命探测装备。

现场搜救装备最早用于军队战时伤员寻找。在第二次世界大战之前寻找伤员主要靠人工搜寻。第二次世界大战时期，苏军曾利用卫生犬寻找伤员，搜寻舰艇、飞机失事人员等还使用了电子器材。第二次世界大战后，美国德克萨兰仪器公司研制了第一代红外成像装备。20世纪60年代早期，瑞典阿伽公司（Aktiebolaget Svenska Gasaccumulator，AGA）研制成功第二代红外成像装备。20世纪70年代中期至90年代末，基于雷达和光学技术的生命探测研究得到了迅猛发展，出现了夜视仪、Radar Vision1000（RV1000）的超宽带探测雷达设备。21世纪初期，装备种类已有微光夜视、无线电及红外线、雷达、声波等生命探测、全球定位系统、卫星定位等多种技术形式，使搜寻伤员的范围从白天延伸到黑夜，从数十米扩展到数千米，甚至数十千米，从地表延伸到被掩埋的地下，极大地提高了寻找伤员的能力和效率。

中国搜救装备研制起步相对较晚，始于20世纪80年代。由于研发品种有限，救援队伍建设起步较晚，救援装备在品种上尚比较单一。中国比较有代表性的生命探测仪是由第四军医大学于21世纪初期研制成功的非接触雷达生命探测仪。这种雷达生命探测仪是将雷达技术和生物医学工程技术相结合，通过特殊的雷达发射微波，接收反射波后检测是否有人体生命活动所引起的各种微动，并用特殊的生物医学信号处理技术提取人的呼吸、心搏、肢体活动等生命体征，从而探测废墟下是否有人的存在。该仪器不需要任何接触人体的电极或传感器，实现了非接触、远距离对人体生命信息的探测，探测距离可达30～50米，穿透实体砖墙厚度可达2.3米，并具有自动人体识别功能。

生命探测装备可按技术原理、搜寻距离和寻找方式进行分类。按技术原理可分为光学类（如红外夜视仪）、电子类（如非接触雷达生命探测仪）、音响类（如音响振动生命探测仪）和机器人伤员搜寻装备；按寻找距离可分为局域范围和广域范围伤员搜寻装备；按搜寻方式可分为约束式伤员搜寻装备（如电子寻找仪）和无约束式伤员搜寻装备（如非接触雷达生命探测仪）。目前经常使用的生命探测装备是生命探测仪，是探测生命迹象的仪器，是高科技救援装备，常见的有蛇形生命探测仪、红外生命探测仪、雷达生命探测仪和声波生命探测仪。

（王运斗）

yuèliangdēng

月亮灯（moon lamp） 用于灾难救援等野外照明的形如月亮的便携式照明装备。又称月球灯、球型照明灯、气球式移动照明灯、大功率球灯等。月亮灯可提供高强度、长时间的照明。功率高达2000W，两个月亮灯就足以照亮一个足球场。月亮灯拆装简单快捷，整体结构合理、性能稳定、操作方便，能在雨、雪、高温、寒冷等各种恶劣环境和气候条件下正常工作；阻燃、抗风，轻巧易于运输。常规投光式灯具，射光角度范围受到很大限制，光线刺眼，光污染严重，容易使往来行人及车辆驾驶员造成瞬间无视觉，易发生交通事故。月亮灯彻底解决了上述问题。月亮灯特别适于夜间抢险救灾、工程抢修、消防照明、警案现场、交通拯救、事故处理、野外作业等紧急情况下使用，同时也可广泛应用于大型施工、摄影现场、展览会场地及军用、民用机场等地。

月亮灯由支架、发电机和球灯本体三个部分组成。支架可采用三角支架支撑（图1），也可固定在装有足轮的底盘（图2）或车辆上，进行任意方向的移动。球灯支架为电动升降杆，可实现球灯自动升降。便携式发电机可

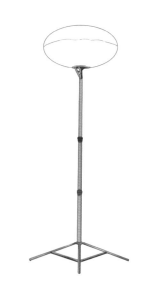

图1　月亮灯（三角支架式）

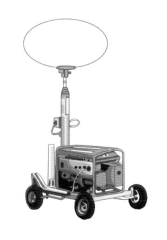

图2　月亮灯（可移动底盘式）

在无市电的环境中提供长时间的电力供应，有交流、直流、发电机、车载四种供电方式。球灯本体由主体座、灯罩、外壳三部分构成。主体座中组装有灯泡和反射罩。光源采用2只1000W金属卤化物灯，发光效率高、显色性好、使用寿命长；绿色环保，无光线污染；防眩目，大光亮，360°大范围照明，无阴影。于底面设有内、外卡孔，周缘设有供螺钉穿设的穿孔，且于内侧设有灯泡座。反射罩呈碗状，端缘有一灯孔让灯泡得以置入；框盖一端缘外侧设有螺纹，内侧设有扣合反射罩的凸缘，另一端缘有缺口，并设有与主体座内卡孔相配合的卡钩。灯罩内组装有玻璃，灯罩内侧设有螺纹，且可螺合于框盖上。外壳为一环形壳体，外壳的外缘设有一电线缺口，内缘设有固定钩，可钩合在主体座外卡孔上，以此可让整体的组装更为便利，且具更有层次感的外形视觉效果。充气反射罩采用透光性高、防水性好的专用进口航天合成纤维材料制成，密封性好，不易破损，可靠性高；内置鼓风机实现充气外罩的自动充气。采用断电保护系统，安全可靠。球灯开关可遥控。

（王运斗）

chǎnshì dānjià

铲式担架（shovel stretcher）　由左右两块板组成，可分别将两块板铲到伤员身体下面，扣合后抬起、搬运伤员的急救担架。是救护车配备的一种医疗急救设备。最初铲式担架由硬、重的金属材料制成，使用起来很笨拙。随着材料科学发展，塑料、铝制品和铝合金等材料制成的铲式担架生产出来，具有轻便、可伸缩、可折叠、能固定、轻巧等特点。铲

式担架最大的优点是在搬运时不需要伤员挪动，可最大限度减少伤员在搬运过程中可能发生的二次伤害，因此广泛应用于院前急救、灾难医学现场救援、消防现场急救等实际工作中。

铲式担架打开时长度一般为150～210cm，折叠后为100～120cm，便于携带；头端宽44cm，足端宽33cm，有利于在狭窄空间搬运；自重在8kg左右，最大搬运体重135～150kg的伤员。铲式担架一般有4档拉伸设计，根据伤员身高分短、中、中长、长四档，分别在4个点位有卡槽起到分离、合拢等固定作用。

搬运外伤伤员时，其方法是：先把伤员放置在平卧位；急救人员用双手固定伤员颈部；2名急救人员同时按压铲式担架两端中间的按钮，同时打开铲式担架分成两片（图1），然后将左右两片分别从伤员背部两个侧面轻轻插入；将铲式担架的两片对准按钮，稍用力合好，听到"咔"的一声，表明两片担架合拢固定成功；确定卡槽扣紧，用担架侧孔的3条绑带绑定伤员（图2），避免伤员在搬动中移位，侧孔还可用于悬挂各种引流袋，如尿袋、胃管等；固定好后由2～4名急救人员现场抬起平移搬运到救护车上。铲式担架可放置在救护车相应的担架床上，减少震动，提高急救效率。

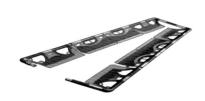

图1　打开铲式担架分成两片

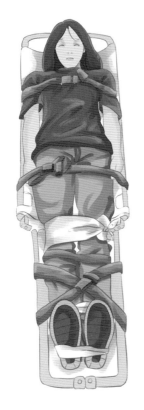

图2 合拢铲式担架，固定好伤员

（邹圣强）

yèyājiǎn
液压剪（hydraulic scissors） 利用主机液压动力源通过液压缸带动剪切臂进行剪切、破碎、拆除作业的工程机具。又称液压钳、破碎剪、压碎机、破碎机、剪切机等。19世纪石油工业的迅速崛起和蓬勃发展推动了近代液压传动技术的出现。液压剪（图）在剪刀的基础上加装液压传动装置，以液压为动力，将液体的压力能转换为机械能，大大加强了剪刀的剪切力度，实现徒手根本无法完成的剪切效果。液压剪主要由剪切刀片、中心锁轴锁头、双向液压锁、手控双向阀及手轮、工作油缸、油缸盖、高压软管及操作手柄等部件构成。液压剪通常有一个铝合金外壳，刀刃由热轧钢锻造而成，活塞及活塞推杆通常由热轧合金钢制成。液压剪可由汽油驱动装置提供动力；救生颚系统可由电力、空气或液压驱动。液压剪是弯曲的爪状延伸，末端呈尖状。液压液体流入液压缸后把压力施加给活塞。刀刃的开合取决于施加在活塞上动力的方向。当活塞推杆上升时，刀刃张开。当活塞推杆下降时，刀刃开始向物体（如车顶）靠近，然后合拢，并将物体剪开。液压剪与机动泵或手动泵配套使用，可实现快速剪切功能。当发生火灾、交通事故、地震等灾难时，可快速有效地剪断防盗门窗、钢筋防护栏杆及汽车、火车车厢等各种金属或非金属结构，救出被困于受限环境中的人或抢救处于危险环境中的人，达到救护或救灾的目的，是消防队、交警队、工矿企业及其他救灾抢险部门必备的破拆工具之一。

（王运斗）

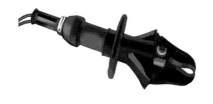

图 液压剪

qǐzhòng qìdiàn
起重气垫（lifting cushion） 一种以压缩气体为动力的抢险救援辅助起重设备。对于重物压埋下的被困人员的救援有着独特的优势。适用于交通事故、坑道塌方等灾难时被重物压埋人员的抢救、地震后的救灾与营救工作等，尤其适用于不规则重物的起重及间隙狭小、地面不平等、普通起重设备难以施展工作的场合，可在缺乏起重机等大型施工设备且千斤顶等普通起重设备无法施展的场合发挥作用，是抗震救灾中有效的装备之一。单个可放入高度40mm的缝隙中，充气后的扩充高度可达300mm，多个气垫并联使用可使扩充高度成倍增加，从而满足起重高度的要求。起重气垫是依靠气垫充气后产生的体积膨胀来起重的，通过减压阀和高压软管将气垫充气膨胀，重物就会慢慢被抬起。起重气垫主要由起重垫体、储气钢瓶、减压器、操作控制阀、充气软管、气瓶阀、快速接口等构成。主要工作部件"起重垫体"是由高强度橡胶和增强材料复合制成，非常坚韧。以储存于钢瓶中的压缩空气作为气源，充气快捷，体积小，起重吨位大，操作方便，可重复使用。在地震等救援环境恶劣的场所也可使用足踏气泵作为气源。使用时只需要将起重垫体塞入被起重物的下方，打开气瓶阀门，调整减压器输出压力，旋转控制阀即可向起重垫体内充气（图）。

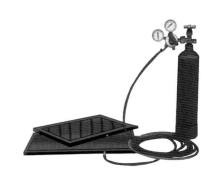

图 起重气垫

（王运斗）

sōujiùquǎn
搜救犬（searching dog） 受过专门训练、执行搜救任务的工作犬。应用搜救犬的历史可追溯到公元 950 年。在瑞士和意大利边境的一个修道院，一个修道士训练了一条犬，帮助救护了很多在该山区遭遇雪灾的人。该犬为历史上第一条搜救犬。该修道院在16 世纪毁于火灾，失去了原始档案。此后 300 年间，仅在该地区就有搜救犬挽救 2500 多人生命的记载。历史上最著名的一条搜救犬名叫白瑞。它一生共成功地挽救了 40 多人的性命。近百年来，随着经济社会的发展，养犬业的发展，形成了适应国情的搜救犬管理体制。欧洲的搜救犬由政府紧急情况救援局或红十字会管理。根据国土面积的大小，设一个或多个灾难搜救犬队，设施和装备由国家提供，执行救援任务由紧急情况救援局召集、派遣、协调。灾难发生后，调集距离最近的搜救犬快速到达灾难现场，及时展开救援行动。如果灾难严重或受灾面积过大，再召集更多的搜救犬奔赴现场救援。

中国以前没有搜救犬。2001年 4 月 27 日中国国家地震灾害紧急救援队（见中国国际救援队）成立，随后成立了搜救犬分队。搜救犬分队有 13 条搜救犬，由德国牧羊犬、拉布拉多犬和比利时牧羊犬组成。经过近两年的训练后，在 2003 年 2 月 24 日新疆伽师-巴楚发生地震 15 个小时后，6条搜救犬奉命出征并且出色地完成了搜救任务。这是中国首次利用搜救犬进行地震救援。

很多品种的犬都能训练成为搜救犬，原则是体型不是特别小或特别大，鼻子灵敏，有好奇心，工作热情，有耐力，并且有很好的适应性。通常出身猎犬家族的犬具备搜救犬的潜质。根据救援环境的不同还有一些特殊的要求，比如水上搜救犬不但要擅长游泳，而且要有很好的体能，所以通常选用一些体型较大的犬，比如纽芬兰犬、拉布拉多犬（图）、史宾格犬、马里努阿犬等。

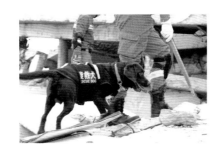

图　法国拉布拉多搜救犬

搜救犬的训练包括两部分。第一部分是搜救犬共同科目训练。通过开展搜救犬共同科目训练，搜救犬的基础工作能力达到相应的标准。第二部分是搜救犬消防应用训练。主要是为了提高训导员进行指挥操作的技能、技巧和专业的带犬能力，巩固搜救犬进行搜救工作的能力，提高搜救犬进行复杂环境作业的能力，以适应实战的需要。搜救犬的训练遵循由简入繁、循序渐进、因犬制宜、分别对待、训用结合、服务实战的规律。在广大范围、灾难环境或有庞大数目受害者的情况下，搜救犬进行搜索及营救任务对救援工作有重大的帮助，能够有效地收窄所需要进行搜索的范围，以减低救援延误的可能性，从而提高搜救的效率。搜救犬的工作范围非常广泛，可在山地、陆地、水上进行搜救，如地震废墟、建筑物倒塌、雪崩、山上及水面等各种灾难现场。搜救犬承担某些犯罪现场的搜索与救援工作，也可寻找在山里失踪的野营者、猎人、游客等；寻找走失的精神病人、失踪儿童；辨认物品；辨认嫌犯用过的车辆、物品；在火灾现场辨认人类的痕迹等。

（王运斗）

shéxíng shēngmìng tàncèyí

蛇形生命探测仪 （snake-type life detector）

可穿过灾难现场曲折缝隙探测生命迹象的仪器。又称光学生命探测仪、视频生命探测仪。国外蛇形生命探测仪发展较早，已达到型号系列化和功能系列化。美国、法国、日本是该类装备的主要研发国，其产品占据全球主要市场。国外蛇形生命探测仪配置灵敏的专业摄像头，可在完全黑暗的环境下迅速捕捉不少于 2m 远的清晰画面，镜头可360°旋转。中国在这方面起步较晚，但近年来一些科研院校和企业相继自主研发了类似产品，价格要比国外产品便宜。如国内自主研发的 DVL-360 全角度音视频生命探测仪，通过高清晰音、视频信号，可探听到废墟下的被困人员信息，并建立视听联系。外观小巧，使用方便，直观，充电电池可连续使用 4 小时以上。

蛇形生命探测仪利用光反射原理进行生命探测。一般由探头、可变长金属杆和监视器等部件构成。它可以通过废墟堆积层中的空隙或专用钻机钻孔处，伸到被困人员附近，确定其位置和生存状态。采用光源组件、球像面成像物镜、光学校正镜、图像传感器构成微光探头，将麦克风和喇叭小型化并集成在探头上，通过可变长杆体内的导线把音、视频信号传送到显示器。仪器的主体非常柔韧，能在瓦砾堆中自由扭动。典型蛇形生命探测仪原理和结构示意见图 1，实物见图 2。

蛇形生命探测仪是一种成本低、坚固耐用、手持式、远距离视频小型监测系统，特别适用于对难以到达的地方及有限空间进行快速的定性检查，广泛应用于矿难、地震、塌方救援中。如检查塌陷的建筑物、深井、矿井等有限空间里被困人员的情况；在变形的汽车，失事的飞机、轮船、火车里等肉眼难以看到的地方，下水管线等地下位置寻找失踪人员。可在水下使用，深度可达数十米。还可直接连到标准的 VCR 进行录像和回放。

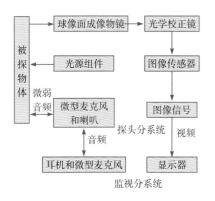

图 1　蛇形生命探测仪原理和结构示意图

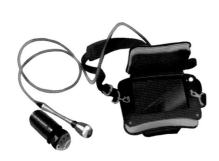

图 2　蛇形生命探测仪

（王运斗）

hóngwài shēngmìng tàncèyí

红外生命探测仪（ultrared life detector）

通过探测施救对象发出的红外辐射波寻找生命迹象的仪器。可经受救援现场的恶劣条件，可在震后的浓尘、大火和黑暗的环境中搜寻生命。

红外生命探测仪最早应用于军事伤员搜索，随着科学技术的发展而不断改进，逐渐扩展用于灾难救援。早期用于军事领域的是被动式红外夜视仪，属于半被动式夜视设备。它本身不带红外光源，而是利用月光、星光、大气辉光等自然界的光作为光源，用光增强器把目标反射回来的微弱光放大并转换成可见光图像，以实现夜间观察，主要用于伤员的夜间寻找。第二次世界大战后，美国德克萨兰仪器公司开发研制了第一代用于军事领域的红外成像装置——红外寻视系统。20 世纪 60 年代早期，瑞典阿伽公司（AGA）研制成功第二代红外成像装置，该装置在红外寻视系统的基础上增加了测温的功能，称为红外热像仪。几经改进，1988 年推出的全功能热像仪，将温度的测量、修改、分析、图像采集、存储合于一体，仪器的功能、精度和可靠性都得到显著的提高。2004 年，俄罗斯国立莫斯科大学研究成功了一种亚毫米波热成像仪。亚毫米波仍属于热波，但性能独特，可穿透普通红外线所不能穿透的墙壁等障碍物。该仪器利用照相平板印刷技术将普通的半导体材料做成饼状分层结构，如此设计可俘获障碍物后目标发出的亚毫米波，从而进一步转换成图像。现阶段使用的红外生命探测仪，有美国 M271328 红外生命探测仪，方便轻巧实用，既可寻找受伤矿工，又可寻找遇难者，同时由于可远距离精确测温，可直观显示煤层表面温度区域分布。屏幕上完整的数字罗盘显示可视方向，便于精确定位伤员的位置，进行快速营救；36°的视角不仅可在安全距离外对废墟进行快速扫描，也可在室内进行有效搜索。中国自行设计生产的防爆型 s-y-250 红外生命探测仪，是集红外物理学、红外光电子技术、图像处理技术、微型计算机技术及煤矿防爆技术为一体的高性能生命探测仪器。该仪器在监控煤矿局部温度和矿难营救中作用很大，在黑暗中可正常使用，主要用于检测煤矿井下隐形火区分布，非接触探测井下各种开关接头的事故隐患；该仪器可自动捕捉屏幕显示的最高温度和最低温度，带有半透明菜单显示功能，操作者可以在分析模式下观测整个红外热图。仪器前端装有激光定位器，可比较精确地测定观测目标的具体位置。

任何物体只要温度在绝对零度以上都会产生红外辐射，人体也是天然的红外辐射源。但人体的红外辐射特性与周围环境的红外辐射特性不同，红外生命探测仪就是利用它们之间的差别，以

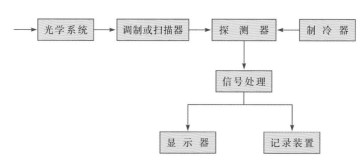

图　红外生命探测仪原理和结构示意图

成像的方式把要搜索的目标与背景分开。人体的红外辐射能量较集中的中心波长为 $9.4\mu m$，人体皮肤的红外辐射范围为 $3\sim50\mu m$，其中 $8\sim14\mu m$ 占全部人体辐射能量的 46%，这个波长是设计人体红外生命探测仪重要的技术参数。红外生命探测仪是利用红外探测器、光学成像物镜将人体发出的红外辐射能转换成电信号，经处理后通过电视屏或显示器显示红外热像图，从而帮助救援队员很快确定被埋在废墟下或隐藏在尘雾后面的伤员的位置。

（王运斗）

léidá shēngmìng tàncèyí

雷达生命探测仪（radar life detector）

通过雷达电磁波反射检测人体生命活动所引起的各种微动，从中得到呼吸、心搏的有关信息，从而辨识有无生命迹象的仪器。

发展概况 20 世纪 80 年代后期，美国、德国的研究人员开始进行雷达生命探测仪的研究。抛物面天线结构的检测系统在亚特兰大奥运会用于研究步枪和射箭运动员呼吸与心搏对射击准确度的影响。该系统可在 10m 外监测运动员的心搏。20 世纪 90 年代后期，为满足执法需求，美国开始研制一种手电筒式雷达生命探测仪，可探测出隐蔽在水泥墙、木墙和钢门后面的人。手电筒式雷达系统把多普勒雷达技术与高速信号处理技术相结合，使用快速傅立叶变换和频率响应曲线很陡的滤波功能，从杂乱的回波信号中提取出人体所特有的信号。该系统使用一种市场上可买到的天线作为微波透镜，将输出波束聚集在 $15\sim20°$ 的扇形区内。手电筒式雷达用来探测由于心搏或呼吸而产生的人体胸部的微小运动。

该系统的信号处理器主要起低通滤波器的作用，使预置最高心搏频率以上的频率不能通过，因此，人体很微弱的运动都能被探测到。美国密歇根州立大学在 X 波段 10GHz、L 波段 2GHz 和 1.15GHz、UHP 波段 450MHz 进行了探测人体呼吸和心搏运动的研究，取得一些比较有价值的成果。在 X 波段载频 10GHz 的生命探测系统，天线的发射功率为 4.5mW 时，可发现自由空间内 30.48m 外人在睡觉时的呼吸和心搏信号。当发射功率提高到 20mW 时，可穿透 25cm 的水泥墙，探测到坐在凳子上人的心搏和呼吸信号。使用较多的美国产品为莱福雷达生命探测仪，可帮助消防抢险救援人员 30 秒发现目标，2 分钟确认被困人员。整套装置由雷达信号发射器和电脑组成。雷达发射器利用超宽带传输技术发射雷达波，并将信号处理后以无线方式发射给计算机。计算机内嵌入数百种人呼吸时胸部动态数据信号，将收到的信号进行杂波处理、波形比对后，直接给出有无生命迹象的标志。该探测仪特点：无探针，无线缆，体积小，重量轻，现场安装方便，操作简单，定位精确，坚固耐用，具有防水功能，可在雨天操作。

中国针对雷达波生命探测技术的研究起步较晚，第四军医大学研制的 S2000-I 型伤员探测装备样机，利用基于快速傅立叶转换频域积累的检测方法。2005 年中国研制出首台警用隔墙探人雷达，2006 年研制出用

于搜救的超宽带生命探测雷达，这使得中国成为继美国之后，又一个具有自主知识产权、可自主研制该类生命探测仪的国家。中国自主研发的必肯科技 SJ-3000 雷达生命探测仪由搜救雷达主机、显示控制器及支撑配件等组成，主要完成电磁波的发射和接收，对接收的信号进行前期处理及探测数据的通信等。SJ-3000 雷达生命探测仪体积小，重量轻，结构简单，可穿透砖墙、废墟，包括穿透多层钢筋混凝土废墟等。使用时，不受地理条件的限制，可灵活运用，可直接放置在废墟上或用支架靠到墙壁上，也可悬挂起来，对各个方位进行探测。

原理和结构 雷达生命探测仪是融合雷达技术、生物医学工程技术于一体的生命探测设备。主要利用电磁波的反射原理制成，实际上是一个呼吸和运动探测器。雷达信号发送器连续发射电磁信号，对一定空间进行扫描，电磁波照射人体，其反射波中必然加载有人体的生理信息，人体内部的生理运动所导致的人体微动与回波幅度、相位等之间具有相关性，依据该相关性，接收器不断接收反射信号并对返回信号进行算法处理。由于呼吸的频率较低，一般每分钟 $16\sim20$ 次，因此可把呼吸运动和其他较高频率的运动

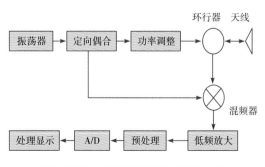

图 雷达生命探测仪检测系统的组成

区分开来。它可在 30 秒内检测出不同体位情况下人的心搏、呼吸，并可穿透各类衣服、木制品、大理石、砖石体等介质。其系统组成见图。超宽谱雷达生命探测仪是雷达生命探测仪中最先进的一种，穿透能力强，能探测到被埋生命体的呼吸、运动等生命特征，并能精确测量被埋生命体的距离深度，具有较强的抗干扰能力，不受环境温度、热物体和声音干扰的影响。具有很大的相对带宽（信号的带宽与中心频率之比），一般大于 25%，检验人体生命参数是以脉冲形式的微波束照射人体。由于人体生命活动（呼吸、心搏、肠蠕动等）的存在，使被人体反射后的回波脉冲序列的重复周期发生变化。如果对经人体反射后的回波脉冲序列进行解调、积分、放大、滤波等处理并输入计算机进行数据处理和分析，就可得到与被测人体生命特征相关的参数。

功能用途　雷达生命探测仪主动式的探测方式使其不易受到温度、湿度、噪声、现场地形等不利因素的影响，电磁信号的连续发射机制更增加了区域性侦测的功能，因此可在多种场合探测遇险者的位置。

（王运斗）

shēngbō shēngmìng tàncèyí

声波生命探测仪 （sound wave life detector）

通过声波反馈探测生命迹象的仪器。又称声波/振动生命探测仪，音频生命探测仪。

发展概况　国外声波生命探测仪发展较早，现已发展到第四代产品。世界上已有美国、英国、法国、日本、新加坡、以色列等10 多个国家的消防人员在使用声波生命探测仪寻找被困人员。如美国 80M287612 迷你型声波生命探测仪，探测频率为 1～3000Hz，可同时接收 2 个传感器信息，同时波谱显示 2 个传感器信息，并且配备了小型对讲机，能与被困人员直接对话。在市场上使用较多的是法国产的声波生命探测仪，通过 2 个极灵敏的音频震动探测仪，能够识别在空气或固体中传播的微小震动，适合搜寻被困在混凝土、瓦砾或其他固体下的人员，并可通过音频传输系统与被掩埋的人员建立联系。仪器使用 2个音频滤波器，可将周围的背景噪声做过滤处理，可有效屏蔽来自救援现场的重型卡车或其他重型机械所产生的噪声。美国研制的 DELSAR 声波生命探测器可探测到各种具有生命迹象的声音和振动，采用 6 个敏感的声音传感器，探测频率范围达 0～3000Hz，可适应各种供电形式。美国桑迪亚（sandia）国家实验室研制的轮式搜寻车，安装有智能化搜索程序，可探测、定位被雪掩埋的人员，并可与全球定位系统联合使用。由于声波生命探测仪是一种被动接收音频信号和振动信号的仪器，救援时需在废墟中寻找空隙伸入探头，容易受到现场噪声的影响，探测速度较慢。

原理和结构　声波生命探测仪是一个由高灵敏度传感器、高精度专用数据采集系统、多功能专用数据采集系统和多功能专用计算机处理系统组成的探测系统，能探测和分析被困人员的移动、敲击和呼叫等通过介质发出的微小振动呼救信号，确定被困人员的位置。该系统是一套以人机交互为基础的探测系统，包括信号的检测、监听、选取、存储和处理几个方面。处理识别系统按模块化设计实现，使其升级快捷方便。仪器主要由高灵敏传感器、高精度数据采集卡和专用计算机信号处理探测系统组成。主要是应用音频声波（包括震动波）的基本原理，采用先进高科技微电子处理器和灵敏的感测器，其特殊的电子装置将非目标的噪声波及其他背景干扰波过滤，保证摄取最需要的生命目标信号，迅速找出被困人员的位置。高灵敏度的声波生命探测仪，采用两级放大技术，探头采用内嵌频率放大器，1～4000Hz 的频率范围均可被接收，主机收到目标信号后再次升级放大。被困人员呻吟、呼喊、爬动、敲打等发出的音频声波或震动波，被高灵敏度的感测器探头接收、过滤、放大，可直接被救援人员收听。通过探测地下微弱的音频声波，可判断生命是否存在。其核心技术是高灵敏度传

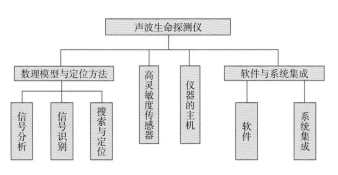

图　典型声波生命探测仪原理和结构示意图

感器、声波和震动波数理模型及有效信号源位置判定技术（图）。

功能用途 声波生命探测仪是采用声音、振动传感器，进行全方位的声波、振动信息收集，可探测以空气为载体的各种声波和以其他媒体为载体的各类振动，从而确定是否有生命存在。主要用于被困在土壤、岩石结构或混凝土建筑物中人员的探测和搜寻。

（王运斗）

xiànchǎng jíjiù zhuāngbèi
现场急救装备（field medical care equipment） 用于灾难现场紧急医学救援和抢救生命的各类医疗装备。是灾难救援现场应用的重要急救工具。具有自备电池或电源、能耗低、抗震性能佳、耐用、易操作、便携性能好等特点。现场急救装备的研制和应用最初主要是在军事领域。西方主要发达国家于第二次世界大战后，开始研制用于战地急救的救护车、监护仪等，20世纪90年代开始研究用于灾难现场的机器人急救设备。中国自2009年以来，开始研制用于伤员现场急救的医疗装备，如移动便携式监护仪、监护型救护车，在急救车上增加可移动的自动心肺复苏支持系统等急救装备。

广义的现场急救装备包括医疗急救装备和非医疗急救装备。狭义的现场急救装备主要是指医疗急救装备，按照功能主要包括两类：①用于现场生命支持和治疗的急救装备，如手术器械、呼吸机、复苏机。②用于灾难现场伤员监护的医疗设备，如监护仪、心电图机等。

（邹圣强）

yídòng yīyuàn
移动医院（mobile hospital） 用于灾难伤员救治的各类野外移动医疗平台的总称。一般根据野外救护需求和地理位置、人员编配等情况，由伤员急救单元、手术单元、临床检验单元、护理单元、卫生技术保障单元等构成。按照载体的不同，移动医院通常包括方舱医院、帐篷医院、车载医院、医院船、空中医院等形式。

移动医院的使用可追溯到16世纪。战争、自然灾难及突发公共卫生事件等灾难事件的频发对医疗装备的机动性和系统性提出了更高的要求，移动医院在各种机动医疗装备的应用实践活动中发展起来。1588年，西班牙"无敌"舰队就有配备机动医用单元的卫生船舶。17～19世纪，俄、英、美等国海军先后研制医院船，并装备部队参加作战的卫勤保障。美国"仁慈"级医院船主要有12间手术室，1000张病床，医疗救治能力相当于陆地上的一所综合医院。1912年，德国研制成功第一台野战手术车。1936～1939年，西班牙内战中使用了野战手术车。第二次世界大战后，野战手术车的研制向高技术、高性能、平战结合使用的方向发展，并以野战手术车为核心，发展多种卫生技术车辆系统组合的车载医院。20世纪60～70年代，德、美、法、苏、意等国相继研制出各种类型的卫生方舱。20世纪60年代，美军率先在越南战场上使用了第一套方舱医院系统，该系统采用方舱和帐篷相组合的方式，形成了功能综合集成的、可快速部署的野战医院。20世纪70～90年代，方舱医院系统得到长足发展，各种不同类型、不同规模的方舱医院系统层出不穷，且功能高度集成、组合方式灵活多样。美军研发的"可部署医疗系统"采用方舱和帐篷组合的形式，模块化程度较高，组配方式灵活。沙特阿拉伯是发展和使用空中医院最早的国家。早在1980年，世界上第一所空中医院在沙特阿拉伯诞生。空中医院在组建的第一年内就显示出非凡的功效，由6人组成的空中医院救治了63名病人，这些病人患有心脏病或各种急发病。空中医院配有治疗和通信设施，对一些暂时不能诊断的疑难杂症，空中医院能在飞行中直接通过电台把病人的病情及时通知给地面接收医院。美军是最早把空中医院用于军队伤员救护勤务的国家之一。20世纪80年代初第一所空中医院诞生后不久，美国空军就把飞机改装成可用于远距离空中医疗支援的空中医院。此外，英、德、以、俄等国还装备有类似空中医院的专用卫生飞机。由于移动医院不受天气条件、地理环境、出动速度等因素的制约，具有机动性强、轻便快捷、组装配套、功能齐全、通用性强的特点，在灾难医学救援中起到了举足轻重的作用。帐篷作为军队野营住房的一种主要装备，它的普遍应用已有400多年的历史。而帐篷作为野外医疗救治作业的掩体使用，从第一次世界大战至今也已有上百年的历史。但由于卫生帐篷与普通宿营帐篷之间的界限并不十分明确，因而在很长时期内，对专用卫生帐篷的研制重视程度不够。因此，真正意义上的帐篷医院是在20世纪70年代以后形成的。目前，帐篷医院已成为各国灾难救援的重要通用装备之一。

中国自20世纪60年代起开始使用野战手术车等卫生车辆，以车载医院为代表的移动医院初露端倪。20世纪80年代起，各种机动性较强的卫生技术车辆基本形成系列，车载医院基本成熟，同时医院船开始投入使用。20世纪90年代，研发并应用第一代方舱医院。21世纪初又研制出第二代方舱医院，其信息化水平、自动化水平进一步提高，具有更强的机动性和环境适应性，显示出了功能齐全、机动性强、部署快捷等突出优势，在重大灾难救援中发挥了重要作用。此外，帐篷医院得到全面发展，中国目前的帐篷医院主要由医疗指挥、手术急救、医技保障和病房等单元构成，并可根据不同保障需求灵活组配。

（王运斗）

fāngcāng yīyuàn

方舱医院（module hospital） 以医用方舱为载体，医疗与医技保障功能综合集成的可快速部署的成套野外移动医疗平台。

发展概况 方舱医院是在军用方舱的基础上发展而成的。20世纪60年代，美军率先在越南战场使用了第一套方舱式机动医院系统。该系统采用方舱、可扩展帐篷、充气帐篷相结合的组合方式，可组成不同规模的野战医院。20世纪70年代以后，方舱医院的形式发生多种变化，英、德、法等国家研制出了采用越野汽车底盘载运的拖车或半挂拖车式组合系统。例如，英国研制的由26辆拖车组成的方舱医院系统，拖车连接后，形成一条由防水帆布组成的穹顶式中央通道，拥有40张床位，2个重症监护室，1个手术室；辅助装备拖车设置临床化验室，X线室，药房，灭菌物品中心供应室，膳食配制室，水电供应和行政管理室；全部装有空调，机动性强，具有三防能力。法军装备的方舱医院是由法国索里蒂克公司制造的，由12个专用方舱、2个辅助方舱、10顶帐篷组成。20世纪80~90年代，方舱医院得到长足发展，除美、英、法、德等国家外，意大利、西班牙等国家和地区都研发了类型各异、组成规模不同的方舱医院系统。法军也将方舱医院系统列入"模块化卫生团"，成为其制式装备。德国的"移动式医院系统"是一种典型的"积木式"组合结构，可根据不同要求组成不同科室，全部医院系统可组成19个医疗科室和配套单元，可完成普通外科、五官科、妇科等多种救治任务。随着高新技术的发展，舱内医疗设备水平也逐步提高，方舱系统中增加了CT方舱等医疗单元，数字化程度也逐步提高。

中国的第一代方舱医院由21个医用方舱、26顶卫生帐篷、2台发电挂车构成；可同时展开4张手术台、2张预备台和4张急救台；病房单元可展开100张床位。进入21世纪，方舱医院系统得到进一步发展，中国研制并应用了第二代方舱医院，其信息化作业能力提高，机动形式增多，标准化、通用化程度及环境适应能力不断提升。

构成 方舱医院主要围绕手术方舱、急救方舱等进行构建，按照救治数量和伤病情需要增加专科医疗方舱，如烧伤诊疗方舱、妇科方舱、口腔科方舱、耳鼻喉科方舱等模块单元。各舱根据作业空间需求采用固定或扩展舱体结构（图）。构建方舱医院应具备较完善的医疗设施设备，医用气体、水电冷暖保障设备，较舒适宽敞洁净的医疗作业环境，合理的人流物流通道，同时应便于展收，有较强的场地环境适应性。方舱医疗单元和保障单元可根据灾难医学救援保障需求，进行灵活的配置组合。系统中的急救方舱配有急救床、呼吸机、监护仪、除颤器、输液泵、心电图机等主要急救设备，可实施输液、输血、给氧、监护、除颤起搏、气管插管、气管切开、抗休克、心肺复苏、通气等紧急救命处置；手术方舱配有手术床、手术灯、麻醉机、麻醉监护仪、吸引器、高频电刀、超声清创仪等手术设备，可开展胸腔引流、腹部探查、开颅减压等紧急救命手术和早期外科处置；烧伤诊疗方舱可对烧伤病人进行检查、诊断、治疗和抗休克；口腔科方舱可用于检查、诊断、治疗口腔、颌面疾病和创伤；耳鼻喉科方舱用于检查、诊断、治疗耳鼻喉疾病和创伤；医用X线方舱可实施X线透视、摄影和特殊检查；医用超声诊断方舱可进行超声波检

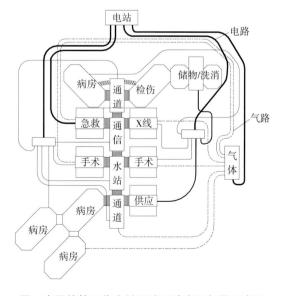

图 中国的第二代方舱医院系统密闭部署示意图

查、诊断；CT 诊断方舱可进行 CT 检查、诊断；临床检验方舱可用于临床化验检查；卫生器材灭菌方舱可对敷料、医疗器械等进行消毒灭菌；药械供应方舱可用于储备与供应战伤急救药材、医疗器械和常备药材；洗消方舱可清除人员或卫生装备沾染的放射性物质、毒剂、生物战剂；医技保障方舱可为各医疗单元提供通风、换气、制冷、供暖、供水、供电、供氧、负压气体和医药用水等；医疗器械修理方舱可用于检测、修理野战医疗器械、仪器和设备；卫勤作业方舱是开展卫勤组织、指挥、管理的作业场所。

功能用途 方舱医院主要功能包括伤员检伤分类；急救处置，紧急手术，早期治疗，影像诊断，部分专科治疗；临床生化、血液学、细菌学检验；手术器械、衣巾单、敷料等洗涤和灭菌；药材供应，处方调剂，供血配血；水、电、医用气体、空调等技术保障；伤员收容留治及人员工作基本环境条件保障等。

（王运斗）

zhàngpeng yīyuàn

帐篷医院（tent hospital） 以野外医疗救治帐篷为掩体的，以不同方式连接起来形成密闭部署，同时配备供电、供水、供氧、负压气体装置及冷暖空调等技术保障设备所构成的机动式野外移动医疗平台。

发展概况 帐篷医院主要经历了三个发展阶段，包括医疗帐篷、医疗帐篷单元和帐篷式野战医院系统。第二次世界大战之前，帐篷医院主要以单独的医疗帐篷形式出现，医疗和宿营用帐篷基本没有区别，仅仅是采用普通帐篷作为医疗救治的临时掩体。这

一阶段的帐篷医院尚未形成模块和系统，主要的特点是：没有专用的帐篷，医疗设施零散，组织实施形式混乱。第二次世界大战到 20 世纪 90 年代，随着医疗救治需求和科学技术的不断发展，野战医疗向着模块化和系统化发展，逐步形成了以各种医疗单元为主体的野战医疗机构，医疗帐篷单元是其中的典型代表。这一阶段中，医疗帐篷的特殊性逐步被重视，在原有宿营帐篷的基础上研制专用的卫生帐篷，通过不断改进帐篷的材料和结构来解决医疗救治掩体的密闭性、可洗消性、洁净性及环境适应性等要求。同时，医疗功能的模块化也逐步受到重视，通过将手术、急救、病房等重点医疗功能模块化，根据不同医疗功能所需的帐篷、卫生装备及药材等进行划分，从管理、装备研制配发和训练都按照模块化进行，从而大大提高了野战医疗机构在战场执行救治任务的效率和灵活性。这一阶段的主要特点是出现专用的医疗帐篷，重视不同医疗功能的模块化设计与应用，提高了医疗救治机构在战场的救治效率和灵活特性。20世纪 90 年代至今，在医疗帐篷单元的基础上逐步发展为帐篷式野战医院系统。随着医疗救治需求的发展，医疗救治功能进一步细化，医技保障要求也越来越高，医疗帐篷单元从医疗功能到保障条件都不能满足需要，而着眼于医疗帐篷单元自身的改进空间已经有限，必须从野战医院总体上进行系统设计才能解决。基于这一思路，医疗帐篷单元逐步向帐篷医院系统发展。国外典型的帐篷医院有美国的可部署快速组装外科医院、挪威的移动医院及灾难救治单元、瑞典的充气式帐篷

医院、意大利的 EV 充气帐篷医院、法国的 ACA86 帐篷医院等。中国 21 世纪初开始研制新型帐篷医院，经过十多年的研制和改进，形成了适应多种环境条件、满足多种运输方式、可快速部署、具有一定独立保障能力的帐篷医院。各国的帐篷医院在组合方式上，均可与医疗箱、技术车辆、医疗方舱等联合组成医疗单元。

构成 帐篷医院采用模块化和集成化设计原则，将整个医院系统按照医疗功能单元、技术支撑单元和保障支撑模块进行模块划分和集成设计，其中医疗功能单元是医院系统的核心，整个医院系统的模块化和集成化设计是围绕医疗功能单元进行的。医疗功能单元主要包括手术单元、急救单元、检伤分类单元、传染病隔离单元和病房单元等，技术支撑单元主要包括卫勤作业单元、生化检验单元、医学影像诊断单元和药械供应单元等，保障支撑模块主要包括配电照明模块、医用水制供模块、医用氧制供模块及冷暖保障模块。医院系统的单元、模块按照模块化和集成化设计，既可独立展开，又可与其他单元、模块进行组合，组合形式既可以是单个帐篷展开作业，又可将多顶帐篷连接形成相对密闭的作业环境，从而确保帐篷式野战医院系统具有较好的灵活性和扩展性（图）。

功能用途 帐篷医院主要功能包括伤员检伤分类，急救处置，紧急手术，早期外科处置，医学影像诊断，部分专科治疗；临床生化、血液学、细菌学检验；手术器械、衣巾单、敷料等洗涤和灭菌；药材供应，处方调剂，供血；水、电、医用气体、空调等技术保障；伤员收容留治及人员

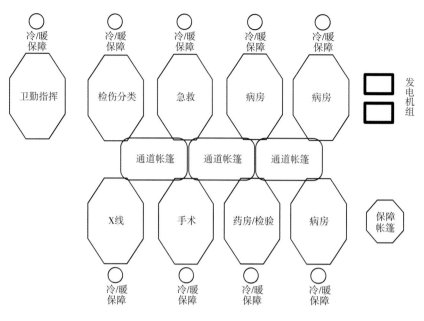

冷/暖保障　冷/暖保障　冷/暖保障　冷/暖保障　冷/暖保障

卫勤指挥　检伤分类　急救　病房　病房　发电机组

通道帐篷　通道帐篷　通道帐篷

X线　手术　药房/检验　病房　保障帐篷

冷/暖保障　冷/暖保障　冷/暖保障　冷/暖保障

图　25床位帐篷医院典型布局示意图

工作基本环境条件保障等。

(王运斗)

chēzài yīyuàn

车载医院（wheeled hospital）

以车辆为载体，医疗与医技保障功能综合集成的可快速部署的野外移动医疗平台。

发展概况　车载医院是在卫生技术车辆基础上发展起来的。1912年，世界上第一台野战手术车在德国诞生。第一次世界大战期间，英国、美国分别研制出X线车、细菌检验车；法国雷诺公司研制出卫生试验车、外科医院车；日本研制出野战卫生车、淋浴车、水处理车等。这些车辆在第一次世界大战中发挥了作用。第二次世界大战期间，专用卫生技术车辆正式出现。1941～1945年，英、德、法、苏联、瑞士等国先后在战场上使用流动手术车。20世纪50年代后，设计思想不断从局限于战时应用向平战结合使用转变，换代的卫生技术车辆从局部战争使用扩大到灾难医学和预防医学领域，在和平环境中得

到进一步运用和发展。20世纪60年代后，逐渐形成由不同功能车辆组合的车载医院系统，相继出现由急救手术、医技保障、卫生防疫等不同类别的卫生技术系列车辆组成的组合式车载医院和整车自行式车载医院。日本的组合式车载医院由手术车、手术准备车、灭菌车和卫材补给车组成。同时，由主车分别牵引2台15kW发电挂车和1台供水挂车。法国的组合式车载医院包括分类车、复苏护理车、洗消车、消毒车、手术车、收容车等，各车相互连接，展收方便。美军装备的MASH2000机动外科医院由高机动、功能独立的车辆组成。使用时，依据战争规模，适当调配其编制构成，各具独立功能的车辆通过对接装置连接，可组成相应的医疗系统。

从20世纪80年代开始，中国就研制具有自主知识产权的车载医院，包括手术车、卫生器材灭菌车、运血车、急救车及术前准备车等，但受到当时汽车工业

和制造业水平等多方面因素的制约，其勤务功能、作业能力、机动性及可靠性均偏低。进入20世纪90年代，中国地方的许多单位开始研究新一代卫生技术车辆，受需求的影响，地方卫生技术车辆的发展是以救护车和体检车为主，同时也开发了一些计划生育体检车、流动医疗车和采供血车等，但品种相对单一，没有形成系列。近年来，因受到严重急性呼吸综合征（SARS）、禽流感、汶川大地震、玉树地震及印度尼西亚海啸等灾难的影响，地方政府积极开发了适用于多种场合的应急救援卫生技术车辆，包括手术车、X线诊断车、急救车、中型伤员运输车、正负压救护车及卫生防疫车等，根据实际救援需要组合，相当于一间流动的小型医院。

构成　车载医院一般为轮式机动卫生技术车辆，主要以开展野战手术救治为功能核心，围绕野战手术车进行构建。根据勤务定位、功能范围和作业能力，车载医院一般还可包括X线诊断车、消毒灭菌车、临床检验车、制氧车、医用净水车、远程会诊车等卫生技术车辆，其功能和作业能力要互相衔接配套。车载医院具备开展手术所必需的术前影像诊断、临床检验、医用气体、水电冷暖等配套技术保障条件。手术车辆一般要有空气净化装置，应达到开展相应等级规格手术所必需的舱室洁净度要求，舱室温度尽量控制在22～28℃之间，同时具备合理的人流、物流、伤员流通道。X线诊断车辆的车厢应有X线防护措施，并达到国家相关防护标准。完善的系统还具有生活保障、净水等功能。车载医院典型布局见图。

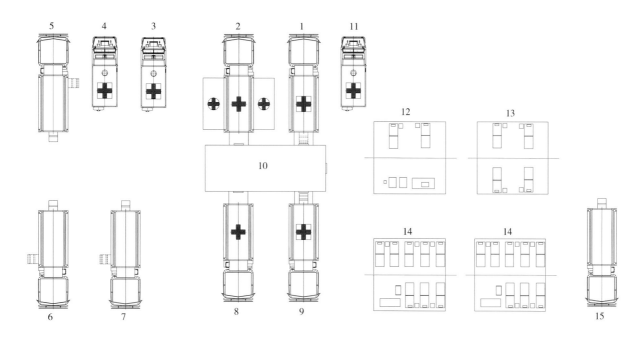

图　车载医院布局图

1. X 线/B 超诊断车；2. 手术车；3. 制氧车；4. 生活保障车；5. 淋浴车；6. 医用净水车；7. 发电车；8. 临床检验车；9. 消毒灭菌/药品和医疗器械储存车；10. 通道帐篷；11. 急救车；12. 检伤分类帐篷；13. 重症监护帐篷；14. 病房帐篷；15. 帐篷保障车

功能用途　车载医院主要对危重伤员实施紧急救命手术和早期外科处置，运载手术作业所需要的设备和部分消耗性物资，同时还具备 X 线诊断、消毒灭菌、临床检验、医用制氧、医用净水、远程会诊等手术保障手段。

（王运斗）

yīyuànchuán

医院船（hospital ship）　以大中型船只为载体，进行伤员收容、运送和救治的医疗平台。

发展概况　自 1588 年西班牙"无敌"舰队开始配备卫生船舶始，日、俄、英、美、德、法等国海军都先后装备了医院船，并在历次战争中应用。1741 ～ 1743 年，俄国的"新希望"号和"里加"号医院船参加了俄瑞战争伤员的救治。1856 年中英第二次鸦片战争中，英军使用了"美女岛"号医院船。1898 年，美国的"救护"号和"安抚"号医院船参加了对西班牙的战争。1904 ～ 1905 年日俄战争中，俄国舰队配备了"安卡拉"号等 4 艘医院船。第一次世界大战中，美军有 4 艘医院船投入使用。第二次世界大战中，美军有 14 艘、英军有 11 艘、日军有 8 艘医院船服役。美军在朝鲜战争中使用了"安息""安慰"号等 3 艘医院船，并在"安慰"号医院船上首次加建了直升机平台，开创了利用直升机将伤员直接由战场送往医院船救治的先河。在越南战争中，美军有 3 艘医院船服役，仅"安息"号就救治了 24 000 名伤员。1982 年英阿马岛战争中，英海军使用了采用游轮改装的具有 1000 床位的"乌干达"号医院船，共救治伤员 730 名，施行手术 500 余例。1991 年海湾战争中，美军使用了 2 艘由超级油轮改装的现代化医院船，排水量达 69 360 吨。

中国海军于 1980 年开始采用"琼沙"型客货轮改装为医院船，经多次改进和装备更新，1991 年正式列编，命名为"南康"号医院船。2008 年中国又自行设计建造完成 920 型制式医院船，并且列编海军序列，命名为"和平方舟"号医院船。该医院船内分为医疗区和生活区，设普通病房、危重病房、烧伤病房、隔离病房及辅助科室等 32 个专业科室，可同时展开 8 台手术，2 间重症监护室至少可配 20 张床位。目前，医院船主要用于军队卫勤保障，但民船改装和在灾难医学救援中的应用已是大势所趋。

构成　医院船多由其他船舶改装而成，仅少数为专门设计建造。它们具有共同的基本结构特点是：①吨位大。排水量多在 1 万吨以上，有充足的舱室用于改装成完善的治疗舱室和医用辅助舱室，展开较多的病床，安装现代化的医疗设施设备。②具有较好的稳定性和抗风性能。能在复杂气象条件下换乘、接收、搬运和救治伤员。③居住性良好。舱室中，照明、通风、温度、湿度、淡水供应、卫生设施等符合有关规范和标准。④安装有直升机平台及海上补给接收装置，便于海上伤员的换乘、接收及主副食品、燃油、淡水等的补给，为医院船在海上实施连续救治提供物资保障。⑤具有较完善的救生、通信设备和性能良好的起吊装置，利于组织指挥伤员换乘、接收及转运。⑥医技科室符合医院要求。分设各临床科室、诊疗室和医疗辅助科室，配置有手术室、X线室、CT室、监护室、牙科诊治室、眼耳鼻喉诊治室、检验室、特检室、血库、药房、消毒供应室、各类病房等；现代医院船还设置有温湿度可调的烧伤病房，以满足海上烧伤伤员救治的需要。⑦船上舱室布局、内部走廊符合伤员流通要求。各诊室位置安排合理、相互衔接；手术室设置在稳定性较好的船体中部，重伤病房位于水线以上，监护病房配置于摇摆度小而安静的部位，隔离病房配置在船的尾部一侧，并设置独立的空调、排风系统；船上内部通道便于担架搬运伤员，甲板之间有电梯用于伤员的上下。

功能用途 医院船上具有与完成早期治疗和部分专科治疗任务相适应的医疗设施和技术力量，主要用途有：担负舰艇编队海上作战、两栖作战医疗转运体系中的一级救治阶梯，接收海上伤员实施医疗救治任务；充任海上机动医院；为舰艇编队提供随行卫勤保障，或在近岸和港口接收陆

地转运来的伤员；把前进基地或舰队医院的伤员转运到远离战区的医院或本土治疗。平时，可执行海上巡回医疗及灾难医学救援任务。

（王运斗）

kōngzhōng yīyuàn

空中医院（flying hospital） 以飞机为载体，在机舱内展开救治的医疗平台。具有急救和专科处置功能，一般在飞行途中进行紧急处置和监护，落地后进行专科治疗。

发展概况 沙特阿拉伯是发展和使用空中医院最早的国家。1980年，世界上第一所空中医院在沙特阿拉伯诞生。空中医院在组建的第一年内就显示出非凡的功效。由6人组成的空中医院救治了63名病人，这些病人患有心脏病或各种急发病。在他们救过的病人中，最小的是出生仅2个小时的婴儿，最大的是年逾百岁的老人。现在沙特阿拉伯的空中医院拥有世界上最先进的医疗设备，拥有本国最优秀的医生、护士和飞行员。他们能在呼救信号显示后的数分钟内到达出事地点，找到病人，并尽快进行诊断和治疗。沙特阿拉伯空中医院的飞机主要有C-130"大力神"运输机，利亚加德Z-2、Z-3运输机。治疗工作主要是在由C-130"大力神"运输机改装的空中医院上进行。机上设有观察室、诊断室和手术室、X线透视室，配有验血装置，拥有40~55个为危重伤员准备的床位；配有治疗和通信设施，对一些飞机上暂时不能诊断的疑难杂症，空中医院可在飞行中直接通过电台把伤员的病情及时通知给地面接收医院。由大型DC-8系列国际远程型客机改装的空中医院，除有治疗所需的医疗设备外，

最大的优点是能够进行长距离飞行，能连续飞行20小时。随着眼科医疗的需要，眼科专科空中医院应运而生。国际奥比斯组织改装了具有专科医疗功能的眼科空中医院。奥比斯眼科空中医院自1982年起航以来，已航行过全球80多个国家，为数百万的眼病伤员提供了医疗服务。美国空军是最早把空中医院用于军队伤员救护勤务的国家之一。20世纪80年代初第一所空中医院诞生后不久，美国空军就改装出可进行远距离空中医疗支援的空中医院。美国空军把C-130飞机改装成空中医院，主要用于应急救护美军海外战区的伤员。据报道，在海湾战争中美国空军就启用了一所空中医院。在执行沙漠盾牌行动中，从接到命令到飞抵沙特阿拉伯并展开工作，只用了4天时间。俄罗斯的空中医院由伊尔-76货机改装而成，机上设置一套活动式手术单元，可在飞行中对伤员进行手术治疗。空中医院上还配有空投救护所。空投救护所投到地面后，可在30分钟内展开。展开后的救护所呈十字形，由四部分组成，具有供热、灯光设施和一个手术室，占地320m²，可同时治疗18名伤员。此外，英、德、以、俄等国还装备有类似空中医院的专用卫生飞机。这类卫生飞机上都固定安装了比较完善的先进医疗设备，配备了急救药品和器材，设立了固定的手术单元、重症监护单元等，可在机上对伤员进行紧急外科手术、心脏按压和除颤、心脏监护、呼吸复苏、吸氧等救治。这类固定的卫生飞机已不单纯是为了转运伤员，而是更加强调在机上对伤员进行救护，实际上类似于空中医院。

构成 空中医院载机主要从

客机和军用运输机中选型。空中医院的结构采取方舱式和固定式两种。利用客机可改装固定式空中医院，对机舱进行内部改装，分区设置医疗科室，医疗设备固定安放，环境优良。利用军用运输机可改装方舱式空中医院，采取方舱式结构，不长期占用飞机。方舱的结构可为整体式和分节链接式。空中医院上布局一般划分为医疗区、伤员居住区、工作人员生活区。医疗科室的设置主要有手术室、急救室、重症监护室、X线室、化验室、血库、供应室等科室。医疗设备通常包括手术台、各种手术器械、麻醉机、呼吸机、心脏呼吸监护设备、心脏起搏和除颤设备、输液泵、氧气瓶、B超机、X线机、全自动血/氧/尿分析仪、血气分析仪等，其他装备还包括机上电器及供水、供氧、吸引系统，机上污水、污物的排放及储存装置，机上电源转换、附加供电系统及机上通信、远程医疗系统等。空中医院上一般编设医生、护士、技师、卫生员和后勤保障人员。

功能用途 由于空中医院具有较大的空中战略机动性，并可在空中对伤员实施优良的医疗救护和连续的医学监护，因此，其功能用途主要是将快速转运与优良救护有机地结合在一起，克服了空运转运以单纯转运为主，机上救护能力不足的弱点，达到了空运和救护的完美统一。

（王运斗）

zhuǎnyùn zhuāngbèi

转运装备（transportation equipment） 专门用于转运灾难伤员并在转运途中具有一定急救治疗功能的交通运输设备。具有机械性能好、快速移动、装载多名伤病员、防震性能好等特点。根据转运途径，可分为陆地转运装备，如救护车、卫生列车等；水上转运装备，如救生艇、医院船等；空中转运装备，如救护直升机和运输机等。

（邹圣强）

jiùhùchē

救护车（ambulance） 具有转运、抢救伤员功能的医用车辆。

发展概况 对于救护车标准，美、日、英、法、德等国建立了比较完整的标准体系和以标准为基础的产品市场准入机制及强制性认证制度，行业的监督和企业自律行为较为规范，且企业注重救护车全寿命各环节的标准制订。欧盟在2000年4月制订了救护车标准CEN 1789：2000，这个标准在2007年做了修订。中国于1975年制订并公布了第一个国家救护车专业标准WS 2-188-1975，随后又制订了救护车机械行业标准（JB）ZB T 56001-1986和专业标准QC/T 457-1999。特别是2007年国家卫生部在借鉴欧盟救护车标准的基础上，发布了新的行业标准WS/T 292-2008，于2008年4月1日正式实施。该标准由院前急救专家和汽车专家共同起草，具有很强的专业性。法国救护车内布局零乱但实用，便于医务人员操作。德国和北欧救护车配置高于欧盟救护车标准，医疗舱布局设计人性化，且工艺细腻，特别是医疗舱电路系统设计非常规范，可兼容多种仪器的用电需求。而英美救护车内，医疗设备布局变化发展缓慢。

世界发达国家救护车的发展趋势为：设计理念以患者为中心，充分考虑安全舒适性和医疗舱布局的科学性，以方便抢救患者；选择基型车时，与汽车技术水平发展同步，保证了救护车技术的先进性和可靠性；改装救护车选择材料时，注意环保性和工艺的先进性；标准化救护车电路系统，满足急救设备不间断供电的需求和漏电保护装置安全可靠。发达国家救护车一般使用期限为6~8年，所以车型较先进。今后救护车将在智能急救、越野急救方面有所发展。

分类 目前中国按功能分为转运型、监护型（或急救型）和负压救护型三类。救护车是灾难医学救援三大要素之一，也是中国目前用于灾难救援的主要车辆。①转运型救护车：用于伤病情稳定或已康复的伤员转运。②监护型救护车：装载常用急救设备，配备常用急救药品，主要用于常见急重症伤员的对症处理和医疗转运。③负压救护型救护车：安装负压系统，具有负压功能，配备车载急救设备和急救药品，主要用于传染病疑似或确诊伤员的现场急救、医疗转运和紧急生命支持。近年来，根据中国医疗卫生系统发展的状况，将救护车种类又分为普通型、抢救监护型、防护监护型和特殊用途型四种。

构成 救护车主要由驾驶室、医疗舱、双向无线通信装置及必要的抢救、抢险、防疫或转运设备构成。按照国家标准（GB7258-2012）《机动车运行安全技术条例》及行业标准（WS/T 292-2008）《救护车》，其构成主要有：制动系统、医疗舱、发动机、电气系统、通信系统、车门安全系统、通风系统、医疗舱照明系统、医疗舱内固定系统、洗手池、空调系统、标识系统等。

功能用途 救护车具有安全、平稳、急救、转运等功能。主要用途为快速转运伤员，为途中急救提供操作平台，转运急救药品及医疗器械等。

（邹圣强）

zhuǎnyùnxíng jiùhùchē
转运型救护车（transportation ambulance）

用于转运伤情稳定或已康复伤员的救护车。国外转运型救护车分单人和多人转运，因此救护车车厢相应分为小型和中型。中国自 20 世纪 80 年代以来，转运型救护车主要用于病情相对稳定的单个伤员的转运。主要由驾驶舱、医疗舱、供氧装置（便携式、车载式）、人工呼吸气囊、面罩、吸痰器（人工动力）、输液及其配套装置和常规抢救药品急救箱等组成。主要具有基础治疗、观察和转运伤员功能，有时也用于转运急救医疗设备、急救药品等。

（邹圣强）

jiānhùxíng jiùhùchē
监护型救护车（intensive care ambulance）

能够提供车载监护服务、转运急重症伤员的救护车。主要应用于急重症伤员灾难现场和转运途中实施复苏和高级生命支持急救。在传统的急救医疗服务体系中，转运型救护车是主要转运伤员的专用交通工具。但随着科技进步，传统的救护车已不能满足急救和转运急重症伤员的需要。自 20 世纪以来，开始研制监护型救护车，将普通型救护车发展或改良为具有"流动监护室"功能的监护型救护车，实现"边救治边转运"的新理念，真正落实"争分夺秒、救死扶伤"的急救原则。根据中国汽车行业标准（QC/T 457-2013）《救护车》（2014 年 3 月 21 日正式实施）和卫生行业标准（WS/T 292-2008）《救护车》，监护型救护车标准医疗设备配置如下：①多功能除颤起搏监护仪、心电图机。②呼吸机和呼吸系统抢救设备，如喉镜、气管插管包、吸引器、口咽通气管、供氧装置等。③输液及注射泵等。④创伤急救器材，如绷带、止血带、各型夹板、颈托、清创手术器械。⑤各种抢救药品。⑥快速检验仪器，如血常规仪、血糖仪、心肌酶谱仪等。⑦上车担架和铲式担架。监护型救护车上可实现心电监护、除颤、气道管理、给氧、快速血糖检测、输液、创伤抢救、急救药品治疗等功能。由于监护型救护车提供救护车内紧急医疗急救和生命体征监护功能，从而提高伤员的抢救成功率。

（邹圣强）

wèishēng lièchē
卫生列车（medical train）

用于陆地转运伤员，并具有急救和治疗功能的列车。又称列车医院。

发展概况　1918 年在法国，世界上第一列卫生列车启用，当时命名为"红十字列车"。第二次世界大战时，各参战军事强国广泛采用列车运送伤员，人们称其为医院列车。苏联在卫国战争中利用列车运送的伤员数量创造了历史纪录，共拯救了约 200 万苏联士兵和平民的生命。俄罗斯目前配备着 3 列设备齐全的卫生列车，主要承担战时伤病员的医疗救援任务。

中国的卫生列车应用开始于朝鲜战争，其后在中越边境作战、唐山大地震救援、汶川大地震救援等军事行动和灾难救援中多次使用列车转运伤员。但所应用的列车均为普通民用列车，仅能作为单纯的伤员转运工具，缺乏相对齐备的救治手段、医疗设备等配置，无法"在转运中展开救治"，不具备真正意义上卫生列车的功能。自 20 世纪 50 年代，中国开始研制军民两用、平战结合的卫生列车快速改建技术方案。根据该方案，普通民用列车最多不超过 24 小时即可成功"变身"为卫生列车，平时将主要配备于训练基地，用于卫生列车医疗队开展训练和执行各类抢险救灾任务，战时将迅速启动平转战机制，向相应的战备等级转换，执行战略救援任务。

构成　卫生列车大多由普通民用列车改建而成。根据列车内原有构造，适应灾难救援需要，因地制宜地进行改造。卫生列车主要由四个区域构成，各司其职，高效结合。受列车空间限制，只能采用直线型物流模式，各组室和区域呈串联衔接。①医疗区：包括指挥组、检伤分类室、手术室、手术准备室、重症监护室、消毒供应室、检验室（含血库）、药库、B 超室、X 线室。②伤员区：包括治疗室、换药室、医护办公室、伤员室。③生活区：包括配餐区、宿营区、洗浴室、后勤保障组。④内部通道区：在其结构布置上，遵循"伤员优先"原则，以手术、重症监护为终端；消毒供应室、检验室（含血库）、B 超室、X 线室等医技室居中；指挥组要协调各方面的关系，应在适中的位置；伤员室既要靠近医技科室，也要靠近生活区。

功能用途　卫生列车具有转运量大、速度较快、行驶平稳等优点，有利于提高伤员救治数量，降低伤亡率。主要用途：一是准确高效组织大批量伤员快速接收和转运；二是具有检伤分类功能；三是保证伤员在狭窄车厢间无障碍通行和周转；四是可在伤员转运过程中实施急救手术和保证手术人员在运动状态下相对稳定；五是能进行放射和检验；六是兼具指挥、重症监护、远程会诊、后勤保障等功能。

（邹圣强）

jiùhù zhíshēngjī

救护直升机（ambulance helicopter）　对遇险人员或伤员实施营救、紧急医疗救护和转运的直升机。分为两类，专用救护直升机和临时改装救护直升机。专用救护直升机救护能力强，配备有空中搜索装备、打捞装备、医疗救护装备、空乘人员和医护人员。临时改装救护直升机由普通直升机简单卫生改装而成。部分国家以专用救护直升机为主，特别是欧、美等部分国家的军队同时配备了多种机型的救护直升机，发展中国家以临时改装救护直升机为主。由于其快速的机动性及强大的应对性，在灾难救援中扮演重要角色。

1950年4月4日，美军用Bell 47型直升机实施了战后第1例伤员空中转运。伤员躺在篮式担架内，担架固定在起落装置顶部。20世纪50年代初，救护直升机几乎同时在朝鲜战争、印度支那战争和北非战争中的战术地区开始正式应用。据估计，朝鲜战争中共用直升机转运了20 000多名伤员，伤死率从第二次世界大战的4.5%下降至2.5%。但在此阶段，由于技术限制等原因，尚不能实施伤员的途中救护。20世纪70年代，美国军事空运司令部与战术空军司令部研制出几种制式的机载医疗箱，确定了整套医疗卫生装备标准，并列入战备库存清单；西班牙的陆、海、空三军统一了机载担架的规格，大大方便了伤员上下机。这一阶段，通过救护直升机的使用，伤员等待、转运的时间大大降低，伤死率降至1%。进入20世纪80～90年代以后，救护直升机在原有的基础上得到进一步发展，体系日益完善。中国的救护直升机基本上隶属于军队。中国大陆地区自1951年组建运输航空兵以来，在灾难和战时伤员转运中采用了空运方法。近些年，灾难频发，救护直升机开始承担更多更重的任务，并且高效完成。进入21世纪，在2008年四川汶川大地震和2009年青海玉树地震等自然灾难救援中，临时改装救护直升机发挥了重要作用。

救护直升机首要功能是转运批量伤员，同时具备医疗救治的综合功能，可对伤员进行复苏、输血、输液、供氧等急救处置，并可对伤员各种生理信息进行监测。舱内配置的卫生装备齐全，除配置必要的制式担架外，还配置能够实施急救功能的卫生装备，包括呼吸机、心肺复苏机、伤员复温装置等，以提高救护功能。救护直升机机载救护装备的配置品种和量，主要根据救护直升机的勤务功能和作业能力确定，由此可确定机载危重伤员数量，确定救护装备的品种、随乘医护人员数量。

（邹圣强）

yījì bǎozhàng zhuāngbèi

医技保障装备（medical technical support equipment）　保障野战条件下伤病防治工作顺利进行的器材、设备。医技保障装备伴随着野战伤病防治工作保障需求的增长逐渐完善。由于其具有独立自我保障的特点，在灾难医学救援中的作用也越来越重要。主要包括血液保障装备（如野外储血运血车）、制水制液保障装备（如野外制液车）、医用气体保障装备（如野外制氧车）、医用供电保障装备（如野外发电车）、医技维修装备（如医疗器械修理车）等，是灾难救援装备的重要组成部分。

血液保障装备　从血液采集到血液输注整个过程（主要包括采集、储血、运血及其储运过程中的质量监控等）所涉及的系列装备。1947年，吉布森（Gibson）等人报道了血液运输问题，所采用的方法为木箱、藤条箱、纸板箱中放置冰块运血，此后箱体保温材料和保温技术在不断地发展，如箱体整体成型工艺、压缩机制冷技术、半导体制冷/热技术等。随着聚氨酯泡沫隔热材料的应用，出现了运血箱、运血车、折叠冰箱等血液储运装备。

制水制液保障装备　战时液体供应有后方供应和前方现场制备两种方式。液体的制备包括制水和制液两个既相互独立、又密切相关的部分。制水是指采用一定的技术和装备，将饮用水（如自来水）或水源水（如河水、湖水、泉水、井水、雨雪水等）经过净化、去离子、反渗透等处理生产纯化水和注射用水。制液是指采用一定的技术和装备，将注射用水和药品经过配制、过滤、灌封、灭菌、质量检查、包装等过程生产不同品种、规格的注射液。中国人民解放军于1964年在昆明军区建立了第一个野外制液站，这也是世界上最早采用膜分离技术的制液站。

医用气体保障装备　医用气体包括医用氧气和医用负压吸引等。其中，医用氧气更为重要。医用氧气保障装备是能提供抢救伤员所需医用氧气的各类制氧或供氧的设备和器材。第二次世界大战后，军队中大范围应用的医用氧气保障装备是氧气瓶，型号单一。20世纪80年代后，液氧成为新的医疗供氧方式。随着现代灾难医学救援对后勤保障要求的不断提高，对医疗用氧的需求量也越来越大，完全依靠后方补充氧气已不能满足要求，因此，就地快速制氧装备陆续问世。应用分子筛变压吸附制氧技术推出的各种型号的系列医用制氧机、制氧车、制氧方舱等装备已成为各国野外医用氧气保障装备的主体。

医用供电保障装备　随着需求的提高，越来越多先进的诊、检、防、救、治医疗仪器和设备被广泛用于灾难医学救援；同时，为了改善医疗环境，也大量采用了空调装备。这些装备对野外医用供电的数量和质量要求也随之增长，使得野外医用供电装备在灾难医学救援和卫勤保障中的地位不断提升。可以说，没有足量优质的野外医用供电，卫生装备就发挥不出作用，也就无法完成卫勤保障任务。以电力作为能源的灾难救援装备的出现和发展，催生并推动了野外医用供电装备的发展，从早期的小功率手摇、足踏发电机发展到为单个卫生装备供电的内燃发电机，最后发展到为整个医疗系统供电的以大功率移动电站为中心的供电网络。医用供电保障装备主要为医疗仪器设备、技术保障装备、野战医疗照明装备提供电力。

医技维修装备　是灾难救援装备的重要组成部分，其维修对象是各类灾难救援装备。灾难救援装备和其他任何装备一样，由于设计、制造、部件磨损、老化、环境（如高低温、海拔高度、振动、湿度）等方面的原因，不可避免地会出现故障。灾难救援装备品种繁多、结构复杂、自动化程度高、价格昂贵，因此，灾难救援装备的维修是一项专业性、技术性、科学性及经验性都很强，且涉及多学科的、复杂的、脑力与体力相结合的工作。做好灾难救援装备的维修工作，可延长装备的寿命、延长淘汰与更新的周期，使装备处于良好的工作状态，提高卫生装备的利用率，从而减少不必要的减员，挽救更多的伤员。

（王运斗）

yěwài chǔxuè yùnxuèchē

野外储血运血车（field blood storage and transportation vehicle）　设有血液储存柜（血库），适合在野外条件下运输全血、冷冻血浆或其他血液制品或生物制品，亦可短时储存血液的卫生技术车辆。

发展概况　在第二次世界大战中，野外储血运血车是随着野战救护所输血勤务的开展而逐步在军队中应用的。美、苏等国军队开始配备野外储血运血车、采血储血车和医用冷藏拖车。总体来讲，各国军队根据国情不同，野外储血运血车的规格、形式各异。有的是独立机动的储血运血车，如美 RAM3500 储血运血车、德 BENZ L407 储血运血车、英国 Aish 移动血库、日本住友储血运血车；有的采取挂车形式，如日本五十铃储血运血车、俄 PM-Ⅱ储血运血车。这些野外储血运血车制冷机组工作可靠，功能配套，均具有温度超温报警、温度数字显示、工作状态记录等功能，并且可在驾驶室内实现血液贮藏厢温度的设定与连续监控。一般多为平战两用。冷藏型、保温型、调温型均有，在设计、制造、改装中重视环保节能，采用无氟发泡剂、制冷剂，可避免氯氟烃污染，利于环境保护。

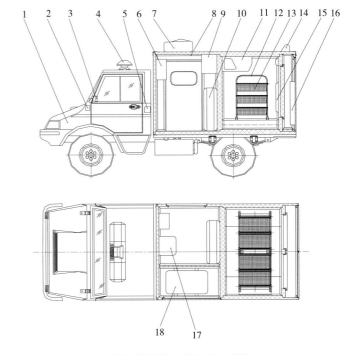

图　野外储血运血车布置图

1. 汽车底盘；2. 制冷压缩机；3. 控制器；4. 警灯；5. 温度记录仪；6. 配电箱；7. 室外机组；8. 顶灯；9. 储物柜；10. 备胎；11. 室内机组；12. 血架；13. 血筐；14. 警灯；15. 血库门；16. 后门；17. 座椅；18. 发电机组

中国人民解放军历来重视野战条件下血液的机动保障运输，从 20 世纪 60 年代开始，先后采用嘎斯 51、BJ212、NJ221、BJ2020、NJ2045 等多种型号越野汽车底盘改装研制几代野外储血运血车，大部分已生产试装部队，对军队的血液机动保障起到了积极作用。

构成 野外储血运血车一般用汽车底盘改装，主要设备包括血库、制冷机组、自动恒温控制与报警装置、温度记录仪等。制冷机组是野外储血运血车的关键设备，它由蒸发器、冷凝器、压缩机组等组成，一般分为独立式制冷机组和非独立式制冷机组。独立式制冷机组自带动力装置（包括发电机组、油箱等），压缩机可不受车辆发动机运行状态的影响而独立工作，实现血库的温度调节；非独立式制冷机组的压缩机工作的动力则来自汽车发动机。由于野外储血运血车的血库容积一般相对大型食品冷藏车容积而言较小，与非独立式制冷机组的工作能力相匹配，所以非独立式制冷机组使用较普遍。为提高血液在运输途中的动力安全性，野外储血运血车一般还设有备用电源系统，可直接外接市电，确保制冷机组连续运转。随着成分输血技术应用普及，按照不同成分血液制品不同储存温度的要求，野外储血运血车的血库可设置不同的工作温度，如悬浮红细胞和全血的保存温度是 $4\pm2℃$，新鲜冷冻血浆的保存温度是 $-20\pm2℃$，血小板的保存温度是 $22℃$。为实现同时运送不同的成分血，野外储血运血车还可设有 2~3 个独立温控血库。考虑血液运输安全，野外储血运血车在车身结构和储血设备的设计、加工、安装、固定方面采用适当的减振隔振措施，以适应野外条件下道路差的特点。

（王运斗）

yěwài zhìyèchē

野外制液车（field medical fluid preparation vehicle） 在野外条件下为应急医学救援机构制备医疗用水、输液的专用轮式卫生技术车辆。机动性强，可由公路、铁路、水路和航空运输，便于快速、机动部署。野外制液车主要是为医学救援现场提供 5% 葡萄糖注射液和 0.9% 氯化钠注射液等输液，还可提供纯化水、注射用水等医疗用水，用于制剂、分析检测、伤口创面清洗及医疗器械消毒清洗，也可用于细胞培养、生物制品纯化等。

野外制液车的发展最早源于军事卫勤保障目的。各国军队十分重视野外制液设备的研制。早期的制液多以移动式小型制液设备为主。美军 20 世纪 60 年代就成立了专门的野外医用纯化水研制工作组，到 20 世纪 70 年代，推出了多种型号以反渗透膜分离技术为核心的便携式或机动式野外制水配液装置。输液包装采用轻便的塑料袋，并采用浓缩型预制剂，提高了装备的使用性能。随着灾难医学救援需求的增加，野外制液车逐步在现场医学救援中成为野外移动医疗机构的重要组成部分。通常以多台车辆组成的野外制液站为主。

中国自 20 世纪 60 年代中期研制成以电渗析技术为核心的中型制液设备，到 21 世纪研制出多种型号野外制水配液装置，大多只制备制药用水，个别具有配液功能，但系统没有灭菌单元，输液质量难以保证。20 世纪 80 年代研制的 81-YZ 型车载移动式制液室可制备袋装输液，一台车分三个工作间，分别为制备室、分装室、消毒室。整车外形 $8.00m\times2.25m\times3.08m$，生产能力 100 升/批。20 世纪 90 年代研制的另一型号制液车，可与机动医院配套使用，亦可供固定医院制液站用于增补制液能力。主要参数：总质量 8285kg，外形尺寸 $7.820m\times2.561m\times3.115m$；工艺设备总功率 13.22kW；输液生产能力 150 升/批。主要特点：纯化水制备采用超滤-离子交换-超滤工艺，注射用水制备采用六效蒸馏水器；车内结构紧凑，可完成洗瓶、制水、配液、灌装等工序；车厢密闭性好，可控制温度与局部洁净度；机动性好，展收迅速，展开时间 23 分钟，撤收时间 18 分钟；野外作业时可与发电拖车、消毒灭菌拖车配套使用。

野外制液主要包括制药用水制备、药液配制、封装、灭菌、质检等部分。原水经潜水泵加压进入粗滤器，除去悬浮杂质后进入贮水箱，然后进入供水管路，一部分供给泡瓶、刷洗瓶用，另一部分进入净水桶作为医药用水设备的进水，经医药用水设备处理后的产品水为纯化水，并储存于纯化水桶中，除用作多效蒸馏水器的进料水外，另经纯化水泵加压和微孔膜滤器过滤，提供灌装药液时冲洗瓶、膜、塞等用水。纯化水经多效蒸馏水器蒸发冷凝制成注射用水，供作输液配制用水。原料药经浓配、泵加压、过滤、脱碳进入配料桶，加注射用水稀释后成所需配制浓度的药液。药液经药液泵加压，流经砂芯滤桶和微孔膜滤器，除去活性炭、微粒、细菌等杂质，灌装入输液瓶（袋）。瓶口盖上已处理洁净的膜、塞，由瓶盖封口机加铝盖后封盖，由灭菌器进行热压灭菌，

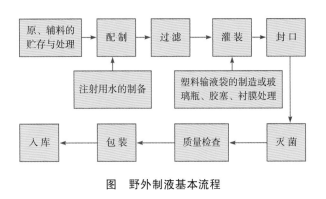

原、辅料的贮存与处理 → 配制 → 过滤 → 灌装 → 封口

注射用水的制备

塑料输液袋的制造或玻璃瓶、胶塞、衬膜处理

入库 ← 包装 ← 质量检查 ← 灭菌

图 野外制液基本流程

最后经质检合格后即成输液成品（图）。

（王运斗）

yěwài zhìyǎngchē

野外制氧车（field vehicle oxygen generator） 用于野外条件下应急医学救援机构制氧、供氧、压氧充瓶的卫生技术车辆。以汽车或挂车为载体，配有相应的电气系统、照明、供暖等辅助设施，主要用于野外条件下医用氧气的现场制取与供应，还可作为高原缺氧环境下救援机构野外驻训用保障装备。

野外制氧车是应野外条件下应急医学救援机构的氧气保障需求而研制的。国外野外制氧车的规格、形式各不相同。有的是独立机动的制氧车，如苏联研制的AK-120M 型制氧车，是由三辆吉斯-150 型车组成，动力为发电拖车；有的是采取挂车形式，如法国诺尔（NOVAIR）公司的制氧挂车包括压缩空气单元、制氧单元、氧气分析单元及压氧充瓶单元等四部分。整套设备装在方舱内，分为两个区域，一个区域装配压缩空气单元，另一个区域装配制氧单元、氧气分析单元和压缩充瓶单元。压缩空气单元选用螺杆压缩机、空气冷却循环系统，在环境温度高达50℃时仍能正常工作。制氧单元采用两塔加压吸附、常压解

吸流程，结构简单，控制方便；由 5 个先导电磁阀控制 7 个气动角座阀的开启，从而实现制氧流程，电磁阀的控制由可编程逻辑控制器来完成；用限压阀对出氧压力进行限制。氧分析单元包括浓度显示、浓度报警及低浓度时自动停机的保险装置。压氧充瓶单元采用体积小、质量轻的活塞式压氧机，配有自动压力控制和压力报警开关。中国历来重视野外条件下氧气的保障，相继装备过多种采用深冷空分法的制液氧车，如 AK-12 型制氧车、1-12 型制氧车。20 世纪 90 年代又采用分子筛法研制出 S90 野外制氧车、S2001 野外制氧挂车。针对高原特殊环境氧气保障需求，2011 年又研制出高原制氧车，氧气产量 6m³/h，氧浓度≥90%，具有制氧、供氧、压氧充瓶等功能，可实现供氧自我保障。

野外制氧车一般用越野汽车底盘改装，主要设备包括制氧设备、供氧设备、压氧设备等。制氧设备是野外制氧车的关键设备，一般分为深冷法制氧设备和分子筛变压吸附制氧设备。深冷法制氧设备利用环境空气就地制取氧气，先将空气压缩、冷却后液化，利用氧与氮沸点的不同（在标准大气压力下氧沸点为 -182.9℃，氮沸点为 -195.8℃），通过精馏的方法分离制取氧气，其装置体积大、能耗高、启动时间长、操作维修复杂，多在早期的大型制氧车上应用。分子筛变压吸附制氧设备是根据沸石分子筛对空气中各组分不同的吸附特性，利用环

境空气就地制取氧气。该种制氧设备主要由空压机、冷干机、过滤器、空气储罐等构成，占地面积小、产氧快、操作简单，在新型制氧车中应用较普遍。供氧设备主要由供氧控制台、供氧管路、吸氧终端构成，输出压力为0.4MPa，可直接满足麻醉机、呼吸机的用氧需要。压氧设备主要是由氧气压缩机、充氧控制台、氧气瓶构成，灌充的氧气作为备用氧或在用氧高峰时使用。

（王运斗）

yěwài fādiànchē

野外发电车（field vehicle electricity generator） 以汽车或挂车为载体，在野外条件下为应急救援机构提供照明，为装备及生活保障设施发电配电的装备。又称车载移动电站。国外野外发电车发展较快，其特点是供电范围广，除为医疗装备供电外，还为技术保障装备、生活保障装备供电；供电量大，如美军 Brunswick 的60 床位机动医院，配备了 4 台总计 630kW 的野外发电车；可靠性高，一般都配备 2 台以上的野外发电车，一台工作、一台备用。中国自 20 世纪 80 年代开始研制和使用野外发电车，随着供电要求不断提高，供电范围不断扩大，除集中保障医疗系统中各医疗装备供电外，还为空调及制水、制氧等技术保障装备供电，供电量达到 10～150kW。中国军用野外发电车的特点是环境适应性良好，能在 -40～40℃及海拔 4000m 的环境下使用。采用越野挂车和汽车底盘，机动性能良好；供电质量较高，运行可靠性良好；具备一定的智能化控制和遥控功能。

野外发电车一般将发电机组固定安装在汽车或挂（拖）车上，

作为自行式发电装备使用，机动能力强。作为传统的机动供电装备，野外发电车在技术上比较成熟。一般采用柴油机作动力，性能稳定，工作可靠。近年来采用无刷发电技术、自动调压技术、降低干扰技术、降噪技术、增压技术、机油和燃油监控装置、自动启动、自动切换、自动保护及无人值守等新技术、新材料、新工艺，野外发电车的技术水平有很大提高，可达到自动补充燃油、机油和水；在出现超载、短路、超速、水温过高、机油压力过高过低时，进行自动保护；自动启动、自动切换并可达到 240 小时无人值守发供电。按控制方式，野外发电车可分为三种类型：①基本型。由内燃机、联轴器、发电机、励磁调压装置、油箱、消声器、底盘等组成，具有转速和电压自动调节装置。②自动启动型。该型在基本型基础上增加了自动控制系统，具有自动化功能。当市电突然断电时，该型机组能够自行启动、自动切换开关、自动运行、自动送电，市电恢复以后能自动停机；在运行中，当机油压力过低、机油温度或水温过高时，能自动发出声光报警信号；当机组超速时，能自动紧急停机进行保护。③自动化型。该型机组由性能完善的内燃机、三相无刷同步发电机、燃油自动补给装置、机油自动补给装置、冷却水自动补给装置及自动控制装置组成。它的自动控制装置采用可编程自动控制器控制，除具备自动启动、自动切换、自动运行、自动投入和自动停机外，还配有各种故障报警和自动保护装置；此外，它还可通过 RS232 接口，与主计算机连接，进行集中控制，实现遥控、遥信和遥测，实现无

人值守发供电。

（王运斗）

yīliáo qìxiè xiūlǐchē

医疗器械修理车（medical equipment repair vehicle）　携带维修工具和零配件等供医疗器械野外维修的专用卫生技术车辆。具有机动性，自我保障能力强，携带维修工具及零配件齐全的特点。灾难救援装备发生故障后，一般采用现场维修的方式进行故障诊断和修复，维修人员必须携带系列工具。为便于维修人员使用、携带与保管，组套工具应运而生。随着灾难医学救援对机动能力需求的增加，出现了医疗器械修理车，与其他卫生技术车辆和方舱医院、帐篷医院等野外移动医院配套使用。医疗器械修理车主要用于运载维修人员、检修工具、备用卫生装备、维修零配件及维修工作所需的其他设施，适用于野外医疗器械维修。可开展放射类、电子类、光学生化类、常规类卫生装备基本科目的维修。自带发电机，可不依托保障单位独立开展维修工作。

国外医疗器械修理一般与其他保障装备修理合为一体，没有专门的医疗器械修理车。中国的医疗器械修理车发展较快，21 世纪初期研制研发的医疗器械修理车在汶川大地震救援中发挥了重要作用。选用 NJ2045SFB5 型双排座越野载货车二类底盘改装，具有良好的性能、装载能力及环境适应性。车上携带电焊机、砂轮机、冲击钻、焊具、桌虎钳、工作台等常用设备；配备卫生装备检修箱、制冷维修工具、各类仪器仪表及工具；配备专用零配件箱、通用零配件箱；配备生活常用物品个人背囊。车内设有维修工作所需要的工作台和各种通信

设施。为满足检修装备用电需要，医疗器械修理车具备交流 220V 和直流 12V 两种制式供电。交流 220V 由市电或油机发电提供，直流 12V 由汽车电瓶供电。

（王运斗）

zhǐhuī tōngxìn zhuāngbèi

指挥通信装备（command and communication equipment）　灾难救援时指挥机构用来组织、计划、控制救援工作的各种通信器材。主要包括收集、加工、传输信息及下达指示和命令的通信设施、指挥自动化装备、医疗指挥作业装备等，如指挥车、卫星电话、对讲机等。在现代灾难应急医学保障中，指挥通信装备特别是高技术指挥通信装备发挥着越来越重要的作用，影响着医学救援组织指挥的效能，乃至救援保障任务的完成。

指挥通信装备的发展是随着灾难救援的发展而发展的。现代灾难救援中，各类灾难形态很难预知，只有救援力量、卫生装备与指挥调度正确结合才能提高灾难救援的整体保障能力。灾难救援工作的进行，首先是通过指挥通信装备来进行救援工作组织、计划、控制等指挥协调作用来实现的。从 20 世纪 50 年代开始，美国和苏联等国都把指挥自动化系统作为发展的重点之一。发达国家的指挥自动化系统经历了初创、发展和繁荣时期，现已趋于成熟。发展中国家，特别是中国周边国家和地区的指挥自动化能力也有较大提高。灾难医学救援指挥通信多借鉴了各国军队的指挥自动化经验。美军把指挥自动化系统称为指挥（command）、控制（control）、通信（communication）与情报（intelligence）系统，英文缩写为 C3I。美军给 C3I 系统下的

定义是："军事指挥控制通信与情报（C3I）系统是指挥员对其所属部队行使权利、进行管理、发号施令时所用到的设备、器材、程序软件及各种工作人员的总称。"它是建立在情报信息获取手段现代化和通信、数据处理、显示自动化基础上的高度自动化系统，是一个可代替指挥控制过程中大部分人工操作，提高指挥控制质量和效率的多功能人机系统。在海湾战争中，以美国为首的多国部队也是借助 C3I 系统，才使 70 余万不同国籍、不同语言的部队，3500 余架战机，5000 余辆坦克、装甲车及 247 艘战舰相互配合，协同作战，赢得了胜利。美军还开发一系列称为"电视医疗"的项目，主要有：医疗保健信息系统，要求医疗信息准确不间断地传递于从前方到后方救治的各个环节；电子伤票，将保证从前方战场一直到美国本土的后方医疗中心都能连续输送，这些信息储存于多媒体数据库里，并可通过全球远距离通信系统随时取用。美军还创建了远距离医疗系统，包括远距离辅导和远距离咨询，该系统可得到全球高能通信网络的支援。全球高能通信网络是一个全球光纤电缆与卫星网，配有异步传输模式转换机，并编制出有关程序来处理信息，其传输能力达每秒钟数亿比特。例如，向一地方传输 1000 份伤员全部病历，仅需数秒钟。

中国的指挥通信装备建设起步较晚，但发展较快。尤其是 2008 年汶川大地震以后，指挥通信装备得到快速发展。目前，中国的各支国家和地方医学救援队均配备了指挥车，车内载有海事卫星电话、对讲系统等装备。从发展来看，指挥通信装备应与后

勤通信指挥装备及作战通信指挥装备同步发展，并逐步实现一体化，为卫勤指挥自动化和卫勤可视化提供基础，实现卫勤保障力量配置和流动、伤员分布和流动、卫勤保障物资装备配置和流动全部可视，以实现精确、高效的卫勤保障。

（王运斗）

fánghù zhuāngbèi

防护装备（protection equipment）

防止人员受到物理、化学和生物等有害因子伤害的器材和用品。分个体防护装备和集体防护装备两大类。集体防护装备是相对个人防护装备而言的。在现阶段，两者必须同时实施，互相补充。在集体防护措施短期难以完善或暂时难以实行时，正确地选用个体防护装备是及时完成任务、防护外来伤害、保护个人安全健康的唯一措施。即使集体防护装备的防护效果达到了相应的安全卫生标准（最大允许浓度等），也必须配发相应的个体防护装备以供平时使用及发生事故时应急用。在现代战争条件下，仅限于使用个体防护装备来防护毒剂、放射性灰尘和生物战剂显然是不可能的，因为在很多场合使用个人防护装备是很困难的，甚至可破坏指挥防护工程、战斗车辆和技术保障车辆、通信枢纽、医院等正常工作的进行，影响战斗车辆和技术保障车辆乘员操纵武器装备的效能。

（刘晓华）

gètǐ fánghù zhuāngbèi

个体防护装备（individual protection equipment）
救援作业或训练中用于保护个体安全的装备。保障个体人身安全，防止和减少人员伤亡，提高抢险作战能力。个体防护装备不是辅助措施，是最后一道十分重要的防护措施。

2006 年 6 月，中国个体防护装备标准委员会组建了六个标准化组：①头面部防护装备标准化组。②呼吸防护装备标准化组。③眼面部防护装备标准化组。④手足防护装备标准化组。⑤防护服标准化组。⑥坠落防护装备标准化组。个体防护装备的产品技术标准化受到重视，至 2014 年，中国个体防护装备的标准已有 75 项，其中国家标准 50 项，行业标准 25 项，基本形成了完整的产品标准体系和门类齐全的防护装备产品，加强了个体防护装备的立法和产品质量监督。已形成基础标准、产品质量标准和试验方法标准，包括名词术语、使用规则、头部防护、眼面防护、听力防护、呼吸器官防护、手防护、身躯防护（防护服）、足防护、皮肤防护和坠落防护等比较完整的劳动防护用品标准体系，这就使中国个体防护装备的水平有了较大的提高，缩小了与国外同类产品的差距，为中国个体防护装备产品进入国际市场创造了条件。

分类 包括两类。

基本防护装备 ①头盔：用于人员头部、面部及颈部的安全防护，免受坠落物冲击和穿透及热辐射、火焰、电击和侧向挤压时的伤害。②灭火防护服：进行灭火救援作业时的专用防护服装，对躯干、头颈、手臂、腿部进行防护，免受高温、蒸汽、热水及其他危险物品的伤害。分为未经防水、阻燃处理，经防水处理和经防水、阻燃处理三种。③消防手套：用于手部和腕部的保护，使人员双手免受高温、辐射、尖锐物等的伤害。④安全腰带：主要用于人员登高作业时的安全保护。⑤灭火防护靴：用于足部和小腿部分的防护。⑥正压式空气

呼吸器：用于消防人员在浓烟、有毒环境下的呼吸防护，使个体呼吸器官免受浓烟、高温、毒气、刺激性气体或缺氧等的伤害。⑦佩戴式防爆照明灯：用于火灾救援现场人员的个人移动照明。⑧呼救器（方位灯）：用于人员在灭火救援现场定位和自救报警。⑨轻型安全绳：用于救援人员在火场下滑或向下吊送被救人员和物资。⑩腰斧：是救援人员随身携带的破拆装备。

特种防护装备　特种防护装备也有很多种，如：隔热防护服，用于强热辐射场所的全身防护；避火防护服，用于进入火焰区域短时间作业时的全身防护；阻燃毛衣，用于冬季或低温场所作业时的内层防护；阻燃头套，用于可燃气体、粉尘、蒸汽等易燃易爆场所消防作业时的头颈部内层防护；防高温手套，用于高温作业时的手部防护；内置纯棉手套，用于可燃气体、粉尘、蒸汽等易燃易爆场所消防作业时的手部内层防护；抢险救援服，用于抢险救援作业时的身体防护；抢险救援头盔，用于抢险救援作业时的头部防护；消防护目镜，用于抢险救援作业时的眼部防护；抢险救援手套，用于抢险救援作业时的手部防护；抢险救援靴，用于抢险救援作业时足部及踝部防护；普通化学防护服，用于化学灾难现场作业时的躯体防护；全封闭化学防护服，用于中毒化学灾难现场的全身防护；防核防化服，用于低计量核辐射环境中抵御一般性化学物质侵害的专用安全防护；防化手套，用于化学灾难现场作业时的手部防护；防蜂服，用于防蜂类等昆虫侵袭的专用防护；防爆服，用于爆炸场所排爆作业的专用防护；电绝缘服装，

用于高电压危险场所作业时的全身防护；防静电服，用于可燃气体、粉尘、蒸汽等易燃易爆场所作业时的全身外层防护；防静电内衣，用于可燃气体、粉尘、蒸气等易燃易爆场所作业时的躯体内层防护；救生衣，用于水上救援作业时的专用防护；通用安全绳，用于救援作业使用的通用绳索；消防安全吊带，用于人员逃生自救及救援作业；消防防坠落辅助部件，与通用安全绳和消防安全吊带、安全腰带配套使用的承载部件；移动供气源，用于狭小空间和长时间作业时的呼吸保护；正压式消防氧气呼吸器，用于高原、地下、隧道等场所长时间作业时的呼吸保护；强制送风呼吸器和消防过滤式综合防毒面具，用于开放空间有毒环境中作业时的呼吸保护；潜水装具，用于水下救援作业时的专用防护；手提式强光照明灯，用于灭火和抢险救援现场作业时照明。

配备原则　个体防护装备的配备应严格参照《个人防护装备配备标准》（GA621-2006）执行。①优先配置：个体防护装备的配备应优先于其他类别装备的配备。②安全可靠：个体防护装备应保护救援人员在救援作业时有效抵御有害物质和外力对人体的伤害，性能应安全可靠。③系统配套：个体防护装备应功能多样，保证救援人员个体防护装备系统配套，有利于装备功能的充分发挥。④实用有效：个体防护装备应从实战需要出发，并能有效保护救援人员在实战中的人身安全。

管理与维护　个体防护装备应统一登记，建立登记清查制度及使用保管制度。个体防护装备的技术资料、图纸、说明书、维修记录和计量检测记录应存档备

查。对于直接关系生命的个体防护装备，应建立使用记录手册，记录每次的使用时间、使用人员、使用情况及安全检查结果等。个人使用的个体防护装备统一标号，公用的个体防护装备应指定专人负责维护，若有损坏或影响安全使用的，应及时修复或更换。

（刘晓华）

jítǐ fánghù zhuāngbèi

集体防护装备（collective pretection equipment）　利用防护工程、战斗车辆、舰船及附属在这些设施设备上的通风、净化、洗消等装置防护核、生物、化学武器杀伤的各种装备。

发展概况　自从第一次世界大战中德军使用化学武器以后，几乎在出现个体防护器材的同时，就开始有了工事防化设施。这是最初的集体防护装备，为的是保障多数人不受毒剂伤害。第二次世界大战以后，特别是在冷战时期，由于核、生物、化学等大规模杀伤性武器的发展，防护装备在战争中的作用也越来越大，核监测装备、化学报警和监测装备开始应用，其特点逐渐集中在保障防护工程、战斗车辆和技术保障车辆、舰船等大型防护-作战平台内部不受放射性灰尘、毒剂蒸气和气溶胶、生物气溶胶的污染和保障内部空气质量。为确保隐蔽人员在不穿戴个体防护器材的情况下，能有效地进行指挥，执行作战任务，正常工作、进食和休息，滤毒通风和防护装备、核化洗消装备、内部空气循环和净化装备投入使用。

中国军队开始研究集体防护装备可追溯到 20 世纪 50 年代，在这期间，提出了指挥防护工程防化设施的战术技术要求，开始仿制各种制式集体防护装备。20

世纪 60~70 年代，实现了主要集体防护装备的国产化和批量生产。其间，主战坦克和步兵战车陆续装备了滤毒通风装置。到 20 世纪末，中国军队集体防护技术逐渐接近世界军事强国和发达国家的水平。

分类　广义上，集体防护装备是装备于防护工程、战斗车辆和技术保障车辆、舰船中，用于对核、生物、化学武器的袭击实施报警、监测、防护、洗消的"三防"装备。狭义上，集体防护装备主要包括滤毒通风防护装备、内部空气循环和净化装备两类。这两类装备的功能就是采用有效、可行的技术手段，脱除和净化空气中的毒剂蒸气和有毒有害气体、放射性灰尘、毒剂气溶胶、生物气溶胶和可吸入颗粒物。

核监测装备　对工程遭受的核武器袭击进行快速、准确的报警，对进入防护工程的人员实施放射性沾染检查和剂量监督，对防护工程内部空气的放射性沾染情况进行连续监测，为采取相应的防护、洗消措施提供信息。包括：①核监测报警仪。对防护工程遭受核武器袭击进行监测和报警，并与防化信息处理中心互联。②门式放射性沾染检查仪。对进入核爆炸落下灰的放射性沾染区的人员和洗消后人员进行全身放射性沾染水平的检查，以防止受沾染的人员进入工程内部对工程造成危害。③空气放射性监测仪。监测工程内部主要部位（滤尘器室、滤尘器进出口、内室重要房间）空气的放射性水平，并与防化信息处理中心互联。④氡监测仪。测量平时室内氡的累积活度（浓度）。

化学报警和监测装备　对工程遭受的化学武器袭击进行快速、

准确的报警，对工程内部空气的化学战剂染毒情况进行监测，为采取相应的防护、洗消措施提供信息。包括：①口部毒剂报警器。监测工程口部的空气染毒，通过防化信息处理中心传输给工程中央控制室，快速关闭清洁通风并转入隔绝式防护状态，滤毒通风时监测空气中的染毒水平，以确定转为清洁通风的时机，并与防化信息处理中心互联。②化学毒剂监测仪。用于工程内部空气染毒的监测，并与防化信息处理中心互联。③空气质量监测仪。用于工程内重要部位空气质量的巡检，连续监测空气中的氧气、二氧化碳、一氧化碳、硫化氢和可燃物总烃，为启动或停止使用内循环空气净化装置及氧气再生装置提供依据。

滤毒通风和防护装备　当工程遭受核、生物、化学武器袭击时，将外部空气滤除化学毒剂（蒸气或气溶胶）、放射性灰尘和生物气溶胶后送入内室，供人员呼吸，并造成规定超压。包括：①微粒过滤器。滤除空气中的灰尘、放射性灰尘、毒剂气溶胶和生物气溶胶，并对滤除的生物武器进行灭活。②滤毒器。滤除空气中的毒剂蒸气，将清洁空气送入内室供人员呼吸，并建立规定超压。③风量测控装置。测量和控制滤毒器和滤毒通风系统的风量在规定的水平上，并与防化信息处理中心互联。

核化洗消装备　当工程遭受核、化学武器袭击后，对工程口部和进入工程的受沾染人员实施快速洗消，确保工程内部不受污染。①口部洗消机。对工程口部或局部染毒部位进行洗消，以保障工程内部安全。②人员洗消装置。对进入工程的受沾染人员进

行洗消和淋浴，以避免进入人员对工程内部产生二次污染。

内部空气循环和净化装备　当工程实施隔绝防护时，通过内部空气循环净化，滤除原发性有害气体、气溶胶和二氧化碳，进行氧气再生和空气清新，提供可长期居住的环境。

管理与维护　集体防护装备应统一登记，建立登记清查制度及使用保管制度；装备的技术资料、图纸、说明书、维修记录和计量检测记录应存档备查；记录每次的使用时间、使用人员、使用情况及安全检查结果等，并指定专人负责维护。

(刘晓华)

hòuqín bǎozhàng zhuāngbèi

后勤保障装备（logistic equipment）　保障救援、训练、生活、医疗救护等各专业勤务的装备。是救援保障的一个重要方面。由于现代救援工作的复杂性，对后勤保障的依赖性越来越大，救援工作的每一个因素，几乎都与后勤保障有关。应立足于实战的需要，科学地确定后勤保障装备的类型和数量。各单位的后勤保障装备要既有独立性，又有互补性，以便于相互增援，协同作战。在采购后勤保障装备时，要科学论证，统筹选配，避免出现漏项和重复配备。选择后勤保障装备时，应突出装备的实用性、安全性、先进性、可靠性和轻便性。采取分散与集中相结合的方式进行储备，统一调度使用。后勤保障装备的储备应合理布局，供给方便，保证急需。装备保障通常由单位统筹组织。所有装备根据预案、作战编成和现场需要统一调度使用。首先应调度部队储备的装备，进而根据需要调度大型企业、装备生产厂家和社会相关单位储备

的装备。为便于装备迅速、准确调度，各单位应建立装备资源数据库，其内容包括各单位装备配备情况、储备情况、维护保养记录和装备基础资料等。

分类 包括以下几类。

救援保障装备 在救援过程中，除随身携带的救援装备外，后援车通常随队前行。车内配备各类救援器材，破拆装备如金属切割机、电焊机等；消防装备如输水装置软管、喷头、便携式灭火器、抽水泵等；救援现场易损坏器材如消防梯、水带、救生器、探测器材等；地下救援装备如强光照明、通风机、发电机等；个人防护装备如氧气呼吸器、防毒面具、防护服、救生衣等；通信联络设备如对讲机、移动电话、传真机、电报等，其他还有安全绳、缓降器、救生气垫等。

电源车 重大灾难救援现场往往断水断电，为保证救援的顺利进行，需电源车供电照明。

加油车 救援时间较长时，应及时做好油料保障，同时用油料专用供应车运送，确保安全。

炊事车 备有常规炊具如锅碗瓢盆。救援战斗一时难以结束，救援人员体力消耗大，为确保救援的顺利进行，应及时组织好水和食物的供应，尽量做到营养丰富、食用方便及食物充足、可口。饮食保障如米饭、馒头、面包、肉蛋类、蔬菜等含蛋白质、维生素丰富的食物，饮用水保障如开水、各种饮料和汤等其他饮食。救援现场环境特殊时，对饮食会有一些特殊的要求。例如，在天气炎热、体力消耗大时，应增加食物中的盐分或供应含盐饮料；在作战现场有铅蒸气时，需增加富含蛋白质、钙、维生素 C 的食物；有汞蒸气时，需增加蛋清、牛奶等；在天气寒冷、低温环境作业时，应供应热的食物和增加辛辣食物等。

医疗救护装备 包括急救手术车、手术台、无影灯、高频电刀、麻醉机、洗手装置、心电监护仪、除颤仪、电动吸引器、手术骨科器械、车载放射机、彩超机、心电图机、急救生化仪、血细胞计数仪、血凝仪、电解质测定仪、血气分析仪、高压灭菌器、救治背囊、救护车、担架、夹板、医用氧气、急救箱等装备。

配置 根据辖区主要灾难的种类、危害程度配置相应装备，是后勤保障装备建设的基本原则。例如，在居民火灾多发的地区，应增加配置防护装备、特种破拆装备、救生器材、新型通信器材和特勤消防车；在化工火灾多发的地区，应多配置防化服装、化学和有毒物质侦检仪器、洗消设备和大功率泡沫、水罐消防车等。

日常管理 ①落实管理责任制：建立完善的器材装备管理制度；配备装备的专门管理人员；建立健全各种装备的登记账册，加强装备的日常管理。②存放保管：应由专人负责，消防中队需设置专门存放装备的库房或场所；库存装备应分类、分级固定放置在器材架或箱柜内，并落实防潮、防晒、防雨淋、防火、防盗等措施；各类装备的入库、发放、收缴、送修、损耗等必须及时登记，如实上报，例行交接，达到无丢失、无锈蚀、无霉烂变质、无外流、无拆改变卖的要求，保持装备良好的作战性能。③检查保养：执勤装备需每日进行例行检查，每周进行综合保养；重大节日、重大保卫工作之前，应对所有装备进行彻底检查测试；库存装备要按有关技术标准和规定定期进行检查、维护、保养，延长装备使用寿命。④研发革新：消防部队应与有关科研机构、院校、消防装备生产厂家等加强联系，结合实际，改革现有装备中的不足，挖掘装备使用潜力；积极研发新型装备，提高装备的技术含量和作战效能。

更换与维修 对救援中损坏的后勤保障装备进行维修与更换，保持装备稳定可靠的性能。对现场装备要进行检查，掌握装备的工作运行情况和完好程度，发现装备故障，及时维修，排除装备故障，恢复装备性能。对长时间工作的装备进行简单例行保养。根据装备的性能配置，对于达到使用年限、产品更新换代或发生破损无法使用的装备，及时予以更新，保证装备的可靠性能。更换下来的装备根据其性能状况，可视情况用作训练器材。

(刘晓华)

wèishēng fángyì zhuāngbèi

卫生防疫装备（epidemic prevention equipment） 用来预防、控制传染病和消除有毒有害物质的装备。主要用于灾难发生时的流行病学侦察、检验，室内外环境的消杀灭处理及饮用水、食品的检验等。

随着需求牵引、技术发展和工业化程度的提高，卫生防疫装备得到研究、发展和应用。国外卫生防疫装备发展起步较早，发展较快。其主要特点是：①重视技术性能改善，提高综合保障能力。国外近年来研制出多种卫生防疫装备，性能得到改善，单人携带装备与大型机动装备并存。单件装备性能也有很大提高，主要表现在提高侦检精度，延伸侦检距离，缩短侦检战略预警时间，一物多用，救治针对性强等。如美国的 XM-21 遥测式化学侦检仪，可以在 60° 范围内对短距离内的化学战剂进行扫描侦检，但范围过窄，为此，美国研制出另一种样机，可在更长的距离内 360° 全方位扫描，提高了侦检可靠性。②强调单兵自救防护，加强持续保障水平。目前，国外正致力于寻找疗效更高、副作用更小而使用更安全的新一代抗毒药物。用于单人自救自动注射器的研制朝平战结合和军民两用、使用方便、性能可靠、价格低廉的双室和多室方向发展。洗消器材也是如此，是战时参战人员随身必备品之一，受染或可疑受染时用于皮肤与面部洗消。随着医学科学的发展，特别是生物技术的发展，个人洗消器材的发展将更适合实际需求。③注重"三防"能力渗透，合成多元救援保障力度。

中国卫生防疫装备的研制起步于 20 世纪 50 年代，先后研制出各种类型的水检验试纸、水检验膜、水检验笔、水检验包、水检验盒、水检验箱等装备，并在此基础上研制了水质细菌检验箱、食品细菌检验箱和食品微生物检验箱等检验装备。机动卫生防疫装备研究起步于 20 世纪 60 年代。中国研发的各式卫生防疫装备在汶川大地震、玉树地震、北京奥运会、国庆首都阅兵和上海世博会等出色地完成任务。尤其是在汶川大地震中，多支防疫队使用配发的卫生防疫装备，包括卫生防疫车、摩托车载超低容量喷雾系统、防化喷洒车、检水检毒箱、脉冲式热烟雾机、背负式喷雾器等，确保了大灾之后无大疫。

狭义的卫生防疫装备主要指消杀灭装备。广义的卫生防疫装备还包括侦察、探测等装备。最大限度地运用高新技术，以优化整体保障性能是卫生防疫装备发展的大趋势，尤其在生化侦检装备领域显得突出，如单克隆抗体技术、基因杂交技术、聚合酶链反应技术、生物传感器技术等在侦检领域的运用。提高装备在生化战剂污染条件下的生存能力，最大限度地保持和恢复装备效能是卫生防疫装备发展的主要方向之一。重点研究卫生防疫装备的抗毁伤性、适应性和可洗消性，提高卫生防疫装备的抗污染、耐洗消、易洗消能力。研究广谱（抗多种生物战剂）、高效、无腐蚀、多功能（抗生物战剂、化学战剂）和适用于各种污染对象洗消的消毒灭菌剂，特别是对敏感装备（计算机、通信设备等）的洗消剂的开发，是卫生防疫领域的重大需求。

（王运斗）

野外消毒灭菌车 yěwài xiāodú mièjūnchē （field disinfection and sterilization equipment）

野外条件下用于手术器械和医用衣巾单、敷料、液体等消毒灭菌的卫生技术车辆。

发展概况 国外野外消毒灭菌车的配备相当广泛，从野战医院到卫生连都装备有消毒灭菌技术车辆。车辆的配备按照功能和装备单位的级别分为大、中、小型三种。大型的功能齐全，具有洗涤、干燥、灭菌、物品贮存及生产蒸馏水、开水等功能，用半挂车底盘改装。如德国的双轴挂车式消毒车，配备 5kW 柴油发电机、水箱、灭菌器、真空泵、水压泵、水软化器、反渗透器、热水器、清洗机、空调等。中型的一般具有对敷料、器械、医用液体进行灭菌、干燥、贮存的功能，有的也生产少量的蒸馏水，用大型的单轴全挂车改装。如美国的单轴挂车式灭菌车，车体采用金属车厢，车内配备卧式矩形锅炉、卧式矩形灭菌器、淋浴加热器等，能够完成敷料、器械和液体的灭菌。小型的只具有灭菌功能，在灭菌器上加防护罩，装在小型单轴全挂车底盘上。如日本的厢式灭菌车，采用自行式底盘，车内配备洗衣机、干燥机、高压蒸汽灭菌器、超声波灭菌装置等，能够完成衣巾单、敷料、手术器具的洗涤和灭菌。

中国人民解放军从 20 世纪 80 年代开始先后研制了消毒灭菌车、消毒灭菌方舱和消毒灭菌挂车，配备的消毒灭菌设备有蒸汽锅炉式蒸汽消毒器、高压蒸汽灭菌器等。进入 21 世纪，中国人民解放军研制了新一代野战医技保障方舱，舱内配备高压蒸汽灭菌器、干燥箱、低温等离子体灭菌器等设备，实现了包括衣巾单、外科手术器械及肠镜、喉镜等橡胶类器械的消毒灭菌。

构成 野外消毒灭菌车按机动方式，分为自行式和挂车式（图）两种。主要由汽车底盘或挂车底盘、车厢、消毒灭菌设备、手术器械清洗设备、衣巾洗涤与干燥设备、水路系统、电路系统和附属设备等构成。其中，消毒灭菌设备包括高压蒸汽灭菌器、煮沸灭菌器、环氧乙烷灭菌器、甲醛灭菌器等。手术器械清洗设备有超声波清洗机、洗刷池等。衣巾洗涤与干燥设备有洗衣机、干衣机等。水路系统包括储水罐与软体水囊、水箱、输水管路、水泵和阀门等。电路系统由供电、配电、用电三部分组成，含电源转接板、配电箱、输入/输出电缆、照明装置等。附属设备主要包括器械打包台、无菌柜、储物

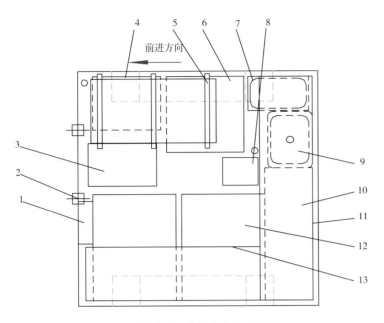

图　野外消毒灭菌挂车车内布置图

1. 配电箱；2. 维修门；3. 附件；4. 洗衣机；5. 水箱；6. 干衣机；7. 超声波清洗器；8. 增压泵；9. 洗刷池；10. 打包台；11. 储物柜；12. 灭菌器；13. 无菌柜

柜等。

（王运斗）

jiǎnshuǐ-jiǎndúxiāng

检水检毒箱（water and poison examination kit）　野外条件下进行水资源选择，水质检测与评价，判断水处理效果和实施饮水卫生监督的检验设备。

发展概况　战争史上因喝污染的水造成大批士兵害病丧生的例子比比皆是。如何使实验室复杂的水质判断操作技术、繁多的器材设备，简化后适用于野外现场，一直是军队水质检验研究的重点。世界上发达国家的军队比较重视水质检验装备的研制。美军在第二次世界大战期间就开始研制检水检毒装备。最初的化学毒剂检验盒可检测水中砷、芥子气、神经毒剂等，以后经不断完善，可进行定量分析。美军在20世纪60年代研制的水质检验箱，可检测8个项目，但体积、重量都较大，操作繁琐。1967年前后，

美军研制出的检毒盒可测定空气、水和物体表面的有害化学毒剂。20世纪70年代后，美军研制出手提式水质检验箱，可检测20多种有害物质。20世纪80年代后改进研制的MIL-W-52875B水质检验箱，成为美军相当长时间的标准水质检验装备。近年来，美军开始研制新型多用水质传感探查装置，可在5分钟内测出水质的酸度、浊度和多种化合物的含量。中国自20世纪50年代末开始对野外水质检验装备进行研究。几十年来先后研制成功检测试纸、检验膜、检验笔、检验包、检验盒、检验箱等。水质理化检验研究由液体试剂变为固体试剂，方便野外携带使用。固体试剂发展成各种试剂管、检测管、塑料反应袋和袖珍预浓缩装置等简易剂型，现场一次性使用，全部检验操作可不在现场调配试剂，不用易损的仪器和玻璃器皿，不要复杂的滴定操作，不要繁琐的结果

计算；不仅提高了方法的灵敏度准确性，而且剂型上也有创新，防止了试剂潮解失效，提高了稳定性。用85型检水检毒箱实施卫生细菌检验时，不但从单一大肠菌群扩大到细菌总数、肠道致病菌，而且提高损伤大肠菌的检出效果；方法上改进为滤膜营养垫法、通用培养基、协同凝集菌体试剂，用于水中沙门菌与志贺菌的检验。

原理和结构　检水检毒箱是使用特异性的试剂管和检测管，与待测水质反应后，发生颜色变化，通过目视比色法对饮水进行定量、半定量或定性检测。检测管试剂为一次性使用。为了区别不同类型的检测管，采用色带作为明显的标记，如一道红代表神经性毒剂检测管，一道黑代表路易剂（砷化物）检测管，两道黄代表芥子气检测管等。WEF91-2型检水检毒箱为中国人民解放军军事医学科学院研制的新型检水检毒箱，该检水检毒箱采用手提式铝合金箱体，由外包装箱、多个检水盒、检毒盒及盒内各项检测装置组成。箱体平放开启后，将盖板取下，反向插在箱壁的狭缝，可做临时简易实验台用。掀开箱盖内面，分别装有使用说明书、直尺、剪刀、镊子、温度计。检水检毒盒以丙烯腈-丁二烯-苯乙烯共聚物注塑成型，分盒底、盒盖。盒底根据所装检测器的种类、规格、数量等设计有不同规格的间格。盒盖表面贴有盒内各间格组装的内容及盒号，盒盖内面贴有简单使用说明和比色色阶板。检水检毒盒内各项检测器材采取不等份组装原则，常用检测指标组装80～100份；一般检测指标组装50～60份；少用检测指标组装20～30份；检测器具一般

组装 1~3 个。

功能用途 检水检毒箱主要供卫生防疫化验人员野外进行水资源选择、水质评价，侦察饮水是否染毒，判断水处理效果和实施饮水卫生监督等。检水检毒箱可检测的项目包括：色、浑浊度、肉眼可见物、pH 值、总硬度、硫酸盐、氯化物、硝酸盐氮、亚硝酸盐氮、氨氮、铁、漂白粉有效氯、砷、汞、氰化物、氟化物、铅、六价铬、镉、细菌总数、大肠菌群、游离余氯、沙林、梭曼、维埃克斯（VX）、芥子气、路易剂、毕兹（BZ）等。

（王运斗）

shípǐn jiǎnyànxiāng

食品检验箱（food inspection kit）野外条件下进行现场食品卫生检测的配套装备。也适用于食品行业食品卫生质量的自控检验。

发展概况 就食品安全现场快速检测而言，各国依其国情的不同其状况不尽相同。有些是世界各国共同关注的，如农药残留、金属污染、突发性食物中毒、劣质食品等。有些则是依其国内易发生的食品安全问题而开展的研究项目，如某些国家投入人力、物力研发疯牛病等污染项目的快速检测方法。有饮用蒸馏酒习惯的国家，则研发酒中甲醇的快速检测方法。发达国家在普及使用试剂盒、速测卡等检测方法的基础上，研发便携式仪器及车载仪器等。社会在进步，技术在发展，国际的交流在加快、加大，各种食品安全快速检测方法被不断研发出来，取长补短将会是一种趋势。食品检验箱是食品检测器材的承载平台。20 世纪 60 年代开始，美欧等国开始采用铝合金箱体制作食品检测箱，在局部战争及灾难救援中得到广泛应用。20

世纪 80 年代至今，随着滚塑加工工艺的应用，逐步采用滚塑箱体，设计上更加强调箱仪一体化，便携性更强，内容物配备更加齐全。

2002 年以来，中国许多单位配备了食品安全快速检测箱等检测装备。许多单位按照发达国家的模式配备一些快速检测装备，无论是日常监督监测，还是大型活动食品安全保障及突发事件应急处理等都起到很大的作用，而且正在向深度、广度和精度方面发展。目前，中国在研究开发快速检测方法与装备，其中有很多好的方法与产品，但也不排除有些方法有待完善，产品的质量还有待进一步提高。经过多年努力，中国疾病预防控制中心相关科研单位已研发几十种现场快速检测项目，为中国开展此领域的工作奠定基础，有些项目已在国际交流。

原理和构成 食品检验箱主要利用相关分析方法检测食品中是否存在超标或有害成分，一般由箱子和用于理化分析、分子生物学分析等检验器材和配套耗材组成。分析方法主要包括原子光谱法、分光光度法、色谱法、分子光谱法等。原子光谱法由于其独特的优点，成为无机成分分析方法中最主要、最常用和最值得信赖的分析方法。原子光谱法具有分析速度快、设备费用较低、操作比较简单及检验结果受操作人员熟练程度影响小等优点。食品中无机成分的检验在食品安全检验中占有相当重要的地位。如汞的测定一直是一个被政府和民众特别关注的检验项目。因为汞容易在生物体中传递，可被水体蓄积。汞进入人体内，特别是进入人脑后几乎不能够被排出，蓄积到一定程度会引起中毒，损

害中枢神经。汞的分析一般由原子吸收或原子荧光光谱法完成。紫外可见分光光度法历史悠久，应用广泛。根据统计，在分析化学面临的任务中，将近 50% 的检验由紫外可见分光光度法完成。这种方法的最大特点是仪器简单、操作简便。有机成分的分析一般由气相色谱或高效液相色谱法及分子光谱法完成。相关检验中，特别是农药残留，如有机氯、苯并（a）芘、拟除虫菊酯、有机磷等的测定得到普遍的关注。色谱法是分离混合物和鉴定化合物的一种十分有效的方法，既能鉴定化合物，又能准确测定含量，操作也相对方便，具有分离效能高、分析速度快、灵敏度高、定量结果准确和易于自动化等特点，因此在有机成分的检验中得到广泛的应用。在分子光谱法中，红外光谱法应用较为广泛。通常情况下，红外光谱法与拉曼光谱法等其他分析方法结合使用，可作为鉴定化合物、测定分子结构的主要手段。

功能用途 食品检验箱主要供卫生防疫化验人员野外情况下进行食品快速检验。检验项目包括：①常见食物中毒类，如农药、鼠药、金属毒物、亚硝酸盐、有毒油脂、甲醇等。②非法食品添加物与劣质食品类，如掺杂造假、食品物理或化学性质的改变等。③食品生产、加工和储运控制环节类，如温度、洁净度、消毒效果等。④生物性污染类，如细菌总数、大肠埃希菌群、致病菌等。

（王运斗）

shēngwù zhēnjiǎn zhuāngbèi

生物侦检装备（biological laboratory equipment）能够在灾难现场对各种形态生物病原体进行侦察与检验的装备。其功能涵盖生

物气溶胶监测报警、生物样本采集、生物样本处理与制备、生物样本检测与分析等多个方面；其侦检对象通常为细菌、病毒、真菌、生物毒素等多种物质。

发展概况　生物侦检装备最初源于军事目的，用于生物战剂的侦察和探测。生物战剂的使用历史可追溯到 14 世纪，其最早的形态主要是利用感染、传染性疾病的人畜尸体对敌方实施攻击，而生物战剂得到大规模研究、制造、使用则开始于第二次世界大战。由于其所具有的无色、无味、具有一定的潜伏期等特点，传统的生物战剂侦检一直依赖采样、培养、观察的手段，所用装备主要是显微镜等常规检验仪器。随着生物相关科技的不断进步，生物战剂的制造与释放技术有了很大发展，与之相应，各种形式的生物侦检装备也有了很大的发展。

分类　从功能定位上来讲，生物侦检装备主要包括生物气溶胶监测预警装备（生物气溶胶报警器、生物气溶胶遥测装备等）、样本采集装备（生物气溶胶采样器、媒介生物采样器等）、样本保存装备（冷藏箱、生物安全柜等）、样本处理装备（核酸提取装备、电泳仪等）、检测装备（免疫检测装备、分子生物学检测装备等）。生物气溶胶监测预警装备是能够对目标地域的生物气溶胶浓度、分布、移动特性等信息进行实时监测并实施预警的装置或仪器，可分为点监测式和遥测式两种。点监测式装备主要放置在营地、要点建筑的特定位置或安装在车辆、舰艇、飞行器等机动平台上，对其感应区域的生物气溶胶进行探测。一般技术路线是将气溶胶样本导入测量腔室，采用激光激发荧光光谱学或质谱学等

手段对单个气溶胶粒子进行在线分析，以判断其生物学特性。遥测式装备主要对开放式空间中的生物气溶胶进行探测，主流技术一般基于激光激发荧光光谱，使用紫外激光光束对目标地域进行扫描，生物气溶胶云团在受到照射后会发出特定波长的荧光，对该荧光进行检测分析即可实现生物气溶胶的探测。点监测式和遥测式两种装备使用方式各有侧重，点监测式装备既可用于建筑物内部，亦可用于开放空间，但每台装备控制范围有限，要实现广地域监测必须多台组网或依靠运载平台进行机动；遥测式装备只能用于开放空间，且探测可靠性不如点监测式装备，但每台装备控制范围较广（当前探测半径已达数十千米）。样本采集装备是能够对气溶胶、水、土壤、临床标本、媒介生物等样本进行采集的装置或器材。气溶胶采样主要依靠安德森（Anderson）采样器、波顿（Porton）采样器等仪器开展，将环境气溶胶样本采集到滤膜等固体介质或采样液中。水源样本采集一般使用试管、采样瓶等液体容器对静置水面实施采样。土壤样本多使用采样铲进行取样。血、便、分泌物等临床样本使用试管、棉拭子等工具进行采集。媒介生物样本采样多使用捕虫网、捕鼠夹、镊子等工具。样本保存装备是能够对采集到的生物样本进行短期或长期保存的装置或器材。生物样本应尽快送至具有标本处理能力的实验室进行后续处置、检测或长期保存。在运送过程中，所有采集到的样本在条件允许的情况下应尽量冷藏，若能够在 1 小时内开展处置与检验，亦可常温保存。但以上保存装备应清洁、无菌、密封、拥有双层防震包装，

同时，装备应便于去污洗消，外部必须有不易脱落的标志。样本长期保存，保存装备多在条件良好的实验室中使用，一般应根据样本类别制造低温（多为-80℃）、厌氧等条件。样本处理装备是能够对生物样本进行分离、提取、纯化等处置的装置与器材。生物样本种类与形态多种多样，必须经过处理才能应用于下一级的检测。一般来说，针对气溶胶采样液（滤纸）、水、土壤等形式样本的处理装备主要完成去除样本杂质、浓集病原体的工作；针对临床样本，处理装备多用于支持洗脱、分离、切片、涂片等操作；针对媒介生物样本，处理装备主要功能是清洗、研磨、分离等。检测装备是能够对生物样本进行定性或定量检测的装置或仪器。根据应用场合的不同，可分为现场检测装备和实验室检测装备。现场检测装备侧重于快速、易操作、高灵敏度，同时要求装备具有较好的便携性与环境适应性。当前，该类装备多基于免疫层析、快速聚合酶链反应等技术。实验室检测装备具有较高的可靠性、特异性。相对于现场检测装备，实验室检测装备结构更为精密，对操作者专业程度要求更高，体积、重量、环境适应性等要求较为宽松。当前，这类装备的主流技术包括形态学检测、免疫荧光、定量聚合酶链反应、质谱等。

技术原理　生物战剂的侦检技术极为复杂，往往需要结合多种技术手段。和实验室检测的要求不同，军用生物侦检装备应具有较为突出的专用性、易用性、便携性和环境适应性，一般应以平战时生物战剂或重大传染性疾病侦检需求为牵引，对生物战剂和重大传染性疾病的特性、侦检

速度、条件、定性定量要求及装备的勤务定位、操作人员、使用场合、作业能力等进行相关技术的研究，以生物气溶胶监测预警技术、快速采样技术、样本保存与转运技术、样本快速处理技术、现场快速检测技术为研究对象。其中生物气溶胶监测预警技术包括气溶胶粒子粒径切割技术、单粒子操控技术、激光光谱技术、超快激光技术、同步探测与接收技术、微弱信号探测与处理技术等；快速采样技术包括生物气溶胶采样浓缩技术、环境样本采样技术、临床样本采集技术、媒介生物诱捕技术等；样本保存与转运技术包括主动控温技术、温度探测技术、保温材料、一体化成型技术等；样本快速处理技术包括微流体操控技术、微加工技术、微机电技术、可再生表面技术、功能材料技术等；现场快速检测技术包括免疫荧光技术、核酸扩增与检测技术、质谱技术、微流检测技术、微传感技术等。

（王运斗）

huàxué zhēnjiǎn zhuāngbèi

化学侦检装备（chemical laboratory equipment）

发现毒剂、查明毒剂种类、判定染毒浓度等情况的装备。可及时发现并迅速查明化学毒剂和毒物种类及污染浓度分布情况，使灾难救援指挥员了解灾区受化学攻击的状况，确定事件的性质，指导救援人员及时采取有效行动，免受化学战剂的侵害。化学侦检装备的先进性、齐全性、完备与否，在很大程度上可反映出救援部队的化学作战能力。

发展概况 在第一次世界大战期间，化学侦检装备最早使用的是浸渍有化学试剂的棉球和纸片，用于侦检氯气、光气和芥子气等毒剂。随着化学战剂的发展，化学侦检装备日益增多。神经性毒剂出现后，酶化学方法被广泛应用于各种类型的化学侦检装备，它是依据神经性毒剂抑制胆碱酯酶活性的特性，通过底物化学显色反应或电化学反应变化，间接监测空气、水及各种样品提取液中的含磷毒剂。在新技术、新元件发展的基础上，各国广泛探索化学侦察的新原理、新方法，如利用军用激光技术、军用红外技术设计远距离的毒剂报警器，利用高分辨气相色谱技术设计毒剂分析化验器材，利用电化学原理设计侦毒器等；将电子计算机技术应用于化学侦察；发展可对多种毒剂报警和侦察的多功能器材及能实施快速侦察的自动化器材。为了到达空间有限的区域、受限地带实施侦察和探测任务，不少国家研发了用于化学、生物、放射性和核（chemical，biological，radiological and nuclear，CBRN）探测、报警和处置的无人地面车辆，即探测机器人。美国国防部将无人化列为核生化侦察装备的重要发展方向，并大力研发 CBRN 探测机器人，将已有的化学探测器集成到机器人平台上，实现化学污染物的探测。在 2010~2011 版《简氏核生化防护》中列出了澳大利亚、英国、韩国、美国等国家研制的 CBRN 探测机器人，这表明用于 CBRN 探测的无人地面车辆的研发已得到各个国家的充分重视。澳大利亚 RASP 机器人可在野外作业，伸展臂长 1.6m，由于体积小，还可在飞机或货运集装箱内使用。澳大利亚猎兔犬机器人是小型履带式无人地面车辆，携带有精密的有害物质探测器，适合军民两用。英国 Archangel RMI-3000 机器人是小型履带式多用途无人地面车辆，可加载 CBRN 探测器、爆炸物探测器及武器系统等。美国 MATLDA 机器人采用梅萨（Mesa Robotics）公司设计的遥控军用机器人技术，可加载各种传感器、操作臂、武器系统及破裂器等，能执行各种侦察、防爆处置、CBRN 探测等任务。瑞士 CBRN 侦察车利用的是瑞士泰利斯公司与车辆制造商莫瓦格合作研发的一套 CBRN 侦察系统，能够 24 小时自动操作，不仅能执行军事任务，还具备对化学突发事故和恐怖威胁的监测能力。该侦察车的主要功能有：多种探测传感器和数据分析、鉴别和报警、数字地图定位、样品采样和分析、标志污染地带、天气和战场态势报告、制剂扩散预测及集中数据管理等。

中国人民解放军于 20 世纪 50 年代开始研制化学侦检装备，已逐步形成装备系列。中国人民解放军防化医学检测车是采用德国车身及发动机，经自主设计和改装的大型化学侦检装备，配备有 DJ-07 型便携式防化医学检毒箱、离子迁移率谱仪、有毒有害气体监测仪、车载便携式气相色谱-质谱仪等，能够完成包括侦检、采样、战地实验室检测等多种任务。

分类 化学侦检装备可按用途、使用场所、使用特点、原理进行分类。按用途分为化学观测装备（用于观察化学袭击情况和毒物扩散方向）、化学报警装备（用于及时发现化学袭击并报警）、化学侦毒装备（用于发现并查明毒物袭击区域受染毒剂种类、空气中毒剂的概略浓度、毒区范围和扩散界及标志毒区边界和采样）、化学化验装备（用于对各种染毒样品进行分析化验，验证或确定毒剂种类、染毒密度，对未知毒剂做出判断）；按主要使用场所分为移动式和固定式；按使用特点分为便携式和车载式。按原理分为以下几类。

显色法现场侦检装备　显色法的特点是非常直观，其原理是基于化学或生化的特异反应来鉴定毒剂毒物，如利用芥子气与对硝基苯甲基吡啶在碱性条件下显蓝色的特征反应，定性检测芥子气；利用有机磷（膦）化合物对乙酰胆碱酯酶的特异性抑制反应，来检测神经性毒剂和有机磷农药等。代表装备有 DJ-07 型便携式防化医学检毒箱。

电化学法现场侦检装备　基于毒剂在电化学池内进行化学能到电能的转换制成的检测器。一般用于单一种类毒剂报警，如含磷毒剂报警器、光气报警器、氢氰酸报警器。代表装备有美军的M8、ICAD、XM 85/86，英军的 NA IDA。

离子迁移率谱仪　基于毒剂分子进入离子迁移率谱仪后被离子化形成分子离子，不同分子离子在由梯度电场构成的漂移管内的迁移速率不同而制成的检测装备。可用于检测化学战剂、工业有毒化学品和挥发性有机物等，该装备技术较成熟，灵敏度高、工作可靠、抗干扰能力强，但仍不能完全避免误报。代表装备有芬兰的 ChemPro100，英国的 CAM，美国的 ICAM、SABRE4000，德国的 RAID 系列等。

硫磷检测仪　基于含硫和磷元素的有机化合物在富氢火焰中分别产生特征性分子光谱而制成的检测器。硫磷检测仪是对含硫、磷化合物产生高选择性、高灵敏度的检测器，该仪器一般和离子迁移率谱仪配伍使用，主要用于检测神经性毒剂和芥子气。代表

仪器有法国的 AP2C 及新型的 AP4C 等。

光离子化仪　基于高能紫外线将有机物电离成可被检测的正负离子并检测而制成的检测器。光离子化仪可检测所有解离能低于所用高能紫外线能量的挥发性有机物和部分无机物，对挥发性有机物响应灵敏、线性范围宽、可连续测量。代表仪器有英国的 PhoCheck Tiger、美国的 MiniRAE 2000 和 Photovac 2020 等。

红外光谱仪　基于物质本身特有的红外"指纹"图谱对未知样品进行检测的仪器。可近距离使用，亦可远距离探测到数千米范围内的化学战剂、工业有毒化学品和挥发性有机物。红外光谱仪可分为被动式（无光源）和主动式（有光源）。前者代表仪器有美军装备的 M21（RSCAAL）探测系统和 AN/KAS-1（CWDD）化学战剂云方位侦测器，德国的 RAPID 无人值守快速傅里叶变换红外化学战剂遥测仪和 Sigis2 远距离红外扫描气体监测系统；后者代表仪器有美国的 HazMatID 和 TruDefender FT 等。

表面声波仪　基于功能膜在振动时遇到外来物质时，其振动频率和相位会发生改变而制成的检测器。主要用于化学战剂和环境污染物等的检测。代表仪器有美国的联合化学战剂检测器 JCAD 和 zNose 4200 型 SAW/GC 检测仪。气相色谱/表面声波仪采用色谱的分离能力和表面声波的定性能力，可同时检测并定量分析多种化学蒸汽。

拉曼（Raman）光谱仪　基于分子振动转动时产生清晰尖锐的特征性拉曼光谱而制成的检测器。主要用于化学战剂、炸药、毒品、工业有毒化学品等的检测，

其特点是特异性强，可与质谱仪媲美，适合定量和数据库搜索。代表仪器有美国的 First Defender。

便携式气相色谱-质谱仪及质谱仪　便携式气相色谱-质谱仪主要应用色谱的分离技术和质谱的定性技术制成的检测器，便携式质谱仪多基于离子型质量分析原理制成的检测器。主要用于化学战剂、环境污染物、工业有毒化学品、炸药和挥发性有机物等的检测。便携式气相色谱-质谱仪具有高选择性、高灵敏度，可以对复杂混合物中有毒有害物质进行分离鉴定和定量检测。代表仪器有美国的 Hapsite、SpectraTrak 672、CT-1128，德国的 EM640、EM640S、MM1、MM2 等，其中 MM1 型车载气相色谱-质谱仪还具有遥控采样功能。

多功能集成装备　有一些化学侦检装备是多种原理集成的。德国沃尔（OWR）公司的 GDA2 便携式工业有毒有害气体及化学战剂检测系统，是基于仿生学原理，采用电子鼻模式识别技术，集成了多种检测手段，包括离子迁移检测器、光离子化检测器、金属氧化物传感器、电化学传感器等，可以在数秒之内对有毒有害气体实现定性、定量检测，同时可外接无线电传输系统和全球定位系统（GPS），进行数据的远程传输。美国的 Gray Wolf 检测器也是集光离子化、红外和电化学等技术制成的。

（邱泽武）

fúshè jiāncè zhuāngbèi

辐射监测装备（radiation monitoring equipment）　能够指示、记录和测量核辐射种类和剂量的装备。又称辐射探测仪。用于环境辐射监测、场所辐射监测和个人辐射监测。辐射监测装备的工

作原理是利用核辐射在气体、液体和固体中的电离效应、发光现象及其他物理或化学变化，来进行核辐射的探测与测量（图）。在核事故救援中，辐射监测装备可迅速和准确地确定放射性物质的种类、放射强度及污染范围，为采取正确的现场控制和应急干预措施提供依据。

发展概况　国内外辐射监测技术一直在军事和社会需求推动下不断发展。气体探测器是在 19 世纪末 20 世纪初，在核能被发现时最早使用的一种探测器。随着技术的发展和完善，先后又出现了闪烁探测器、半导体探测器、径迹探测器等。气体探测器、闪烁探测器和半导体探测器是核事故应急救援中最常用的监测装备。由于不同探测仪检测方法的机制不同，因此各自有其优缺点。随着科学技术的发展，辐射监测装备总体趋势是一机多能、宽量程和平台集成，并向核生化一体化和信息化方向发展，如 GR-135 谱仪和 InSpector1000γ 谱仪，都是集成了上述几种探测器特点，从而使其探测性能大为提高。

分类　辐射监测装备种类繁多，可根据监测对象和目的主要分为以下 6 种。

环境辐射监测装备　主要用于监测环境中 γ、β 和中子射线的剂量率和累积剂量，以测定放射性污染范围和污染区辐射水平。根据测量量程的不同，分为环境级和防护级，如环境级 BH3103B 型便携式 X-γ 剂量仪，防护级 Automess 6150AD 系列剂量仪。根据事故严重程度和可能累及范围，可选择便携式、车载式或机载式 γ 辐射探测装备，以便进行大范围和多参数的辐射监测。另外，中子射线的探测可使用中子辐射剂量监测仪，如 RG-5085 便携式中子监测仪、BH3105 型中子剂量当量仪等。

空气污染监测装备　利用手持式、车载式或机载式空气取样器或空气放射性活度连续测量仪等，监测空气中 α、β 放射性气溶胶活度，测量放射性污染浓度，即单位体积污染物的放射性活度，如 iCAM 连续空气监测仪，或使用移动式空气采样器经滤纸采样后进行测量，如 iSolo 智能便携式 α/β 监测仪。

放射性污染监测装备　主要用于测量受污染表面单位面积的放射性活度。通常使用 γ/β 表面污染监测仪和 α/β 表面污染监测仪，如 ADM300 型便携式监测仪、CoMo170 表面污染监测仪。如果严重事故造成伤员较多时，可采用适用于人员和车辆检测的门式检测仪。

现场核素分析装备　放射性核素主要通过 γ 能谱测量和分析识别。一般采用碘化钠（NaI）探测器或溴化镧（LaBr）探测器。NaI 探测器的能量分辨率比较有限，适用于分析性能要求不高的检测；对于要求较高的核与辐射事故应急情况，LaBr 探测器更为可靠有效。辐射监测装备常通过技术整合，使多种探测技术于一体，如 InSpector1000γ 谱仪，具有剂量率测量、放射源寻找、核素识别和无源效率刻度法的活度测量等功能。如果涉及多种放射性核素时，则需要采用高纯锗（Ge）探测器。

个人剂量监测装备　个人剂量监测目的是评估相关人员受照射剂量，为医治伤员和控制应急人员受照剂量提供依据。进行个人剂量监测的基本方法是使用个人剂量仪，主要有两大类：①数字式个人剂量监测系统。在核事故救援中，主要由应急人员佩戴，能直接告诉佩戴者所受照射剂量，以便采取必要的防护措施，并提供累计辐射剂量数据，如 RAD-60 个人剂量报警仪。②热释光剂量监测系统。它能够记录整个事件中人员的受照剂量，但需要数据处理才能得到结果，主要用于评估受辐射人员的外照射剂量。

体内污染监测装备　用于监测放射性核素在体内的滞留量及动态变化，进行内照射剂量评估。体内污染监测方法有体外直接测量法、排泄物和其他生物样品分析法两种。前者可采用车载式内照射监测仪或内污染体外检测设备，如 S2275 型肺及全身双功能测量计数器、甲状腺功能测定仪等。体内污染的监测大部分不在

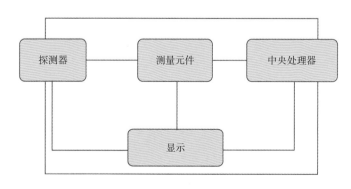

图　辐射监测装备原理与结构示意图

应急救援现场开展，主要在实验室完成。

（刘励军）

hé yǔ fúshè shìgù shāngyuán chǔzhì xiāngzǔ

核与辐射事故伤员处置箱组

（medical sets for patients in nuclear and radiation accidents）

用于核事故、辐射事故现紧急处理受污染人员的药品器械箱。随着核能应用日益广泛，核事故医学应急处理受到普遍重视。做好核和辐射应急药品准备工作是核和辐射应急医学救援的重要内容之一。根据世界卫生组织的建议，许多国家和一些国际组织准备了核与辐射事故处置应急药品，并配置核与辐射事故伤员处置箱组。中国于20世纪90年代研制出第一代核应急医学处置药箱，并在此基础上不断完善和发展。随着中国核污染处理新标准及《卫生部核事故与辐射事故卫生应急预案》的提出，中国医学科学院放射医学研究所研制出新一代核与辐射事故伤员处置箱组。新一代核与辐射事故伤员处置箱组根据救治功能的不同，分为体表放射性核素污染洗消药箱和核与辐射事故卫生应急药箱；分别由放射性核素洗消药物和多种防治放射性损伤药物组成。两种药箱体积小、重量轻，采用密封独立包装，便于携带和保存，并方便药品的补充和更换。

体表放射性核素污染洗消药箱（图1）内配置有化学试剂、卫生用品和专用洗消制剂。药箱按照企业标准规定的要求设置，箱内药品及物品符合国家标准及行业标准。每个药箱有10人份独立包装。每个独立包装内的药品有对应的编号，根据说明书配制成对应的放射性核素洗消剂（图

2），适用于皮肤黏膜完整或损伤的体表放射性核素污染的洗消。

核与辐射事故卫生应急药箱（图3）主要配置药品有急性放射损伤预防药物、阻止放射性核素吸收药物、促进放射性核素排除药物和其他辐射损伤治疗药物及对症治疗药物。药箱中的药物均符合国家食品与药品监督管理局相关药品标准，具有可靠的安全性和有效性。每个药箱储备药物可供10人一次性使用（图4），用于核事故和辐射事故中人员的辐射损伤预防及早期治疗。

急性放射损伤预防药物：①氨磷汀（Amifostine）。一种有机硫化磷化合物。它在组织中被碱性磷酸酶水解脱磷酸后，生成具有活性的代谢产物，可清除辐射产生的自由基，保护组织细胞，是一种有效的辐射防护药品。核

事故中作为急性辐射损伤预防用药，在接受照射前使用，可减轻辐射对人体的损伤。用药期间，可有一过性的血压轻度下降，一般5~15分钟内自行缓解；小于3%的伤员因血压降低明显而需停药观察。②银耳孢糖胶囊。具有增多白细胞、抗放射性损伤和改善机体免疫功能的作用。用于预防性给药时，在接触辐射前3~5天开始连续服用；也用于辐射损伤后作为增多白细胞的药物。③尼尔雌醇。一种口服、长效、副作用小、受照射前和受照后早期治疗均有效的抗辐射损伤药物。用于急性放射病的预防和早期治疗，也用于放射损伤相关的白细胞减少症。

阻止放射性核素吸收药物：①碘化钾（KI）。主要用于降低进入人体的放射性核素碘对人体的

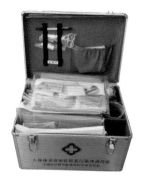

图1　体表放射性核素污染洗消药箱

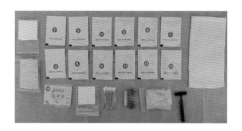

图2　放射性核素洗消包

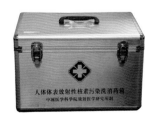

图3　核与辐射事故卫生应急药箱

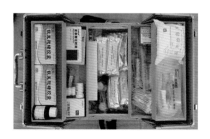

图4　核与辐射事故卫生应急药箱内置药品

损伤。由于碘化钾中的稳定碘在体内竞争性阻止甲状腺吸收放射性核素碘，从而减少放射性核素碘对甲状腺的损伤，对于早期灰尘中放射性核素碘在甲状腺中的蓄积有明显的防护作用。但碘过敏者及患有严重肾病、心脏疾病和肺结核的伤员，不宜服用碘化钾。②氢氧化铝凝胶。一种临床常用的制酸收敛剂，可在胃肠道内壁形成一层保护膜，阻止胃肠对放射性核素锶（Sr）的吸收，同时铝盐有很强的吸附锶的作用。③褐藻酸钠-复合大豆蛋白粉。一种减少放射性核素锶吸收的药物。它在胃肠道内基本不被吸收，与摄入的放射性核素锶结合形成褐藻酸锶盐后排出体外；对放射性黏膜损伤也有保护作用。主要用于治疗摄入放射性核素锶、镭（Ra）和钡（Ba）的伤员，或在放射性核素锶污染的环境中工作时服用。有活动性消化道溃疡或出血者禁用。④果胶-复合大豆蛋白粉。一种减少放射性核素铯（Cs）吸收的药物，能吸附胆汁及胆汁中的放射性核素铯，阻断其肠肝循环，并能直接吸附摄入的放射性核素铯，排出体外。

促进放射性核素排除药物：①依地酸钙钠。是一种金属络合剂，与体内超铀（U）和超钚（Pu）等放射性核素结合，经肾随尿排出；主要用于上述放射性核素体内污染的加速排除。伤员存在呼吸道或咽喉部炎症时，禁止吸入给药；孕妇、严重肾病者禁用。②氢氯噻嗪：本品具有利尿作用，加速体内放射性核素的排除，适用于均匀分布于体液的放射性核素（如氚）的促排，可引起钠潴留和低血钾，要注意电解质的变化；肝肾功能减退、痛风和糖尿病者慎用。

其他辐射损伤治疗药物：苦参素注射剂。苦参中分离的治疗白细胞减少的药物，是一种快速增多白细胞药物；同时具有免疫调节及清除自由基等作用。

对症治疗药物：甲氧氯普胺片。主要用于辐射损伤或其他原因引起的恶心、呕吐等症状的对症治疗。

（刘励军）

yuǎnchéng yīxué zhuāngbèi

远程医学装备 （telemedical equipment）

可跨越时空，开展形式多样、交互式、可视化的远距离医学咨询、诊断、治疗及继续医学教育等，并可提供远程、实时、快速、高水平医疗服务的装备。远程医学装备综合应用医学技术、微电子技术和信息技术，包括专用软件和相关数据库。远程医学装备可使灾难现场的伤员在尽可能短的时间内得到及时有效的急救，达到挽救生命、减少伤残和痛苦的目标，为后续救治奠定基础。救援过程中可能会遇到环境恶劣、路途遥远、伤情严重且复杂及伤员众多等困难，由于许多有经验的专家并不一定能立即到达现场抢救，而缺乏经验的现场抢救人员在伤员分类、伤情判别和处理时又遇到困难，最后可能出现应该转运的伤员没能及时转运，不应该转运的伤员得到转运且在现场又未得到及时救治的情况，使一些伤员错失抢救良机。这些特点决定了应急医学救援与平时"按部就班"的常规医疗模式不同，必须采取一些更快速高效的医疗模式。现代的远程医学信息传输主要通过卫星通信技术实现。

发展概况 人们采用某些装备开展远程医学的思路和实践可追溯到 19 世纪中叶。早在 1844 年，有人利用莫尔斯电码传输医学信息，为商船上的海员提供远程医学咨询。在 20 世纪 30 年代，意大利人在罗马建立了国际无线电医疗中心，为远洋商船上的海员提供远程医学服务。20 世纪年代，瑞典萨尔格林斯卡大学医院利用电话通信方式为外界提供远程医学支持，美国采用相同通信技术由西部城市拉斯特向东部城市费城成功传输 X 线片。20 世纪 50 年代中期，美国、加拿大通过双向闭路电视系统传输医学数据，医疗中心的专家可借此为异地的患者提供远距离专科医疗服务。20 世纪 60 年代早期，美国国家航空航天局着手研究并成功地从太空飞船或航天服上远距离获取航天员的生理参数，以便为他们提供所需的医疗服务，保障航天任务的顺利完成。进入 20 世纪 70 年代后，美国国家航空航天局对远程医学装备及其应用进行了更为深入的研究。仅 1975 年，美国国家航空航天局的远程医学研究项目就多达 15 项。20 世纪 80 年代，卫星通信技术被较为广泛地应用于远程医学领域。在国际上，以联合国发射的 4 颗地球同步通信卫星为核心，建立了多国间远程医学系统。1989 年，法国利用公用电话网建立了第一个静态图像远程医学网络。后来，法国又启动了一个"路径穿越"（TRSNSPATH）计划，其目的是建立一个多功能工作站，用于开展远程医学服务。20 世纪 90 年代，随着通信技术、信息高速公路、计算机多媒体技术、网络技术的广泛应用，远程医学装备呈蓬勃发展之势。主要包括：建立了较完善的网络系统，利用网络技术竞相建立本国的远程医学网，远程医学装备已广泛用于伤员救治。外国军队在 1991 年海湾战争及在后来的索马里、克罗地亚、波黑等地的军事行动中，都成功地将远程医学装备应用于战地伤员的救护。

中国远程医学装备的研究与应用起步晚。20 世纪 80 年代中期，着手开展一定规模的研究与初步应用，最早的实例为 1986 年广州远洋航运公司的 1 例电报会诊。1995 年，上海教育科研网、上海医科大学远程咨询会诊项目正式启动，并成立了远程咨询会诊研究室。该系统在网络（如数字数据网）上运行，具有较逼真、实时、交互、动态图像（每秒 15 帧以上）和白板功能。远程咨询会诊的启动，引起了社会各界的关注。自 1995 年底以来，中国的远程咨询会诊（主要是利用电话线）呈现了较快的发展势头。例如，上海医科大学（今复旦大学）附属中山医院自 1995 年 10 月正式启动远程咨询会诊以来，在全国各地建立了 100 个会诊点，利用电话线路会诊患者 2000 余例。上海医科大学（今复旦大学）附属华山医院于 1996 年 10 月开通了卫星远程咨询会诊。据报道，在 1998 年一年之中，中国各医疗系统通过电话线路会诊的病例就达 10 000 多例，人们对远程会诊的需求呈明显增长趋势。国家卫生部的卫星专网于 1997 年 7 月正式开通，通过卫星通信连接全国 20 多个省市的 20 多家医院。上海医科大学的 7 个附属医院和 1 个教学医院均通过上海医科大学卫星接入点联通了国家卫生部卫星专网。

构成 远程医学装备一般包括摄取、传送、接收、处理、显示各种医学信息（包括数据、声音、图像等）的计算机软硬件，

摄像机，麦克风和扬声器，监视器，多路传输装置，频道服务单元/数据服务单元转换器，转换压缩器及用户界面及键盘等。按用途，远程医学装备可分基本装备、通用外部装备和专用装备。基本装备包括：加密/解密器，是实时交互式数据传输的视频远程医学装备的核心部件；摄像机，用来传递实况图像；麦克风，用 1 个标准型双向麦克风与转换压缩器相连，以监测声音和其他音频信号；扬声器和监视器，在临床上，扬声器和彩色电视监视器常被用来传递大量静态图像；多路转接器和频道服务单元/数据服务单元转换器，多路转接器可使 2 个以上信号在同一路径传递，也可使操作员选择一段宽带传递信息，以提高传输速度，控制通信费用；卫星传输装备，卫星传输需有上接口和下接口，上接口接收来自发送地的卫星信号，并下转至接收地；电子画板，实际上是一种用户界面单元，主要让用户对摄像机、音频信号及远程医学计算机设备的各种功能进行控制。通用外部装备包括一般外围装备（如激光打印机、传真机、平板扫描仪、X 线胶片扫描仪、音频-视频仪/显示仪、数码照相机、摄像机及其附件、电子听诊器、手提式静态图像摄像机等）和专用外围装备（如心电图机、心电-脑电信号传输设备、病理显微镜摄像仪、远程控制病理显微镜、皮肤科专用摄像仪等）。专用装备主要是临床各专业的专门设备，如电子听诊器、心电记录仪、超声仪等。常见的成套远程医学装备有远程会诊车、远程会诊箱组、远程手术车、远程咨询车等。

（王运斗）

yuǎnchéng huìzhěnchē

远程会诊车（teleconsulting vehicle） 集卫星通信设备、信息处理及存储设备、信息采集及表达设备、配套医学检测设备为一体，用于远程诊断和医学咨询的车辆。远程会诊车具有机动、迅速、灵活的特点，对地域具有较高的适应性，可随时机动展开远程医疗会诊工作。远程会诊车由车辆平台和远程会诊功能单元构成。通信设备的选型、构成及通信模式与远程医疗信息网兼容配套。远程会诊车作为灾难医学救援远程会诊网络机动站点，充分发挥后方医院高级医疗人才、先进医疗设备的作用，使前方救治与后方医院实现医学资源共享，为灾难现场的伤员或偏远地区的患者提供基于医疗专家的"面对面"服务，有效提高诊断和治疗水平；同时利用外接端口面板可为其他医疗系统提供远程会诊支援平台。在实施卫星通信工作时，能同时进行两路音频、视频信号的实时双向传输。为更好地适应灾难救援远程医学卫勤保障的需求，需要不断提高车辆系统的机动性、环境舒适性、可靠性，对远程医学系统向高清系统升级改造。医疗安全问题也会得到进一步重视，双路冗余备份系统、加密系统、抗干扰系统会以更加合理的方式构建在系统之中。

远程会诊车的研究与开发受到各国军队的高度重视。1995 年，日本松本远程通信发展组织和日本松本信州大学医院联合开发了螺旋 CT 车。该车采用 JCSAT-1B 卫星 Ku 波段、1.2m 直径天线通信系统，并集成通信、视讯系统等在一辆小车内，通过以太网与螺旋 CT 车相连，将 CT 图像数据、视频图像传输到信州大学医

院。美国点对点公司也开发了远程医车,采用 T-1、FT-1、综合业务数字网、帧中继等通信方式,能够完成心电图、生命体征检查,包括脉搏、血压、血氧饱和度、数字化听诊、超声波检查等功能,便于美国军方快速部署,为特殊医学增援部队各分队之间在全球执行任务时提供指挥、控制、通信及远程医学联系,并向各分队提供教育、训练和 24 小时桌面保障;可实现数据加密、传输速率 64~768kbps、传输控制协议/互联网协议通信、电视会议等功能。有的远程会诊车运用了远程遥控现场手术系统,由遥控手术室和专用车辆外科工作站两部分组成,遥控手术室配置 1 架三维摄像机及遥控操纵设备,专用车辆外科工作站配置 1 台三维视频监视器、立体声设备和手术器械。

中国人民解放军 2005 年装备远程会诊车,在平时训练、演练和灾难救援中发挥重要作用。中国的远程会诊车选用 NJ2045QAA 型二类越野汽车底盘进行改装,大板式车厢结构(图)。车上主要装有卫星天线、集光线配线单元、卫星通信调制解调器、解码器、工控计算机、液晶显示器、摄像机、观片灯、发电机、不间断电源、稳压净化电源、外接端口面板(具有电源、音频、视频、电话、网络等接口)及多功能工作台等设备设施。动态图像传输速率不小于 25 帧/秒。工作状态(天线展开)整车外形尺寸(长×宽×高)为 5.270m×2.060m×4.491m。运输状态(天线折叠)整车外形尺寸(长×宽×高)为 5.270m×2.060m×3.160m。车内装有车载空调、独立燃油暖风机等设施,可在 -41~46℃的环境温度下正常工作。车辆最高行驶速度不小于 95km/h。

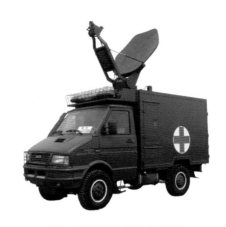

图　中国远程会诊车外观

（王运斗）

sōujiù

搜救（search and rescue）　灾难救援时搜索、营救幸存者的活动。广义的搜救也包括现场急救。①生命迹象搜索:突发事件发生后,专业救援组织首先对宏观灾区、极重破坏区和救援目标进行判断,利用搜救犬、生命探测仪等对各类灾难现场进行直接的生命迹象搜索,如对大面积建筑物废墟表面、浅埋、深埋人员的生命迹象搜索,对海上或水中的生命迹象搜索,对矿山或化工园区及生产安全事故中遭遇掩埋和被困人员的搜索定位及标识。②幸存者的营救:在发现并定位幸存者后,需对幸存者周围的环境、埋压或被困方式进行综合性勘察,提出和制订科学的营救方案,对被困幸存者周围的障碍物(如建筑物废墟、损毁的运输工具和设施及其他承灾体等)进行科学的破拆、支撑或清除,从而科学有效和快速地营救幸存者。

（贾群林）

jiǎnshāng fēnlèi

检伤分类（triage）　在灾难的医疗救援中判定伤员伤情的严重程度,决定治疗、转运优先级别的活动。又称分拣。triage 源于法语 tier 一词,意思是进行分类。伤员检伤分类历史可追溯到拿破仑时代,拿破仑军队的军医多米尼克·吉恩·拉雷(Dominique Jean Larrey)创立了根据伤员需要医疗处理的紧急程度决定救护次序的系统。1846 年约翰·威尔逊(John Wilson)进一步完善了战伤检伤分类的理论,认为救命技术应优先用于最需要的伤员。第一次世界大战时战伤救护中已建立战伤检伤分类站,第二次世界大战时战伤救护体系进一步完善,实现了战场上的紧急救护、分级救护和转运。20 世纪 50 年代朝鲜战争和 20 世纪 60 年代越南战争中,空中救护和转运在美军的急救医疗中得以普及。

在灾难现场,特别是大型灾难时,伤员数量多、伤情复杂,而医生、设备、药品、材料等急救资源常常不能同时满足救治的需要,存在救治需求和资源之间的矛盾。因此需在短时间内熟练地对伤员进行初步评估,确定救治先后顺序、需要哪种类型的救护,以缩短急救时间,使最需要紧急救护的伤员得到优先救治和转运,最大限度地发挥救援资源的作用,使总体救援达到最大效果。在较小灾难、伤员数量有限时,伤员检伤分类可尽最大努力为每位伤员提供最恰当的医疗服务(图)。检伤分类通常由专职检伤分类人员进行,检伤分类人员一般是具有丰富的临床经验和病情评估能力、较强的沟通协调能力和相当的法律知识的医生或护士。常用的检伤分类方法有三种:START 检伤分类法、MASS 检伤分类法和 Homebush 检伤分类法。

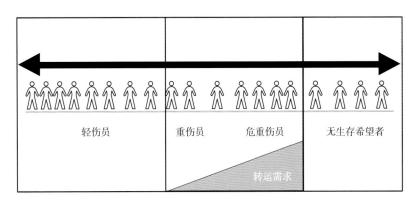

图　检伤分类的意义

原则　检伤分类应遵循以下原则：①因灾难时无法进行全面病史采集和体格检查，只能根据简要的病史和体格检查做出判断。伤后的生理学改变比解剖性损伤更应受到重视。②对每个伤员都采取相同的、规范化的步骤进行检伤分类。③检伤分类级别的确定不仅取决于伤情，还取决于灾难性质、救援环境、伤员数量和救援资源等因素。④灾难现场检伤分类一般不包括伤员的治疗，除非伤情紧急且简单的手法即能缓解伤员的紧急状态，可进行治疗。⑤检伤分类应是一个动态的过程，重复检伤分类是必要和重要的。伤员伤情会发生变化，如内脏损伤随时间延续而出血增多，环境、救援力量、转运能力也会变化，均可使检伤分类级别发生改变。⑥检伤分类后伤员应安置于不同的区域等待治疗和转运。⑦对无存活希望的伤员，检伤分类后可给予姑息性治疗；对无反应、无呼吸、无脉搏者直接标记为死亡，应尽快将其转移至远离检伤分类现场的尸体处理场所。

分类类别　检伤分类系统虽然不同，但绝大多数检伤分类系统将伤员分为四类，并以醒目的颜色标志。

第一优先（immediate）　红色标志。表示紧急治疗。含义：伤情危重需立即进行医疗处理，能够用简单的方法、较短的时间和较少的资源进行救护，且经过救护能够导致较好的预后。例如：能够用简单的外科技术控制的四肢动脉大出血；能够用穿刺和置管处理的张力性气胸；呼吸大于30次/分，桡动脉搏动不能触及或毛细血管充盈时间大于2秒，伤员不能执行指令。

第二优先（delayed）　黄色标志。表示延缓治疗。含义：有较重的损伤但伤情相对稳定，允许在一定时间内延缓处理和转运。例如：单纯的股骨或肱骨骨折。

第三优先（minimal）　绿色标志。表示轻伤。含义：轻伤员，可等待治疗。所以又称为可自己行走的伤员（walking wounded）。这类伤员可等待重伤员处理结束后治疗，或在救援人员指导下自行救护。例如：体表擦伤、挫伤，出血较少的创口，关节扭伤，小的骨折等。

第四优先（black）　黑色标志。表示伤情过于危重即使给予强力救治也少有存活希望者。这类伤员可给予姑息性治疗，当救援力量足够时也可给予积极治疗。

例如：重型颅脑损伤，95%体表面积的Ⅲ度烧伤，即使开放气道伤员仍无呼吸。

模式　主要有三种。

交通警察模式　一个非临床工作人员迎接伤员时，可像交通警察一样，指导伤员到一个治疗区域或到候诊室，使伤员很快得到诊治。这种分类模式伤员流动快，能把伤员很快送往适合的诊治区域或部门。但由于非临床工作人员没有判断救助紧急性和决定把伤员送往何处的专门知识，因此有可能发生误判，延误救治时间。

简单检查模式　当护士或医生对伤员完成基本检查后，可将伤员进行分类，但一般不做诊断即送往相应诊疗部门。应注意利用检伤分类评估指标，在短暂的时间内判断伤员病情的严重程度。灾难现场大量伤员时可采用此种模式。

综合检查模式　检伤分类人员尽量获取伤员病史，检查生命体征和完成特定内容的筛检。这种方法可在2~5分钟内完成检伤分类，是目前较好的检伤分类模式，适用于在医院内检伤分类或小型灾难现场检伤分类。此模式现被广泛用于美国急救系统，并得到急救学术团体的支持。

（孙海晨）

START jiǎnshāng fēnlèifǎ

START 检伤分类法（START triage）　START 是简明检伤分类与快速急救系统（simple triage and rapid treatment，START）的简称。此检伤分类法是加利福尼亚纽波特海滩（Newport Beach）消防局和霍格（Hoag）医院于 1983 年建立，用于较大灾难时医疗救援的快速检伤分类系统。通过评估伤员的行走能力、呼吸、循环和意识四个方面将伤员分为四类，分别以红色、黄色、绿色和黑色标示，代表第一优先、第二优先、第三优先和第四优先。第一优先表示紧急，包括呼吸大于 30 次/分，桡动脉搏动不能触及或毛细血管充盈时间大于 2 秒，伤员不能执行指令。第二优先表示延缓，包括不能行走的伤员，且不符合第一和第四优先。第三优先表示轻伤，伤员能够自己行走到指定的医疗点接受进一步评估和治疗。第四优先表示没有救治希望，即使开放气道伤员仍无呼吸（表，图）。

此法特点是简单、便捷、准确，每个救援单元只需一或两名经过训练的急救人员即可完成，对每名伤员的分类用时不超过 1 分钟。适合在灾难较大，出现较多伤员的场合使用，已得到国际上普遍认可。此法在 1992 年美国安德鲁飓风灾难、1994 年北岭地震灾难、2001 年世界贸易中心恐怖袭击等灾难救援中得到应用。

（孙海晨）

表　START 检伤分类法

红色，紧急，第一优先	呼吸>30 次/分，桡动脉搏动不能触及或毛细血管充盈时间>2 秒，不能执行指令
黄色，延缓，第二优先	不能行走，且不符合红色和黑色标准
绿色，轻伤，第三优先	可自行行走至指定的医疗点接受进一步评估和治疗
黑色，死亡，第四优先	尝试开放气道也无呼吸

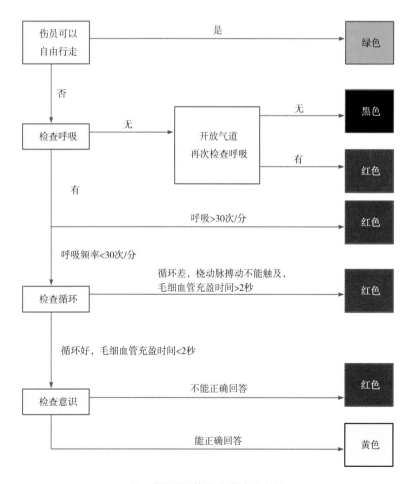

图　START 检伤分类法示意图

MASS jiǎnshāng fēnlèifǎ

MASS 检伤分类法（MASS triage）

MASS 代表 4 个英文单词，move（运动），assess（评估）、sort（分类）、send（转运）。常用检伤分类法之一。基于美军的战伤检伤分类法建立，用于灾难时大量伤员的检伤分类。属于国家灾难生命支持的核心内容。MASS 检伤分类法以 START 检伤分类法为基础，但采取不同的评估方式，在对每一伤员进行评估前即将其分入某一类。首先从"运动"开始，根据指导能自己行走到一指定区域的伤员属于轻伤（绿色标志）。不能自己行走的伤员，要求他们移动一侧上肢或下肢，能够遵嘱移动任意肢体者属于延缓（黄色标志）。如果伤员不能遵嘱移动肢体，将进行评估并分入"紧急"（红色标志）或"期待"（黑色标志）组。"评估"参照 START 检伤分类法进行。"评估"阶段还进行主观判断，将致命伤伤员分入"期待"组，不管这些伤员预计存活期的长短，包括 100% 面积的烧伤、致命性放射损伤等。根据评估结果将伤员进一步"分类"，并根据分类结果决定"转运"顺序。

（孙海晨）

Homebush jiǎnshāng fēnlèifǎ

Homebush 检伤分类法（Homebush triage）

1999 年由澳大利亚学者建立的，以澳大利亚的一个城市赫布什命名的检伤分类法。常用的检伤分类法之一。以 START 检伤分类法为基础，但增加了白色标志的第五类，专指临终（dying）伤员。将临终伤员

表 Homebush 检伤分类法

红色	立即	alpha	呼吸>30 次/分，桡动脉搏动不能触及，不能执行指令
黄色	紧急	bravo	不能行走，且不符合红色、白色和黑色标准
绿色	非紧急	charlie	可自行行走至指定的医疗点处理
白色	临终	delta	死亡中，可以触及脉搏，但无自主呼吸
黑色	死亡	echo	已经死亡，尝试开放气道也无呼吸

与已经死亡（dead）者区分开，对其给予关怀性治疗，同时设一专门区域安置这类伤员，而不是将他们置于尸体中间。红色标志给予呼吸大于 30 次/分，桡动脉搏动不能触及，不能执行指令的伤员。紧急类伤员（黄色标志）和 START 检伤分类中延缓治疗类含义相同。非紧急类（绿色标志）相当于 START 检伤分类中的轻伤员。此检伤分类法强调将各类伤员安置在用各种颜色标志的区域，而不仅仅是在他们身上贴标签。同时，为了通信联络方便，选用 5 个单词"alpha，bravo，charlie，delta，echo"分别代表不同的紧急程度（表）。在 2002 年巴厘岛爆炸事件中应用了此检伤分类法，但仅记录了描述性信息，无法分析检伤分类的准确性及其对预后的影响。

（孙海晨）

Gélāsīgē hūnmí píngfēn

格拉斯哥昏迷评分（Glasgow coma scale，GCS） 评估颅脑损伤及其他颅脑疾病严重程度的计分方法。由英国格拉斯哥大学神经外科医生蒂斯代尔（G Teasdale）和詹尼特（B Jennett）于 1974 年发表在柳叶刀（*Lancet*）期刊上，后不断完善并普及。广泛应用于颅脑损伤和其他中枢神经系统疾病患者的病情评估。具有简单、便捷、准确的特点。GCS 为睁眼、语言、运动三项评分之和（表）。

（孙海晨）

shāngpiào

伤票（injury card） 战争和灾难医学救援时记载伤员伤情和治疗情况的卡片。又称野战病历。和伤员随行，作为伤员后续治疗的依据，也是战伤统计分析的基础。伤票首次使用于第一次世界大战，第二次世界大战中逐渐完善并普遍应用。伤票的特点是简便、实用、准确。记载的内容一般包括五个方面。①伤员基本信息：姓名、性别、出生日期、身份证号码、所属部别等。②基本生命体征信息：体温、心率、呼吸、血压、血型、脉氧饱和度等。③伤情：受伤原因、类别、部位、严重程度、诊断等。④治疗处理情况。⑤特殊情况：放射性沾染、染毒、传染性等。随着计算机和网络技术的普及，电子伤票正走向成熟。电子伤票可存储更多信息，包括文字、图片、声音、视频等，可实现无线传输和远距离传输。

（孙海晨）

xiànchǎng jíjiù

现场急救（field first aid） 灾难现场专业人员（或者非专业人员）对伤员进行的快速评估和初步救治。

目的 ①维持生命：维持和挽救生命是现场急救最根本的目的。②防止伤势或病情恶化：力争降低死亡率，阻止可能留下的后遗症并减少后期的医疗成本。③促进康复：给予伤员合理、及时的初步救治和提供心理上的抚慰与疏导，以利其恢复。

原则 有以下几项。

现场安全 先确定伤员有无进一步的危险。确保无危险因素存在或安全脱离险境后方可展开施救。

统一指挥 当发生群体性伤害或大型灾难事故时，必须听从当地急救指挥中心的统一应急调度，协调组织，以便将灾难区域的应急反应能力提高到最大限度。

寻求救援 灾难目击者、灾难受害者及时进行 120 电话呼救，启动急诊医疗服务体系（emer-

表 格拉斯哥昏迷评分

睁眼评分	语言评分（成人）	语言评分（儿童）	运动评分	分值
			遵嘱运动	6
	回答正确	相互交流	刺痛定位	5
自动睁眼	回答错误	可以安慰	刺痛躲避	4
呼唤睁眼	答非所问	只有呻吟	刺痛屈曲	3
刺痛睁眼	只能发音	烦躁不安	刺痛过伸	2
不睁眼	不能言语	不能言语	不能运动	1

GCS 总分最高分为 15 分，即正常人；最低为 3 分，预后极差，一般难以存活。对颅脑损伤来讲，一般 13~15 分为轻度损伤，9~12 分为中度损伤，8 分以下为重伤。也有的将 6 分以下称为特重伤

gency medical service system, EMSS)，以寻求当地急救网络机构的紧急医疗救援。

评估伤情 快速简捷地进行初步检查，重点评估有无威胁生命的伤势或病情，首先应判断意识，开放气道，维持循环，继之才进行详细检查及处置其他如出血、骨折等伤情。

就地抢救 对严重损伤和急危重症，尤其已危及生命者，应实施就地初步抢救，如给予现场心肺复苏，不能盲目等待救援或贸然搬动转运。

及时转运 按国际惯例，重伤员（红色标志）第一优先，稳定伤员（黄色标志）第二优先，轻伤员（绿色标志）第三优先的顺序（见检伤分类），现场及时安排转送医院，并接受急救中心的统一调度指挥（见医疗转运）。

特点 ①紧迫性：突发性灾难事故发生后，伤员情况复杂，种类多，伤情重，多发伤、复合伤发生概率增多。对于生命垂危者，必须分秒必争地进行抢救。②灵活性：现场急救常是在缺医少药的情况下进行的，常无齐备的抢救器材、药品和转运工具。因此，要机动灵活地在伤员周围寻找代用品，就地取材获得冲洗消毒液、绷带、夹板、担架等，否则就会失掉抢救时机。

内容 主要处理常见内科急症（休克、意识丧失、心脏病、脑血管意外、癫痫、癔病、中暑等）、常见意外伤害（呼吸道异物、烧伤、电击伤、溺水、交通事故伤害、动物咬伤、关节扭伤与脱位、身体其他主要部位的损伤等）、常见急性中毒（食物中毒、农药中毒、气体中毒、药物过量等）、公共卫生事件及灾难（传染性疾病、地震、火灾、海难、战争、恐怖袭击等）的伤病员。基本环节包括：现场评估、判断伤情、紧急呼救、自救与互救。现场急救基本技术及技能包括：心肺复苏术（基础生命支持）、现场急救基本技术（气道开放、止血、包扎、固定、医疗搬运）等，伤员的心理支持和疏导（也属于现场急救范畴，对于能够沟通的伤员在救治身体疾患的同时做好心理治疗）。

现场急救可用于高危岗位员工及大中专学生、机关干部、街道社区志愿者等的卫生救护培训教材。现场急救的基本技术及技能需要相应的培训才能够很好地掌握，尤其是涉及致命性疾病或伤害时需要采用的心肺复苏等技能，实际操作中对于伤员及施救者均有可能带来一定风险。随着人们对社会及个人安全的要求越来越高，急救技术已不再局限于某个人或医院的责任，启发及培养公众健康意识是全社会的责任。大多数国家已经做到在救护车到达之前，调度员通过电话与施救者沟通联系，发出指令以达到现场急救的目的。

（张劲松）

qìdào kāifàng

气道开放（airway opening） 为保证气道通畅而在生理气道与空气或其他气源之间建立有效连接的技术。建立的气道称为人工气道。是现场急救基本技术之一。随着临床研究的不断深入，医疗器械的开发和研制，气道开放技术在不断改进。临床实施气道开放应根据病情及个体差异采用不同的器械和方法，建立最有效的人工气道，从而最大限度地提高急危重症伤员的抢救成功率。

适应证 ①短时间内气道完整性受到破坏或气道受阻的伤员。②呼吸衰竭需要呼吸机辅助呼吸的伤员。③紧急保护气道以防止可预见的影响气道通畅性因素。

分类 按照确保有效通气程度，分为非确定性气道开放技术和确定性气道开放技术两类。

非确定性气道开放技术 短时间内暂时解决通气功能的人工气道，包括以下几种。

手法开放气道 手法开放气道简单有效，无需借助器械，但需严格训练实践，适用于各种原因引起舌后坠而堵塞呼吸道者。常用的方法有仰头举颏法和双手托颌法。仰头举颏法是操作者把一手置于伤员的额上，用手掌向后用力推，使头向后倾斜，把另一手的手指放在颏下向前提高下颌骨（图1）。有可疑颈椎损伤者禁用仰头举颏法，绝对禁忌头部前屈或旋转，过度头后仰会加重脊髓损伤。双手托颌法是操作者把双手放在伤员的双侧下颌角后，用手指力量把下颌骨向前移，用手掌力量使头向后倾斜，并用双拇指各在一侧牵开下唇，让伤员用口呼吸（图2）。双手托颌法仅在怀疑头部或颈部损伤时使用，因为此法可减少颈部和脊椎的移动。两种方法头部后仰的程度均以下颌角与耳垂间连线与地面垂直为正确位置。注意事项：托下颌并使头略微后仰是控制颈椎损伤者气道开放的良好手法。此外，托下颌时不宜用力过度，以免并发下颌关节脱位。实施手法开放气道后仍不能解除气道梗阻时，应考虑上呼吸道异物存在。需及时使伤员张口，手法或吸引器清除异物，然后再施行手法开放气道。

口/鼻咽通气道法 ①口咽通气道法：是经口咽部安置的通气道。口咽通气导管是最简单的辅

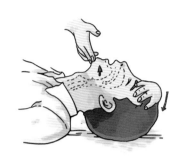

图1 仰头举颏法开放气道

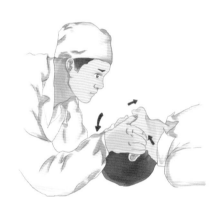

图2 双手托颌法开放气道

助开放气道物品，易于插入，并能提供较为宽阔的气道，广为临床选用。其作用在于使舌根和咽后壁分离开，限制舌后坠，维持开放气道。也可与面罩通气结合使用。②鼻咽通气道法：是经鼻腔安置的通气道。用柔软的橡胶或塑料制成的鼻咽通气导管，也可用质地柔软、粗细合适的短气管导管代替。适用范围同口咽通气道法，优点是鼻咽通气导管可在伤员牙关紧闭时插入咽腔，刺激小，恶心反应轻，容易固定；操作简单，实用，有效。口/鼻咽通气导管仅可用于昏迷但有自主呼吸的伤员，常用于舌根后坠的处理。气道反射完好的伤员禁用口/鼻咽通气道法，因为强行插入口/鼻咽通气导管容易诱发喉痉挛或恶心、呕吐。注意事项：

若口咽通气导管选择不当或操作有误，导管头可将舌背推至咽腔而加重气道阻塞。插口咽通气导管时应注意避免损坏牙齿；不要将两唇夹于导管和门齿之间，以免损伤出血。鼻咽通气导管常可引起鼻咽组织损伤和鼻出血，应注意导管的选择和充分润滑，插管操作要正确、轻柔，切忌粗暴行事。

面罩和简易呼吸器面罩通气道法 使用面罩或简易呼吸器面罩是一种简易而行之有效的急救技术，是在伤员自主呼吸弱或无自主呼吸的情况下保证供氧的主要方法。单人进行气囊面罩通气时应同时上抬下颌打开气道，将面罩紧贴于伤员面部挤压气囊。双人进行气囊面罩通气最为有效，一人打开气道并使面罩紧贴于伤员面部，另一人挤压气囊。适用于上呼吸道通畅而出现呼吸衰竭的伤员，尤其适用于窒息、呼吸困难或需要提高供氧量的伤员。通常用于准备建立确定性人工气道以前辅助通气。无特殊禁忌。注意事项：先清除口咽部的分泌物；一定要把双下颌角提起，拉直气道；若伤员存在自主呼吸，挤压气囊送气时需尽量与伤员呼吸频率一致；注意尽量减少气体压入伤员的胃内引起胃胀气，防止反流和误吸。

喉罩通气道法 喉罩头端呈钥勺形，边缘为气囊，像个小面罩，尾端为一硬质通气管，与头端呈30°相连，是一种无需特殊器械、效果确切、对喉头和气道不产生机械损伤的通气管道。适应证：①插管困难的病例在应用标准面罩呼吸囊不能维持有效通气时，可用喉罩作为紧急而有效的通气管使用。②应用于全身麻醉手术，建立安全气道的有效手段。

禁忌证：①气管受压和气管软化伤员，麻醉后可能发生呼吸道梗阻。②咽喉部病变，如咽部脓肿、血肿、水肿、组织损伤等伤员。③胸腔手术伤员。④长时间手术伤员。注意事项：①喉罩插入及维持中应给予适当镇静，避免刺激咽喉部引起恶心、呕吐等不良反应。②喉罩插入后，伤员可保留自主呼吸也可行机械通气，经喉罩行机械通气时，控制气道压力以避免胃胀气。

食管-气管联合导管通气道法 食管-气管联合导管是一种盲插管，由双腔（食管腔、气管腔）导管、远端球囊（封闭气管或食管）及近端球囊（封闭咽腔）组成。紧急情况下徒手经口向咽下盲插到预定深度并充起两个球囊，鉴别出通气管腔所在位置，若导管在食管内，通气经食管腔的侧孔进入喉部；若导管在气管内，通气经气管腔直接进入气管。适应证：①突发心跳呼吸骤停伤员。②无意识，无咽反射。③气管导管插管失败。禁忌证：①咽反射存在。②意识存在或自主呼吸存在。③已知食管疾病或食管损伤，如服用腐蚀剂、食管静脉曲张等。注意事项：①在用食管通气时，可因侧孔被分泌物阻塞而造成通气不良及吸痰困难。②插管保留时间短，最多1~2天。

确定性气道开放技术 保证可靠、有效的通气并适宜长时间使用的气道开放技术。包括以下几类。

气管内插管技术 通过口（鼻）将一根特制的气管内导管经声门置入气管的技术。这一技术能为气道通畅、通气供氧、呼吸道吸引和防止误吸等提供最佳条件。适应证：①伤员自主呼吸突然停止，需紧急建立人工气道行机械通气。②严重呼吸衰竭需机械通气者。③咳嗽反射弱，气道分泌物清除能力不够，胃内容物反流、消化道出血，随时有误吸可能者。④存在上呼吸道损伤、狭窄、气管-食管瘘等影响正常通气者。⑤麻醉手术需要。绝对禁忌证：喉水肿、急性喉炎、喉头黏膜下血肿，插管创伤可引起严重出血。相对禁忌证：①呼吸道不全梗阻者有插管适应证，但禁忌快速诱导插管。②并存出血性血液病（如血友病、血小板减少性紫癜等）者，插管创伤易导致喉头、声门或气管黏膜下出血或血肿，继发呼吸道急性梗阻。③主动脉瘤压迫气管者，插管可能导致动脉瘤破裂。若需要施行气管插管，动作需熟练、轻巧，避免意外创伤。④鼻咽部纤维血管瘤、鼻息肉或有反复鼻出血史者，禁忌经鼻气管内插管。注意事项：①动作轻柔，以免损伤牙齿，防止牙齿脱落误吸；注意保护声门，减少喉头水肿。②提前检查，防止气囊破损或漏气。③检查导管的位置。可采取听诊等方法确定导管位置，防止插管意外。④插管前应充分吸氧，并进行监测，备好急救药品和器械。防止因插管时迷走神经反射造成伤员心跳呼吸骤停。

两种解决困难气管插管的有效方法：逆行引导气管插管，纤维支气管镜引导下气管插管，均采取经引导送入气管导管的方法。需注意：当上呼吸道解剖异常或有大量分泌物、呕吐物、血液潴留时，应先清除口鼻咽腔内的分泌物、潴留物。以上两种方法耗时长，心肺复苏等紧急情况下不宜采用。

气管切开术 操作相对复杂，需要较高的操作技巧。通常用于已行气管插管或环甲膜切开等气道保护措施后，是气管插管的补充或是进一步的延伸，因此，原则上只有当不能继续接受气管插管治疗或需要长时间人工辅助呼吸时才考虑做气管切开。适应证：①上呼吸道阻塞，包括急性喉炎、喉水肿、急性会厌炎、上呼吸道烧伤、喉及气管异物、喉及气管外伤伴软组织肿胀及骨折等无法行气管内插管者。②由于神经系统疾病、药物中毒、颅脑外伤、颈椎外伤等引起昏迷、吞咽障碍、咳嗽反射受抑制，为长期保证呼吸道通畅，可行气管切开。③已行气管插管，但仍不能顺利排出支气管内分泌物或仍需较长时间机械通气治疗者。禁忌证：①轻度呼吸困难。②呼吸道暂时性阻塞，可暂缓气管切开。③有明显出血倾向时要慎重。注意事项：①因伤情严重，不允许拖延时间，而又无气管切开器械时，可简单消毒甚至不经消毒及麻醉，用日常生活用的小刀等一切可能的工具行气管切开术，挽救生命。②术中止血要完善，皮肤不能缝合过紧，以防发生血肿或气肿。

环甲膜穿刺法 是一种紧急的气管开放方法，是简便快速建立人工气道的一种有效手段，主要用于现场急救。当上呼吸道阻塞，尚有自主呼吸，而又无法行气管插管通气的情况下，可紧急行环甲膜穿刺通气，为正规气管造口术赢得时间。环甲膜体表位置在低头时沿喉结最突出处向下2～3厘米有一如黄豆大小的凹陷处。适应证：①急性上呼吸道梗阻。②喉源性呼吸困难（如白喉、喉头水肿等）。③头面部严重外伤。④气管插管有禁忌或病情紧急而需快速开放气道时。禁忌证：同气管切开术。注意事项：环甲膜穿刺并发症多为操作不当或局部解剖结构不熟悉所致，常见的并发症有出血、假道形成、穿破食管、皮下或纵隔气肿等，应注意预防。

（张劲松）

zhǐxuè

止血（bleeding control） 使伤员出血停止的技术。是现场急救基本技术之一。出血分为内出血与外出血两类，本条目主要针对外出血，即血液流向体表者。需强调的是，内出血属于紧急情况，应立即就医。止血方式有多种，需根据具体情况选择。现场急救时可利用简易物品、器械和手法技巧等，给予紧急处置。在伤员送至医院后，还可以通过几种专业方法进行止血。

判断类型 为了能够及时有效地采取正确方法达到止血目的，首先需要判断出血部位、伤口类型、出血性质、出血量、有无其他伴随症状及对生命体征的影响。

伤口类型及位置 根据伤口的大小和位置可帮助判断出血类型及严重程度。常见伤口类型包括切割伤、撕脱伤、挫裂伤、贯通伤、截断伤等。贯通伤和截断伤常合并动脉出血，需特别重视。出血位置若在头面部，因血供丰富，较小的伤口也会引起大量出血。颈部因有气管、血管、神经分布，因此在选择止血方法上应慎重。胸腹部伤口出血时需高度警惕合并内脏器官损伤出血。四肢伤口的出血视其损伤类型的不同而有显著差别，但因其解剖结构的特点，出血表现比较直接，处理相对容易。

出血性质 根据出血来源可分为动脉出血、静脉出血、毛细血管出血三类。动脉出血血液为

鲜红色，出血速度快，出血量大，可见随心搏节律呈搏动性喷射而出，须立即处理。静脉出血血液为暗红色，出血速度中等，但出血量较多，呈持续性涌出，须及时处理。毛细血管出血血液颜色介于动静脉血之间，出血速度缓慢，出血量少，呈匀速渗血，通常不危及生命。

出血量 出血量的判断应以在现场目睹的出血量为主。在现场情况难以判断时，可采取根据生命体征判断出血量的办法（表）。

止血方法 现场急救时止血处理的关键原则是：①抬高出血部位，增加静脉回流，减少出血量。②先使用直接或间接手法压迫，再考虑止血带等物品的使用。几种简便、可行、有效的止血方法如下。

抬高患肢止血法 最简单、使用普遍的止血法，通常与其他止血法合并使用。在排除骨折的可能性后，将伤肢高举，以高于心脏平面为宜。此法原理为利用地心引力降低血压，以减少出血量。

直接按压止血法 最直接、最常用，也是最简单的方法，适用于任何伤口，若此法无效，再改用其他方法。可先在出血的大血管处或稍近端用手指加压止血，注意伤口的方向和类型可能影响按压效果。优点是对于意识清醒的伤员可自行压迫止血。有条件时使用清洁纱布等隔离伤口，尽量注意避免感染。对于异物插入的伤口，需从异物两侧同时加压以防止移动造成二次损伤。

动脉行径按压止血法（间接加压止血法） 在出血点无法按压或按压效果不佳时，可将出血区域的主要行径动脉压紧以达到止血目的。此法多适用于可触及动脉搏动的出血区域。需要说明的是，此法仅能减少出血量，不大可能达到完全止血，而且救护人员必须熟悉身体各部位血管的解剖位置和出血的压迫点。同时此法也存在相应风险，包括压闭动脉后发生该动脉供血区域的坏死，尤其是压迫颈部动脉极易造成大脑缺血缺氧损伤及使颈动脉窦受压刺激迷走神经兴奋后引起心动过缓，血压下降。通常建议动脉行径按压时间在 10 分钟以内，故只能用于短时间控制大出血，应尽快改用其他方法。

常用的动脉行径按压法包括：①头面部出血，在伤侧耳前压迫颞浅动脉或面动脉。②颈部出血，对准颈部胸锁乳突肌中段内侧，将颈总动脉压向颈椎。注意不能同时压迫两侧颈总动脉，以免造成脑缺血坏死。压迫时间也不能太久，以免造成危险。③肩部或腋窝出血，用拇指在锁骨上窝锁骨下动脉搏动处向下垂直按压，其余四指固定肩部。④上臂出血，一手抬高伤肢，另一手拇指在上臂内侧出血位置上方压迫肱动脉。⑤前臂出血，在上臂内侧肌沟处施以压力，将肱动脉压于肱骨上。⑥手掌和手背出血，将伤肢抬高，用两手拇指分别压迫手腕部的尺动脉和桡动脉。⑦手指出血，用健侧的手指使劲捏住伤手的手指根部两侧。⑧下肢出血，屈起伤侧大腿，使肌肉放松，用拇指压住股动脉（在大腿根部的腹股沟中点下方），用力向后压。为增强压力，另一手可重叠施压。⑨足部出血，在内外踝连线中点前外上方和内踝后上方摸到胫前动脉和胫后动脉，用手指紧紧压住。

止血带止血法 止血带为有弹力的橡皮条或橡皮管，通过压迫血管阻断血流来达到止血目的。主要用于其他方法失败或不能止血的四肢大血管损伤性出血。但若绑扎位置不对或时间过长，可能造成远端肢体缺血、坏死及急性肾功能不全等严重并发症，故应尽量少用。

注意事项： ①绑扎位置原则上应在尽量靠近伤口的上方（近心端），以减少缺血范围，以上臂的中上 1/3 处和大腿上中部为宜。上臂中下 1/3 处因有桡神经，小腿和前臂因有两根长骨使血流阻断不全，故都不适用止血带。头、颈、躯干部位也不适用。②绑扎止血带松紧度要适宜，以出血停止、远端摸不到动脉搏动为准。过松达不到止血目的，且会增加出血量，过紧易造成肢体肿胀和坏死。③绑扎止血带时间过长会严重损伤组织，故时间越短越好。一般不超过 1 小时，若必须延长，则应每隔 1 小时左右放松 1~2 分钟，且总时间最长不宜超过 3 小时。在放松止血带期间需用指压法临时止血。④绑扎完毕后，应经常检查足趾或手指等远端血供情况，查看末端是否变色，该处

表 根据生命体征判断出血量

检查项目	少量出血	中等出血	大量出血	严重出血
脉搏（次/分）	正常或稍快	100~120	>120，细弱	触不到
收缩压（mmHg）	正常	60~90	<60	测不出
末梢循环	尚正常	差	衰竭	不可逆
估计失血量（%）	<15	15~30	30~80	>80

的体温有无下降等现象。若有此现象，应该松开止血带。在松止血带时，应缓慢松开，并观察是否还有出血，切忌突然完全松开。⑤不要遮住绑扎在肢体上的止血带，止血带上必须有显著标志，注明时间、原因等，并优先转运及进行进一步处置。⑥不可用布带、电线等无弹性的带子。避免勒伤皮肤，用橡皮管（带）时应先在缚扎处垫上数层纱布。⑦需要施行断肢（指）再植者不应用止血带，若有动脉硬化症、糖尿病、慢性肾病等，其伤肢也须慎用止血带。

其他现场止血方法 对于一般的伤口出血，还可使用加压包扎止血法；对于深部伤口出血，如肌肉、骨端等，需使用填塞法，用大块纱布条、绷带等敷料填充其中，外面再加压包扎，以防止血液沿组织间隙渗漏；加垫屈肢止血法适用于单纯加压包扎止血无效和无骨折的四肢出血；直视下可见出血点，有条件时可采用钳夹法，使用止血钳直接钳夹出血点，但注意做好有效固定，防止转运、搬动过程中松脱或撕裂大血管。

院内专业止血方法 伤员送至医院后，若仍然出血不止，可运用几种专业的止血方法，如血管结扎法、可吸收明胶或海绵压迫止血法、电凝烧灼止血法、局部药物止血法等。

（张劲松）

bāozā

包扎（bandaging） 通过清洁伤口，利用纱布、棉垫覆盖伤口，再以绷带等缠绕的方法处理伤口的技术。是现场急救的基本技术之一。外伤出血、伤口破溃、骨折等均需进行包扎。正确的包扎有保护伤口、压迫止血、减少感染、减轻疼痛、固定敷料和夹板等目的，错误的包扎则可能导致出血增加、加重感染、二重损伤、遗留后遗症等严重后果。

处理过程 先清洁伤口，清水洗净后使用75%酒精或常用消毒液由内向外消毒伤口及周围皮肤。消毒时，若有大而易取的异物，可酌情取出；深而小或呈碎片状异物切忌勉强取出，以免损伤血管或内脏。清洁后的伤口需行包扎处理。无论何种包扎法，均要求达到包好后固定不移动和松紧适度。过紧导致组织损伤，过松易致滑脱。操作时动作谨慎，并尽量注意无菌操作，不要触及伤口。

包扎材料 常用包扎材料有卷轴绷带、三角巾或无菌纱布。在急救情况下，也可用洁净的毛巾、衣服、被单等相应材料替代。卷轴绷带即由纱布或棉布卷制成，适用于四肢、头部及胸腹部伤口。一般长5米。三角巾是一块方巾对角剪开，即成两块三角巾（图1）。三角巾应用灵活，包扎面积大，各个部位都可以应用。

包扎方法 根据不同的受伤部位，可以选择不同的包扎材料和包扎方法。几种常用的包扎方法如下。

绷带包扎法 一般用于四肢和头部伤口。先在伤口覆盖无菌纱布，然后从伤口低处向上，左右缠绕绷带。包扎时要掌握好绷带的起点、止血点、着力点（多在伤口处）和行走方向的顺序，即"三点一走行"，达到既牢固又不太紧的目的。

绷带环形包扎法 最基本、常用方法，一般用于小伤口。绷带卷放在需要包扎位置稍上方，第一圈环稍作斜状，第二、三圈作环行缠绕，并将第一圈斜出的绷带角压于环行圈内，然后重复缠绕，最后在绷带尾端撕开打结固定或用别针、胶布将尾部固定。

绷带螺旋形包扎法 适用于粗细均匀的位置。先环行包扎数圈，然后将绷带逐渐斜旋上升缠绕，每圈盖过前圈1/3~2/3成螺旋状。

绷带8字形包扎法 适用于四肢各关节处。于关节上下将绷带一圈向上、一圈向下作8字形来回缠绕，如锁骨骨折的包扎。目前已经有专门的锁骨固定带可直接应用。

三角巾包扎法 适用于较大创面、固定夹板、悬吊伤肢等。三角巾制作简单、方便，包扎时操作简捷，且几乎能适用全身各个部位。

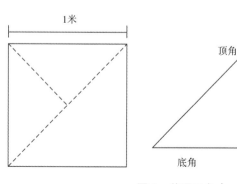

图1 普通三角巾

头面部三角巾包扎法 ①三角巾风帽式包扎法：适用于包扎头顶部和两侧面、枕部的外伤。将三角巾顶角打结放在前额正中，在底边的中点打结放在枕部，包住头部，两底角往面部拉紧，向外反折包绕下颌，再绕到枕后打结（图2）。②三角巾帽式包扎法：用无菌纱布覆盖伤口，把三角巾底边的正中点放在伤员眉间上部，顶角经头顶拉到枕部，把两个底角在枕部交叉拉紧返回至额部中央打结，拉紧顶角并反折塞在枕部交叉处（图3）。③三角巾面具式包扎法：适用于面部较大范围的伤口，如面部烧伤或较广泛的软组织伤。把三角巾一折为二，顶角打结放在头顶正中，两手拉住底角罩住面部，然后两底角拉向枕部交叉，最后在前额部打结。在眼、鼻和口处覆盖的三角巾剪孔（图4）。④下颌部伤口三角巾包扎法：用无菌纱布覆盖伤口，把带形三角巾放在下颌处，两手把三角巾两底角经双耳分别往上提，长端绕头顶与短端在颞部交叉，将短端经枕部、对侧耳上至颞侧与长端打结（图5）。

胸背部三角巾包扎法 胸部受伤时，三角巾底边向下，绕过胸部后在背后打结，其顶角放在伤侧肩上，穿过三角巾底边并打结固定（图6）。若为背部受伤，与胸部包扎方法一样，但位置相反，结打在胸部。若为锁骨骨折，则用两条带形三角巾分别包绕两个肩关节，在后背打结固定，再将三角巾的底角向背后拉紧，在两肩过度后张的情况下，在背部打结（图7）。

上肢三角巾包扎法 将三角巾一底角打结后套在伤手上，另一底角过伤肩背后拉到对侧肩的

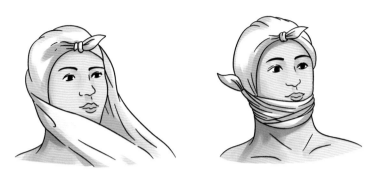

图2　三角巾风帽式包扎法

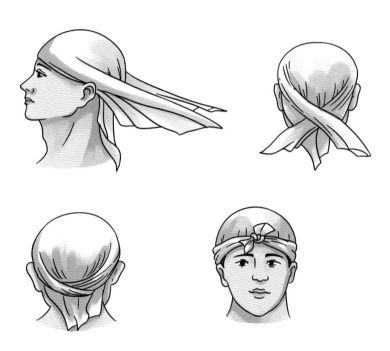

图3　三角巾帽式包扎法

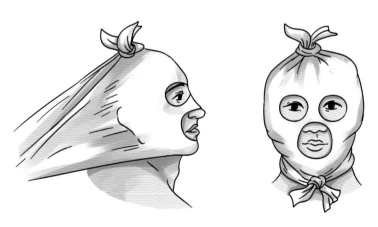

图4　三角巾面具式包扎法

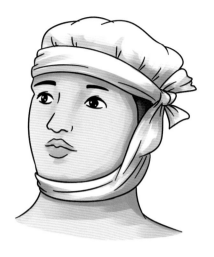

图5　下颌部伤口三角巾包扎法

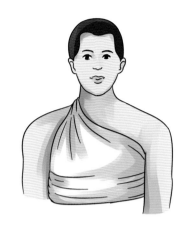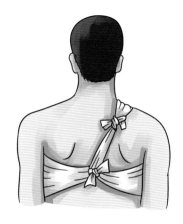

图6　胸部受伤三角巾包扎法

后上方，顶角朝上，由外向里依次包绕伤肢，然后将前臂屈到胸前，两底角相遇打结（图8）。

肩部三角巾包扎法　将三角巾一底角拉向健侧腋下，顶角覆盖伤肩并向后拉。用顶角上带子在上臂上1/3处缠绕，再将另一底角从伤侧腋后拉出来，绕过肩胛在健侧腋下打结（图9）。

下腹及会阴部三角巾包扎法　将三角巾底边包绕腰部打结，顶角兜住会阴部在臀部打结固定。或将两条三角巾顶角打结，连接结放在伤员腰部正中，上面两端围腰打结，下面两端分别缠绕两大腿根部并与相对底边打结。

残肢三角巾包扎法　残肢先用无菌纱布包裹，将三角巾铺平，残肢放在三角巾上，使其对着顶角，并将顶角反折覆盖残肢，再将三角巾底角交叉，绕肢打结。

特殊包扎　①开放性颅脑损伤有脑组织膨出或腹部外伤有内脏脱出时，不要随意还纳，用等渗盐水浸湿的大块无菌敷料覆盖后，再扣以无菌换药碗，以阻止脑组织或肠管等内脏进一步脱出，然后再进行包扎固定。②胸部贯通伤、开放性气胸时，应立即以

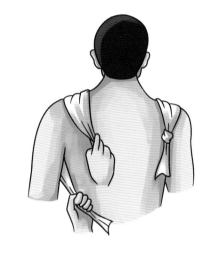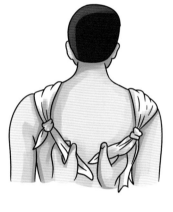

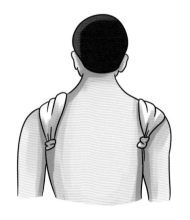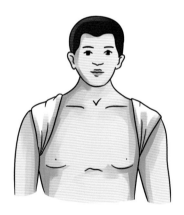

图7　锁骨骨折三角巾包扎法

大块无菌敷料堵塞封闭伤口，可帮助止血，更重要的是可将开放性气胸变为闭合性气胸，防止纵隔扑动和血流动力学的严重改变，

危及生命。

注意事项　①在对伤员明显可见的伤口进行包扎之前或同时，一定要了解有没有其他部位的损

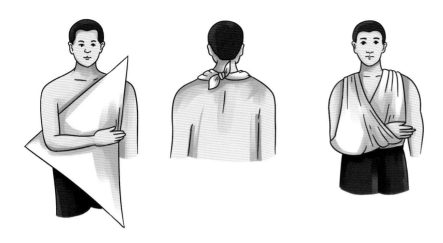

图 8　上肢三角巾包扎法

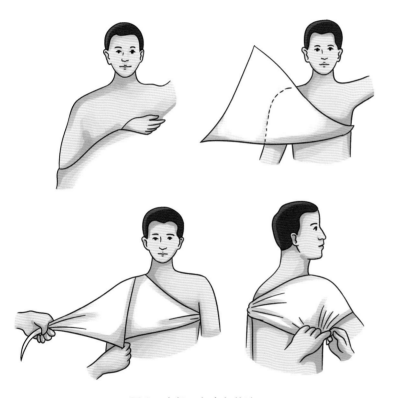

图 9　肩部三角巾包扎法

⑤解开绷带时，须先松开固定结或胶布。若绷带被伤口分泌物渗透干涸时，可用剪刀剪开。

（张劲松）

gùdìng

固定（fixation）　使用合适的材料将伤肢（处）放在适当的位置并限制其活动的技术。是针对骨折等外伤的现场急救基本技术之一。目的是减轻疼痛，保护骨折部位，防止骨折断端移位损伤血管和神经造成严重并发症，便于伤员搬运，并能帮助防治休克。固定时不要求过分强调姿势和功能位置，以运送过程方便为宜，称输送固定或转运固定。进一步处理后的固定则要求尽量满足肢体功能和治疗的长期需要，称治疗固定。

适应证　骨关节损伤时均必须固定制动，关节脱位、骨折脱位、神经血管损伤、较重的软组织挫裂伤、脊椎骨折、脊髓损伤也宜将局部固定。

固定材料　急救固定材料要便于透视、摄片和检查观察伤部。主要有以下几种：①夹板。木制夹板是最常用的固定材料，有各种长短不同的规格以适合不同部位的需要；塑料夹板要事先用热水浸泡软化，塑形后托住受伤部位包扎，冷却后塑料夹板变硬起到固定作用；充气夹板是一种筒状双层塑料膜，使用时将塑料膜套在需要固定的肢体外，摆好肢体的功能位，下肢伸直，上肢屈曲，再向进气阀吹气，充气后立刻变硬而达到固定的目的。②石膏。一种矿物质，有吸水后再硬固及再柔软的可塑性，成为重要的医学材料。常用作维持骨折或手术修复后的固定材料。③压力垫。④扎带。⑤绷带。用于临时固定。⑥简易材料。如树枝、木

伤，特别要注意是否存在比较隐蔽的内脏损伤。②在有出血情况下，包扎的实施必须以止血为前提。除急性出血、开放性创伤或骨折外，包扎前必须使局部清洁干燥。③包扎时伤员体位要适当。伤肢搁置适当位置，使伤员于包扎过程中能保持肢体舒适，减少痛苦。皮肤皱褶处如腋下、乳下、膝下、腹股沟等，要隔以棉垫或纱布，骨突处也要用棉垫保护。伤肢包扎须在功能位置。④包扎原则上自内向外，从下向上，由左向右，从远心端向躯干包扎。固定绷带的结应放在肢体外侧面，禁忌在伤口处、骨突处部位打结。

棍等现场可以找到的材料。

方法 不同固定材料、不同损伤部位可有不同的固定方法。

夹板固定 适用于四肢闭合性骨折（包括关节内和近关节骨折经手法整复成功者）。对于股骨骨折，因大腿部肌肉收缩力强，常须配合皮肤牵引或骨牵引。夹板放置时注意夹板与不同损伤位置长度的关系。先放好后侧板，再放前侧及两侧板，在这一过程中，助手要扶持固定骨折端，以免移位。

石膏固定 普通石膏包括：①石膏托。适用于无移位骨折或移位倾向很小的稳定性骨折。②石膏夹板。适用于肢体肿胀较严重或可能发生肿胀的肢体，亦可用于移位倾向较小的稳定性骨折。③石膏管型。适用于移位倾向较强，固定要求较高的骨折，亦用于需长时间固定的骨折。④躯干石膏。适用于躯干骨折及肩髋部骨折，且固定要求较高者。石膏固定的基本原则：①操作时，一般由上向下包缠，要将石膏卷贴着肢体向前滚动，使下圈盖住上圈1/3，并注意保持石膏绷带的平整。②在躯干及肢体曲线明显/粗细不等之处，需向上、下移动石膏绷带时，要提起石膏绷带的松弛部分拉回打折，使石膏绷带贴合体表，不能采用翻转石膏卷的办法消除石膏绷带的松弛部分，否则可在石膏绷带的内层形成皱褶而压迫皮肤。③操作要迅速、敏捷、准确，两手相互配合，即一手缠绕石膏绷带，另一手朝相反方向抹平，要使每层石膏之间紧密贴合，不留空隙。④石膏的上、下边缘及关节部位要适当加厚，以增强其固定作用。⑤整个石膏的厚度以不折裂为原则，一般为8～12层。⑥石膏干固前，

不能变动伤肢的体位，否则会使石膏折裂而失去固定作用，并可能在关节的屈侧产生内凸的皱褶，此皱褶外观不明显但向内可压迫皮肤，甚至影响肢体血运。助手在托扶石膏时只能用手掌，而不可用手指抓握，因其同样会造成石膏内凸而压迫伤肢。

压力垫固定 ①一垫固定法：直接压迫骨折片或骨折部位。多用于移位倾向较强的撕脱性骨折分离移位或较大的骨折片，如肱骨内上髁骨折、外髁骨折（空心垫）、桡骨头脱位（葫芦垫）等。②两垫固定法：将两垫分别置于两骨端原有移位的一侧，以骨折线为界，不能超过骨折线。适用于有侧方移位倾向或残余侧方移位的骨折。③三垫固定法：一垫置于骨折成角移位的角尖处，另两垫置于靠近骨干两端的对侧，三垫形成加压杠杆力。适用于有成角移位倾向或残余成角移位的骨折。

扎带固定 原则上应先绑扎中间的一条或两条，然后绑扎远端的一条，最后绑扎近端的一条。绑扎时将扎带在夹板外缠绕两周后打上活结，打结时应两手同时用力，切忌单从一头用力抽紧。

上臂固定 手臂屈肘90°，用两块夹板固定伤处，一块放在上臂内侧，另一块放在外侧，然后用绷带固定。如果只有一块夹板，则将夹板放在外侧加以固定。固定好后，用绷带或三角巾悬吊伤肢。如果没有夹板，可先用三角巾悬吊，再用三角巾把上臂固定在身体上。

前臂固定 手臂屈肘90°，用两块夹板固定伤处，分别放在前臂内外侧，再用绷带缠绕固定。固定好后，用绷带或三角巾悬吊伤肢。如果没有夹板，可利用三

角巾加以固定。三角巾上放书本，前臂置于书本上即可。

大腿固定 将伤腿伸直，夹板长度上至腋窝，下过足跟，两块夹板分别放在大腿内外侧，再用绷带或三角巾固定。如果无夹板，可利用另一未受伤的下肢进行固定。

小腿固定 将伤腿伸直，夹板长度上过膝关节，下过足跟，两块夹板分别放在小腿内外侧，再用绷带或三角巾固定。若无夹板，可利用另一未受伤的下肢进行固定。

脊椎固定 脊椎受伤后容易导致骨折和脱位，如果不加固定就搬运，会加重损伤。对存在脊柱骨折或怀疑脊柱骨折的伤员，尽量采用脊柱夹板固定后再搬运

颈部固定 用颈托固定，或用硬纸板、衣物等做成颈托而起到临时固定的作用。在现代创伤，特别是城市交通事故伤和倒塌、坠落事故伤中，颈椎损伤已越来越常见，现场错误的处置和不当的搬运，可引起十分严重且不可逆转的后果，而恰当的救治却又能使伤员完全恢复。颈托已成为现场急救的必备器材之一。

胸腰部固定 胸腰部用沙袋、衣物等物放至身体两旁，再用绷带固定在担架上，防止身体移动。怀疑脊椎损伤时，切忌扶伤员行走或使用软担架。

骨盆固定 怀疑或确定有骨盆骨折者，可用三角巾包扎固定。将三角巾叠成带状，于腰骶部经髂前至小腹部打结固定，另取一块三角巾叠成同样宽的带状，将其中间置于小腹正中部位置，拉紧三角巾两底角绕髋部，于腰骶部固定。

注意事项 ①开放性伤口应先止血、包扎，然后固定。若有

危及生命的严重情况应先抢救，病情稳定后再固定。②固定的目的不是让骨折复位，而是防止骨折断端移动，所以刺出伤口的骨折端不应该送回。固定前应尽可能牵引伤肢和矫正畸形，然后将伤肢放在适当位置，固定于夹板或其他支架上。③怀疑脊椎骨折、大腿或小腿骨折，应就地固定，切忌随便移动伤员。④固定应力求稳定牢固，固定材料的长度应超过固定两端的上下两个关节。小腿固定，固定材料长度超过踝关节和膝关节；大腿固定，长度应超过膝关节和髋关节；前臂固定，长度超过腕关节和肘关节；上臂固定，长度应超过肘关节和肩关节。⑤夹板和代替夹板的器材不要直接接触皮肤，应先用棉花、碎布、毛巾等软物垫在夹板与皮肤之间，尤其在肢体弯曲处等间隙较大的地方，要适当加厚垫衬。所有关节、骨隆突部位均要以棉垫隔离保护，既要牢固不移动，又不可过紧，肢端（趾或指）要露出，以便观察血液循环情况。

（张劲松）

yīliáo bānyùn

医疗搬运（medical transport）用人工或简单的工具将伤员从灾难现场移动到能够治疗的场所，或将经过现场救治的伤员移动到运输工具上的技术。是现场急救基本技术之一。目的是使伤员迅速脱离危险现场，尽快获得专业医疗救治，最大限度地挽救生命，减轻伤残。在意外伤害中，合理的搬运对伤员的治疗和预后非常重要。搬运要根据不同的伤员和病情，因地制宜地选择合适的搬运方法和工具。若方法和工具选择不当，轻则加重伤员的痛苦，重则造成二次损害，甚至是终身瘫痪。

方法 搬运方法很多，救护者需要根据伤情，灵活地选择适合伤员的搬运方法和工具。

徒手搬运法 适用于在现场找不到任何搬运工具及替代用品，搬运路途较近，且伤情又不太重的伤员。分单人和双人搬运。但徒手搬运无论对搬运者或伤员都比较劳累。

单人搬运法 ①扶持法。此法适用于伤病较轻，不能独立行走的伤员，如头部外伤、锁骨骨折、上肢骨折、胸部骨折、头晕等伤员。扶持时救护者站在伤员一侧，将其臂放在自己肩、颈部。救护者一手拉其手腕，另一手扶住伤员腰部行走。②抱持法。适用于不能行走的伤员，如较重的头、胸、腹及下肢伤或昏迷的伤员。抱持时救护者蹲于一侧，一手托伤员背部，一手托大腿，轻轻抱起伤员，伤员可用手扶住救护者的颈部（神志清者）。③背负法。救护者蹲在伤员前面，微弯背部，将伤员背起。胸、腹受伤的伤员不宜采用此法。若伤员卧于地上，不能站立，则救护者和伤员同方向侧躺，一手反向紧握伤员肩部，另一手抱腿用力翻身，慢慢站起来。④拖拉法。在房屋垮塌、火灾现场或其他不便于直接抱、扶、背的急救现场，不论伤员神志清醒与否均可使用。救护者站在伤员背后，两手从其腋下伸到胸前，先将其双手交叉，再用力握紧其双手，使伤员背部紧靠在救护者的胸前，慢慢向后退着走到安全的地方。

双人搬运法 ①椅托式。两个救护者站在伤员两侧对立，分别以右和左膝跪地，并以一手伸入伤员大腿下互相握紧，另一手交替扶住伤员背部，抬起伤员。②拉车式。一个救护者站在伤员身后，两手从腋下将其抱在胸前，另一个救护者跨在伤员两腿中间，用双手抓住其两膝关节，慢慢将伤员抬起。③平拖式。两个救护者站在伤员同侧，一人用手臂抱住伤员肩部、腰部，另一人用手抱住伤员臀部，齐步平行走。

担架搬运法 最常用的方法。适用于路程长、病情重的情况。担架的种类很多，有帆布担架、绳索担架、轻型担架、铲式担架、浮力担架（抢救溺水者）等。用担架搬运伤员必须注意：①搬运时不同的伤员要有不同的体位。②伤员抬上担架后必须扣好安全带，以防止翻落（或跌落）。③上下楼梯时应保持伤员头高位，尽量保持水平状态。④担架上车后应予固定，伤员保持头部向后，足部向前的体位。

特殊病情搬运 ①休克伤员取平卧位，不用枕头，或头低足高位，搬运时用普通担架即可。②昏迷伤员咽喉部肌肉松弛，仰卧位易引起呼吸道阻塞。宜采用平卧头转向一侧或侧卧位。搬运时用普通担架或活动床。③脊椎骨折伤员，骨折的脊椎骨容易损伤脊髓，不能活动和负重。搬运时应2~4人用手分别托住伤员的头、肩、臀和下肢，动作一致地将伤员托起，平放在硬板或门板担架上（图）。绝不可一人抱头、一人抱足的不一致搬运。④颈椎骨折的伤员，应有专人牵引和固定头部，然后按脊椎骨折伤员平抬搬运，略垫高颈、肩部，并固定好颈部和头部，防止头、颈扭转和前屈。⑤颅脑损伤者常有脑组织暴露和呼吸道不畅等表现。搬运时应使伤员取半仰卧位或侧卧位，保持呼吸道通畅；脑组织暴露者，应保护好其脑组织，并

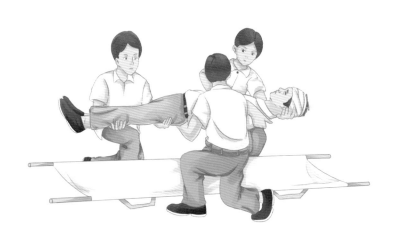

图　脊椎、脊髓损伤伤员的搬运法

用衣物、枕头等将伤员头部垫好，以减轻震动。注意颅脑损伤常合并颈椎损伤。⑥胸部受伤者常伴有开放性血气胸，需包扎。搬运已封闭的气胸伤员时，以座椅式搬运为宜，伤员取坐位或半卧位。有条件时使用坐式担架、折叠椅或担架调整至靠背状。⑦腹部损伤者取仰卧位，屈曲下肢，防止腹腔脏器受压而脱出。注意脱出的肠段要包扎，不要回纳，此类伤员宜用担架或木板搬运。⑧骨盆骨折的伤员，搬运时伤员取仰卧位，两髋、膝关节呈半屈曲位，腘下垫以衣物或被褥卷，两下肢略外展，减轻疼痛。⑨呼吸困难伤员取坐位，不能背驮。用软担架（床单、被褥）搬运时注意不能使伤员躯干屈曲。若有条件，最好用折叠担架（或椅）搬运。

注意事项　①首先必须妥善做好伤员早期急救处理，如外伤伤员的抗休克、止血、包扎、固定等，危重伤员待病情相对稳定后再搬运。②尽可能找人帮忙，并设法找到搬运工具。尽量不要单独搬运伤员，情况紧急时例外。③搬运时要根据伤情灵活地选用不同的搬运工具。现场若无担架，可就地取材制作简易担架，并注意禁忌范围。④按伤情不同，注意搬运的体位和方法，尽量让伤员处于舒适的位置，但要保持伤员的头、颈、胸在同一正中线的位置上，此为最重要的搬运原则。⑤搬运动作要轻巧、迅速，尽量减少震动和颠簸。在人员、器材未准备妥当时，切忌搬运伤员，尤其是搬运体重过重和神志不清者时，途中可能因疲劳等原因而发生滚落、摔伤等意外。⑥搬运过程中随时观察伤员伤情变化，及时处理，昏迷伤员气道应保持持续通畅，严密观察呼吸，有无缺氧表现。

(张劲松)

xīnfèi fùsū

心肺复苏（cardiopulmonary resuscitation，CPR）　为救助心跳呼吸骤停伤员，通过胸外按压及人工呼吸等多种急救技术合并使用，试图维持循环进而恢复自主心脏搏动与呼吸功能的急救措施。心肺复苏并非单一的技术，包含了一系列的评估及行动，是抢救生命最基本的医疗手段。1956年，美国的彼得·萨法（Peter Safar）和詹姆斯·伊莱姆（James Elam）医生首次采用口对口人工呼吸来复苏患者。1960年，美国的威廉·考恩霍文（William B Kouwenhoven）和盖·尼克博克（G Guy Knicherbocker）博士及詹姆斯·裘德（James Jude）医生发表了心搏骤停后经闭胸式心脏按压存活14例患者的文献，同年在学术会议上介绍了胸外按压联合人工呼吸的方法，被称为心肺复苏的里程碑。1962年，直流电单相波除颤法诞生。1966年，美国心脏协会（America Heart Association，AHA）编写了第一个心肺复苏指南，此后定期进行更新。过去的50年间，以口对口呼吸法、胸外按压法、体外电击除颤三大要素构成的现代心肺复苏术，已成功挽救全世界很多条生命。2015年美国心脏病学会和国际复苏联盟（International Liaison Committee on Resuscitation，ILCOR）更新并发布《2015国际心肺复苏和心血管急救指南》（以下简称《2015新指南》），在《2010国际心肺复苏及心血管急救指南》（以下简称《2010指南》）五环生存链的基础上，成人生存链分为两链：一链为院外急救体系，另一链为院内急救体系（图1）。

心肺复苏操作　包括基础生命支持、高级生命支持两个部分。

基础生命支持（basic life support，BLS）　目的是在确认心搏骤停后，立即以徒手方法争分夺秒地进行复苏抢救，以使心搏骤停伤员心、脑及全身重要器官获得并维持最低限度的紧急供氧（通常按正规训练的手法可提供正常血供的25%～30%）。BLS包括突发心搏骤停（sudden cardiac arrest，SCA）的识别、紧急医疗服务（emergency medical service，EMS）的启动、早期心肺复苏、迅速使用自动体外除颤仪（automatic external defibrillator，AED）

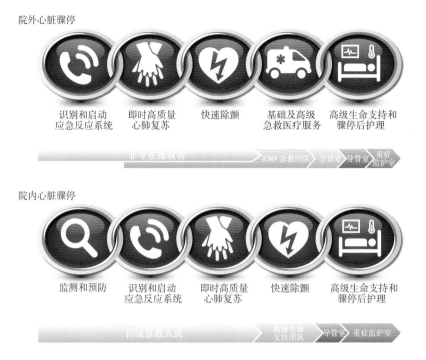

院外心脏骤停

识别和启动应急反应系统　即时高质量心肺复苏　快速除颤　基础及高级急救医疗服务　高级生命支持和骤停后护理

非专业施救者　EMS急救团队　急诊室　导管室　重症监护室

院内心脏骤停

监测和预防　识别和启动应急反应系统　即时高质量心肺复苏　快速除颤　高级生命支持和骤停后护理

初级急救人员　高级生命支持团队　导管室　重症监护室

图 1　《2015 新指南》成人院外、院内心脏骤停生存链

除颤。对于心脏病发作和脑卒中的早期识别和反应也被列为 BLS 的内容，《2015 新指南》对于非专业施救者和医务人员都提出了这一要求。BLS 步骤由一系列连续评估和动作组成（图 2）。

早期识别　绝大多数心搏骤停伤员无先兆症状，常突然发病。少数伤员在发病前数分钟至数十分钟有头晕、乏力、心悸、胸闷等非特异性症状。心搏骤停的主要临床表现为意识突然丧失，心音及大动脉搏动消失。一般心脏停搏 3～5 秒，伤员有头晕和黑矇；停搏 5～10 秒，由于脑部缺氧而引起晕厥，即意识丧失；停搏 10～15 秒，可发生阿-斯综合征（Adams-Stokes syndrome），突然晕厥伴有全身性抽搐及尿便失禁等；停搏 20～30 秒，呼吸断续、喘息或停止，同时伴有面色苍白或发绀；停搏 60 秒，出现瞳孔散大。若停搏超过 4～5 分钟，往往因中枢神经系统缺氧过久而

造成严重的不可逆损伤。辅助检查以心电图最为重要，未经处理的心搏骤停 4 分钟内部分伤员可表现为心室颤动，4 分钟后则多为心室静止。

评估并启动紧急医疗服务　急救者在确认现场安全的情况下轻拍伤员的肩膀，并大声呼喊"你还好吗？"并检查伤员是否有呼吸。如果没有呼吸或没有正常呼吸（即只有喘息），立刻启动 EMS（拨打 120 急救电话）取来 AED，对伤员实施胸外按压，若需要时立即进行除颤。有多名急救者在现场时，其中一名急救者按步骤进行胸外按压，另一名启动 EMS。在救助以下四种可能是窒息性心搏骤停伤员时，需先急救后再求救：小于 8 岁的儿童；淹溺者；创伤者；药物过量者。即急救者应先进行 5 个周期（2 分钟）的 CPR，然后拨打 120 急救电话启动 EMS。BLS 程序已简化，把"看、听和感觉"从程序

中删除，实施这些步骤既不合理又很耗时间，《2015 新指南》强调，对无反应且无呼吸或无正常呼吸的成人，立即启动 EMS 并开始胸外按压。脉搏检查对于非专业急救人员，不再强调训练其检查脉搏，只要发现无反应的伤员没有自主呼吸就应按心搏骤停处理。对于医务人员，以一手示指和中指触摸伤员颈动脉感觉有无搏动（搏动触点在甲状软骨旁胸锁乳突肌沟内）；检查脉搏的时间不能超过 10 秒，若 10 秒内仍不能确定有无脉搏，应立即实施胸外按压。

胸外按压（circulation，C）

确保伤员仰卧于平地上或用胸外按压板垫于其肩背下，急救者可采用跪式或踏足凳等不同体位，先以右手的中指、示指定出肋骨下缘，而后将左手掌侧放在胸骨中下 1/3，将右手掌根置于左手上（图 3）。手指间互相交错或伸展，手指应抬离胸壁。按压时双肘须伸直，按压力量经手掌根向下，垂直向下用力按压。《2015 新指南》提出，高质量的心肺复苏应该有足够的速率和按压幅度：为了避免临床上普遍存在按压过度的问题，规定了按压速率为 100～120 次/分钟；幅度至少是 5 厘米，不超过 6 厘米。每次按压之后应让胸廓完全复原，放松时掌根部不能离开胸壁，以免按压点移位。对于婴儿（1 岁以下），用两手指（示指和中指）于乳头连线中点与胸骨正中线交叉点下方一横指处按压。对于儿童（1～8 岁），用单手或双手于乳头连线水平按压胸骨。推荐婴儿及儿童按压深度至少为胸部前后径的 1/3（婴儿约为 4cm，儿童约为 5cm）。为了尽量减少因通气而中断胸外按压，对于未建立人工气

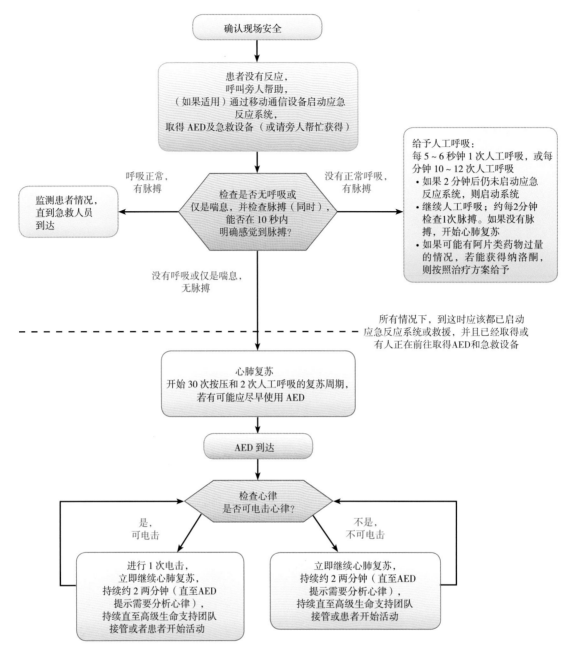

确认现场安全

患者没有反应，
呼叫旁人帮助，
（如果适用）通过移动通信设备启动应急
反应系统，
取得 AED 及急救设备（或请旁人帮忙获得）

给予人工呼吸：
每 5~6 秒钟 1 次人工呼吸，或每
分钟 10~12 次人工呼吸
• 如果 2 分钟后仍未启动应急
反应系统，则启动系统
• 继续人工呼吸；约每2分钟
检查1次脉搏。如果没有脉
搏，开始心肺复苏
• 如果可能有阿片类药物过量
的情况，若能获得纳洛酮，
则按照治疗方案给予

呼吸正常，
有脉搏

没有正常呼吸，
有脉搏

监测患者情况，
直到急救人员
到达

检查是否无呼吸或
仅是喘息，并检查脉搏（同时），
能否在 10 秒内
明确感觉到脉搏？

没有呼吸或仅是喘息，
无脉搏

所有情况下，到这时应该都已启动
应急反应系统或救援，并且已经取得或
有人正在前往取得AED和急救设备

心肺复苏
开始 30 次按压和 2 次人工呼吸的复苏周期，
若有可能应尽早使用 AED

AED 到达

检查心律
是否可电击心律？

是，
可电击

不是，
不可电击

进行 1 次电击，
立即继续心肺复苏，
持续约 2 两分钟（直至AED
提示需要分析心律），
持续直至高级生命支持团队
接管或者患者开始活动

立即继续心肺复苏，
持续约 2 两分钟（直至AED
提示需要分析心律），
持续直至高级生命支持团队
接管或患者开始活动

图 2 　《2015 新指南》成人基础生命支持流程

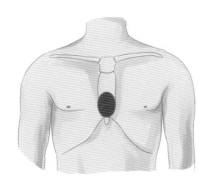

图 3　胸外按压定位

道的成人，推荐的按压-通气比率为 30：2。对于新生儿（刚出生），推荐按压 - 通气比例为 3：1；婴儿或儿童在有双人参与心肺复苏时的按压-通气比例为 15：2。若双人或多人施救，应每 2 分钟或 5 个周期 CPR（每个周期包括 30 次按压和 2 次人工呼吸）更换按压者，并在 5 秒钟内完成转换。从《2010 指南》起，已经提出在通气前就要开始胸外按压。《2015 新指南》重申应遵循《2010 指南》的内容，即单一急救者的施救顺序：应先开始胸外按压再进行人工呼吸（C-A-B），减少首次按压的延时；并提出胸外按压在整体心肺复苏中的目标比例至少为 60%。

开放气道（airway，A）　常用的方法有仰头举颏法和双手托颏法（见气道开放）。注意在开放气道同时应该用手指挖出伤员口中的异物或呕吐物，有义齿者应取出。

人工呼吸（breathing，B）实施口对口人工呼吸是借助急救者吹气的力量，使气体被动吹入肺泡，通过肺的间歇性膨胀，以达到维持肺泡通气和氧合作用，从而减轻组织缺氧和二氧化碳潴留。方法为：将伤员仰卧置于稳定的硬板上，托住颈部并使头后仰，用手指清洁其口腔，以解除气道异物。急救者以右手拇指和示指捏紧伤员的鼻孔，用自己的双唇把伤员的口完全包绕，然后吹气1秒以上，使胸廓扩张；吹气毕，急救者松开捏鼻孔的手，让伤员的胸廓及肺依靠其弹性自主回缩呼气，同时急救人员均匀吸气，以上步骤再重复一次。对于婴儿及儿童，可将婴儿的头部稍后仰，用口唇封住患儿的口和鼻，轻微吹气入患儿肺部。若伤员面部受伤妨碍进行口对口人工呼吸，可进行口对鼻通气。深呼吸一次并将口封住伤员的鼻，抬高伤员的下巴并封住口唇，对伤员的鼻深吹一口气，移开急救者的口并用手将伤员的口张开，这样气体可以出来。在建立了高级气道后，每6秒进行一次通气，而不必在两组按压间才同步进行（即呼吸频率10次/分钟）。在通气时不需要停止胸外按压。

给予人工呼吸前，正常吸气即可，无需深吸气；所有人工呼吸（无论是口对口、口对面罩、球囊对面罩或球囊对高级气道）均应该持续吹气1秒，保证有足够量的气体进入并使胸廓起伏；若第一次人工呼吸未能使胸廓起伏，可再次用仰头举颏法开放气道，给予第二次通气；过度通气（多次吹气或吹入气量过大）可能有害，应避免。

此外，针对非专业性急救者的大众人群，美国心脏病协会提出了简化版心肺复苏，即只行胸部按压心肺复苏（hands-only CPR）。在遇到无反应的伤员时，可启动 EMS 同时行标准胸外按压，而不用行口对口人工呼吸。这一简化版的心肺复苏更易掌握和执行，可增加目击者参与现场急救的比例，赢得抢救时间，同时增加伤员抢救成功的概率。

AED 除颤（defibrillation，D）心室颤动（ventricular fibrillation，VF）是成人心搏骤停最初发生的较为常见且较容易治疗的心律失常。对于 VF 伤员，如果能在意识丧失的3~5分钟内立即实施 CPR 及除颤，存活率是最高的。对于院外心搏骤停伤员或处在心律监护的住院患者，迅速除颤是治疗短时间 VF 的最好方法。目前已有电脑语音提示指导操作的 AED，大大方便了非专业急救人员的操作，为抢救争取宝贵的时间。AED 适用于无反应、无呼吸和无循环体征的伤员，主要针对以下两类心律有效：心室颤动（或心室扑动）和无脉性室性心动过速。公众启动除颤（public access defibrillation，PAD）要求受过训练的急救者（警察、消防员等），在5分钟内使用就近预先准备的 AED 对心搏骤停伤员实施电击除颤，可使院前急救生存率明显提高。《2015 新指南》提出：当急救者可以立即取得 AED 时，对于成人心搏骤停伤员，应尽快使用除颤器；若不能立刻取得 AED，应该在他人前往获取 AED 的时候开始心肺复苏，在设备提供后尽快尝试进行除颤。建议应用 AED 时，给予1次电击后不要马上检查心搏或脉搏，而应该重新进行胸外按压，循环评估应在

实施5个周期 CPR（约2分钟）后进行。因为大部分除颤器可一次终止 VF，况且 VF 终止后数分钟内，心脏并不能有效泵血，立即实施 CPR 十分必要。

高级生命支持（advanced life support，ALS）在 BLS 基础上应用器械和药物，建立和维持有效的通气和循环，建立有效的静脉通道，识别及控制心律失常（直流电非同步除颤），保护和维持重要脏器功能，特别是神经系统功能恢复，积极治疗原发疾病。

呼吸支持 自主循环恢复后，自主呼吸可恢复，也可能暂时没有恢复。通过建立声门下高级气道，包括气管内插管、环甲膜穿刺、气管切开等方法（见气道开放），及时进行呼吸支持，从而保证全身各脏器，尤其是脑组织的氧供至关重要。为确保气道通畅及充分通气，气管内插管及机械通气最为快捷有效。即使在初期复苏时，有条件者也应尽早插管。为了提高动脉血氧分压，开始一般主张吸入纯氧。后期需维持充分的动脉血氧分压及适当的过度通气，以利于降低颅内压。同时加强监测，做好气道管理，及时清理气道内分泌物，防止呼吸系统的并发症，如肺水肿、急性呼吸窘迫综合征、肺部感染等，也不能忽视由于复苏术所致的张力性气胸或血气胸等严重并发症。

药物治疗 用药的目的在于增加心、脑等重要器官的血液灌流量，纠正酸中毒或电解质失衡，提高 VF 阈值或心肌张力，为除颤创造条件。给药途经以静脉给药为首选，其次是经骨髓腔途径给药。常用药物有：①肾上腺素，公认的最有效且广泛使用的复苏首选药物，能明显提高心脏复苏成功率。②胺碘酮等，可降低心

肌应激性，提高 VF 阈值，抑制心肌异位起搏点，有利于除颤。

心脏电击除颤 电击除颤是终止心室颤动的最有效方法，除颤每延迟 1 分钟，抢救成功的可能性就下降 7%～10%，故应早期除颤。除颤波形包括单相波和双相波两类，不同的波形对能量的需求有所不同，第一次除颤可使用机器推荐能量，后使用机器最大能量除颤。成人发生在 ALS 阶段的心室颤动和无脉性室性心动过速，应给予单相波除颤器能量 360J 或双相波除颤器能量 200J 一次除颤，除颤后持续 CPR，纠正缺氧和酸中毒，静脉注射肾上腺素（可连续使用）、胺碘酮可提高除颤成功率。

重要脏器保护 ALS 阶段需要保护和维持重要脏器功能，尤其强调脑保护。很多心脏停搏伤员即使自主循环恢复以后脑功能也不能完全恢复，目前唯一被指南推荐的是亚低温（人体核心温度 32～36℃）对脑具有保护作用，且无明显不良反应。对于昏迷的成人院外 VF 性心搏骤停自发循环恢复（restoration of spontaneous circulation，ROSC）伤员应该降温到 32～36℃，并维持 24 小时。对于任何心律失常所致的成人院内心搏骤停，或具有以下心律失常之一：无脉性电活动或心脏停搏所致的成人院外心搏骤停 ROSC 后仍昏迷者，也要考虑人工低温。

治疗可逆病因 常见可逆病因包括低血容量、缺氧、酸中毒、低钾血症/高钾血症、低体温、张力性气胸、心脏压塞、中毒、肺动脉血栓形成、冠状动脉血栓形成等。及时诊断并干预可逆病因有助于心肺复苏的成功及获得良好预后。

终止 CPR 非专业急救者应持续 CPR 直至获得 AED 和被专业急救医务人员接替，或伤员开始有反应，不应为了检查循环或检查反应有无恢复而随意中止 CPR。医务人员应遵循下述心肺复苏有效指标和终止心肺复苏原则，若符合条件者，方可考虑终止复苏。

心肺复苏有效指标 ①颈动脉搏动，按压有效时，每按压一次可触摸到颈动脉一次搏动，若中止按压搏动亦消失，则应继续进行胸外按压，如果停止按压后脉搏仍然存在，说明心搏已恢复。②面色由发绀转为红润。③出现自主呼吸，或瞳孔由大变小并有对光反射，甚至有眼球活动及四肢抽动。

院外终止心肺复苏原则 ①终止基础生命支持复苏规则。对于发生院外心搏骤停且仅接受了基础生命支持的成人，在满足下列所有条件的情况下可在救护车转移之前终止基础生命支持：急救医务人员或第一目击者没有目击到心搏骤停；完成三轮心肺复苏和 AED 分析后没有 ROSC；未给予 AED 电击除颤。②终止高级生命支持复苏规则。对于现场有高级生命支持急救人员为发生院外心搏骤停的成人提供救治时，在满足下列所有条件的情况下可在救护车转移之前终止复苏操作：心搏骤停没有任何目击者；目击者未实施心肺复苏；在现场进行一整套高级生命支持救治后无 ROSC；未给予 AED 电击。

院内终止心肺复苏原则 院内终止心肺复苏原则不明确。通常由抢救医生决定，做决定时应考虑很多因素，包括心搏骤停时有无目击者、CPR 时间、心搏骤停前状态及复苏过程中是否出现过 ROSC 等。

（张劲松）

jǐyā zōnghézhēng

挤压综合征（crushing syndrome）四肢或躯干肌肉丰富部位受长时间严重挤压形成的以肢体肿胀、肌红蛋白尿、高钾血症等为主要特点的临床综合征。肌肉受到长时间严重挤压后发生大面积横纹肌溶解，在解除压迫后，肌细胞内容物外漏进入血液循环，引起肌红蛋白尿、代谢性酸中毒、高钾血症和氮质血症等以急性肾衰竭（acute renal failure，ARF）为主的综合征。同时常伴低血容量性休克、脓毒血症、急性呼吸窘迫综合征、弥散性血管内凝血、心力衰竭等。地震是发生挤压综合征最常见的灾难。地震类型和强度、发生时间、地理特征、人口密度、建筑物质量、救援有效性、受伤者在废墟下时间、局部区域卫生保健设施等因素影响挤压综合征的发生率和病情严重程度。婴幼儿及老年人挤压综合征发生率低，青壮年发生率高，这可能因为青壮年肌肉丰富。1976 年唐山大地震，164 851 人重伤，544 000 人轻伤，所有伤员中有 2%～5% 发生了挤压综合征。2008 年汶川大地震，受伤 374 643 人，挤压综合征的发生率为 3%～20%。在被解救出的受长时间压埋的幸存者中，挤压综合征的发生率可高达 40%；建筑物倒塌所致重伤伤员中，70% 出现挤压综合征。

发病机制 挤压综合征源于受累肌肉丰富的组织灌流受到破坏，包括直接的肌肉创伤和受压。①压迫：肌肉受挤压肿胀，肌肉内静脉回流受阻，组织缺氧，毛细血管通透性增加，最终导致低灌注和（或）缺氧。②撕裂伤：可通过出血和（或）血管受压影响组织灌注和氧供。③肌肉间隙出血：可导致间隙内压力增加，压力达到 20mmHg 即可以影响毛细血管血流，继而氧供减少。

正常生理情况下，细胞内环境维持依赖 Na^+-K^+-ATP 酶，因而细胞内钠离子浓度低，而钙离子浓度高。灌注减少和低氧血症导致 ATP 减少，出现细胞代谢异常，细胞内酸中毒。ATP 减少，导致 Na^+-K^+-ATP 酶泵衰竭，肌细胞内容物包括钾、磷、嘌呤、乳酸、促凝血酶原激酶、肌酸激酶和肌红蛋白渗漏，进入血液循环。溶解的细胞释放炎性介质可导致血小板聚集、血管收缩和血管通透性增加，进一步加重水肿和组织灌注减少。在损伤后 48 小时内，肌肉可吸收 12L 以上的液体。上述因素共同导致低血容量性休克、高钾血症、代谢性酸中毒、筋膜间隔综合征和急性肾衰竭。

临床表现 挤压综合征的临床表现及严重程度与受压部位、范围、受压时间及挤压强度有关。局部表现为肢体疼痛、肿胀、皮下淤血、皮肤张力高及水泡形成。伤肢远端脉搏减弱或消失，血运障碍，受累肌肉收缩无力，被动牵拉痛，神经分布区域感觉减退。全身表现包括口渴、末梢循环差、躁动不安或嗜睡，严重者可昏迷、心率快、脉细弱、低血压、呼吸急促，尿液呈浓茶色或酱油色，尿量少，代谢异常如高钾血症、低钙血症等，可出现神志恍惚、心搏骤停，严重创伤后组织分解代谢旺盛，非蛋白氮与尿素氮水平升高及肌红蛋白尿等因素进一步导致急性肾衰竭。

诊断 诊断主要依据肢体受压史和临床表现。肢体长时间受到挤压，通常 4 小时以上，很少小于 1 小时，但也见于压迫 20 分钟发生挤压综合征者。局部循环障碍是诊断的重要依据。体格检查应仔细观察损伤部位的肤色、局部体征（红斑、淤斑、大泡等）。远端肢体动脉搏动消失或减弱提示肌肉肿胀或循环障碍，严重者可表现为肢体苍白、冰冷、出汗、麻木。

治疗 可分为现场急救和院内治疗，前者包括解脱、抗休克、纠正高钾血症、创伤处理和预防急性肾损伤等，后者包括专科治疗挤压伤，积极预防、治疗急性肾损伤，多学科联合治疗多系统损伤等。

解脱与现场急救 解脱伤员前须判断伤员全身情况和肢体受压情况。对长时间受压的肢体解除压迫后可能发生严重高钾血症和毒血症，立即威胁伤员生命。此类伤员需在解脱前认真判断受压肢体循环和受损情况，不可盲目快速解脱。对于受压肌肉坏死、没有血液循环者，应行现场截肢，以保全生命。

现场急救另一问题是低血容量。如果伤员意识清楚，口服补液是最好的途径，普通饮用水即可。若不能口服，则需建立静脉通路，补充 5% 葡萄糖或生理盐水，尽量不用林格液等含钾液体。补液速度也不宜快。碱性饮料有好处，也可用 5% 碳酸氢钠溶液静脉滴注。既可利尿，又可碱化尿液，避免肌红蛋白在肾小管中沉积。

伤员解脱后，伤肢应制动，以减少毒素的吸收及减轻疼痛。伤肢用凉水降温或暴露在凉爽的环境中。禁止按摩与热敷。伤肢不应抬高。有开放伤口和活动出血者应止血包扎。

急性肾损伤的预防和治疗 挤压综合征肾损伤主要源于低血容量性休克、肌红蛋白尿肾损伤和肾血管收缩，低血容量和酸中毒可加重肌红蛋白尿肾损伤。预防和治疗肾损伤的主要手段为积极补充液体、碱化尿液和利尿。补液量取决于横纹肌溶解的严重程度，常常需要 10L/d 液体。大多数对地震挤压综合征的研究显示，与未发生急性肾损伤者相比，出现急性肾损伤者支持治疗开始较晚。因此，早期补充液体是预防急性肾损伤的重要措施。

碱化尿液对急性肾损伤有益的可能机制为：①Tamm-Horsfall 蛋白与肌红蛋白复合物在酸性尿中沉积增加。②碱化抑制了肌红蛋白氧化还原反应的还原-氧化循环和脂质过氧化，减轻肾小管损伤。③体外研究表明，高铁肌红蛋白仅在酸性环境下诱发血管收缩，碱化尿液可能抑制高铁肌红蛋白诱导的肾血管收缩。碱化尿液的缺点，也可能是唯一的缺点是减少钙离子，可能加重横纹肌溶解症初期低钙血症的症状。碱化尿液的目的是将尿 pH 提高至 6.5，提高肌红蛋白溶解度，减少其肾毒性。研究表明，单纯大量输注生理盐水可引起代谢性酸中毒，主要是血清中碳酸氢盐被高氯性溶液稀释，产生高氯性代谢性酸中毒，血 pH 下降可达 0.3。因此，横纹肌溶解症者，尤其是伴代谢性酸中毒者，同时使用生理盐水和碳酸氢盐是一种合理的治疗。此时应监测尿 pH、血碳酸氢盐、血钙和钾，若治疗 4~6 小时后尿液 pH 没有上升，或出现症状性低钙血症，应停止碱化。

血液净化 挤压综合征常合并低血容量、代谢性酸中毒、电解质紊乱、凝血功能障碍和高分解代谢等多重危险因素。连续性血液净化（continuous blood purification，CBP）具有维持血流动力学稳定、清除炎性介质等优势，宜优先选用。南京军区南京总医院肾脏病研究所在扩大清创、清除坏死肌肉组织、引流、换药和抗感染等治疗下，采用枸橼酸置换液联合低分子量肝素抗凝，AV600 滤器（聚砜膜，面积 $1.6m^2$）为 3 例汶川大地震致挤压综合征伴多器官功能障碍综合征（multiple organ dysfunction syndrome，MODS）患者行 CBP，辅以输注红细胞悬液以提高血红蛋白水平，新鲜冷冻血浆以补充胶体，胰岛素泵以控制血糖，大剂量促红细胞生成素、虫草制剂促进肾小管修复，并给予肠内营养支持。治疗过程中患者血流动力稳定、无出血等抗凝剂相关的并发症发生。3 例患者肾功能与肾小管功能基本恢复正常，在设定置换量 4L/h 和 2L/h 的条件下，对肌红蛋白的清除率分别为 9.5ml/min 和 5.9ml/min。

CBP 救治挤压综合征的可能机制为：①清除肌红蛋白。聚砜膜滤器对肌红蛋白的筛系数为 0.15~0.4。②补充大量液体。保证大量补液和营养支持的需求。③维持内环境稳定。CBP 可有效清除氮质代谢产物，迅速纠正酸中毒，碱化尿液，纠正高钾血症、高磷血症、低钙血症和高尿酸血症。④清除炎性介质。CBP 可非选择性清除大量释放的活性氧和细胞因子等炎性介质，改善血流动力学和器官功能，并能调节免疫细胞功能紊乱，改善内皮细胞功能，重建机体免疫内稳状态。

手术 挤压综合征所致的急性筋膜间隔综合征为外科急诊，须立即解除间隙压力以避免永久性损伤。治疗应从解除任何压迫（如绷带）开始，受伤肢体保持在中高位，以减少灌注压。一旦舒张压与间隙压差≤30mmHg，应行完全筋膜切开术，理想的是在发病 6 小时内行延长筋膜切开，以完全解除筋膜的压迫，同时重复间隙压力测定，确认压力下降。同时须进一步清除坏死组织。伤口愈合可能需要皮瓣或皮肤移植。

截肢对挤压综合征的作用十分有限，挤压综合征早期截肢尽管可加快抢救进程，但并不改善预后。为了加速抢救，对掩埋在垮塌建筑物下伤员行肢体截肢是最无奈的选择。挤压伤治疗原则是"积极减压，慎重截肢"，即"生命在先，肢体在后；减压在先，截肢在后"。

后续矫正治疗为主要的保守治疗，关节固定在功能位，一旦疼痛减轻应鼓励被动和主动运动。最后肌肉损毁导致的缺血肌肉挛缩和瘫痪可行重建手术。

高压氧治疗 可减少水肿和组织中的液体，同时氧溶解在细胞外液，可不必通过血红蛋白而直接到受损伤细胞。

营养治疗 优先选择口服饮食或肠内营养。危重期一般热量供给 25~30kcal/（kg·d），恢复期需增加到 35~40kcal/（kg·d）。一般补充葡萄糖 150~200g/d，脂肪 1~1.5g/（kg·d）。

预后 影响预后的主要因素为压迫力量、面积、时间及环境温度、有无新鲜空气等。及时正确的组织营救可大大降低这些因素对挤压综合征的影响，但总被困时间并不能反映损伤的严重程度或可能出现的合并症。挤压综合征伴 ARF 患者的死亡率为20%，伴 MODS 时死亡率更高。地震相关挤压综合征 ARF 的死亡率为 10%~20%。1999 年土耳其马尔马拉海地震、2003 年伊朗巴姆地震、2005 年巴基斯坦克什米尔地震的死亡率分别为 15%、19%及 12.7%。

（苗 毅）

xiànchǎng jiézhī

现场截肢（field amputation） 在灾难现场因医疗原因而切断人体部分肢体的方法。地震、交通事故等灾难现场，伤员肢体被重物卡压，根据外观、运动和感觉功能及血运情况判断伤肢已经坏死，估计保留后无功能；解除压迫会发生严重高钾血症、肌红蛋白尿、急性肾衰竭等危及伤员生命；全身中毒症状严重，经切开减张等处理，症状未能缓解，并危及伤员生命；伤肢并发特异性感染，如气性坏疽等；卡压重物短时间内无法移除，伤员和救援人员安全处于危险中，在这些情况下为了尽快救援，保全伤员生命，可选择现场截肢。截肢是致残性操作，给伤员带来终身残疾，所以选择现场截肢应非常慎重，应强调挽救伤员生命是首要考虑的问题，须综合考虑现场环境、伤员全身情况、伤肢局部情况及医疗条件。

现场截肢要求由技术熟练的医生完成。术前做好必要的准备，包括手术器械、敷料、药品、止血带或其他代替品。要给予伤员充分的心理安慰。应注意现场环境安全。剪除伤肢局部衣物，消毒手术部位。将止血带阻断在截肢平面近侧，选择合适的工具（手工锯、电动锯等）尽快完成手术。对于下肢截肢手术，通常于大腿中上部结扎乳胶管止血带，因条件限制多采用局部浸润麻醉（利多卡因或普鲁卡因），若具备充气止血带（或血压计袖带），可考虑选用静脉区域麻醉，止血带充气阻断后静脉穿刺注射。小腿截肢过程中因局部皮肤、血管、骨膜神经末梢丰富，更要保证麻醉充分。沿肢体表面逐层切开，出血处避免盲目钳夹血管，以免造成邻近重要神经的损伤。锐性离断截肢平面皮肤、皮下组织、肌腱肌肉、血管和神经分别离断结扎。股骨、胫腓骨以相关器械迅速离断。完成截肢后迅速将伤员置于担架上抬离现场，至相对安全处进一步处理，包括创面大量等渗盐水、过氧化氢及聚维酮碘（碘伏）溶液冲洗浸泡，全层缝合并以无菌敷料包扎伤口，应用抗菌药等措施，并尽快转运至后方医院进一步治疗。截肢时应尽可能在肢体远端，截肢平面的选取尽量靠近压迫物，尽可能保留残肢长度，并利用有活力的肌肉和皮肤覆盖残端，为后期最大限度地发挥假肢功能提供条件。尽量在正常组织内进行截肢，缩短手术时间。

（苗 毅）

zāiqū fēnmiǎn

灾区分娩 （childbirth in disaster）

在灾难条件下为产妇接生的活动。灾难发生后，医疗设施遭到破坏，产妇无法在条件良好的医院生产。由于灾难的刺激，孕妇容易发生急产，没有时间和条件到医院产房生产。分娩可能发生在任何地方，情况紧急，环境差，医疗条件差。没有正式的产科设备和人员，灾难救援人员可能是仅有的接生人员。救援人员应掌握正常分娩和紧急分娩的过程，产妇和胎儿处理的知识及产后并发症的处理原则。

先兆临产 正常分娩前，孕妇往往出现一些预示不久将生产的症状，称先兆临产。①假临产：假临产的特点是宫缩持续时间短且不恒定，一般不超过30秒，间歇时间长且不规律，宫缩强度不增加，常在夜间出现而于清晨消失，宫缩只引起轻微胀痛且局限于下腹部，宫颈管不短缩，宫口扩张不明显。精神紧张的初产妇多见。②轻快感：又称胎儿下降感。初产妇多有胎儿下降感，感到上腹部较前舒适，进食量增多，呼吸较轻快，水肿减退，是因胎先露部下降衔接，使子宫底下降，膈肌下降。同时因胎头压迫骨盆和膀胱，可出现尿频。初产妇轻快感较经产妇明显。③见红：在分娩发动前24～48小时内，因宫颈内口附近的胎膜与该处的子宫壁分离，毛细血管破裂出血，与宫颈管内的黏液相混经阴道排出，称为见红，是分娩即将开始的一个比较可靠的征象。见红出血量少，超过月经量要考虑妊娠晚期出血，如低置胎盘。

临产 临产开始的标志是规律而逐渐增强的宫缩，同时伴进行性宫口扩张和先露下降。规律宫缩持续30秒或以上，间歇5～6分钟，同时伴随进行性宫颈管消失、宫口扩张和胎先露部下降。因这是孕妇的感觉和主诉，不一定可靠，需要仔细观察3～5次宫缩。

正常产程 足月的胎儿胎龄为38～42周，体重为3～3.5kg。从规律宫缩到胎儿及胎盘完全娩出为总产程，可分三期。

第一产程 从临产至宫口开全（10cm），初产妇宫口扩张慢，一般需11～12小时，经产妇需6～8小时。可分为两个阶段：潜伏期和活跃期。潜伏期：宫缩逐渐加强，宫颈管消失至宫口开大到4cm；活跃期：宫口开4cm至开全，先露部进入中骨盆。初产妇活跃期长。

第二产程 从宫口开全到胎儿娩出。初产妇不超过2小时，平均50分钟；经产妇不超过1小时，平均30分钟内。

第三产程 胎儿娩出至胎盘娩出。通常经产妇和初产妇用时相同，5～15分钟，一般不超过30分钟。

处置方法 如果发现急产表现，如胎头暴露阴道外口边缘；经产妇宫口开全、宫颈完全展平，特别是宫缩强并有规律等，应就地接生。嘱产妇平卧，摆好截石位，会阴部垫一干净床单，触诊胎先露。如果可能，消毒外阴。鼓励产妇尽量平稳呼吸，不用力。但一旦胎头着冠，产妇用力往往是无法阻挡的。准备无菌手套、聚维酮碘、止血钳、无菌剪刀、棉垫等。如果可能，建立静脉通道。如果可能，选择相对隐蔽的场所，或用简易材料遮挡。注意生产场所的环境安全。

指导产妇用力 在着冠前，产妇宫缩时先吸大口气，屏气使腹肌收缩，如排便状；宫缩间期，呼气，放松全身。胎头着冠后，产妇宫缩时应张口哈气，以免胎头娩出太快，损伤会阴；在宫缩间期屏气用力。注意宫口未开全前，产妇不应用力。

保护会阴 胎头娩出时，用右肘部支在产床上，右手放于胎头处施一定压力，使胎头俯屈并控制娩出速度，左手按住外阴，拇指和其余四指放于会阴两侧，保护会阴；当胎头枕骨到达耻骨联合下方时，右手放于胎头枕部，仰伸胎头，左手携敷料并放于胎儿与产妇尾骨部，协助胎头仰伸，同时保护胎儿免受母体粪便污染。

协助胎儿娩出 胎头娩出后，往往会有短时间的停歇，可轻柔地旋转胎头，协助肩通过耻骨联合，如果羊水尚未破裂，可用指甲或剪刀，小心将羊水弄破，同时快速用吸球吸出新生儿口鼻内液体。用一指检查有无脐带绕颈，要在继续分娩前解除脐带绕颈。若绕颈较松，直接轻柔地解除，若较紧，可用两把止血钳相隔1~2cm夹住脐带，用无菌剪刀剪断。脐带一旦离断，胎儿没有了脐带血供，要快速娩出。两手轻柔地握住头部，轻轻地将胎头向下牵拉，注意避免臂丛神经损伤，使前肩通过耻骨联合，后可轻轻向上提胎头，娩出后肩（图1）。

新生儿处理　因为新生儿身上有羊水、血液和胎脂，所以身体会很湿和滑润，此时要注意接好新生儿，以免掉落损伤。一手托住新生儿腋部，一手握住足踝

处，再次吸除口鼻液体。离新生儿脐4~5cm处用两把止血钳夹住脐带，并从中间剪断。要尽快以干净的毛巾擦拭新生儿面部及身体，并妥善包裹保暖。出生后1分钟和5分钟对新生儿进行阿普加（Apgar）评分。如果新生儿无特殊情况，最好立即母乳喂养，即使没有初乳，也要让新生儿吸吮乳头。

胎盘娩出　胎儿娩出后子宫先有短暂的间歇，后经过几次强有力的收缩胎盘才开始剥离，通常5~10分钟内胎盘自然娩出，若超过30分钟则为胎盘滞留。胎盘娩出征象：出现一股血流，脐带外

露部分延长，宫底上升呈球状。

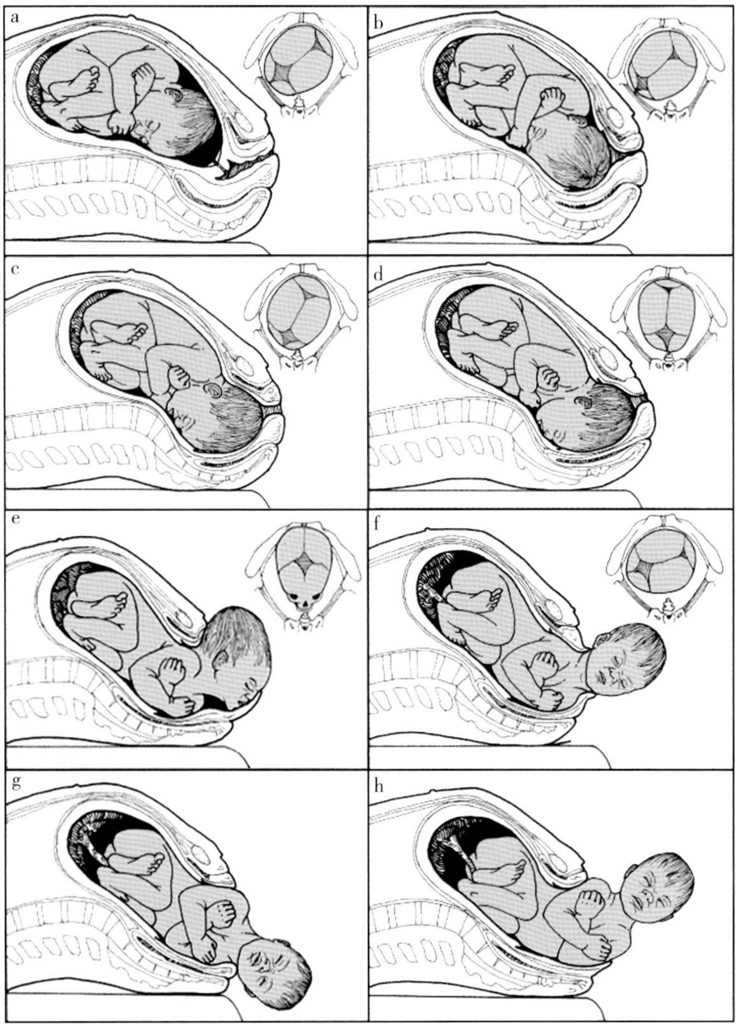

产妇处理　胎盘娩出后检查胎盘完整性。检查母体，腹部按摩子宫，宫体应坚硬，检查有无会阴、直肠撕裂。每隔15~30分钟检查子宫收缩情况和阴道出血量。常规使用缩宫素加强宫缩，减少产后出血，注意监测血压。对持续阴道出血者可肌内注射甲基麦角新碱或地诺前列素。尿道旁裂伤及阴道严重水肿排尿困难者，常规留置导尿。会阴冰敷可减轻局部水肿。

特殊情况处理　主要是胎盘滞留和产后出血的处理。

胎盘滞留　胎盘滞留超过30分钟，要处理。用手在耻骨联合上方向上压子宫，脐带不再回缩，提示胎盘已经剥离。这时可拇指在前，其余四指在后挤压子宫底部，将胎盘压出，顺一个方向边旋转边缓慢向外牵拉，在脐带附胎盘处，用钳子拉住胎盘，使整个胎盘完整娩出。注意，不能在胎盘剥离前搓揉或挤压子宫，以免影响子宫收缩或造成胎盘剥离后出血；也不能暴力牵拉脐带或胎盘，以免造成胎盘残留。若子宫收缩良好，牵引脐带有较大阻力，要考虑胎盘粘连；产妇出血多时，戴无菌手套，在宫腔内找到胎盘和子宫分离边缘，依次轻柔剥离。

产后出血　分娩失血超过1000ml可诊断为产后出血。应注意防治休克。子宫收缩不良是最常见原因，通过腹部触诊可诊断，收缩的子宫呈球形。治疗时先腹部按摩，无效者采用图2手法，两手配合。同时配合缩宫素、甲基麦角新碱或地诺前列素。阴道及宫颈裂伤要及时发现并缝合，子宫破裂行修补或切除，胎盘剥离失败时行子宫切除。出现持续

图1　头位分娩过程

血小板减少及出血时要考虑弥散性血管内凝血，出现呼吸窘迫、循环衰竭时注意羊水栓塞。子宫内翻甚至外翻时，立即停止使用缩宫素，及时复位，在宫颈收缩时复位容易失败，静脉用硝酸甘油或硫酸镁使子宫松弛后再复位。

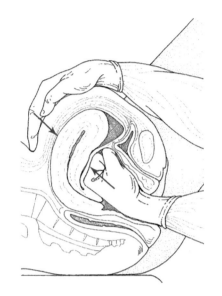

图2　产后出血子宫按摩示意图

（孙海晨）

sǔnshāng kòngzhìxìng wàikē

损伤控制性外科（damage control surgery，DCS）

针对严重、复杂的创伤患者，采取先控制出血、休克、污染等危及生命的紧急情况，然后复苏使机体内环境稳定，再进行损伤部位确定性处理的治疗理念。是处理危重伤员的基本原则之一。

严重创伤患者全身各系统功能重度损伤，内环境严重紊乱，自身修复能力明显受损，其中低体温、凝血功能障碍和酸中毒是导致患者生理衰竭、代谢紊乱、恶性循环的关键因素，称为死亡三联征（图）。创伤时大量失血、组织低灌注导致机体体温下降。低体温可引起心律失常、心输出量下降及组织氧利用障碍；同时

还伴有血管内皮损伤和纤维蛋白溶解（简称纤溶）系统的异常。体温低于35℃时，凝血因子的代谢都存在障碍。当机体核心体温低于32℃时，患者死亡率接近100%。外伤导致凝血和纤溶系统功能紊乱，创伤后大量的液体复苏治疗也会加重凝血功能障碍。当出现非手术相关的创面、黏膜及皮肤出血时，应考虑凝血障碍性出血的可能。严重创伤后持续低灌注导致无氧代谢、乳酸积聚引起酸中毒，抑制心肌收缩功能，降低心输出量，同时导致凝血因子功能失活，进一步加重出血。如果忽略患者的生理状态，对危重伤员早期进行损伤修复、功能恢复的确定性手术，结果往往并不理想，死亡率很高。20世纪80年代初，斯多恩（Stone）等首次提出创伤早期施行简单的外科手术控制损伤可有效降低死亡率，认识到死亡的原因并非手术失败，而是继发于创伤及手术后的内环境紊乱、生理功能障碍，由此一种新的危重创伤患者外科救治的策略渐渐发展起来，就是损伤控制外科。1993年罗通多（Rotondo）正式提出"损伤控制性外科"的概念。低体温、凝血功能障碍和酸中毒三联征是造成创伤治疗结局不良的主要原因，也是提出损伤控制性外科概念的理论基础，强调在生命体征不稳定的严重外伤患者，应首先控制生理状态的改变而不是复原解剖，技术上要求首次施行简单手术以迅

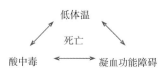

图　严重创伤患者死亡三联征

速控制出血、污染及致命损伤，待复苏后再进行有计划的确定性手术，最终目的是降低死亡率。

适应证　损伤控制性外科适应证的选择应结合损伤类型、创伤部位及患者病理生理变化来考虑。已涉及外科各个领域，成功地用于战伤、平时创伤及危重症的救治。严重复合伤或多发脏器损伤，难以控制的出血，循环不稳定，凝血机制障碍及低体温；严重感染，腹腔高压，器官组织的活性不确定，大量输液或输血；初期救治时医疗设备、技术条件有限，不能完成确定性手术，宜选择损伤控制性外科。

治疗原则　损伤控制性外科改变了严重创伤患者的处理原则，主张采取三阶段分期治疗策略，包括初始简化手术、复苏治疗及确定性修复和重建手术。这种治疗方案打破了对严重创伤患者实施复杂手术所造成的恶性循环，利于患者的复苏及后期获得合理有效的治疗，降低并发症发生率，提高患者生存率，整体改善救治水平；可避免在原发伤损伤的基础上增加手术等对机体生理状况的干扰，造成二次损伤而延误患者的恢复。

第一阶段：初始简化手术　原则是采用简单易行的方法控制损伤，首先控制出血，可采用填塞、结扎、钳夹、气囊压迫及联合血管造影栓塞、破裂血管腔内放置支架等措施达到快速止血的目的。其次是控制污染，可采取简单缝合、结扎或造口等方法关闭破口。腹膜后血肿、脏器水肿及腹壁紧张等因素造成腹腔高压关腹困难时，不宜强行缝合关闭，应行暂时性关闭。

第二阶段：复苏治疗　主要在重症监护室纠正生理紊乱，一

般需要 24～72 小时，主要目标是对死亡三联征的积极处理，包括纠正低体温、酸中毒及凝血功能障碍。其中纠正低体温尤为重要，包括提高环境温度，加热复苏用液体及使用调控温度的毯子。如果患者体温难以恢复，应考虑胸腔持续灌流升温及持续动静脉体外转流加热。大量输血需同时输注新鲜冷冻血浆及血小板等，必要时输注冷沉淀以改善凝血功能障碍。

第三阶段：确定性修复和重建手术 经复苏治疗好转后，可考虑进行计划的确定性手术，包括消化道重建、血管修复、正式关闭腹腔。术中须全面探查，避免遗漏多脏器损伤；同时仔细止血及完成脏器或血管的修复、重建及切除手术。术后营养支持至关重要，须建立相应的通道并在术后尽早实施。

损伤控制性外科是严重创伤及重症患者救治策略的一大变革，是包含治疗全过程在内的一种理念。注重患者生理功能的稳定，不是仅仅针对控制创伤和病变而言，也不是单纯指手术处理，而是强调以简短有效的方法先积极维持患者主要生命器官的功能，控制原发损伤对机体的继续损害，积极恢复患者的生理稳定状态，挽救生命，再治疗创伤或疾病，是分阶段有序地融入微创理念处理致命性创伤，要求进行多学科的协调以达到最佳的治疗效果，在严重多发伤的救治中起到不可忽视的作用，有着重要的临床意义，必将在其他专科领域中得到更广阔的拓展。

（苗 毅）

gāojí chuāngshāng shēngmìng zhīchí

高级创伤生命支持（advanced trauma life support，ATLS） 用

"黄金小时""损伤控制"等现代创伤急救理念指导创伤急救过程的理论和实践。主要包括创伤伤员的初步评估、二次评估及相应的急救处理。是灾难创伤伤员急救的重要原则之一。

初步评估 医生初次接触伤员时用数分钟时间快速判定伤员有无直接威胁生命的紧急情况，如气道梗阻；通气不足，包括张力性气胸、开放性气胸、大量血胸、连枷胸等；循环不足，包括出血和心脏压塞等。可在受伤现场完成，也可在到达医院后完成或重新进行。做好初步评估，能够及时解除立即危及伤员生命的紧急情况，有效减少早期死亡。初步评估内容一般以 ABCD 表示。熟记 ABCD 的顺序可做到快速评估并避免错误。

气道评估与处置（airway，A） 伤员若有气道损伤可使病情立即恶化并危及生命。判断气道是否通畅并采取有效措施开放气道是创伤初步评估的首要任务。判断气道通畅的方法是首先让伤员回答几个简单的问题，如"你的名字？""伤在哪里？"伤员正常发音说明气道通畅。气道阻塞的伤员常表现出喘鸣音和哮鸣音。喘鸣音提示口咽部气道阻塞，哮鸣音提示可能有气管部分阻塞。昏迷伤员首先清除其口腔内的呕吐物、血液、异物等，然后观察伤员的呼吸动作和鼻孔气流。昏迷伤员易发生舌后坠而阻塞气道，医生应双手置于伤员下颌骨下后侧，用力将下颌骨向前上推，可避免舌后坠所致气道阻塞。在徒手开放气道的同时，应尽快建立人工气道。广泛的颌面部创伤、烧伤和吸入性损伤可造成上呼吸道水肿、阻塞，必须尽早建立人工气道。除上述气道阻塞外，以

下情况也须尽快建立人工气道：①呼吸暂停。②通气不足。③严重颅脑损伤，格拉斯哥昏迷评分<8。人工气道的建立通常指经口气管插管，特点是快速、简便、成功率高。其他建立人工气道的方法包括经鼻气管插管、环甲膜切开、气管切开等（见气道开放）。可根据伤员情况和技术可及性选择。在气道评估时要注意颈椎稳定性判定。除非能明确颈椎没有损伤，在急救现场应给予颈托固定，直至到达医院接受检查排除颈椎损伤。在对伤员进行气道操作时要持续进行颈椎保护，以免造成进一步的损伤，如潜在的颈椎骨折和关节脱位造成脊髓损伤。在进行气管插管等气道操作时，需一名助手使伤员颈椎固定在直线上。

呼吸评估和处置（breathing，B） 判断气道通畅后，通过对胸部的评估来确认伤员有无足够的呼吸和通气。暴露胸部观察胸廓运动、呼吸深度和频率。应注意张力性气胸、开放性气胸、大量血胸和连枷胸四种有致命威胁的损伤。在初步评估时，要尽快判别和排除这四种损伤。如果胸部有创口，可能表明有开放性气胸。观察胸部呼吸运动，注意是否对称，有无凹陷、捻发音等。听诊呼吸音很重要，双侧对称的呼吸音是呼吸正常的重要指标。呼吸音减弱或消失提示可能有气胸或血胸。插管的伤员左侧呼吸音消失可能是气管导管过深进入右侧主支气管。胸部叩诊过清音提示气胸，浊音提示血胸。检查颈部，气管移位可能提示大量气胸或血胸。脉搏氧饱和度检测是评价呼吸功能的重要指标，脉搏氧饱和度正常加上体格检查正常提示呼吸功能完好。脉搏氧饱和

度降低须仔细查明原因。

循环评估和处置（circulation，C）　评价心搏与脉搏，检查有无明显外出血，评价末梢循环状况，最重要的是伤员有无休克。如果伤员意识清楚、四肢末梢温暖，提示组织灌注基本充足。如果四肢湿冷且心动过速，常提示有休克可能。血压和心率的监测非常重要。外周动脉搏动与血压之间有一定对应关系，如果能触及颈动脉搏动提示伤员动脉收缩压达 60mmHg，触及股动脉搏动提示收缩压 70mmHg，触及桡动脉搏动提示收缩压 80mmHg。血压降低、心搏加快是失血致血容量不足的表现。心包填塞也是循环评估的重要内容，心音低钝，血压降低，没有明显失血征象，要考虑心包填塞可能。创伤伤员应尽早开放静脉通道，静脉通道口径要尽量大。一般肘前静脉适宜静脉穿刺。尽量避免在骨折的肢体上建立静脉通道。也可选择颈内静脉、锁骨下静脉、股静脉等中心静脉置管建立静脉通道。

意识状态评估（neurologic disability，D）　意识状态是判断颅脑损伤的重要方法。应评估伤员的意识程度、双侧瞳孔的大小和对光反射情况。评估还包括格拉斯哥昏迷评分。

初步评估的重要性在于立即判断有无危及伤员生命的紧急情况。须注意避免发生以下常见错误：①气道。未做到保持气道开放；操作时未注意颈椎保护；困难气道没有备用方案。②呼吸。未发现张力性气胸；血胸未使用大口径胸管。③循环。未建立静脉通道；未补足液体；未及时通知血库备血；未发现会阴部创伤；未发现腹腔积血。④意识。判断意识状态未排除药物或酒精影响。

⑤其他。缺乏创伤复苏的团队；延误转至创伤中心的时间；未预见老年人、儿童、孕妇的特殊生理状态；初步评估未完成即进行下一步治疗；对不稳定的伤员进行放射检查。

二次评估　对创伤伤员的全面评估，目的是准确判断伤员的损伤部位、类型和严重程度，决定伤员的确定性治疗方案。一般二次评估与复苏同时进行。

从头到足的全面检查和评估，包括伤员生命体征（血压、脉搏、呼吸和体温）的再评估。应按照解剖部位的顺序和诊断学要求全面检查，尤其是无反应和不稳定的伤员，要注意存在多发伤的可能，不可发现一处损伤而忽略其他部位的检查。

详细的受伤过程了解和损伤机制分析对完整准确的医学评估非常重要。创伤医生应具备进行创伤机制分析的物理学知识，这在创伤的判断中非常有用。在交通伤中，汽车的类型、撞击的方向、速度、车辆有无翻滚、伤员是否抛出、车内伤员的位置、身体与撞击处的位置、撞击方向等都可帮助判断受伤类型和程度。询问病史时要注意这方面的问题。

经过创伤史采集、损伤机制分析和全面体格检查，要明确：①伤员的全身情况是否稳定（血流动力学和意识状态）。②损伤的部位和严重程度，治疗方案能否确定。③是否需要和允许进一步的辅助检查，如 X 线、超声、CT 检查等。

医生根据检查和评估的结果决定治疗和进一步检查的方案，而不能依赖于特殊检查的结果。特别是在当前各种先进的诊断仪器广泛应用的时代，绝不可忽视最基本的物理诊断技术。对危重

和濒死伤员，更不允许进行耗时的辅助检查，创伤医生需靠过硬的物理诊断技术和简单的胸腔穿刺、腹腔穿刺等操作即能决定伤员的诊断和治疗。选择辅助诊断技术应考虑伤员的全身情况及诊断技术对治疗决策的影响。

在创伤救治过程中，随时对新情况或原有伤情的变化进行评估，调整诊断治疗方案。对创伤伤员反复评估是十分重要的。特别是多发伤、复杂伤，创伤对伤员生理扰乱大，变化复杂，须随时修正诊断，调整治疗方案。对是否需要急诊手术的判断也会随着伤情变化而改变，评估必须反复进行。对二次评估后遗留的问题，如由于伤情不稳定而未进行的检查也要及时补充。

严重创伤急救处理　治疗应与诊断同时进行，不可等诊断明确后才开始治疗。诊断、处理是否及时准确往往比伤情本身更影响生存率。给氧，呼吸支持，静脉通道补液，备血，置导尿管，开放伤口包扎等初步治疗必须在伤员进入抢救室后立即完成。

严重创伤威胁伤员生命的主要是颅脑损伤和失血。以颅脑损伤为主的伤员应首先进行神经系统评估，包括意识状态、瞳孔、对光反射、肢体瘫痪等。颅内压高者输入甘露醇溶液以降低颅内压，然后再进行 CT 等检查。根据临床和 CT 检查结果决定治疗方案。以失血为主的伤员，如实质性脏器破裂、血管损伤、骨盆或长骨骨折等，应注意判断失血程度并及时处理。失血是一个动态的过程，临床表现随失血量的增加而逐渐加重。一般根据失血量将失血分为 4 度（表）。要立即建立大口径静脉通道，以保证液体和血液的快速输入。建立静脉通

表　创伤失血程度与临床表现

	Ⅰ度	Ⅱ度	Ⅲ度	Ⅳ度
失血量（ml）	<750	750~1500	1500~2000	>2000
失血量（%）	<15%	15%~30%	30%~40%	>40%
脉率（次/分）	<100	>100	>120	>140
血压（mmHg）	正常	正常	降低	降低或测不到
脉压	正常或增加	减少	减少	减少
呼吸频率（次/分）	14~20	20~30	30~40	>35
尿量（ml/h）	<30	20~30	5~15	极少
意识	轻度焦虑	中度焦虑	焦虑或模糊	烦躁或昏迷
液体补充	晶体	晶体	晶体+血	晶体+血

以70kg体重为例。血容量=体重（kg）×（7~7.5）%

道最好选择肘正中静脉、前臂静脉等较粗的血管，若严重休克伤员外周血管塌陷，应行股静脉或颈内静脉穿刺。静脉通道建立后首先留取血标本，进行血型交叉和配血，检查血常规、电解质等。

根据不同类型失血的特点选择复苏策略。开始补液应选择电解质晶体溶液，如平衡液、林格液、乳酸林格液、生理盐水或其他电解质溶液，尽量少用含糖溶液。在可供选择的液体种类较多的情况下要注意不同液体的特点，如果没有多种选择，任何液体（包括含糖液体）都可应用。注意速度是第一考虑，其次才是液体种类。同时尽快完成配血，严重失血者可输入同型血甚至O型血。

高渗氯化钠溶液的抗休克作用近年来受到重视。研究表明，7.5%的氯化钠溶液有较好的扩容作用，使血浆渗透压升高，从而把组织间隙及肿胀细胞内的部分水分吸入血管，扩充血容量。可作为治疗创伤性休克首选液体，静脉输入。

在输入晶体溶液后，若休克仍不能纠正，应输入胶体溶液。抗休克的胶体溶液有两大类：一类是红细胞悬液、血浆、人体清蛋白等血液制品，另一类是化学合成的胶体溶液如明胶、右旋糖酐等。红细胞悬液可改善血液携氧功能，血红蛋白<70g/L、血细胞比容<0.25应输入红细胞悬液。血浆和清蛋白也是通过提高血浆渗透压而发挥抗休克作用。

紧急手术治疗是创伤抢救的确定性治疗之一。对以失血为主的伤员，手术是复苏的一个环节。液体复苏与手术止血同时进行，手术止血才是抗休克的根本措施。试图先行复苏，达到血流动力学稳定后再手术的观点是错误的。颅内占位性损伤也应尽早手术清除以降低颅内压。对于多发伤，应按对伤员生命威胁程度决定正确的手术优先处理顺序，两处损伤都威胁生命则由两组手术医生同时进行手术，这对挽救危重伤员的生命具有关键性作用。

（孙海晨）

yīliáo zhuǎnyùn

医疗转运（medical transportation）　将灾难伤员以治疗和康复为目的进行的转移。包括：从灾难现场将伤员运送至医疗机构；将伤员从一个医疗机构转运至灾区内或灾区外的另一医疗机构；将伤员从医疗机构转运至康复机构。

原则　①伤情优先：转运顺序的确定应根据伤员的伤情，通过检伤分类确定转运优先级别。②统筹协调：为使伤员转运有序进行，须由救灾指挥系统统筹协调各转运力量，合理安排车流人流，保证伤情优先原则的实现。

方式　①分散转运：根据伤情需要，将一个或数个伤员转运至医疗机构接受治疗。②集中转运：按救灾指挥部门安排，将多名伤员集中转运至某地。包括急救阶段将超出灾区医疗机构救治能力的批量伤员转运至灾区外的医疗机构，也包括治疗结束后将伤员转运至康复机构。多为远途转运。转运前需周密设计、磋商、协调转出和接收地各部门的分工。

转运工具　完成伤员转运多通过救护车或直升机，也可通过船只、列车等。①救护车。机动性好，运力小，适于短途分散转运。常用的是转运型救护车和监护型救护车。转运型救护车用于转运伤情稳定或已康复的伤员。监护型救护车用于转运急重症伤员，可在途中持续进行各种抢救，如心肺复苏、抗休克、人工呼吸等。②列车。运力大，适合集中转运，途中可进行急救，不中断医疗措施。③直升机。速度快，飞行灵活，不受地形条件限制，跨越各种自然障碍，且直线飞行，可将伤员快速运抵目的地，较地面转运更为方便有效。特别是在水路、陆路交通受阻或需要换乘交通工具的情况下，能为伤员的救治争取到黄金时间，从而使伤员救护的效果大大提高。直升机运送伤员在国外已很普及，中国也有少数地区开始尝试。④飞机。

运力较大，速度快，成本高，适于远距离转运。⑤船舶。运力大，速度较慢。

注意事项 ①转运前，要根据检伤分类结果统计危重伤员（红色标记）、重伤员（黄色标记）、轻伤员（绿色标记）的人数，确定转运的伤员数。协调转运车辆或其他交通工具类型和数量。确保转运工具处于良好运行状况，燃油充足。救护车配置各种仪器完好，药品、器材齐备。认真评估伤员的病情和转运途中的风险，做到伤员或家属知情同意。确认接收地已做好接收准备。伤员多经过救援队初步处置再行转运。危重伤员的转运须由医生或专业急救人员护送。②转运途中，要保证转运工具运行安全。密切监测伤情变化。完成途中医疗及伤情变化的处置。向目的地医院发出预报。③到达后，要检查伤员生命体征。向接收医院报告伤情，交接医疗文件。注意车辆和仪器维护，药品、器材补充及经验总结。

（苗　毅）

zāiqū xuèyè gōngyìng

灾区血液供应（blood supply in disaster area）　输血是灾难救援中的重要急救措施之一。美国9·11恐怖袭击事件中，应急采集25万单位血液。中国汶川大地震救援也证明了输血的重要性。血液是一种特殊物质，只能来源于人。同时血液又是一种高风险的物质，其采集、制备、检验、储存、运输等有特殊的要求，使用不当会使灾难伤员面临极大的风险。世界各国都高度重视严重灾难时的血液供应工作，其中如何保障严重灾难时血液供应的及时、安全是关键。

灾区供血特点　灾区血液供应不同于常规情况的血液供应，其血液的来源、运输和临床供应均面临很多问题。

血液需求量急剧增大　地震、交通事故或其他严重灾难时，短时间内用血需求量比平常大幅度增加，加剧了平时本已紧张的血液供需矛盾。短时间内用血量剧增，而相应血液的采集、运输等能力受到限制或丧失，会出现严重灾难初期血液供应的短缺。

血液采供能力和安全性下降　采供血机构因遭受严重灾难的影响，设施设备受到破坏，导致血液采集和供应能力急剧下降或丧失。短时间内采供血量的剧增，使首次献血人员的比例上升及严重灾难下血液检测和运输的安全性下降等均增加血液采集和供应的风险。

储运条件受限，储运安全风险加大　为保证血液的安全性和有效性，血液必须在合适的温度条件下储存和运输，含红细胞的血液必须在2~6℃储存，1~10℃运输；血浆必须在-20℃储存，-18℃以下运输。但在严重灾难条件下，血液储存、运输的冷链维持问题成为制约血液质量的关键。

输血安全性下降　在灾难情况下，临床配发血的检测质量下降会使输血的工作风险加大。血液检验和质量控制方法由于受电力和设备等的限制而无法正常实施，一些技术尤其是快速溶血检测技术、冷链维持材料等常常难以得到保障。

血液浪费和继发血液紧缺　初期血液短缺和对后期血液需求量的过高估计，往往会造成献血人群在灾难初期集中献血，而血液无法长期保存，导致血液浪费，并继发血液紧缺。

保障措施　要提高灾区血液供应的及时性和安全性，可采取以下主要措施。

制订有效的应急血液保障方案　实际工作中，积极防范和及时处置各种风险因素，增强应急反应的时效性，提高保障能力，对有效、安全、及时实施严重灾难时的血液供应非常重要，为此必须在平时建立健全各种应急血液保障制度和预案。其保障方案必须涉及严重灾难时血液供应的工作人员保障、通信信息保障、设备物资保障、血液运输保障、安全技术保障和电力系统保障等。

建立有效的血液和献血者储备　严重灾难初始阶段，伤员集中，血液需求量迅速增加，而血液在采集、检测、制备、储存、运输等方面要求条件高，不能即采即用，与严重灾难时紧迫用血的矛盾突出。预先建立血液储备对于突发严重灾难初期伤员的救治具有重要作用，是降低伤死率、提高救治能力的必备条件之一。世界发达国家均建立有国家血液储备。美国在9·11恐怖袭击事件后组建了应对突发事件的美国血库协会组织间特别行动委员会，以协调突发事件时的血液保障，并提出国家血液储备的构想，借助军队和地方采供血机构的力量，形成了快速反应的血液保障网络。

培训和储备采供血的后备力量　培训是提高严重灾难血液保障能力的根本途径。对涉及的保障人员进行定期、系统的血液保障知识和技能的培训并实施综合演练和考核，是达到快速、准确、安全、高效实施严重灾难血液保障的唯一途径。

研发血液保障关键技术和设备　严重灾难情况下的血液供应往往面临时间紧迫、停电、停水、交通障碍和燃油无法及时供应等情况，这使血液采集、检验、运输和临床供应等面临许多新的问题。必须研发相关的关键技术和设备，以提升严重灾难情况下血液供应的能力。主要工作包括评估常规技术在非常规条件下使用的风险，研制和使用血液运输过程中冷链维持材料，研究严重灾难情况下可快速实施的血液质量检测和控制技术，研究并制订合理使用相容性安全输血原则等。

(孙海晨)

zāiqū wèishēng fángyì

灾区卫生防疫 （public health and epidemic prevention in disaster area）

为预防灾区传染病的传播流行所采取的综合性卫生措施。通过灾区卫生防疫工作的开展，改善灾区环境卫生，防止传染病的暴发流行，实现大灾之后无大疫的目标。

灾后主要公共卫生问题　涉及多个方面。

环境破坏　①生活垃圾及粪便：在贮运过程中，可向土壤、地表水和地下水排放高浓度的污水，向大气排放硫化氢等恶臭气体及甲烷、二氧化碳等温室气体。常用的处理方式如焚烧、填埋等均对环境造成污染。②动物尸体：掩埋动物尸体可以降低腐烂过程中的环境风险，但污染物也会通过渗透和腐败产气对地下水、地表水、土壤和大气构成潜在的污染威胁。③建筑废物、工业固体废物及危险废物：由于灾难破坏其原有保存方式，造成环境污染。④医疗废物：医疗废物处理不当可能带来的污染风险有病原微生物、医疗废物消毒剂、焚烧过程释放的污染物、高温蒸煮过程中释放的污染物、填埋过程中释放的污染物等。

水源污染　①灾后由于病原微生物的大量繁殖、消杀剂的大量使用、危险化学品的泄漏及重金属的污染等，造成水源污染。这些污染物可能通过降雨等途径进入下游水源地，污染地表水，并下渗威胁地下水。②灾后厕所倒塌、粪便垃圾大量堆积、下水道阻塞、尸体腐败等，都能污染水源，导致饮用水水质恶化。

疫情暴发　由于灾后饮用水供应系统破坏、食物短缺、居住条件被破坏等原因，极易导致肠道传染病和食物中毒的发生和流行。唐山在 1976 年 7 月 28 日凌晨开始地震后，8 月 1~18 日累计肠道传染病（痢疾、肠炎）发病率约为 10%（个别居民点甚至高达 30%）。同时，由于人口流动，会干扰一些正常免疫工作的开展，导致无免疫人群某些疾病的发生和流行。常见传染病有五类：①肠道传染病。主要是霍乱、甲型肝炎、伤寒、痢疾、感染性腹泻、肠炎等，这类疾病是大灾之后最容易出现的疾病。②呼吸道传染病。主要是流行性脑脊髓膜炎、流行性腮腺炎、麻疹、风疹、流行性感冒、肺炎、肺结核等呼吸道传染病。在群居环境下，还可出现一些机会性感染，如真菌感染。③自然疫源性疾病和人畜共患病。主要是鼠疫、钩端螺旋体病、流行性乙型脑炎、流行性出血热、炭疽、狂犬病等疾病。④虫媒传染病。主要是流行性乙型脑炎、黑热病、疟疾、登革热等。⑤经皮肤破损引起的传染病。灾难事件常致伤员皮肤破损，若深部伤口未及时清创处理，或清创不彻底的情况下闭合伤口及未及时对症应用抗菌药物和免疫治疗，存在伤口感染，易引起破伤风、气性坏疽等疾病。

灾区卫生防疫措施　需要综合性整治。

环境卫生整治消毒　环境整治的重点区域为临时性居民安置区、人群自发聚集地、过渡性居民安置区、重建安置区、临时医疗场所、救灾人员临时居住地等。整治的重点内容包括：①做好水源保护。②修建临时厕所、垃圾收集点，做好粪便、垃圾的消毒、清运等卫生管理。③按灾难发生地的实际情况，妥善处理人、动物尸体，做好"消、杀、灭"工作，尽快深埋或火化遇难者遗体、进行局部及周边消毒。

食品/饮水安全　强化灾区食品/饮水卫生监督管理是预防和控制灾后食源性疾病和突发食物中毒事件发生的重要措施。应对措施包括：①健全食品卫生组织，由专人进行食品卫生监督检测，逐级上报，统一协调。②加强食品卫生知识的宣传。③由卫生监督员等人员对灾区自有食物进行检验、鉴定和处理，确认食品安全后方可食用，并及时处理不能利用的食物。④充分利用现有食物资源，强化食品卫生管理，防止污染变质。⑤对灾后外援食品进行严格卫生监督和管理。⑥全面进行饮水消毒，采取一切可能的手段首先恢复并保障安全饮用水供应，并注意做好水源保护及消毒工作，定期进行水质检验。

应急免疫　①针对灾区可能出现的传染病，应储备"麻-风-腮"三联疫苗、流行性乙型脑炎疫苗、甲型肝炎疫苗、霍乱疫苗、伤寒疫苗及肾综合征出血热疫苗等，适时对相应重点地区、重点人群实施疫苗接种。②及时重建灾区疾病监测系统，加强症状监测和主动监测，严密排查疫情。③针对可能出现的传染病疫情，应注意储备一定数量的药品，包括抗生素（喹诺酮类、氨基苷类、三代头孢类、β内酰胺类）、口服补盐液、抗疟药、解热镇痛药、抗病毒药和止泻药等。④灾区疾病预防控制机构要尽快为灾区安置点提供结核病、艾滋病的常规防治服务。⑤严防疫情暴发，一旦出现传染病暴发疫情，积极开展调查处理，做好隔离工作，对密切接触者进行医学观察，切断传染途径。

疾病监测　①早诊断、早隔离、早治疗：传染病专科医生应加强巡诊，重点关注腹泻、发热、出疹或持续发热患者，早期发现并确诊各类传染病，及时隔离可能的传染源，阻断疾病的传播和流行，同时积极治疗患者。②快速诊断：灾区医疗单位应配备常见传染病快速诊断试剂盒及相应的检验人员，以利于尽早确诊可能发生的传染病，有效控制疾病蔓延。③疫情报告：在灾区前线救灾防病指挥部或指挥中心设立疾病监测组，完善并严格执行灾区传染病疫情报告制度，每日对监测信息进行分析，一旦出现疫情应立即上报，以利于及时采取相应防控措施。④医务人员培训：重点培训灾区常见传染病的诊断和鉴别诊断及隔离治疗措施等。⑤健康教育：对灾民及救灾人员进行个人卫生、公共卫生及个人防护的教育，要求出现腹泻、发热等不适时及时就诊。

防疫分期　分为三个阶段。①应急响应阶段：灾难发生后的初期，外援防疫力量承担对废墟、尸体、临时居民安置点等拉网式消杀灭的任务，巡诊各个帐篷的军民，及时发现可疑疫情，及早报告，及早隔离和控制，发挥救援的应急作用。②现场救援阶段：

培训和健康教育，构建当地防疫力量，进行防疫知识和技能的专项培训。③持续发展阶段：进行防疫现状分析，科学评估疫情发生的风险，查明当地与传染病相关的危险因素，分析防疫的薄弱环节，指导和调整防疫方案。外援防疫力量主要承担前两个阶段的卫生防疫工作，持续发展阶段一般由灾区当地防疫力量承担。

（赵中辛）

zāiqū wèishēng pínggū

灾区卫生评估（health evaluation in disaster area）　运用流行病学方法对灾区现场的公共卫生状况、存在的和可能发生的公共卫生问题进行评估的过程和方法。灾难初期，设施遭到破坏和摧毁，水、电、通信和交通中断，人口流动或拥挤，这些都是加大传染病发生与流行的危险因素。紧急医学救援队伍进入灾区之后，必须在最短时间内进行灾区卫生评估，提出对灾区卫生监督和疾病预防与控制的意见，为卫生行政部门对灾区的卫生工作决策提供依据，为灾区整体医学救援工作策略和规划提供依据。一般要求在进入灾区12~24小时内提交评估报告。灾区卫生评估工作贯穿于救灾全过程，尤其是救援早期，必须反复多次进行，不断修改、完善评估结果。

目的　①确定灾区主要的公共卫生问题，分析灾区的公共卫生需求和提出灾区的优先卫生防疫工作。②评估灾难造成的危害及存在的潜在传染病风险。③评估灾区在卫生与健康方面的脆弱性。④评估医疗卫生系统恢复和重建的能力等。

原则　主要有以下三项。

针对性原则　评估收集的信息应针对当地既往流行疾病水平、

疾病流行的潜在风险因素及医疗卫生紧急应对的资源和能力。

时效性原则　"大灾之后必有大疫"是历史留给人们的一个警语。由于灾难发生的突然性和严重性，灾后会不会发生传染病，可能发生哪种传染病，估计疫情有多严重等，政府和居民都迫切要求知道这些问题。紧急医学救援人员到达救援现场应立即开展卫生防疫工作，收集信息的时效性必须更完整和更准确。

阶段性原则　短时间内所收集的信息免不了有缺漏或不准确之处，也因为灾区的情况瞬息万变，因此评估工作应该分阶段进行，不断评估，不断地修正灾区卫生工作内容。此外，还须对当地医疗卫生系统的恢复与重建的自身能力及支撑条件进行评估，以确保灾区后续医疗卫生服务的持久和巩固。

内容　涉及以下各项。

灾区公共卫生背景资料　尽可能收集当地公共卫生相关的背景资料，包括：①地理信息、行政区域信息、地形图、水库、湖泊等水体水系分布。②人口学资料，老年人口、孕产妇、婴幼儿、残疾人等脆弱人群的特殊需要和关照。③灾情和救援工作进展情况、人员伤亡情况、目前灾区的人员基本情况、灾民安置情况、救援队伍数量与分布情况。④当地医疗卫生机构和人员的情况、目前能上岗的人数和可以利用的条件等。

卫生资源与疾病监测资料　灾区可能发生流行或暴发的传染病、地方病的风险，可能对居民带来威胁的慢性病、常见病的流行情况，可能导致群死群伤的安全隐患等。包括：①灾前卫生资源配置情况和现存情况等。②当地常见传染病和流行季节，主要流行因素，虫媒传染病和动物宿主、病媒生物及其分布情况，计划免疫开展情况，当地人群免疫水平。③灾后疾病监测系统运转情况。④计划免疫设施和冷链系统运行情况等。

病原微生物保存情况 灾前保存病原微生物的研究单位、生物制品单位、传染病医院和综合医院传染病科（检验科）灾后其病原微生物的保藏设施是否受损，有没有泄漏和扩散，若已泄漏和扩散是否已经采取应急处置。

有毒有害物品情况 评估可能造成群体和个人中毒事件的动物、植物、化学品（含核/辐射物质），包括生产、储存、销售、使用情况。

生活饮用水卫生情况 评估饮用水是否符合卫生学要求，存在问题和解决办法。①饮用水水源：水源的数量与分布，水源是否受到污染及污染程度。②供水：集中式供水的供水系统是否完好，分散式供水的取水方式，灾后的供水方式等。③消毒：饮用水是否消毒，消毒方式方法，消毒药品来源，有无消毒效果评估。④贮水设施：贮水设施的状况，二次供水是否安全。⑤生活污水：怎样收集与处理。

食品卫生情况 ①评估灾区食品来源、食品加工和用餐方式是否符合卫生学规范。②食品从业人员的来源、健康状况、是否进行登记。③集中供餐点的数量，集中用餐人数，集中供餐点的餐具是否充足，餐具消毒是否规范，食品和餐具的存放是否符合卫生学要求。④在食品供应不足时，灾民有无食用过期食品或采摘野菜、野蘑菇充饥。

垃圾处理情况 有没有统一的垃圾堆放场所，垃圾场的数量及分布，垃圾场与水体（特别是饮用水水源）的距离是否合乎卫生学要求，垃圾是否进行消毒或焚烧等情况。

人畜粪便处理情况 灾区厕所的类型、数量、分布，其中简易厕所占的比例，临时灾民安置点的厕所数量是否满足使用，厕所的消毒和粪便的收集与处理是否符合要求，有没有进行卫生学处理。

尸体处理情况 ①尸体运送工具和埋葬场所有没有进行消毒，尸体处理是否符合卫生学要求。②家禽、家畜的死亡数量及其尸体处理情况。

蚊、蝇、鼠等病媒生物滋生情况 ①病媒生物滋生地的数量及分布。②病媒生物滋生地的消毒与清理情况。③病媒生物的密度。

灾民安置点的卫生情况 ①灾民安置点的位置和分布是否合理，安置场所间是否有足够的空间以利于通风和人员疏散。②室内/帐篷中能否保持自然通风。③安置点卫生设施。④安置点的防火、防寒、防暑、防风和防雨等设施。⑤安置点的卫生管理制度，是否有专人负责卫生管理。

灾民卫生知识情况 了解灾民的卫生认知与卫生行为、传染病的预防常识、日常生活卫生知识、饮水和食品卫生知识、消毒知识等。

犬类等动物管理情况 了解灾区犬、猪、猫等动物的管理情况，特别是流浪犬、流浪猫的情况。

步骤与方法 通常由于条件所限，现场快速评估常常采用的方法是现场观察、图像拍摄、关键人物访谈、小组访谈等简便调查方法，并结合资料查阅等，从多途径收集第一手信息。通常的步骤是：①制订评估方案。制订简易评估方案，组建一支评估队伍，明确各自的职责和任务，确定评估方法和内容，准备评估表格和清单等。②现场评估。③评估结果分析。评估灾区的公共卫生需求、关键环节和重点，确定优先领域，提出工作建议和计划。④书写并提交评估报告，绘制灾区卫生信息地图。灾难后的地形地貌面目全非，在现场快速评估后，必须将各种信息标记在现时的地图上，如灾民和救援人员安置点、医疗点、水源和取水点、垃圾场、厕所等的分布，直接在地图上标记出来，形成灾区卫生信息地图。

（赵中辛）

zāiqū jíbìng jiāncè

灾区疾病监测 （disease surveillance in disaster area） 在自然灾难期间和灾后较长时间内，对灾区（灾民或抗灾群体）及其有关地区进行与灾难相关的传染病疫情、非传染性疾病或综合征发生情况及其影响因素的评估、收集、专题汇总、分析与报告的活动。成果可供各级政府作为有关救灾防病决策的参考，并为建立疾病监测系统，实施及评价控制措施的效果提供科学依据。

灾区疾病监测的过程应强调两点：①疾病监测是一个长期、连续的过程，必须不间断地进行，只有这样才能发现疾病发生及其影响因素的变化，掌握疾病运动规律。②疾病监测的及时性，即不论是在疾病资料的收集阶段，还是在资料的分析、评价阶段，或是在信息传达阶段都要求及时性，只有及时地收集疾病发生的情报，及时地分析评价和及时地传播有关信息，才能使人们及时地采取干预疾病发生的控制措施，达到疾病监测的目的。

灾区疾病控制的工作思路应包括灾难评估、重建疾病监测系统及相关疾病暴发的控制措施等三个方面的内容。疾病暴发的控制措施是：启动预案、核实诊断、确定暴发或流行的存在；建立病例定义，核实病例并计算病例数；对病例的时间、地区及人群分布进行分析，建立并验证假设；采取相应控制措施，完善现场调查；评估预防与控制措施的效果；撰写调查报告。

类型 包括症状监测和病例监测。

症状监测 ①以医院或医疗点为基础的症状监测：根据灾前灾区传染病报告情况及对可能发生传染病的风险评估，确定监测的关键症状，如发热伴出血、发热伴皮疹、腹泻伴血性便、腹泻伴水样便、感冒样病症等，并进行监测。事先必须要做好统一的病例定义和培训，建立统一的症状监测登记表；每个医院或医疗点要确定专人负责登记表的收集汇总和质控，疾控部门要每天派专人负责到医院或医疗点收集统计登记情况。②以人群为基础的主动症状监测：工作人员主动到灾民和救援人员中进行入户调查，向灾民和救援人员询问相关综合征的发生情况，开展主动的症状监测。监测的关键症状要与以医院或医疗点为基础的症状监测一致。事先同样要做好统一的病例定义和对调查员进行统一培训，建立统一的症状监测登记表。以人群为基础的主动症状监测和以医院或医疗点为基础的症状监测形成相互补充。

病例监测 ①法定传染病的监测和报告：在灾区供电、通信和互联网恢复的情况下，严格按照有关规定时限和要求做好法定传染病疫情和突发公共卫生事件的网络直报、审核和订正等被动监测工作，还要建立省、市、县、乡镇级电话报告传染病疫情和突发公共卫生事件的主动监测工作机制。灾区各医疗卫生部门要执行24小时疫情值班制度，灾民安置区的各类医疗点要指定专人负责接听疫情报告电话，疾病预防控制部门要通过电话加强对各级各类医疗机构，特别是乡镇卫生院和灾民安置区医疗点传染病疫情和突发公共卫生事件的主动监测。各级各类医疗卫生机构及乡镇卫生院和灾民安置区医疗点要加强与疾病预防控制机构的信息互通，每天将辖区内传染病疫情和突发公共卫生事件监测工作情况进行通报。在灾后供电、通信和互联网仍处于中断状态下，可以先通过纸质记录、人工传递报告的方式进行。②疑似病例和聚集性病例的流行病学调查：须对灾区出现的传染病疑似病例和聚集性病例进行流行病学调查，分析病例之间有无关联，确定是输入性病例还是原发性病例，是散发性还是聚集性，分析可能的病因和传播途径，确定有无进一步扩散的可能，从而发出传染病和突发公共卫生事件暴发的预警信息。③以应急检测实验室为基础的病原学监测：在条件允许的情况下，灾区可设立应急检测实验室，对病原学及早进行应急检测，开展以应急检测实验室为基础的病原学监测。通过收集应急检测实验室的检测结果登记，结合流行病学调查资料，探明灾区各种暴发疾病的原因，从而为采取正确的控制措施提供科学依据。

④病媒生物、宿主动物的监测：病媒生物和宿主动物应急控制是灾后卫生防疫的关键环节，开展病媒生物、宿主动物的监测，既可为评估灾区传染病流行的风险提供依据，又可评价灾区卫生防疫措施的效果，与疾病监测关系密切，是疾病监测的重要补充。根据现场快速评估、历史资料回顾和人群访谈的结果，确定当地敏感的病媒生物和宿主动物，如蝇、蚊、鼠等。根据不同的病媒生物和宿主动物采用不同的监测方法，如蝇采用目测观察法，蚊采用人诱法，鼠采用目测法或诱捕法等进行连续监测。

监测内容 监测人群基本情况：人口、性别、年龄、职业构成，出生、死亡、人员流动，生活习惯、经济状况、教育水平等。监测人群中疾病的发生、患者死亡及其在人、时、地等方面的动态分布，包括对疾病暴发和流行的调查、亚临床感染的调查及疾病的漏报调查等。监测人群对疾病的免疫水平及易感性。监测传染源、宿主、媒介及有关环境情况。监测病原体的型别、毒力、耐药情况及其他致病因子的情况。监测疾病干预措施情况及效果。

监测方法 分为主动监测和被动监测两种。

主动监测 医务人员定期到临时灾民安置点或挨家挨户入户调查，登记了解灾民健康状况，对可疑症状病例进行隔离及治疗。同时，对灾民安置区及外环境开展蚊、鼠等四害分布及消长监测。有条件情况下，对灾民的饮用水及食物进行快速检测，以防食源性疾病。

被动监测 灾民出现症状后，立即向驻点医生接诊处报告。医生接到报告后进行临床诊断、治疗和流行病学调查，有条件的情况下采集标本进行血清学快速检测。对可疑病例进行隔离及诊断性治疗，其密切接触者进行预防性用药和（或）预防性免疫注射。若有疫情发生，及时向当地卫生行政部门或通过网络直报做好疫情报告工作。

灾区疾病监测预警模式 基本组成框架为信息收集、预警分析、信息发布及预警反应系统四部分。完善的预警体系应同时具备及时性、敏感性、简便性及科学性等特征，预警指标应根据不同的监测信息涵盖直接预警、定性预警、定量预警、长期预警等指标。

灾区疾病监测预警系统的功能 快速识别疾病暴发，高效数据传输及分析速度，信息共享，提供协助疾病暴发调查的细节信息，确定危险因素暴露地点，帮助提供有效的控制疾病的医学应对措施，评估疾病控制及缓解情况，在基线对照及长期跟踪管理中提供历史及趋势数据等。

灾区疾病监测信息的采集应用技术 主要有：①计算机信息管理。②地理信息系统。③数据库管理。④短信群呼系统。

（赵中辛）

zāiqū yìngjí miǎnyì yùfáng

灾区应急免疫预防 （emergency immunization in disaster area）

在灾区灾难条件下进行免疫预防和紧急接种治疗的活动。灾难发生后，随着旧的生态平衡破坏和新的生态平衡建立，由灾难所引起的传染病流行条件的改变还将存在一个时期。这种灾难的"后效应"使灾难条件下的传染病防治也有了不同的特征。当灾难的直接后果被基本消除后，消除其"后效应"将成为工作的重点，这

种工作实际上是避免发生次生灾难的主要工作。

工作内容 主要包括以下三个方面。

监测与评估 ①监测。包括疫情监测和症状监测，同时要做好疫情的收集、整理、分析和及时上报。报告单位有：各级疾病预防控制机构、医疗机构及抗灾救援队伍、临时医疗点、临时疾病症状监测点、灾民安置区医疗服务点等。②评估。预防接种工作评估的内容包括：接种人员、接种设施、疫苗与注射器、记录资料、接种方式及频次。开展群体性预防接种或应急接种的评估内容包括：疾病风险评估、疫苗接种可行性、受种者接受程度、政策方面因素等。

常规接种 根据灾区预防接种工作评估，若灾情轻、灾后恢复快、灾区原有的预防接种工作良好，灾区应按《预防接种工作规范》尽快恢复接种单位的常规接种工作和补种工作。

灾难期间若出现危害灾民健康的疫苗可预防性疾病，应按照疫苗说明书对灾民接种相应的疫苗，如狂犬病疫苗、破伤风疫苗。预防接种单位应严格遵照《预防接种工作规范》实施接种，做好接种记录和疑似预防接种异常反应的上报、调查和处置工作。

若在短时间内不能恢复常规接种工作，当地政府应积极制订恢复灾区常规接种工作时间表，调配接种人员，整理接种资料，补充疫苗和受损冷链设备，合理设置临时接种点，采取固定接种、入户接种及巡回接种等多种接种服务形式，增加接种服务的频次，按照《预防接种工作规范》尽快恢复灾区常规免疫接种工作和补种工作。

群体性预防接种/应急接种 根据灾区预防接种工作评估结果或灾区疫苗可预防性疾病暴发或流行特征，综合当地自然环境、风俗、文化、经济与预防接种的执行力度，选择性地开展群体性预防接种/应急接种。若在灾区一个单位（临时灾民安置点、学校或救援队伍）内出现了疫苗可预防性疾病的暴发或流行，应尽快组织开展特定人群应急接种（或应用预防性药物），以有效防止疫情蔓延或扩散。在具备疫苗储存条件的疾病预防控制机构（医疗机构）内储备一定数量的应急接种疫苗。

组织实施 在当地政府的领导下，卫生行政部门组织实施，做好社会宣传、人员登记、疫苗管理、接种实施、接种异常反应处理等工作。教育部门应积极协助做好幼儿园和学校的接种工作。加强组织领导，建立多部门密切协作机制。广泛开展社会宣传，提高群众知晓率。规范现场接种，确保安全。加强督导检查，层层落实。做好疑似预防接种异常反应的监测和处理。

合理设置接种点 根据工作需要，可设立临时接种点。接种点应设在临时安置点、临时学校、临时医疗点等人口相对集中的地方，有醒目的标识或标记。临时接种点应具备与接种对象数量相适应的疫苗储存、疫苗接种基本条件；同时应备有肾上腺素等急救药品和其他抢救设施，以应对现场发生的严重不良反应。接种须符合候种、预诊、接种、留观流程（留观30分钟）。

加强人员培训及合理配备 每个接种点至少应配备2~3名工作人员参与现场接种工作（至少有1名具备接种工作经验的人员）。可采取固定接种、入户接种

及巡回接种的方式，调配工作人员到灾区各接种点开展疫苗接种工作。疾病预防控制机构要对所有工作人员进行业务培训。

疫苗储备 具备疫苗储存条件的疾病预防控制机构要适当储备一定量的应急接种疫苗。加强疫苗运输车、冷库、冰箱、冷藏箱和冷藏包的维护和管理，依据疫苗贮存与运输的要求，确保疫苗安全有效。

接种范围 根据灾情、灾区疫苗可预防性疾病发病情况、免疫接种情况等，确定群体性预防接种/应急接种的接种范围。

接种对象 根据灾区预防接种工作评估结果及既往免疫规划接种情况（接种率及抗体水平），综合考虑灾区自然环境、经济、风俗、文化、宗教及预防接种工作的执行力度，确定群体性预防接种/应急接种的接种对象（包括抗灾救援队伍）。

接种时间 接种开始越早、接种天数越短，效果越好。群体性预防接种尽可能 7~10 天内完成接种；应急接种尽可能在 3~5 天内完成。

疫苗种类选择 ①洪灾、风灾和旱灾：一般发生在夏秋季，选择的疫苗品种有脊髓灰质炎疫苗、乙型脑炎疫苗、甲型肝炎疫苗、流行性出血热疫苗、钩端螺旋体病疫苗、伤寒疫苗、痢疾疫苗、炭疽疫苗等。②低温、雪灾、冰冻灾难：一般发生在冬春季，选择的疫苗品种有麻疹疫苗、风疹疫苗、腮腺炎疫苗、百日咳疫苗、白喉疫苗、流行性脑脊髓膜炎疫苗、水痘疫苗等。③地震灾难：根据发生的季节进行选择，另外还可以根据需要，选择破伤风类毒素疫苗、炭疽疫苗、狂犬病疫苗。

注意事项 严格按照《预防接种工作规范》有关规定和要求进行管理和操作。疫苗的储存、运输应按照相应疫苗的冷链要求保存和运输。疫苗开启后切勿与消毒剂接触。酒精消毒须待干或用消毒干棉球擦拭后接种。疫苗瓶有裂纹、标签不明或不清晰、有异物者均不可使用。疫苗瓶开封后，疫苗应在半小时内用完。接种前要询问儿童健康状况、有无禁忌证。接种点必须配备肾上腺素等应急处置药品及药械。接种后注意观察。做好相应宣传工作，防止出现群体性心因性反应。接种后发生疑似异常反应时，接种人员要尽快报告当地疾病预防控制部门或当地临时医疗点，疾病预防控制人员要尽快进行调查处理。开展群体性预防接种/应急接种时，尽可能保证较高的接种率。临时安置点、小学、托幼机构等人口集中地区的儿童应优先接种。甲型肝炎减毒活疫苗应与麻腮减毒活疫苗或流行性乙型脑炎减毒活疫苗在不同部位同一时间接种。同时接种时，优先接种甲型肝炎减毒活疫苗。甲型肝炎减毒活疫苗不能与麻腮减毒活疫苗或流行性乙型脑炎减毒活疫苗同时接种的，要间隔 4 周以上。在接种过程中，要对每位接种者做好接种记录，接种完成后 1 周内汇总上报。

（赵中辛）

zāiqū yǐnshuǐ ānquán

灾区饮水安全（drinking water safety in disaster area）

地震等灾难发生后，由于自然环境遭到破坏，同时可能破坏工业设施，从而引发严重的突发水污染事件。人畜排泄物、垃圾、尸体等各种杂物进入水体，水体浊度较高，细菌滋生，水质感染性恶化和有毒物质污染，可引起传染病（如腹泻、伤寒、霍乱、痢疾和传染性肝炎等）的暴发；化学和核工业设施损坏可造成化学或放射性水污染。为了确保大灾之后无大疫，必须搞好饮水卫生。在应急情况下，至少每人每天供应 15 升水，在受影响的中、后期，至少每人每天需供应 7 升处理水。瓶装水水质安全，运输方便，可用来解决应急饮水问题。

水源保护与选择 受灾后须立即请专业人员鉴定原来水源的卫生情况或寻找新的水源，确定水源后采取各种措施来保护水源：寻求水利有关专家的帮助；把不同用途的水分开（饮用、洗澡用）；在水源周围建围栏，把排便区或浅坑厕所安排在水源一定距离之外，并设专人看管。取水时最好用专用的水桶，水井应有井台、井栏、井盖。与地表水相比，优先选择地下水。

饮水安全标准 最常测量的用于评估饮水安全的指标是：大肠埃希菌（耐热大肠菌）；余氯；pH 值和浊度。

余氯 在现场应使用比色计检测氯含量，通常检测浓度范围为 0.2~1mg/L。

pH 值 有必要了解水的 pH 值，因为碱性高的水需要较长接触时间或接触末期有较高水平的游离氯，当水 pH 为 6~8 时，氯的水平为 0.4~0.5mg/L 就可充分消毒，当 pH 为 8~9 时，氯值升为 0.6mg/L，当水的 pH 值超过 9 时，氯消毒就无效了。

浊度 检测浊度是为了确定需要哪种类型和水平的处理。可用一种简单的浊度管直接读出浊度单位。饮用水要求低于 1 浊度。

应急水质检验 供水前必须按照《生活饮用水卫生标准》进

行水质检验，合格后才可供水。通常进行的是细菌检验。原则是建立一个"粪便指示"微生物，通常是大肠埃希菌，其存在的水平作为水质粪便污染程度的指标。粪便中总是存在耐热型（粪便）大肠埃希菌，因此在水中该细菌的存在强烈提示存在粪便污染。

灾后近期，水质很难达到常规的细菌标准。实际上，根据对健康的影响程度，把水质分成四级。0个大肠埃希菌群落/100ml：符合标准；1~10个大肠埃希菌群落/100ml：允许饮用；10~100个大肠埃希菌群落/100ml：需要处理；超过100个大肠埃希菌群落/100ml：未经处理不可饮用、使用。

单用一项粪便细菌指标表示水质的水平，并不能可靠反映水质的生物污染。一些粪便病原体，包括多种病毒和原生动物，抵御处理（如氯处理）的能力可能比细菌指标更强。更普遍的情况是，如果卫生检查表明可能存在粪便污染，即使通过细菌分析测到有极轻微的污染，也可能导致危险，特别是由饮水传染的疾病（如霍乱）暴发时，更是如此。

饮水消毒　在应急情况下，最常用的方法是氯化消毒。氯化消毒的重要优点在于给药简单、易于测量，并且处理过的水中含有一定量余氯，可防止水在家庭中受到污染。在卫生条件差的情况下，这尤为重要。对应急水处理装置而言，常用固体或液体形态的氯化合物，因为易于储存和使用，用简单的工具，如勺或桶就可投放。在应急中，水消毒最常用的氯化合物是粉末状或粒状的次氯酸钙。使用最多的一种次氯酸钙形式是高级漂白粉。为杀死细菌和大多数病毒，水中游离

余氯水平应高于0.3mg/L，并保持30分钟以上。对直接使用的储存水进行氯消毒，要使用1%的原氯溶液。转运点的最低目标氯浓度，正常情况下是0.2mg/L，高危情况下是0.5mg/L。

（赵中辛）

灾区食品安全（food safety in disaster area）

灾难发生后，食品供应、采购、加工、储存、运输和销售等各个环节的硬件和软件设施遭到不同程度的破坏和损伤，加之生活环境条件的恶化，极易造成食物中毒和食源性传染病的发生。因此，在灾难救援中，食品安全部门应该检查控制食品供应的所有环节，做好灾后食品安全和卫生防疫工作，强化灾区食品安全监督管理，预防和控制灾后食源性疾病和突发食物中毒事件发生。

灾区食品安全面临的主要问题　①食品来源复杂，各地的援助食品和从灾区抢出的食品鱼龙混杂，质量不统一。②食品种类繁多复杂，包装和保质期不同。散装食品、水果蔬菜类新鲜食品尤其容易污染。③救灾食品的运送具有运程长、运送道路不确定、运送时间难推算等特点。④运送车辆简陋，容易导致食品在运输过程中发生破损和污染。⑤食品加工场所简陋，加工人员卫生防范措施严重匮乏。⑥灾区群众缺乏食品安全意识及个人卫生习惯欠佳。⑦食品安全监管组织体系、队伍、网络遭到破坏，食品安全监管乏力。

灾难期间保障食品安全的措施　总体措施：对灾区的食品安全状况进行评估，加强食品安全监督管理。了解当地潜在的污染源，及早掌握可能污染食品的化

学物质情况，控制好食物制作、运输、储存、分发四个环节。加强对外援食物的宏观控制，加强食品安全健康教育。进行食品安全知识的宣传，提高灾民的自我保护能力。积极预防食物中毒事件的发生，严防食源性疾病。具体措施：①迅速恢复、健全食品安全监督管理组织。由专人进行食品安全的卫生监督和检测，结果逐级上报，统一协调管理。②加强食品安全知识的宣传。采用一切手段和媒介，做到家喻户晓。重点有保持清洁、生熟分开、做熟食、保持食物的安全温度、使用安全的水和原材料。③加强灾区自有食物的检验、鉴定和处理。由卫生监督人员对食品进行检验、鉴定和处理，确认食品安全后方可食用，并及时处理不能利用的食品。④充分利用现有食品资源，强化食品安全管理，防止食品污染变质。⑤对灾区在简易条件下的集体食堂、饮食业单位和食品生产经营单位等进行严格卫生监督管理，杜绝为赶任务而出现的忽视食品安全操作、粗制滥造等现象。⑥要注意彻底烹调生食，立即食用烹调的食品，只准备一餐的食品，生熟食分开等食品安全措施。⑧家庭做饭一旦恢复，就应提供所需食品，通常以干燥脱水口粮形式发放。供应脱水口粮的优点是使灾民有更大独立性，同时可减少或避免发生大规模暴发中毒或感染的风险。⑨灾难时建立大规模食品供应中心是必要的。在最初的短时期，需要有一个分发熟食的总体分配规划。

灾区食品质量和安全评估　对灾区原有食品进行整理、卫生鉴定。由公共卫生和食品安全部门负责食品检验，确定哪些食品

可以挽回，哪些食品不可挽回。可挽回食品是指已经受到损坏，但经过再加工，重新变为安全食品的食品。不可挽回食品是指受到不可挽回的微生物、化学或物理因素污染的食品，或暴露在可能受到污染条件下的食品；这些食品应该被销毁。必须注意，要保证所有被污染（或可能被污染）、经过再加工也不能再变成安全食品的食品被正确地处理掉，并加以确认且记录在案。食品可能会出现肉眼不可见的污染（如食品瓶、罐可能被从盖帽和顶端螺丝口渗进来的微生物污染），因此，指导原则是：如果对食品的安全性产生任何怀疑，就要销毁这些食品。灾区的食品生产经营单位应该做好食品设备、容器、环境的卫生工作，经当地卫生部门批准认可后方可开业，以确保食品安全。

如果农田受到粪便污染，应迅速评估受污染的作物，并采取一定措施，如延缓收割、彻底煮制，以减少粪便病原菌的传播风险。还要注意，当在污染区放牧猪等家畜的时候，要避免传播绦虫病。当养鱼水体或浇菜用水被污染时，要对产生的风险进行分析和评估，以决定采取何种必需的特殊措施，来避免鱼绦虫或寄生吸虫的扩散，或避免沙门菌和霍乱弧菌引起的疾病。

然而，食品是一种宝贵物品，尤其是在应急的时候。在食品严重短缺的情况下，人们可能食用那些不适合或不是人为生产的食品。卫生部门做出的任何决定，都应以风险、利益的评估为基础；存在供应缺乏危险，应该考虑到食用可挽回食品，但不能危害公众健康。

灾区食品安全监督管理　负责食品卫生的机构应该对不同渠道捐赠的食品进行卫生监督和管理。如果检查和（或）实验室分析发现食品不宜人类食用，则应没收或拒收。当需要大量食品，而食品的安全问题又不那么严重时，可考虑接受略低于标准的食品。灾后居民的供餐方式主要依靠救援组织的临时供餐、集体供餐，并逐步过渡到各户自炊。

在需要大量食品制备的地方，对食品加工过程的监督十分重要，以确保严格遵守食品安全规则，减少大规模食物中毒或食源性疾病流行的风险。重要的是，在大规模食品供应中心负责食品制备监督工作的食品操作员与监督员，都应接受食品安全处理培训和危害分析关键控制点系统培训。后者将帮助他们慎重思考，分析优势条件和潜在危险，并针对具体情况采取食品安全措施。

极为重要的是，参与食品制备的员工和志愿人员不能有下列症状：黄疸、腹泻、呕吐、发热、咽喉痛（并发热）、可见的感染性皮肤损伤（烫伤、刀伤等）或耳、眼、鼻有分泌物等。所有食品加工人员应向其监督员报告，是否有人得病、具有上述症状。以海报形式提醒员工遵守食品安全生产规则，海报应悬挂在食品制备区中的显著位置，并标注图解。

当地的卫生委员会在促进社区安全食品配发活动中起很重要的作用。在需要集中配送食品的地方，每 200～300 个家庭（1000～1500 人）应建立一个厨房，并指定一位监督员，以确保每个中心的食品安全。厨房与就餐区应为坚固、有很好屋顶、有很好通风设备的建筑，应有好的出入口，并有候餐处所。

灾区食品安全宣传教育　对公众进行食品安全教育在任何时候都是重要的，而在灾难与应急中尤其重要。很有必要强化卫生教育活动，拓宽公众交流渠道。提醒公众注意安全食品加工原则，如彻底烹调生食、立即食用烹调的食品、只准备一餐的食品、生熟食分开、饭菜应现做现吃。餐（炊）具和食品容器每次用后必须洗净、消毒，提倡每人使用自己专用的餐（炊）具。不要食用那些已经或可能受到污染的食品，如死亡很久的水产品、家禽，腐烂的蔬菜、水果；不要食用来源不明的食物和不能确认是否有毒的食物，如蘑菇等。尽量清除周边垃圾、污物，对环境和污物进行药物消毒、杀虫。同时应加强食品安全宣传，提高公众的食品安全意识。

（赵中辛）

zāiqū xiāodú

灾区消毒（disinfection in disaster area）　在灾区环境中，利用物理、化学等方法杀灭病原体以防止传染病传播的措施。自然灾难发生后，灾区卫生条件恶化，可根据传染病预防的需要，有针对性地在灾区开展预防性消毒。若有传染病发生时，应以病原体可能污染的范围为依据确定消毒范围和对象。

灾区消毒的种类　有两种分类方法。

根据消毒目的分为预防性消毒和疫源地消毒。预防性消毒是灾难发生后，对有些可能存在病原体的环境有选择性地进行消毒。疫源地消毒是对存在或曾经存在传染源的场所进行消毒，目的是杀灭环境中的病原体。

根据消毒时间不同分为随时消毒与终末消毒。随时消毒是随时对患者或带菌者排出的呕吐物、分泌物及被污染的所有物品进行消毒，目的是及时杀灭排出的病原体。因洪水阻塞交通，肠道传染病患者无法住院隔离，其排泄物必须实施随时消毒。终末消毒是患者住院、转移、死亡而离开疫源地或终止传染状态后，对疫源地进行的一次彻底消毒，目的是完全消除患者已经传播或遗留在住室、各种物体上存活的病原微生物。

消毒方法　根据灾区可能出现的疫情，应选择合适的消毒剂进行环境消毒，不同场所选用不同的消毒方式，不同消毒对象选择不同消毒方法。应选择取得国家卫生许可批件的消毒产品；符合卫生部《次氯酸钠消毒液卫生质量技术规范》的产品也可以直接使用。常用化学消毒剂有：漂白粉（含氯石灰）、漂白精、二氯异氰尿酸钠（优氯净）、三氯异氰尿酸钠、二氧化氯、聚维酮碘，主要是用含氯消毒剂。根据环境情况调整消毒密度和次数。灾区常用的消毒方法包括以下几种。

喷雾消毒　一般用于较大范围的地面及物体表面的消毒。甲酚皂溶液（来苏儿）是现场消毒中使用最多的一种消毒剂，常用浓度为3%，主要用于污染地区的喷雾消毒，或污染物的浸泡、擦拭消毒。甲酚皂溶液消毒范围广泛，也用于肠道传染病患者的粪便、呕吐物所污染的地面，可使用5%~10%溶液喷雾消毒。漂白粉可用于已知被粪便污染或灾区已有肠道传染病流行时，使用2.0%~5.0%的漂白粉溶液，按每平方米500~1000ml的量进行喷洒消毒，以保证消毒效果。喷洒时间尽量选择晴天或雨停后，以保证喷洒后有1~2小时的作用时间。当地面潮湿时，可直接喷洒漂白干粉于污染的地面。在常温下，以漂白粉20~40g/m^{2}的剂量，作用2~4小时即可。当漂白粉中有效氯含量低于15%时不宜使用。

擦拭消毒　主要用于患者家庭消毒，对制止传染病在家庭内的传播具有一定作用。常用1%~5%甲酚皂溶液、5%漂白粉溶液、0.2%~1.0%过氧乙酸液。

熏蒸消毒　常用的有乳酸、甲醛、过氧乙酸等。在灾区发生呼吸道传染病流行时，对家庭、影剧院等可采用熏蒸法进行消毒。

生物学消毒法　利用生物学的作用达到杀灭病原体的方法。在灾难期间最常用且广泛推广的是高温堆肥。将有机垃圾、人类粪便加适量垃圾土和水分收集成堆，留出通气孔，经泥封后产生高温，达到杀灭病原体的目的。另一种方法是不留通气孔，属厌氧发酵达到杀灭病原体的作用，这种方法又称常温堆肥。

常见污染对象消毒　使用消毒剂前详读说明书，按说明书中的使用范围和使用方法进行操作，对于零散分发的消毒剂要配发消毒剂使用说明书。一般消毒剂具有毒性、腐蚀性、刺激性。消毒剂应在有效期内使用，仅用于手、皮肤、物体及外环境的消毒处理，切忌内服。消毒剂应避光保存，放置在儿童不易触及的地方。灾区各种物品的具体消毒方法如下。

饮用水　应尽可能采用集中式供水。对分散式供水如浅井水、坑塘水、河渠水，取水后应在缸、桶等容器内进行消毒处理，不能直接饮用。一般使用含氯消毒片或泡腾片（如漂白精片、二氯异氰尿酸钠等）消毒。加入量按每升水3~5mg有效氯计算，作用30分钟后，余氯应达到0.3~0.5mg/L。缸水、桶水消毒一般每50kg水加入片剂或泡腾片1片。井水消毒可采用定时投加漂白粉消毒法：将所需量漂白粉放入碗中，加少许冷水调成糊状，再加适量的水，静置10分钟。将上清液倒入井中，用取水桶上下震荡数次，30分钟后即可使用，一般每天消毒2~3次。井水消毒也可采用持续加漂白粉法：在容器（如塑料瓶）上面或旁边钻4~6个小孔，孔径为0.2~0.5cm。根据水量和水质情况加入漂白粉精片（一般每瓶装250~300g），用细绳将容器悬在井中，利用取水时的振荡，使瓶中的氯慢慢从小孔中放出，以保持水中有一定的余氯量。一次加药后可持续1周左右。采用此法消毒，应有专人负责定期投加药物，测定水中的余氯。

餐（炊）具　餐饮业、食堂等的共用餐（炊）具及有传染病患者家庭的餐（炊）具，首选煮沸消毒，消毒15分钟。也可用含氯消毒剂消毒，消毒时将餐（炊）具浸没在含有效氯250mg/L的消毒液中，作用15分钟，然后用洁净水冲洗，除去残留消毒液。

墙壁、地面　用浓度为250~500mg/L的有效氯喷雾或喷洒，作用2小时。用量：土质地面250~500ml/m^2、土质墙200ml/m^2、水泥地面300ml/m^2。对上述各种墙壁的喷洒消毒剂溶液不宜超过其吸液量。

厕所、粪便　厕所数量应与灾民安置点人数相适应，一般按每45人一个蹲位配置。有条件的应尽量采用水冲式厕所、流动厕所和无害化厕所，这类厕所不必在现场对粪便进行消毒处理。厕所蹲位不足时，可选择合适的地点挖建简易厕所，厕所应建有围栏和顶盖，避免雨水漫溢粪便污染环境。厕所内可定时洒 20% 漂白粉乳液以除臭并消毒。当粪便接近便池容积 2/3 时，应及时加土回填覆盖，另建厕所。无法加土覆盖的，可使用生石灰或漂白粉覆盖，表面厚度达 2cm。

生活污水 灾民安置点的生活污水应排入城市污水系统进行处理。不能纳入城市污水处理系统的，应通过排水沟或指定倾倒地点等方式尽量收集。收集的污水可用含氯消毒剂进行消毒。加氯量为 10～50mg/L，作用 30 分钟后，余氯应保持为 5mg/L。

衣服、被褥 被污染的衣服、被褥用 80℃ 热水浸泡 15 分钟，白色织物可用 2% 漂白粉上清液浸泡 30 分钟，然后用清水漂洗。

家具等一般用具 用 0.5% 氯己定（洗必泰）或 0.5% 新洁尔灭擦拭，作用 30 分钟。

畜舍 一般用 10% 漂白粉上清液喷雾（200ml/m²）或喷洒（1000ml/m²），作用 2 小时，若疑有炭疽菌污染则可用 20% 漂白粉上清液喷雾，作用 4 小时。

手 日常生活中饭前便后可用肥皂加流水洗手。无条件洗手时，可使用快速免洗手消毒剂涂擦双手；处理污染物后，可用肥皂加流水洗手，也可用有效氯 100mg/L 消毒液浸洗作用 3 分钟，或使用消毒湿巾擦拭双手。

消毒效果评价 条件允许时，可按照《消毒技术规范》（2002 年版）规定的方法对消毒对象进行消毒效果评价。当消毒前后自然菌的杀灭率≥90%，消毒后的细菌菌落数符合相关卫生标准，没有致病性微生物存在时可认为消毒合格。对水消毒的评价，在有条件的情况下应按中华人民共和国国家标准《生活饮用水卫生

标准》（GB 5749-2006）检验；在现场条件不具备时可采用简易方法检验。饮用水以消毒后水样中大肠埃希菌群落下降至 0 个/100 毫升为消毒合格。污水消毒后，大肠埃希菌群落≤500 个/升，连续 3 次采样未检出相应致病菌为消毒合格。余氯检验需取经消毒的水样用市售余氯比色器或余氯测定试剂盒测定，也可以用分光光度法或邻联甲苯胺比色法。

个人防护 工作人员必须正确实施消毒措施，掌握各种消毒剂的使用方法及注意事项。手的清洁与消毒：在救灾防病活动中，工作人员的手不断地与各类患者及物品接触，及时进行手的清洁与消毒对减少感染的传播是十分重要的。现场消毒工作人员要注意呼吸道、口腔、鼻腔黏膜的卫生和保护。喷雾有刺激性或腐蚀性消毒剂时，消毒人员应戴防护口罩和防护眼镜，并将食品、餐（炊）具、衣服及被褥等物放好，尤其应注意防止消毒剂气溶胶进入呼吸道。消毒过程中，不得吸烟、饮食。既要防止或减少受到消毒因子的伤害，又要避免受到微生物感染。参加现场消毒工作人员要注意休息，劳逸结合，避免过度劳累。

消毒组织工作 各级疾病预防控制机构应有具体分工，做好消毒组织工作。对受灾区域进行全面消毒与指导工作，加强灾区杀虫、灭鼠工作，对死畜、死禽等尸体进行无害化处理。协助当地建立一支消杀队伍，加强培训与指导。

要有专人负责，做好消毒剂的集中供应、配制、分发和登记工作，做好消毒常识宣传，组织群众实施消毒措施并具体指导其正确使用。要防止灾难发生后，

捐赠的大量消毒产品在灾区堆积，日晒雨淋，造成有效成分下降，或潮解失效等影响消毒效果。同时也要防止对捐赠的产品审查不严，大量无证产品流入灾区，造成产品质量无法保证。

需要注意的是，灾区、非疫区，不主张对无消毒指征的外环境、交通工具、帐篷等进行广泛的、反复的喷洒消毒。对灾区环境进行大面积消毒、在交通要道设卡消毒并无实际意义。灾区在防疫对策上应以预防性消毒为主，即对可能受到病原微生物污染的物品和场所进行消毒。所以，灾区消毒工作一定要目标明确，切记避免两类错误：消毒不足和消毒过度。

（赵中辛）

zāiqū huánjìng wèishēng zōnghé zhìlǐ
灾区环境卫生综合治理（environmental health comprehensive management in disaster area）

针对灾难后环境卫生的综合治理措施。灾后深入持久开展环境治理工作是灾后卫生防疫工作中科学有效的措施。环境治理不但能够消灭病原体和媒介昆虫的滋生环境，减轻环境消杀灭工作、饮水卫生工作、食品卫生工作的负担，而且能够改善灾区生活环境，提高群众生活质量，避免次生灾难的发生。

灾难对公共环境卫生的危害

灾难发生后，由于灾区原有的生态平衡被打破，蚊蝇等各种媒介生物滋生和各种害虫的聚集，会引起水源污染、食品污染。加上人群的迁移和密集，灾后生活环境的恶劣，个体免疫力降低，精神心理等因素，极易导致传染病暴发流行。灾后由于受条件限制，许多尸体只能临时就地处置，在气温高、雨量多的情况下，尸

体迅速腐败，产生恶臭，严重污染空气和环境。不同类型的自然灾难带来的环境卫生问题有所不同，但所造成的环境卫生影响有相似之处，主要表现为：

水源污染与供水设施损坏 灾难会改变水源的状态，尤其是泥石流、洪水往往对水源破坏更为严重。各种地面的污染物流入水源，造成污染，引起水源性疾病的大规模流行。灾难发生后还会引起饮用水供应设施的损坏或供水水质的污染。

居住设施和卫生设施被破坏 洪灾、地震、泥石流和台风等灾难，都会对居住设施和卫生设施造成大规模的破坏。在灾难发生初期，受灾群众被迫露宿，而后在帐篷或板房中居住，而牲畜被带到临时安置点，造成人口集中、人畜共居，厕所、垃圾收集处理设施的缺失，为媒介生物的过度增殖创造了适宜环境，构成了肠道传染病、呼吸道传染病与人畜共患病多发的条件。

病媒生物密度增高 地震灾难使人和动物的尸体及其他有机物质被掩埋在废墟下，在相应气候条件下，有机成分腐败，为蝇类提供了适宜滋生的条件。在旱灾情况下，由于废弃物处理失当，同样有利于蝇类的滋生。在洪灾后，低洼处往往留有大量的小片积水地区，杂草丛生，成为蚊类最佳繁殖场所。此时若有传染源存在，就会使该地区的发病率迅速升高。

人群的易感性提高 在灾难发生后，环境污染严重，病原体数量增加，构成致病微生物易于繁殖的条件；人群活动范围缩小，彼此密切接触频度增加；卫生条件恶化，无法满足清洁需求；人群普遍免疫功能下降。这些因素均导致人群的易感性提高，对此必须引起足够的重视。

综合治理措施 灾难过后，卫生部门应积极开展灾区环境卫生消杀灭工作，发动群众对室内外环境进行彻底的清理。整修道路，排除积水，填平坑洼，清除垃圾杂物，铲除杂草，疏通沟渠，掏除水井内污泥，修复厕所和其他卫生基础设施，掩埋禽畜尸体，进行环境消毒，做好垃圾、粪便及污水的管理、收集、排放和无害化处理，改善环境卫生，做到先清理、后消毒、再回迁，控制疫病发生的危险因素，使灾区的环境卫生面貌在短期内恢复到灾前水平。具体内容包括：

修建临时厕所，加强粪便处理 临时厕所不仅是灾区人民的必要生活设施，更是保持环境卫生、减少疾病发生与传播的必要措施。修建的临时厕所应达到应急性、便利性和实用性的要求，要做到粪池不渗漏，粪便不外溢，避免污染周围环境；远离水源，防止污染水源；每日清洁，防止蚊蝇滋生；发生肠道传染病的病例或流行时，粪便必须有专人负责进行及时消毒处理。

临时安置点的厕所位置和数量要按人口密度合理布局，一般可按照每45人一个蹲位配置或1个蹲位/25名女性、1个蹲位和1个便池/35名男性设置。有条件时可使用商品化的移动性厕所。临时厕所可选择粪便与尿液分别收集的设施，尿液及时排放，粪便每日施加生石灰或漂白粉消毒。

尽量利用现有的储粪设施储存粪便，应选择远离水源地点、地势较高的地方挖坑，用防水塑料膜、石灰、水泥等防水材料作为土坑的衬里，向坑周围延伸20cm左右，粪便倒入坑内储存。

简易粪坑要挖深，每两天撒一次生石灰，生石灰层厚5cm，以防蚊蝇滋生，粪坑装满后，要加土覆盖，另选新的粪坑或将粪便清出进行高温堆肥处理。

在特殊困难情况下，为保护饮用水水源，可采用较大容量的塑料桶、木桶等容器收集粪便，装满后加盖，送至指定地点暂存，待灾难过后运出处理。有条件时用机动粪车及时运走；船上居民的粪便，用容器收集后送上岸集中处理，禁止倒入水中，以防止血吸虫病等的传播。

对临时厕所要落实专人管理，确定专人保洁，负责厕所的清扫、消毒，每日喷洒灭蝇药2次，及时掏清粪便并进行无害化处理。对于使用马桶收集粪便的，粪便要倒入粪坑，禁止随地乱倒，不能在取水点附近、井边洗刷马桶。

集中治疗的传染病患者的粪便必须用专用容器收集，进行消毒处理。散居患者的粪便采用两种方式处理。一是使用漂白粉，粪便与漂白粉比例为5：1，充分搅拌后，集中掩埋；二是使用生石灰，粪便内加入等量的石灰粉，搅拌后再集中掩埋。

牲畜的粪便要及时清理，收集入集中粪池或高温堆肥处理。

垃圾、污水的收集与处理 根据灾民安置点的实际情况，合理布设垃圾收集站点，收集垃圾的容器按每25人左右提供一个容器并加盖，容积为50~100升。必须有专人负责垃圾的收集、运送和处理。垃圾要做到及时清理，集中堆放处理，日产日清，不得任意倾倒。

临时安置点要修建污水沟，生活污水应定点倾倒，并远离饮用水水源。及时对垃圾站点与污水倾倒处进行消毒杀虫，经常喷洒消毒杀虫药，如漂白粉、生石灰、敌百虫等，防止蚊蝇滋生。传染性垃圾必须消毒处理，有条件的可采用焚烧法处理。

收集的垃圾要因地制宜，选择地势较高、远离水源和临时安置点的地方集中堆放，四周要挖排水沟，集中统一进行无害化处理，常用处理方法有以下三种。

高温堆肥 在地面上挖宽16cm、深12cm的"卅"形沟，沟的间距为1.5m，在沟上盖秸秆，然后把混匀的堆料（垃圾、人畜粪尿、土、水各四分之一）堆在沟上，做成底宽2m（不要堵住通风道口）、堆高1.5m、顶宽1.5m的堆，最后用泥封好。如果条件差，可将混匀的堆料制成不湿不干、用铁锹一拍成饼、一抖即散的堆料，放在平地上用泥封好。

坑式堆肥 坑深1m以上，直径1.2m，坑沿四周砸出土埂，防止雨水流入，堆料入坑，坑口最好用秸秆铺上，用土压严，可每日向其表面喷洒杀虫剂1~2次，或洒一层生石灰，以防生蛆。

密封发酵法 把粪尿贮存在用不透水材料（砖、水泥或三合土夯实）制成的贮粪便池或缸中，加盖密封3个月左右。

妥善处理人和动物尸体 人的尸体处理见尸体管理。家畜家禽和其他动物尸体应用漂白粉或生石灰处理后进行深埋。

室内卫生处理 灾民搬回原居住地前，应首先对原住房的质量进行安全性检查，确认其牢固性。然后开窗、通风换气，全面清扫室内和院落，清除垃圾污物。必要时将房间的墙壁和地面进行消毒。对室内和临时安置点带回的日常生活用品可进行煮沸消毒或在日光下曝晒。在有条件时，

可用2%~5%的洁灭净洗消液将衣服、被褥浸泡15~20分钟后再进行洗涤。待室内通风干燥、空气清新后方可搬入居住。

(赵中辛)

zāiqū wèishēng xuānjiào gōngzuò

灾区卫生宣教工作 （health education in disaster area）

向灾区民众传播卫生和健康知识的科普宣传和健康教育工作。是灾区卫生工作的重要组成部分。灾区卫生宣教工作的基本功能是对灾区民众开展科学普及和健康教育，通过卫生科普知识的传播和信息的传递，指导、帮助灾区民众认识和掌握卫生健康知识等。专业卫生机构和广大医务工作者开展科普宣教和健康教育工作，可及时将疾病和伤害的信息、相关科学防护知识、防护措施、预防保健知识向灾区民众宣传，给予他们正确的信息。

灾难可能造成人群心理应激，出现恐惧、焦虑、认知改变，甚至行为改变，若不能及时有效地进行干预和控制，对事件的应急处置将产生较大的消极影响，还可能导致社会危机或政治动荡。灾难发生时，通过开展卫生宣教工作，向灾区民众进行必要的心理健康教育，同时对出现心理疾病或障碍的人进行心理危机干预，指导他们以积极的心态去应对危机，以正确的方法处置突发事件。

发生灾难时，应明确广大人民群众的生命安全和健康高于一切，积极主动地预防，及时有效地处置和最大限度地减少人员伤亡，保护人民财产，维护社会稳定。在危机时期，公众对信息和健康相关知识的需求更加迫切，卫生宣教工作可及时、准确、全面地进行信息披露和解读，满足他们的信息需求。这一阶段卫生

宣教工作的内容和对象要有高度的针对性。

灾难应急处置基本完成后，不等于卫生宣教工作的结束。应急处置的善后工作任务还十分艰巨。受灾难影响的地区在危机事件后恢复正常生产、生活和社会秩序，受影响人群的身心健康恢复都要有一个过程。这一阶段的卫生宣教工作应在应急处置阶段心理健康教育的基础上进一步开展心理健康干预和教育工作，开展灾后的卫生科普知识教育。作为健康教育工作者，还应开展灾难应急处置卫生宣教工作效果评估，总结成功经验和失败教训，以帮助全社会进行反思。

(赵中辛)

shītǐ guǎnlǐ

尸体管理 （cadaver management）

对灾难遇难者遗体进行搜寻、整理、辨认和处理的工作。

尸体搜寻整理 ①建立尸体处理小组：灾难发生后，根据灾难规模和伤亡人数，现场指挥部建立尸体处理小组。②派出搜索队：一般每支搜索队配置1~2名卫生人员协助，每组处理尸体不超过10具。这样做一是可保证在较短时间内完成对尸体的初检和处理；二是可以避免因一组检验过多具尸体而容易出现的混乱。③尸体搜索：搜索人员将现场散布的尸体、尸块、人体组织、遇难者的随身物品等归拢在一起，着重寻找遇难者随身携带的身份证、手机、钥匙、钱包等，注意不要有遗漏现象。现场搜索队员分成若干个小组并将现场划段分片，逐块逐步地进行搜索。④尸体整理取样：在灾难现场附近地域选择一个平整安全的场地摆放破碎尸体，并进行现场初步复原，提取指甲、骨髓、毛发等DNA样

本；时间较长、表面液化或已经开始腐败变质的尸体取牙齿、指甲、第七根肋骨上一块 5cm 长的软肋；尸体过多时可直接剪取手指作为 DNA 样本。⑤尸体编号照相：编号根据尸体发现地点、法医编号、检验尸体顺序组合而成。每个遇难者都有唯一编号，它将一直伴随尸体处置全过程，就像身份证号。将遇难者所有遗物一一登记，统一录入计算机系统。将编号卡放在透明塑料袋中，并放在尸体胸前。拍三张照片，一张全身，一张面部特写，一张个体特征。条件允许时遗物也要拍照留档。⑥记录：记录个体特征，个体特征包括身高、体态、发型、牙齿、体表的胎记、疣、瘤、生理性或病理性（如手术）瘢痕、陈旧性骨折及衣着特征，判断大致年龄等，特别是义齿、耳环、胎记。还应注意收集遇难者生前携带物的特征，并对身上的服装、手机型号、钥匙、钱包等物品进行记录和保存。

尸体辨认 主要有四种方法：①直接辨认法，即通过亲友、群众辨认尸体及随身物件确认。②法医物证学方法，即通过检测尸体及遇难者的血型、DNA 等个人遗传标志，经同一认定后确认。③法医学亲子鉴定方法，即通过检测尸体、可疑死者父亲和（或）母亲某些遗传标志，看是否符合孟德尔遗传规律来判断是否有亲子关系，从而间接确认尸体。④其他技术方法，如通过指纹、嗅味等同一认定来确认。

把每一具无名尸体的三张照片放在一个页面，用软件制成 PPT 幻灯片。另外，所有照片要打印多套，分置各殡仪馆，供亲属查认。如果使用 DNA 辨认，遇难者尸体 DNA 检验的流程是：

①发现无身份特征尸体。②初步尸检，检查受伤致死原因。③拍照片：全身、面部、个体特征，录入殡仪馆档案，以供辨认。④提取 DNA 检材（检测后录入数据库），填写无名尸体信息卡。⑤到殡仪馆后再次核对信息卡，尸体火化。⑥遇难者家属持遇难者和本人的身份证、户口簿或当地公安机关出具的证明到殡仪馆领取骨灰。

公安部门组织家属填写个人识别登记表，辨别尸体。对辨别出来的尸体出具尸体检验报告，清理移交遗留物品。

处理方法 对尸体处理时必须给予充分尊重，尊重少数民族的丧葬习俗，及时就地清理和尽快掩埋或火化处理。必须辨明身份而不能马上处理者，存放时间应尽量缩短。

尸体暂时存放地应远离水源，避开人员活动区，避开低洼地。存放时间在平均气温低于 20℃ 的情况下，自然存放不宜超过 4 天，放入存尸袋可适当延长存放时间，但应在尸体上下洒盖漂白粉，降低尸体腐败的速度，减少异味。尸体出现高度腐烂时应及时进行火化或掩埋处理。条件许可的情况下适当集中存放，便于管理。

尸体包裹时首选统一制作的裹尸袋，也可因地制宜选用遇难者生前使用的被褥等进行包裹。尸体包裹得要尽量严紧结实，将包裹后的尸体最好捆三道（头、腰、腿部），以便于运输和避免尸臭散发。尸体高度腐烂时在裹尸袋内要加棉织物吸收液体，并适当喷洒漂白粉、草木灰等其他消毒除臭剂。对轻度腐烂的一般性尸体，无须进行消毒除臭处理。为减轻周围环境的臭度，在尸体周围环境可适当喷洒消毒除臭剂。

火化处理为首选方法。对甲、乙类传染病死亡者，应做彻底消毒后，以最快速度运出进行火化处理或 2m 以下深埋。对高度腐烂的尸体应进行消毒除臭处理。选用土葬，应尽可能选择 2m 以下深埋的方式。埋葬人数集中、量大或有特殊原因不能选择深埋方法时，为避免对地下水的污染等，经现场卫生专家集体决定可选用浅埋（1m）的方法。尸体埋葬的场所应由当地政府指定，不得随意乱埋。尸体过多、气温过高必须尽快处理尸体时，可采取铺一层生石灰，放入一层尸体，再铺一层生石灰，再铺一层尸体，最上面铺一层生石灰再覆盖土的方法。在城镇、村外选择埋尸地点时，最好选取便于运输又不影响城镇、村容，土壤结构结实，地下水位低及地势较高的场所，须远离水源，尽量选择人口密集区的下风向。尸体清理后需要对其场所进行消毒处理，可选用漂白粉溶液喷洒。

伤员在转移救治过程中死亡的，由救治地民政部门指定当地殡仪馆统一负责尸体火化工作。殡仪馆要制订工作方案，指派专人负责，严格执行服务规范，免费提供尸体运送、冷藏、火化等服务，免费提供骨灰盒。骨灰可由亲属认领。尸体处理时做好亲属的安抚工作。尸体火化后无人认领的骨灰，由救治地殡仪馆编号后暂时保存。

一般尸体的清理，运输人员需要一定的防护意识和卫生防护设备，要戴医用防护口罩、着工作服、戴手套、穿胶鞋。尽量避免意外擦伤，出现外伤时需要及时进行医疗处理。应注意及时洗手并注意个人卫生。

（侯世科）

zāinàn xīnlǐ jiùyuán

灾难心理救援（disaster psycho-logical relief）

为将灾难受害者的心理损害控制在最低水平而进行的一切心理援助活动。重大灾难事件发生以后，即使没有受到躯体伤害的幸存者，也难免会出现恐惧、焦虑、失眠、精神失常、精神恍惚等各种心理创伤症状，严重影响生活质量，更有一些被救者由于无法面对亲人离世或面对自身的残疾而采取极端行为，甚至自杀。所以，灾难心理救援在灾难整体救援当中不可轻视，对于挽救生命这一救援宗旨来说，心理救援发挥重要作用。灾难心理救援可对各种灾难受害者（人群和个体）提供心理援助和社会支持，以便在较短时间内缓解灾难受害者的心理与生理反应，包括减轻其消极情绪反应，处理严重的创伤反应，安抚受害者的情绪，稳定社会秩序，挖掘资源，建立起社会支持系统，预防受害者发生异常精神病理症状等，为提高灾难救援整体的质量和效率提供有效保障。若及时帮助处于心理危机境遇的人恢复心理平衡，可减轻或预防应激事件引起的心理情绪反应。灾难心理救援是灾难医学救援的重要组成部分。心理救援的内容包括心理危机评估、心理干预、后续回访及建立系统的心理救援体系和预防方案，也包括后续的心理重建，建立长期心理服务站，并派专职心理工作者为灾民提供持续、定期的心理服务。

简史　人类很早以前就意识到创伤事件可能对个体产生终生的心理影响，经历过灾难的人需要安慰、开导，但系统的心理干预理论直到 20 世纪 40 年代才问世。1942 年，美国波士顿一场造成近 500 人死亡的火灾后，美国心理学家总结出危机事件中影响心理反应的若干因素，有理论指导的心理干预由此开始。20 世纪中期，美国国家心理卫生署（National Institute of Mental Health，NIMH）着手制订灾难受害者服务方案，资助对重大灾难的社会心理反应进行研究。20 世纪 70 年代，发达国家就开始将心理救援纳入灾后救援工作之中，通过数十年的努力，已经形成比较完善的心理救援体系和机制。无论群体性突发事件，还是个体遭受到的危机，都有心理救援与干预人员的及时帮助。1978 年由美国政府颁布的《心理援助指南》，是 NIMH 出台的第一本灾难援助心理辅导手册。

中国最早进行的灾难心理救援应该是在 1994 年新疆克拉玛依友谊馆火灾发生以后。在 1998 年张北地震和特大洪灾、2000 年洛阳东都商厦火灾、2002 年大连 5·7 空难和 2003 年严重急性呼吸综合征（SARS）疫情等突发事件救援中，都有灾后的心理救援。但这些都是自发的，无政府组织，很少有包括在整体救灾方案之中的心理救援行为，也远不能满足实际需要。2008 年汶川大地震发生以后，由政府部门、部队、群众团体和学术团体等组织的心理救援队伍进入地震现场，开始了中国历史上规模最大的一次灾难心理救援。目前中国灾难心理救援正迅速发展，逐步成熟完善，建立起救援体系。

心理救援对象　包括灾民和救援人员。根据国际通行的方法计算，当事故导致一人死亡，此人周围至少有 10 名亲友心理会受到影响。从目击者到救援人员，都是需要心理干预的群体，而由于灾难事件的突发性、伤害性等特征，灾后需要心理救援的人与能够提供心理援助的人数目差距很大，无法做到立即对每一群体进行心理干预。于是，需要按照心理创伤的严重程度，给最需要、最危急的人员最先进行心理干预。①第一级人群：第一现场亲身经历灾难事件的人，如灾难中的幸存者、灾难的目击者。②第二级人群：与第一级人群有关的人，如幸存者和目击者的亲人、有亲属在灾难中伤亡的人等。③第三级人群：救援人员、灾难发生后开展服务的人员、志愿者及进行灾难事件报道的媒体记者等。重大灾难的直接受害者，包括原有精神障碍者，丧失亲人、朋友、同事、同学者，自身受伤（分重伤重残，轻伤轻残）者，财产损失者，目击者，心理感受强烈者及社会功能受损者，均为心理救援服务的重点人群。老人及儿童为特殊需要心理关怀的群体。救援人员的心理危机干预也是灾后心理救援服务不容忽视的内容。

心理救援人员组成　国外的灾难心理卫生工作者主要为专业学会、社会团体、协会人员，如精神医学会、心理师学会、社工协会、精神科护理人员协会、神职人员协会（牧师）和私人医疗机构负责人等。中国的灾难心理卫生工作者主要为精神科医生、心理咨询师、高校心理专业师生及经过培训的非心理专业的志愿者。一般将心理医生、精神科医生和其他与心理卫生有关的专业背景人员称为专业人员，非心理卫生工作者称为辅助灾难心理卫生人员。无论专业人员还是辅助人员，都需要进行灾难心理救援的培训才能提供心理服务。可参考《重大灾难工作人员训练手册》

《重大灾难工作人员灾区应变手册》等。心理援助是一个长期工作。灾难发生后的一个月至三四个月，心理援助开始转入中期阶段。根据心理学知识及国内外积累的相关经验，如汶川大地震，心理援助要坚持更长，至少20年。这可视为由心理救援转为心理援助的长期阶段。在大批外省市的救援人员逐步撤离以后，需要在当地培训有能力和意愿提供长期心理服务的志愿者。

心理救援时机 心理救援的最佳时间在理论上都是越早越好，但灾难发生后应先以生命救援为主，条件允许的情况下心理救援与生命救援同时进行。灾难心理救援在灾难救援的不同阶段有不同的服务重点。对于急性期、灾后冲击早期的群众，能做到在混乱的灾难现场有序给予心理援助是工作重点；而灾后重建期的心理救援是一个长期而漫长的过程。已经有一些单位陆续在地震灾区建立心理干预基地，为灾后重建提供长达5年的心理援助。

急性期（回避期） 灾难发生1周以内。此时灾民对突发的灾难感到震惊，情绪大多处在恐惧与焦虑的状态下，此时人们的安全感、控制感、信任感极度降低。因此，在此期间需要重新建立安全感。可选用的心理干预技术主要为支持性干预技术（如关注、倾听）与稳定化技术（如认知行为疗法）。

灾后冲击早期（面对期） 灾后1周到1个月左右的时间内。在此阶段，灾民已经逐渐接受灾难发生的事实，对失去的亲人和损失的财务追忆和哀悼。但也有部分灾民仍不断闪回灾难发生的场景。可以继续使用稳定化技术，同时对有丧亲的灾民采用哀伤咨

询与辅导技术，还可以进行团体小组的心理辅导，进行支持性团体治疗，如严重（危机）事件集体减压法（critical incident stress debriefing，CISD），系统地通过交谈来减轻压力。

灾后重建期（适应期） 灾后1个月后。灾民需要的是与原来正常的生活重新产生联结。但此阶段也是预防创伤后应激障碍的关键时期，适宜选择长期心理辅导。此阶段主要针对出现创伤后应激障碍的灾民进行长期心理辅导，如放松训练、生物反馈治疗、认知行为治疗、眼动脱敏再加工治疗和整合治疗等。

原则 根据不同人群的心理情况采取不同的心理干预技术。

对普通人群和重点人群采取不同的心理干预技术 国家卫生部《紧急心理危机干预指导原则》（2008年5月发布），将灾难受害者划分为普通人群和重点人群，进行不同的干预。普通人群是指目标人群中经过评估没有严重应激症状的人群；重点人群是指目标群体中经过评估有严重应激症状的人群。对重点人群采用稳定情绪、放松训练、心理辅导技术开展心理救援。

对不同年龄的人群选用不同的心理干预技术 对年龄小不能用语言清晰表达者，适合选用投射性的心理技术，如绘画疗法、箱庭疗法、叙事疗法等。对于处于青春期的少年，为了增强其参与感，可对其进行团体小组式的心理干预模式。

对不同文化水平和领悟能力的人群选用不同的心理干预技术 对文化水平高、领悟力强的灾难受害者可选用认知行为疗法；对文化水平低、领悟能力有限的灾民可选用叙事疗法、暗示疗法、

行为治疗或生物反馈疗法等。

根据人群的个性和心理问题的特点选取不同的心理干预方式 如个人有不愿被暴露的隐私问题，可以做个体咨询；如在灾难后遇到较普遍问题导致的心理困惑，可以采用团体治疗的方法。

对不同民族文化习俗的灾民采用不同的心理干预方式 不同民族有不同的风俗习惯和信仰，进行心理干预时一定要先了解当地人的风俗传统及禁忌。在心理救援过程中，要重视文化差异，尊重灾难受害者的文化习俗。

对损失程度不同的人选择不同的方式干预 对于失去孩子的父母或成为孤儿的孩子来说，他们往往最敏感、情绪波动最严重。对于这部分群体，尽量先找到他们的其他亲属再进行心理干预。其他丧失亲人的灾民，要遵循既能与之"共情"，理解当事人的痛苦和悲伤，又要注意保持适当的心理距离，不要出于任何理由和原因欺骗说他的亲人还健在，不应要求当事人"往好处想"或淡化事件，这样往往适得其反，丧亲者会感到不被理解和同情。

需要特别注意的是，心理救援绝不是一味安抚。所罗门（Solomon）等人（1987年）指出，当旁人提供过多的支持时，支持也可能变成压力源。无论提供长期或短期的心理支持，必须从对方的实际需求为出发点考虑心理救援的方式和方法。并不是每一个灾民都要接受专业的心理干预。相比较灾民数量来说，专业的心理工作者的人数一定是有限的。对于一些症状较少、受灾程度较轻的个体，救援队员任何一句支持性的话语都可以起到重要作用。

方法 ①心理急救方法：倾听、接纳、理解、同情、支持、

信息提供、安全保证及建立信任关系。②放松训练：呼吸放松、肌肉放松、想象放松。③集体晤谈技术。④眼动脱敏与再加工治疗（见心理危机干预）。⑤认知重建技术：通过改变患者的认知、思想和意象活动来达到矫正患者不合理行为的目的。⑥叙事疗法：是受到广泛关注的后现代心理治疗方式，它摆脱了传统的将人看作问题的治疗观念，透过故事叙说、问题外化、由薄到厚等方法，使人变得更自主、更有动力。⑦暗示疗法：是利用言语、动作或其他方式，也可结合其他治疗方法，使被治疗者在不知不觉中受到积极暗示的影响，从而不加主观意志地接受心理医生的某种观点、信念、态度或指令，以解除心理上的压力和负担，实现消除疾病症状或加强某种治疗方法效果的目的。⑧行为治疗：是以减轻或改善患者的症状或不良行为为目标的一类心理治疗技术的总称。已有上百年的历史，具有针对性强、易操作、疗程短、见效快等特点。⑨生物反馈疗法：是利用现代生理科学仪器，通过人体生理或病理信息的自身反馈，使患者经过特殊训练后，进行有意识的"意念"控制和心理训练，从而消除病理过程、恢复身心健康的新型心理治疗方法。⑩箱庭疗法（见灾后儿童心理问题）。⑪视情况也可辅以药物治疗，抗抑郁剂、焦虑剂治疗及抗精神疾病药物治疗。⑫其他心理干预方法有绘画疗法、团体治疗等。

（王立祥）

灾难心理评估（disaster psychological evaluation）

zāinàn xīnlǐ pínggū

对灾难幸存者的心理应激反应程度和精神状态进行评估的活动。人的心理承受力和应对能力有很大的差异，在面临重大灾难性事件时，每个人都可能出现应激性心理反应，但每个人的反应程度和反应方式不同，是否构成需要干预的危机状态需要经过科学的评估才能确定。灾难心理评估是灾难心理救援的重要组成部分。在心理救援当中，由于心理工作者的数量相对于灾民的数量是极为有限的，所以有必要进行筛查评估，按急和需两方面进行排序，按照最紧急的顺序给当事人进行心理救助，并且根据评估结果判断所需心理干预的方式方法。必须特别注意救助对象的自杀风险。在经历重大灾难性事件后，为幸存者提供及时的心理帮助可能是有益的，如果未经系统评估就将幸存者标记为某种危机状态，可能会产生不利影响。如果没有详细评估幸存者的危机状态，随后的干预措施也很难有的放矢地帮助当事者，解决问题、消除危机等既定目标也将难以实现。专业的心理评估应由心理咨询师或精神科医生等具有施测资格的人员进行操作。第一时间接触到灾民的救援人员可进行初步心理筛查，将可能存在心理危机的灾民报送上级等待进行专业评估。

评估方法有多种，如评估性晤谈、行为观察、心理测验、实验室生理检查等方法，还可以通过患者本人、同事、医生等提供信息，获得多种类型的资料（如认知、情感、个性、社会功能等）进行综合的分析、评价，以做出最为可靠的诊断和症状严重程度的评估。评估性晤谈是一种有目的的会晤。临床晤谈主要分成两大类，即评估性晤谈和治疗性晤谈。评估性晤谈是在使用一系列评估手段之前用来了解患者基本情况的手段，是在制订治疗计划时不可缺少的步骤。行为观察是通过观察灾民的行为表现来辅助和校正其他心理评估得出的结果。心理测验时根据需要可使用专业量表或简易测评。施测地点可以在受灾地点随时进行，条件允许时可以在专门的心理治疗室进行。但由于灾难的突发性及伤害范围的广泛性，不能应用复杂繁琐的评估方式，通常以精神疾病的诊断系统作为金标准，实施一种或几种心理测验（即心理量表）作为辅助诊断。常用的量表有创伤经历筛查问卷、焦虑抑郁量表、症状自评量表等。

（王立祥）

心理危机干预（psychological crisis intervention）

xīnlǐ wēijī gānyù

对受到灾难事件直接或间接影响，处于心理危机状态的个人或人群提供心理援助的活动。心理危机是指心理状态的严重失调，心理矛盾激烈冲突难以解决，也可以指精神面临崩溃或精神失常，还可以指发生心理障碍。灾难发生后对灾民立即进行有效的心理危机干预，可帮助幸存者和遇难者家属积极应对灾难带来的痛苦和损失，防止或减轻灾难事件后的不良心理应激反应和心理障碍的发生，促进灾后更快适应及心理康复。

基本原则 针对灾民进行的心理危机干预是灾难心理救援整体重要的组成部分，既有与一般心理干预共同遵循的原则，也存在很多不同。

自愿性原则 要尊重灾民（或其他被援助对象）的意愿，由灾民决定是否接受心理干预，接受心理危机干预者有权选择接受干预的时间和形式。心理救援人员认为对方需要接受心理干预，但是灾民并不接受，此时心理救援人员应充分理解，尊重灾民意愿，不强迫。但是，发现灾民存在自杀风险时应及时向上级或专职心理医生、精神科医生转诊，尽力维护灾民健康及生命安全。

协同性原则 心理救援作为灾难救援整体的一个组成部分，应与整体救援工作协同一致。即心理救援不能脱离整体救援，心理救援人员也要与其他救援人员互相协调配合开展救援工作，工作分配遵从整体救灾指挥安排。

科学性原则 心理危机干预是一项涉及众多领域内容的工作，它是以心理干预为核心，以心理卫生工作者为骨干，以心理学、医学、社会学等专业知识为基础。专业领域不同的心理救援人员的作用是有区别的。例如，有处方权的心理医生及精神科医生可以给予灾民处方进行药物治疗，心理咨询师可以开展心理干预，每一位心理救援人员的分工不同。很可能心理救援人员一句简单的话即可给予灾民莫大的心理力量。但是，没有心理从业资格的志愿者希望承担心理工作者的角色，认为安抚灾民情绪是所有救援工作当中最简单易行的，认为支持性治疗当中的倾听和理解任何人都可以做到，这是严重的误区。从以往经验来看，非专业人士为灾民进行所谓的心理干预后，灾民出现严重抵触情绪的情况非常普遍，很多多次暴露自己创伤体验的灾民再次被问及时会出现愤怒情绪。所以，不仅要扩大心理救援当中专业人士的数量，还要对志愿者进行培训方可为灾民服务。

分类干预原则 同样经历灾难性事件，但每个个体受到的损失并不相同，所以灾后心理危机表现形式非常复杂多样，不能用同一种方式对待。所以，对不同需要的群体应选择不同的心理干预方法，实施分类干预和针对性干预。如按时间分类，可分为回避期、面对期和适应期；依据不同人群性质分类，可按年龄、文化水平等分类进行针对性心理干预；还可按照受灾程度进行分类，分为三个级别的受害者（见灾难心理救援）。

紧急干预与长期干预相结合原则 心理危机干预既是一项紧急的任务，又是一项持续性和长期的工作。灾难后最常见的创伤后应激障碍等常发生于创伤后的3~6个月内，只在整体救援工作开展的同时进行心理救援仅能解决一部分问题，而灾后心理重建则是一个长期的任务。

干预时间 心理危机干预的最佳时间是遭遇创伤性事件后的24~72小时。24小时内一般不进行危机干预，若是72小时后才进行危机干预效果会减弱，若在4周后才进行危机干预，作用明显降低。

干预步骤 ①确定干预对象。②心理危机评估。③确定干预方法。④给予心理危机干预。⑤评估干预效果，并确定下一次干预时间及方法。

干预技术 多采用简单易操作且行之有效的心理干预方法。

个体心理干预 针对个体进行的心理干预，如哀伤辅导技术、眼动脱敏与再加工治疗等。

哀伤辅导技术 灾难发生后，由于幸存者的亲人离故引发各种复杂哀伤情绪。据调查，唐山大地震后亲人亡故对个体的心理创伤最大。哀伤辅导是处理丧失的重要途径，可帮助处理异常或复杂的哀伤反应。哀伤辅导技术的基本过程是：①澄清丧失的相关事实。②建立良好的咨询关系，提供表达哀伤的安全环境。③表达因丧失导致的各种情绪感受。④寻找情感平衡。⑤探讨如何适应丧失后的社会环境。⑥对自我重新探索，建立新的自我。

眼动脱敏与再加工（eye movement desensitization and reprocessing，EMDR）治疗 美国心理学家弗朗辛·夏皮罗（Francine Shapiro）于1987年创立眼动脱敏技术，1991年进一步发展成为眼动脱敏与再加工（EMDR），使得急性应激障碍和创伤后应激障碍的闪回、恐惧、悲愤、绝望等症状有明显改善。夏皮罗认为，虽然人的一生难免遭遇不幸，但人具有一种冲淡和平衡不幸事件所带来冲击的内在能力，不仅如此，还能够使人在不幸中学习和成长。EMDR是一种整合的心理疗法，把很多有效的心理治疗元素整合到结构化的治疗方案中，可帮助灾民淡化灾难记忆图像，促进灾民恢复心理平衡，有效减轻灾民心理创伤，从而减轻心理创伤导致的各种身心症状。经过此种心理干预后，除创伤后应激障碍症状外，对慢性疼痛、恐惧、焦虑、抑郁、自信降低、内疚等多方面均有显著改善。EMDR治疗包括八个阶段：采集一般病史和制订计划、稳定和为加工创伤做准备、采集创伤病史、脱敏和修通、巩固植入、身体扫描、结束、反馈与再评估。

团体治疗 重大灾难事件后，可以将"共病"群体，即有相同症状表现的个体组成一个团体，也可将居住在同一个区域的灾民组成一个团体，还可将有共同经历的灾民如都是失去孩子或失去伴侣的个体等组成一个团体。团体心理干预的优势在于：一是可让参与者通过组内其他成员看到自己身上存在的问题，互诉痛苦可使个体通过他人或集体的经验解决自己的内心冲突；二是可让个体意识到并不仅仅是自己在这次灾难中受到伤害，同时也并不是但凡经历痛苦一定都会感到绝望。个体可从其他组员获得力量，互相鼓励走出灾难带来的阴霾。

家庭治疗 以家庭为单位进行的心理危机干预。针对整个家庭成员进行集体治疗，任何一个家庭成员的问题都不单纯是其个体的问题，家庭成员和家庭整体的情感互动对于个体的改变有重要意义。家庭治疗的目标是协助家庭消除异常、病态情况，以执行健康的家庭功能。家庭治疗的特点：不着重于家庭成员个人的内在心理构造与状态的分析，而将焦点放在家庭成员的互动与关系上；从家庭系统角度去解释个人的行为与问题；个人的改变有赖于家庭整体的改变。

操作形式 根据现场状况而定，切忌拘泥于固定的形式。可进行个体心理干预，也可进行团体干预，可进行现场心理干预，后续也可通过电话或互联网进行交流或心理干预。

（王立祥）

jíxìng yìngjī zhàng'ài

急性应激障碍（acute stress disorder，ASD）
突发强烈的创伤性生活事件所引起的一过性精神障碍。又称急性应激反应。急性应激障碍一般发生于创伤事件后数分钟或数小时，且持续最少 2 天，一般 1 周内可以恢复正常，最长不超过 1 个月。当一个人的心理刺激因素超过个人能耐受的强度，即会产生强烈的情感冲击，使个人失去自控能力，导致 ASD 的发生。主要表现为创伤性重现体验、回避与麻木、高度警觉状态。针对急性应激障碍的发病特点，其治疗干预应及时、就近、简洁并紧扣问题，治疗干预措施力求在短时间内发挥作用，实施策略因患者自身情况特点和应激刺激的不同而有所不同，进行个性化治疗与干预。由于急性应激障碍患者常受到严重创伤，脱离精神应激环境，避免灾民重复受到创伤至关重要。对于急性应激障碍的心理干预十分关键，所以应及时进行心理干预。

临床表现 ①核心症状：与创伤后应激障碍相似，包括闯入性再体验、回避麻木、警觉性增高。如创伤事件的情境或当时的心理感受反复自动地出现在意识中或梦境，患者因此回避各种与创伤有关的人和事，情感表现为麻木状态，常存在焦虑的自主神经症状，如心率加速、出汗等。②分离症状：较为常见，如麻木、情感反应迟钝、意识清晰度下降、人格解体或现实解体等。症状一般在受到应激性刺激或事件的影响后数分钟或数小时后出现，并在 2~3 天内缓解或消失，对发作可有部分或完全遗忘。③一般表现：表现为茫然、注意力不能集中，甚至可达到分离性木僵的程度，或表现为激越性活动过多（如逃跑反应或神游）、情感爆发等。④部分患者在病情严重阶段可出现思维联想松弛、片段的幻觉和妄想及严重的焦虑抑郁等精神病性症状。若达到精神病的程度，则可称为急性应激性精神病。

干预措施 主要有以下几种。

认知行为疗法（cognitive-behavior therapy，CBT） 为首选治疗技术。首先要使患者尽快脱离创伤情境，避免再次受到刺激；其次，与患者适当讨论问题，及时发现错误认知并使患者意识到还有更好的解决办法。治疗策略要因个体差异和创伤程度不同有所不同，基本原则是及时、就近，尽可能动员社会支持系统，提供更全面的帮助。

箱庭疗法（sand play therapy）比较适合出现 ASD 的人群。根据 ASD 的症状表现，很多个体出现回避行为，但箱庭疗法是利用玩具来表达内心的愿望和潜意识的需要，避免语言性治疗产生的阻抗和防御，也有助于患者将压抑的情绪借助非语言形式表达出来，完成宣泄的需要。另外，经历过创伤事件后，人们往往将愤怒、悲伤和内疚等情绪压抑到无意识中以减轻内心的痛苦，语言性治疗尤其是 CBT 对于解决这类问题显然很受局限，而箱庭疗法中治疗师是无条件陪伴，静默地关注个体制作箱庭全过程，让对方感受到被保护，开启其自愈的进程，对于治疗 ASD 的群体有优势。不仅如此，箱庭疗法适合各个年龄阶段的个体，没有年龄的限制。

自我调整 急性应激障碍的康复中，自我调整也是十分必要的，建议不要强行压抑痛苦、悲伤和愤怒等负性情绪，适当的情绪宣泄并不是懦弱的表现，而是走向痊愈的必经过程。心理创伤与身体创伤一样，清创后才能缝合，所以"逃避"相当于没有经过清创直接缝合，只会延缓伤口愈合，对任何人都不利。另外，要增加与其他人的交流，以获得更多的社会支持和援助，而且必要的分享也可以助人互助，减轻无助感，增强自信，学习其他人处理创伤事件的积极心得。除此以外，采用积极自我暗示的方法也对摆脱 ASD 有益，尝试用积极正面的语言替代负面的言辞。例如，"这问题没法解决"换成"这问题现在虽然还没能解决，但是我会尝试其他方法再试试看，或者求助其他人，总会解决的"。也可以尝试肌肉放松等方法，以减少焦虑和过度警觉的症状。同时，还要寻找引发创伤的个体原因，发掘错误认知。

眼动脱敏与再加工治疗　见心理危机干预。

以往经验发现，经历同一场灾难事件损伤程度相同的不同个体，并不是都会出现急性应激障碍，这与个体性格、经历及以往接受过的心理健康教育和培训有密切相关。虽然突发灾难性事件不可避免，但 ASD 完全是可以预防和避免的。平时可以通过直接或间接的方式为群众提供正式或非正式的心理健康教育或心理讲座，包括树立积极健康的心态、培养独立性、控制情绪表达及处理良好和谐的家庭关系和人际关系等方面内容，一旦遭遇创伤性事件时个体内心更加强大，更顺利度过心理危机。

（王立祥）

chuāngshānghòu yìngjī zhàng'ài
创伤后应激障碍（post-traumatic stress disorder，PTSD）
与遭遇到威胁性或灾难性心理创伤有关并延迟出现和（或）长期持续的心理障碍。又称延迟性心因性反应。PTSD 一般在心理创伤性事件发生后数天至 6 个月内发病，病程至少持续 1 个月以上，可长达数月或数年，个别甚至达数十年之久。其中病期在 3 个月之内的称为急性 PTSD，病期在 3 个月以上的称为慢性 PTSD，而症状在创伤事件后至少 6 个月才发生则称为延迟性 PTSD。研究表明，创伤事件并不是创伤后应激障碍发生的决定性因素，只是 PTSD 的影响因素之一。所以，通过积极的干预完全可以降低 PTSD 的发生率，相反，若没能及时干预或干预不力，很有可能增加 PTSD 发生的概率。因此，专业人士针对 PTSD 的预防和治疗而进行的一些心理干预对于灾民来说有着重要意义，可以大大提高生存质量。PTSD 的发生最初认为与战场创伤经历有关。1871 年美国的达科斯塔（Da Costa）描述了南北战争中一组经历严重创伤的士兵出现的以焦虑为核心症状的心理问题，就是创伤后应激障碍。随着研究深入，逐渐发现地震、洪灾、海啸、泥石流等自然灾难和暴力袭击、强奸、绑架、虐待、火灾、重大交通事故及大范围传染性疾病等生活中的特殊事件都可导致 PTSD 发生，并且症状表现可在最初数月、数年，甚至数十年后出现，表现为个体对创伤性事件的反应在非创伤情境中持续存在或反复发作。

临床表现　创伤后应激障碍者往往极度恐惧和无助，心理应激的"重建和再度平衡"机制失调，出现闯入性再体验、回避麻木和警觉性增高三大核心症状。

闯入性再体验　是指创伤有关情境或内容在患者思维、记忆中反复、不自主地涌现，闯入意识之中，萦绕不去；也可在梦中反复再现；或在清醒状态或酩酊状态下表现为仿佛处于创伤性事件的体验中，出现与创伤有关的错觉、幻觉或分离性"闪回（flash back）症状"。闪回是一种生动的分离性体验，仿佛创伤事件再次发生一样。创伤体验的反复重现是 PTSD 最常见的、也是最具特征的症状，儿童可出现短暂的"重演"性发作及恍如身临其境，出现错觉、幻觉及意识分离性障碍。

回避麻木　表现为长期或持续性极力回避与创伤经历有关的事件或情境，拒绝参与有关的活动，回避创伤的地点和与创伤有关的人或事。也有出现选择性遗忘的个案，不记得与创伤有关的细节，这是潜意识层次的回避表现。回避的同时，个体情感麻木，对周围刺激反应迟钝，出现退缩行为。对以往热衷的爱好失去兴趣，疏远周围的人，忽略自己的责任和义务等。

警觉性增高　这是创伤后常见的一种自发性的持续高度警觉状态。表现为高度警觉、惊跳反应增强，伴有注意力不集中、激惹性增高及焦虑症状，如心悸、出汗、头晕、头痛及身体多处不适，并伴有睡眠障碍。

干预方法　经过确诊的 PTSD，尤其是慢性 PTSD 一般由精神专科医生和临床心理医生共同接诊治疗，常用心理治疗、药物治疗及心理治疗结合药物治疗的方法。

心理治疗　从目前循证医学的证据来看，心理治疗是根治 PTSD 最有效的方法，也是被广泛应用的治疗方法。常用的有认知行为疗法（见急性应激障碍）、催眠治疗、眼动脱敏与再加工治疗（见心理危机干预）、精神分析疗法、认知加工治疗等。

催眠治疗　是催眠师运用的特殊方法，可使被催眠者进入并保持催眠状态，实现预设的目标，如治疗疾患、沟通情感等。

精神分析疗法　是建立在精神分析理论上的心理治疗方法，聚焦于对患者的无意识心理过程进行分析，探讨这些无意识因素如何影响患者目前的关系、行为模式和心理状态。通过对患者生活历史的探索，探讨患者是如何经历既往的人生而发展变化，帮助患者更好地应对当下的生活。

认知加工治疗（cognitive processing therapy，CPT）又称认知处理治疗。是一种专门用来处理遭到性攻击的 PTSD 患者的治疗方式。包含暴露治疗和认知治疗的主要成分。CPT 一个潜在假设是 PTSD 症状来自患者对于新旧信息的认知冲突。PTSD 患者表现出来的闯入性再体验、回避麻木等都是由这些认知冲突引起的。在 PTSD 的治疗中，CPT 通常采用暴露治疗。持续进行 2 次治疗，让患者充分想象和回忆所有事件，加之他们对于创伤事件的想法和感觉。治疗师鼓励患者把事件的细节写下来，让他们每天读自己所写的东西，通过大声朗读由治疗师帮助患者命名情感，识别停滞点。

药物治疗 虽然心理治疗能够根本解决 PTSD，但起效较慢，且连续性要求高，所以在灾难发生以后很难及时治疗并保证治疗时间，另外，往往患者人数庞大，心理及精神科从业者数量有限，也是很难广泛开展的一大原因。所以，药物治疗对于迅速改善 PTSD 症状，为后续心理治疗争取时间发挥了巨大作用。确诊 PTSD 以后，首选药物目前认为是选择性 5-HT 再摄取抑制剂（SSRIs）类的药物，如舍曲林、帕罗西汀、氟西汀等。其他 SSRIs 类药物对创伤后应激障碍也有疗效，只是临床证据水平较低。SNRIs 类药物如文拉法辛对创伤后应激障碍有较好疗效，但须注意高血压和其他心血管系统的不良反应，尤其在使用高剂量时。米塔扎平也

有研究报告对 PTSD 有疗效。若因条件限制，不能使用前几种药物时，也可使用三环类抗抑郁剂，如阿米替林，但要注意不良反应，一般不把单胺氧化酶抑制剂作为治疗 PTSD 的首选药物。妊娠和哺乳期女性不能给予药物治疗。

对 SSRIs 类药物治疗无效者，建议先不要急于换药，可考虑辅助一种抗焦虑药物，如苯二氮䓬类药物。一般情况下，经过 12 周的药物治疗，多数患者 50% 以上的症状都会逐渐缓解，由于创伤后应激障碍的迁延性与反复发作性，建议药物治疗需要持续至少 1 年。当治疗条件允许时，尽快加强心理治疗为宜。有自杀倾向的患者需要在确保其安全的环境中接受专业精神科医生或心理医生的心理治疗、对症药物治疗及心理社会治疗，并告知其家属，以降低其自杀风险。

（王立祥）

shìyìng zhàng'ài

适应障碍（adjustment disorder）

在紧张性生活事件的影响下，因个体素质及个性的缺陷而对这些刺激因素不能适当地调适，适应环境的社会功能受损，产生的较明显的情绪障碍、适应不良行为障碍或生理功能障碍。适应障碍一般在紧张性因素作用下 3 个月以内发生，持续时间较长，但一般不超过 6 个月。当灾难事件发生以后，对于灾民来说，生活和所在环境发生明显的改变，极有可能产生情绪失调。

适应障碍的主要临床表现以情绪障碍为主，如焦虑、抑郁，也可表现为适应不良行为障碍（包括品行问题和行为问题）及生理功能障碍，如失眠、缺乏食欲等。症状表现与年龄有关，成年人多见情绪症状，焦虑、抑郁及

与之有关的躯体症状都可能出现，但不能达到诊断抑郁症或焦虑症的标准。青少年主要表现为品行障碍，如侵犯他人的权益或出现与其年龄不符的行为，如逃学、打架斗殴、偷窃、说谎、破坏公物、过早开始性行为等。儿童主要表现为退化，如尿床、幼稚言语、吸吮手指等。症状表现不一定与应激源的性质相一致，症状严重程度也不一定与应激源的强度相一致。一般来说，症状表现和严重程度主要与患者发病前的个性特征密切相关。

适应障碍根据抑郁情绪持续时间的长短可分为短期抑郁反应（发生不足 1 个月）、中期抑郁反应（1~6 个月）和长期抑郁反应（6 个月~2 年）。长期抑郁反应较少见，还有些人表现为焦虑和抑郁的混合状态。

症状较轻的适应障碍患者在消除应激源后症状可逐渐消失，因此，在确诊后考虑治疗之前应重点消除应激源。治疗适应障碍的方式有很多，如家庭治疗、团体治疗，支持性心理疗法、短程动力疗法和认知行为疗法，可酌情选用。但无论选择何种方法都要抓住三个重要环节，即消除或减少应激源、改变对应激事件的态度和认识、提高患者的应对能力。旨在提高患者处理应激境遇的能力，增强对不可改变的应激源的心理应对能力，建立起强大的支持系统，标本兼治。另外，据现有资料，眼动脱敏与再加工治疗（见心理危机干预）也是治疗适应障碍的有效方法。要根据患者的主要症状表现来选择合适的药物，以焦虑为主要表现的患者可短期选用抗焦虑药，以抑郁为主可选用抗抑郁药等。对于有自杀或自伤倾向或有暴力行为的

患者，应及时转入专科医院治疗，这样既有利于脱离应激源，也有利于患者接受更系统、更专业的治疗。

（王立祥）

yìyù zhuàngtài

抑郁状态 （depression）

情绪低落、精神颓废的心理情绪状态。重大灾难性事件发生后，任何亲历者不可避免地都会遭遇情绪危机，即便没有任何亲人伤亡也没有遭遇财物损失，但内心建构的安全体验完全崩塌，很容易陷入负性情绪体验，抑郁状态是最常见的一种。无论当事人还是心理工作者都需要留有充裕的内心重建的时间。

临床表现 ①精神迟缓：患者精神、运动明显抑制，联想困难，言语减少，语音低沉，行动缓慢。有时闭门独处，淡漠亲情，无力学习、工作，不能料理家务，严重者不语、不动、不吃、不喝。②思维缓慢：自我评价降低，思考能力下降。患者常常感到思维变慢，脑子不好使，各方面能力都下降，常常自疚自责，自我评价过低。明明学习工作很好，却对自己事事不满意，将自己过去的一些小错误、小毛病都说成滔天大罪，甚至认为自己罪该万死，是导致自杀、自残的主要因素。③情绪障碍：患者心境不良，情绪消沉或焦虑、烦躁、坐立不安；对日常活动丧失兴趣，丧失愉快感，整日愁眉苦脸，忧心忡忡；精力减退，常常感到持续性疲乏。

干预方法 积极的倾听、恰当的回应、无条件的接纳、真诚的理解等，这些对于抑郁状态患者的康复有重要意义。

积极的倾听 倾听是指听取患者的讲述，积极的倾听要专注，包括身体专注和心理专注两方面。身体专注是指身体放松，采用敞开式的姿势，身体应向患者微微前倾，还要与患者有目光的接触，表情关切诚恳。心理专注是指及时对患者的描述有反馈，适当发表自己的意见和看法，表达自己的态度。

倾听时容易犯的错误：一是急于下结论；二是轻视患者的问题；三是对患者做道德或正确性的评判。以上三种错误的做法都会使患者内心产生怀疑，与心理工作者产生距离甚至是阻抗。心理工作者一定要把自己的标准放下，哪怕患者描述的可能是不合理的，或者是逻辑混乱的，或者并不赞同患者的观点和行为，也不要过分指责，不要有过多说教和强制贴标签，更不能强迫患者接受自己的建议。对于灾难亲历者来说，倾听是最基本的治疗，所以心理工作者不必过多劝说和指导，静静倾听对患者就有很大帮助。

恰当的回应 最有效的交谈应该是倾诉者占整体谈话内容的55%，倾听者占45%。但对于经历过灾难性事件的个体来说，应以倾听患者诉说为主，心理工作者及时地适当进行回应。回应在谈话技巧中也是十分重要的，对整体干预效果有很大影响。总结如下几种回应方式：①接纳型回应。心理工作者可以对患者的话部分重述。如对"我家的房子都塌了，我什么都没有了"的回应是"您的意思是房子倒塌让您很痛苦，是吗？"②探索型回应。回答的方式引出更多的信息。例子同上，探索型回应是"您是说房子对于你来说很重要，那么还有其他重要的东西或人吗？"③支持型回应。心理工作者除表达在仔细听患者的描述外，还要让患者感受到心理工作者愿意提供帮助。例子同上，支持型回应是"多年来积累的财富这样倒塌了我也会很痛苦，我现在可以为您做些什么？"④评价型回应。如果患者希望得到一些建议，可以运用评价型回应方式，适当告诉对方中肯的意见。

（王立祥）

zìshā gānyù

自杀干预 （suicide intervention）

自杀是自愿地主动结束自己生命的行为。自杀并不是一种疾病诊断，灾难事件引发的自杀行为是遭受重大心理和身体创伤所致的一种个人行为表现。狭义的自杀是自杀死亡（committed suicide），除外还有自杀未遂（attempted suicide）、准自杀（quasi-suicide）、自杀观念（suicide idea）和自伤（self-harm）等与之相关的概念。美国国立精神卫生研究所自杀预防研究中心按自杀结果，将自杀分为自杀意念、自杀未遂和自杀死亡三类。自杀的发生与个人身心状况（人格缺陷、认识偏狭、情绪低落、精神疾患等）、家庭状况、社会环境、文化背景、负性压力事件等均有关系。

自杀风险评估 经历灾难事件后，有些人会因财物损失、亲人离故和自身留下残疾等原因产生绝望，失去信心，很容易有自杀的念头。灾后整体救援的同时，对于获救的灾民进行自杀风险评估是十分有必要的。根据以往经验来看，在灾难中失去亲人和自身留下终身残疾的灾民自杀风险较高。若只顾救人却不关注救活率，那么救援的意义终将大打折扣。所以，在救援的同时，每位救援人员都应掌握自杀风险评估的初步知识，遇到高风险的个体迅速通知上级，或转诊专职的心理医生或精神科医生对症治疗。

自杀风险评估可利用面谈辅以量表测评。对于灾后群众最宜采用面谈的方式，尽可能减少用量表以避免灾民产生阻抗情绪。相当一部分自杀者在实施自杀行为前会通过语言或行动直接或间接的表达自杀意愿，所以救援人员可通过观察其是否存在异常言行来初步判断，如遇到表达自杀意愿的个体可采用非直接的言语进一步询问，自杀计划越详细、自杀企图次数越多的个体，自杀风险越大。常采用危险-获救评估量表（risk rescue rating scale, RRRS）评价自杀企图的致命性，根据自杀行为的危险程度和可获救性分级，高危险低获救的自杀方式具有最高的致命性，风险最高。其他较常用的自杀评估量表有自杀可能性量表（suicide possibility scale, SPS）、自杀意念量表（scale for suicide ideation, SSI）、准自杀行为量表（suicidal behavior seriousness scale）、成人自杀意念问卷（adult suicidal ideation questionnaire, ASIQ）等。

以下迹象可视作自杀线索与呼救信号：①曾有过自我伤害或自杀未遂史。②灾难中受重伤或留下终身残疾。③精神病患者，且有自责、自罪、指令性幻听、强制性思维等病理现象。④灾难中有亲人受伤或离故或经历其他重大生活事件。⑤在日记中流露对人生的悲观情绪。⑥向他人直接谈论"我对任何人都没有用"等悲观厌世的话语。⑦有特别的行为或情绪特征改变。⑧长期有严重抑郁症情绪突然好转。⑨已经形成一个特别的自杀计划；分配个人财产，向熟人或他人赠送个人心爱之物；与有医学知识的人讨论自杀的方法，搜集有关自杀的资料等。

干预技术 实施自杀行为个体多伴随情绪问题和认知偏差，所以对有明显抑郁情绪者可给予抗抑郁药物进行对症治疗。心理治疗因人而异，多采用认知行为疗法（见急性应激障碍）。

药物治疗 抗抑郁药的药物治疗机制是改善患者中枢神经系统功能失调所产生的症状，改善认知功能等，这些心理功能是自我功能的主要成分，适当的自我功能是参与心理治疗的必要条件。药物能迅速减轻患者痛苦和身体不适，为心理治疗创造良好的前提条件，提高心理治疗的效果，从而使个体不再执着于自杀的行为和观念。

心理治疗 自杀的心理干预包括干预有自杀意念或决定自杀的人，以及对一般人进行的自杀预防。

首先，要掌握有关自杀问题的知识，提高对自杀干预工作重要性的认识，敏感于寻求自杀者发出的呼救信号，防范于万一。这里一个值得注意的问题是要消除对自杀有关问题的诸多误解，例如，威胁别人说要自杀的人一定不会自杀；只有患精神病的人才会自杀；一个人自杀未遂后，自杀危险就会结束；儿童不可能理解自杀的结局，也没有能力成功地完成自杀计划，因而不会自杀等。

第二，救助有自杀意念的人，首要的是要有镇定、关心的态度和真诚待人的精神，不应有冷漠、震惊、可怜等消极表示。需要反复保证，确保安全，实行个体化的沟通，建立相互信赖的关系，使求助者确信干预者对他真诚的关心。对求助者不责

备，不说教，不讨论自杀的对与错。不要让求助者保守自杀危机的秘密，也不承诺为其保密，为确保安全，应通知亲属或有关负责人。不要让求助者单独留下，与其失去联系。

第三，救助有自杀意念的人，工作重点是重构其思维，使其认识到自己有可能做出有利的选择，相信自己有控制能力，认识到自己是有价值的，是一个值得活下去的人。不要在其暂时脱离高危状态时，放松对其监护。

第四，与地方危机干预中心、心理治疗机构联系，及时干预、转介或转诊。

预防策略 自杀的预防是一项多部门、多阶段、多层面、多级别联合的系统工程，旨在减少自杀行为，从而减少家庭成员自杀行为带给个人和家庭整体的损失和伤害。提高群众对自杀的识别和意识，可通过心理宣讲和教育活动，让群众了解存在自杀风险个体的行为表现，消除存在自杀意愿个体的病耻感，鼓励其积极主动求治。加强专业人员的培训，平时多培养专业人才，提高医生对自杀风险评估的能力和水平，提供更专业、更有效、更及时的自杀危机干预。加大心理和精神科专业从业人员的数量，完善精神卫生服务机构和自杀干预机构，如设立24小时免费服务热线，为有轻生念头者提供便捷的求助途径和及时的帮助。另外，对曾实施过自杀行为的个体进行长期随访和定期心理辅导。

（王立祥）

jiùyuán rényuán xīnlǐ gānyù

救援人员心理干预（psychological intervention for rescuers） 救援人员包括专业救援队员、部队官兵、政府官员、医务人员、媒

体工作者、志愿者及参加救援工作的其他人员。救援人员在救援过程中每天都会长时间面对大量惨烈的破坏性场景，如眼前看到的是被挖掘出的遗体和倒塌的房屋，耳边充斥着失去亲人的灾民们的哭喊，内心充满对死伤民众的哀悼和同情；再加上长时间的高强度工作，救援人员很容易出现身心困扰。所以，不仅灾民需要及时进行心理干预，救援人员同样需要心理干预，及时宣泄负性情绪，调整错误认知，更好地进行救援工作。在国际救灾工作中，对救援人员开展心理干预已是整体工作的一部分，救援前、救援进行中、救援之后都要有针对性地对救援人员进行心理辅导。

常见不良反应　除灾难本身给救援人员造成压力外，职业压力、职业倦怠及工作环境恶劣也是造成救援人员心身反应的重要原因。另外，特殊身份的救援人员更是需要心理干预的重点人群，如军人和警察，由于受到职业特征的约束，这类群体的行为具有特殊的防御和应对方式，但他们内心的痛苦体验并不比其他群体少，如果不能及时宣泄并得到心理支持，他们比其他群体更容易出现替代性创伤和共情痛苦（empathic pain）。救援人员受到视觉、听觉、嗅觉和触觉上的刺激，加上身体疲劳，有可能逐渐出现一些不良反应。

生理改变　①极度疲劳，睡眠不足，产生生理上不适感，如眩晕、心率加快及呼吸急促等。②胃痛、腹泻。③虚弱感、麻木，手或足感到沉重或刺痛。④喉咙有梗塞感。⑤恶心、食欲减退。⑥胸腔疼痛等。

认知改变　①记忆力减退。②失去方向感。③注意力很难集中。④头脑中反复出现一些情境或重演某些事件的全过程或片段。

情绪改变　①悲伤、痛苦、心情低落。②感到被孤立和被疏远。③内疚、自责，对自己评价过低，甚至有罪恶感。④对同事、政府官员或媒体感到愤怒或责备。⑤烦躁、恐惧、焦虑、紧张。

个性改变　回避与他人接触，退缩、冷漠、敏感，易怒，孤僻、怀疑，人际冲突和失控等；怀疑自己的职业选择，感到无力、内疚和羞耻，怀疑自己是否已经尽力，觉得自己本可以做得更好、做得更多而产生罪恶感，对于自己也需要耗费资源觉得难堪和难以接受。

严重者可出现创伤综合征，如急性应激障碍、创伤后应激障碍、适应障碍、抑郁症及恐惧症等。另外，救援人员可出现特有的心理创伤——替代性创伤。救援人员虽然没有亲身经历灾难发生的瞬间，但由于与当事人的情感互动，救援人员本身易产生共情痛苦。如果因自己帮助过的当事人没有好转或只有迟缓进步而感到失望，或是因当事人极端的自伤和自杀行为而感到自己的努力无价值，或将当事人的经历带入自己的现实生活中而感到迷茫和对今后生活的忧虑，以上这些都构成了替代性创伤。

干预方法　主要有以下三个方面。

灾前心理讲座和训练　到达灾难现场再对救援人员做心理辅导远远不如平时提前做好预防工作。可在救援演练的同时针对救援人员开展心理培训，充分让救援人员了解到可能遭遇的突发情况及应对措施，出现哪些情绪或躯体反应是正常的，哪些应该与队友分享以获得心理支持，哪些是创伤综合征的典型表现，需要求助专职的心理医生。提前掌握基本识别技巧，会大大提高应对能力和心理素质。

救援的同时进行心理辅导　如果遭遇突发事件，救援人员是临时抽调，没有提前接受过心理培训，也可在救援间歇见缝插针式地传授有关常识。即便是出发前接受过心理培训的救援人员，无论前期训练准备做得再怎样充分得当，到现场以后也难免出现一些应激反应，所以团队的互助很重要。救援队伍中安排专职的随队心理医生，在开展救援工作的同时，也在团队中开展队员之间的互助和及时的团体心理辅导。

救援后的后续心理服务　脱离灾难现场以后，随着时间的推移，各种躯体反应会逐渐得到缓解，心理问题相反可能会凸显出来。创伤后应激障碍一般在心理创伤事件发生后数天至6个月内发病，即有可能救援人员撤离灾难现场之后，创伤后应激障碍才开始显出症状，所以灾难救援后针对参与救援的工作人员进行心理干预和后续心理支持是非常有必要的。

（王立祥）

zāihòu értóng xīnlǐ wèntí
灾后儿童心理问题（post-disaster psychological problems in children）　经历过灾难事件后，儿童会呈现出与成人不同的心理特点，呈现出特有的认知、情绪、意志特点。

临床表现　对于灾难事件，不同年龄层次的儿童会有明显不同的反应和情绪表现。学龄前儿童表现出小于实际年龄的行为特征，吸吮手指、尿床最为典型，害怕黑暗和独处，畏惧夜晚，依赖、黏人，对大声或不寻常的声音、震动有惊吓反应，丧失已习得的语言和动作能力。学龄儿童主要表现为易怒、黏人、哭诉，在学校失去兴趣且难以专心，甚至逃避上学；出现攻击行为，有兄弟姐妹的孩子明显地竞争父母的关注；畏惧夜晚，做噩梦，对原本喜欢的活动失去兴趣，沉默不语或特别难管；退化是此年龄阶段儿童的典型反应。

家中有亲人罹难或伤亡时，儿童会出现不同程度的哀伤反应，这与儿童对死亡的理解能力有关。①否认：强烈否认丧亲的事实，不相信亲人死亡是事实，表现出亲人还在时的行为方式。②整体行为混乱：较小的儿童可能会出现思考、行为混乱。③错误归因：年龄非常小的儿童还不能理解死亡，也没有办法接受亲人死亡的事实，所以亲人不在身边的儿童就会猜想很多种原因。若儿童认为亲人不在是自己的行为导致，就会出现严重的内疚和自责，甚至是负罪感；若儿童认定是其他原因致使亲人离开自己，就会出现强烈的愤怒和仇恨。④愤怒：对比其他儿童的亲人围绕身边，丧亲的儿童会出现强烈的愤怒，觉得全世界对自己都不公平，甚至责怪已故的亲人抛弃了自己。⑤身体不适：缺乏食欲、呼吸困难、睡眠障碍等较常见，年幼的儿童会出现遗尿、吸吮手指等退行性行为表现。⑥其他：如学业适应困难等。

评估与干预原则　可借助心理评定量表等工具为儿童进行心理评估，但多数情况下心理工作者可通过对话，在对话当中不留痕迹地进行心理评估。例如"昨晚睡得怎么样？"类似的问话进行粗评，以免破坏建立起来的信任关系使儿童充满疑虑。特别注意，对于提及有轻生念头的儿童一定要及时转诊专业的心理救援人员，并告知其监护人提醒家长注意。

建立关系　心理工作者先与儿童的主要监护人（如父母）或其他监护人建立关系，了解儿童的性格及目前心理状态和情感需要，同时通过监护人告诉儿童心理工作者的角色，使儿童知道心理工作者的工作性质，体会到心理工作者是安全和可以信赖的。

提供安全　倾听和解释是使经历过灾难事件的儿童重新建立安全感的必要过程。倾听儿童的感受、顾虑和担忧，不要制止儿童哭泣，采取接受和包容的语言及动作，如"你的感受我理解""不要怕，我在你身旁""事情过去了，现在是安全的""一切都会好起来"。可拥抱年龄比较小的儿童或同性别的儿童，让儿童依偎着心理工作者的身体来增强安全感，抚慰儿童心灵的创伤，并及时回答儿童的疑问，抵消其内心的不安。

情感共鸣　可适当向儿童表达自己的看法和感受。如"我亲人去世的时候，我也曾经非常害怕，也很难过"等，应根据当时情境和儿童的性格特点判断共情的形式。

稳定情绪　若遇余震来袭等突发事件，心理工作者自身要保持淡定从容，才有可能带动儿童的情绪更加平和。最有效的干预方法并不是心理工作者不停的长时间陪伴和引导，与在咨询门诊中的要点一致，都要留给儿童一段时间自己来思考并平静下来，不能强求短时间内儿童出现明显变化。人的内心康复和痊愈如身体一样，都需要一定的时间。所以，要注意"留白"。

干预措施　儿童在经历灾难事件后，不仅灾难发生后一段时间会出现严重的身心反应，如果未能及时干预还会影响以后的人生发展。灾后对儿童的心理干预一定不要以儿童不哭不闹为目的，而是不仅要改善儿童的负性情绪，还要改变错误认知和归因，陪伴儿童一起寻找并学习应对困难的方法。针对儿童进行的心理干预需要有不同的方式和方法。在建立信任关系并了解儿童性格、心理特点后，结合粗评结果进行针对性的心理干预。对于尚不能通过语言清晰描述和表达的儿童，选用具有投射性质的心理干预技术，如绘画疗法、箱庭疗法，也常选用合理情绪疗法、团体治疗、家庭治疗等。

绘画疗法　是心理艺术治疗的方法之一。由于年龄较小的儿童语言表达能力存在限制，所以成年人常用且有效的行为认知疗法等，对于儿童不太适合。特别是遭受严重灾难事件，甚至遭遇亲人离世后，儿童往往更难用语言来描述自己的感受，于是利用非言语工具，如用绘画的方式将潜意识内压抑的感情与冲突呈现出来，并且在绘画的过程中获得纾解与满足，从而达到诊断与治疗的良好效果。

箱庭疗法　又称沙盘疗法或沙游治疗。是在欧洲发展起来的一种心理疗法。箱庭疗法是分析心理学理论和游戏及其他心理咨询理论结合起来的一种心理临床疗法。借助固定规格尺寸的沙箱，通过在沙箱中摆放玩具来使内心的潜意识意识化。反映儿童内心深处意识和无意识之间的沟通与对话，以及由此而激发的治愈过程、身心健康发展及人格的发展与完善。

合理情绪疗法（rational-emotive therapy，RET） 又称理性情绪疗法。是帮助儿童解决因不合理信念产生情绪困扰的一种心理治疗方法。

团体治疗 拥有共同经历的儿童组成的团体或小组，分享每个人经历的创伤事件和自己的处理办法，能够促进团队成员迅速成长获益。

家庭治疗 儿童进行心理干预一定不要忽视家长情绪对于儿童的影响，要先使家长情绪稳定下来才能有效地影响儿童的心理情绪。所以，家庭治疗也是首选的干预方式之一。对于儿童的心理问题，家长及其他家庭成员之间的互动交流起着非常重要且不可替代的作用。

（王立祥）

zāihòu wèishēng xìtǒng huīfù chóngjiàn
灾后卫生系统恢复重建 （post-disaster recovery and reconstruction of the health system） 灾难后医疗卫生系统的各级各类医院、卫生防疫单位、卫生监督单位的组织结构和服务功能的恢复重建。

医院系统恢复重建 灾难可能造成医疗用房、医疗设备、医疗活动保障设施的毁损，医疗物资及医疗经费的缺乏，医务人员的伤亡流失等。因此，尽快恢复灾区医疗服务功能，重建医疗服务体系，保障并满足医疗服务需求，是医疗机构面临的重要课题。紧急医学救援和医疗服务重建是两个相互重叠的工作内容，在早期紧急医学救援阶段实际上就开始了恢复重建工作。

第一阶段 灾难发生后24小时~1周。可以搭建医疗帐篷进行医疗活动，医疗器械可通过简易煮沸进行消毒，可进行一般内科病的诊治、外科清创和紧急手术，注意特殊感染，如气性坏疽等病的发生和传播。

第二阶段 灾难发生后的1周~1个月。医疗机构在清理废墟的基础上可以重新选址，搭建一定数量的医疗帐篷，有条件的可选用有通风设施的帐篷，接受各种药物和器械捐赠，设立必要的临床科室，科室设置至少包括注射室、输液室、消毒室、外科清创换药室、传染科或腹泻门诊、内外科留观室、紧急处置室、医疗物资仓库、医疗废物集中收集点等。

第三阶段 灾难发生后1~6个月。继续完善帐篷医院的医疗和急救设施，完善必要的药品配备，可增加小儿科、妇产科、皮肤科、心理疏导室、功能检查室、化验室、病区等。个别医疗用房经鉴定可使用的可以恢复部分核心医疗用房。尽早启动并完成板房医院的建设。应及时设立病案记录，包括门诊、急诊和病房的患者病历书写。由于患者数量较多，病区床位拥挤，要严防院内感染的发生。此阶段应争取及早开展预防免疫接种工作。

第四阶段 灾难发生后6个月~1年。医疗活动在板房医院内进行。应该设置比较完整的临床科室（如增加急诊室、中医针灸室、理疗室等）和必要的行政用房。进入板房医院后，可以因地制宜，结合当地情况，开展常规手术；门诊、病房应该保持通风，装空调的要定时通风，各诊疗场所应每日严格、定时消毒，开展常规空气细菌培养。传染科和肠道门诊应设置单独进出口，相对隔离。此阶段通常可基本恢复到原医院的灾前医疗水平，但规模可适当缩小，以节约资源用于永久性重建。

第五阶段 灾难发生1年后。在恢复医院基本医疗用房和医疗设备的基础上，医院搬入楼房，开始正常的医疗活动。

卫生防疫单位恢复重建 灾后疾病控制工作的重建，必须重建疾病监测体系，恢复疾病监测工作，尤其是传染病监测体系的恢复。灾后首先应开展传染病和突发公共卫生事件监测系统现状评估，了解人员伤亡、房屋与硬件受损等情况，以及新建立的临时灾民安置点、临时学校等是否落实专人开展传染病监测。在评估的基础上，及时恢复并完善各级各类医疗卫生机构的传染病网络直报和突发公共卫生事件报告及管理工作。

灾后建立的大范围临时灾民安置点、临时学校是传染病监测的工作重点。应根据具体情况，制订并落实临时灾民安置点、临时学校、各级各类医疗机构及临时医疗救助点的急性传染病监测工作计划和方案，重点加强发热门诊和肠道门诊的规范化建设，加强疫情监测人员的培训、指导工作，防止工作出现脱节。

传染病监测体系的远期（半年后）目标为重点加强传染病和突发公共卫生事件监测的能力建设。在初步恢复的基础上，重点加强县（市）级疾病预防控制机构监测技术的能力建设，完善各项突发公共卫生事件应急预案，深化传染病疫情和突发公共卫生事件监测预警工作，开展监测预警业务培训，健全各项监测工作方案和制度。

灾后免疫规划工作受阻，主要体现在以下几个方面：一是计划免疫管理工作的受阻，主要包括免疫方案的遗失、工作电脑损坏等；二是冷链设施受损，甚至完全失效，不能有效地储存及转运疫苗；三是房屋受损，无法规范开展儿童计划免疫接种工作。

免疫规划体系受损情况的评估是重建免疫规划体系的关键。首先，应开展免疫规划体系受损情况评估，了解不同乡镇人员伤亡、房屋损坏、冷链受损情况；其次，应了解灾区儿童伤亡情况，科学评估灾后免疫计划工作压力。在此基础上，有重点有针对性地开展免疫规划体系重建工作。

计划免疫工作重建日程要求：灾后 3 个月内，全面恢复儿童计划免疫常规接种门诊，恢复各乡镇计划免疫接种点，按国家规定的计划免疫信息报告要求，实行接种率常规报告常态化；灾后 1 年内，分阶段重点规范计划免疫接种门诊建设和计划免疫接种服务，按照《预防接种工作规范》的要求设置预防接种门诊，完善冷链建设，加强人员培训，建立健全接种门诊各项工作制度，规范工作程序，强化安全接种，落实入学儿童查验预防接种证制度；灾后 2 年，建立较为完善的计划免疫服务体系，计划免疫接种门诊覆盖率达 100%，所有计划免疫接种门诊功能分区合理，各项工作制度健全，冷链运转和维护正常，计划免疫相关疾病的疫情监测、预防控制工作正常运行。

卫生监督系统恢复重建　分三个阶段。

救灾阶段（灾后 1 个月内）　灾后 2 日内，灾区卫生监督机构的主要任务是加强对医疗急救、食品安全、饮水安全的指导，协助地方政府组织、指导自救工作。

灾区自救能力是有限的，灾后大约 1 个月内，卫生监督机构的工作主要靠非灾区的卫生监督执法机构帮助开展。国家或省级政府根据灾情程度，合理选派外援卫生监督队伍赴灾区开展卫生监督工作。

灾区卫生监督机构在外援卫生监督队伍的支援下，应有重点地进行功能恢复重建工作：一是建设临时办公场所。灾后初期，可以搭建临时帐篷，随着条件逐步改善，应搭建活动板房作为临时办公场所。二是配备急需的现场快速检测仪器。主要用于食品、饮水、消毒效果检测方面。三是提高监督检查能力。此阶段，卫生监督执法机构的工作方式应由平时的监督执法、案件查处转变为以检查指导、督促规范为主，树立服务理念，确立功能恢复重点，把重点放在食品卫生、饮水卫生和传染病防治方面，使灾区卫生监督队伍的检查指导能力迅速得到恢复和提高。

对口支援阶段（灾后 1 个月~1 年）　经过 1 个月的救灾及恢复，灾区人民的生活条件已经得到初步改善，卫生秩序也得到相应的恢复，进入对口支援阶段。外援卫生监督执法机构要根据受援方提出的目标和需求，共同协商，委派高素质的卫生监督执法队员，拿出明确的经费支持、设备支援等对口支援恢复重建方案和时间表。这阶段是灾区卫生监督执法机构功能恢复重建的关键时期。灾区卫生监督执法机构要实现两大目标：一是监督执法机构除房屋外，其他硬件建设基本要恢复到灾前水平；二是监督队伍的监督执法能力要完全恢复到灾前水平。

灾区监督执法机构的硬件建设可通过三个途径实现：一是对口支援的监督执法机构或同级政府援助经费和设备，按照卫生部《卫生监督机构建设指导意见》帮助灾区卫生监督机构建设临时用房、购买车辆、办公设备、取证设备等；二是灾区上级政府财政乃至中央财政给予扶持、资助经费或设备；三是靠各界捐款资金补贴经费缺口。

在卫生监督机构恢复重建的同时，要加快队伍监督执法能力的恢复重建。队伍能力建设可采取两种方式：一是援助单位派各专业骨干人员到受援单位，从理论到实践全面培训受援卫生监督机构的卫生监督执法人员；二是受援单位分批派卫生监督执法人员到援建单位进行中短期学习。

全面恢复阶段（灾后 1~3 年）　首先，要全面建设永久性办公用房，经费应由本级或上级政府财政为主，有条件的可申请援助项目基金或扶持贷款；第二，要进一步加强队伍建设，国家或当地可出台相应的优惠政策，吸引优秀卫生监督人才或大学毕业生到灾区工作，为灾区恢复重建贡献力量；第三，原先进行对口支援的单位，要继续予以帮助，可改变援助方式，选派有管理经验或领导能力的人员到灾区卫生监督机构挂职指导，同时定期派出专家到受援单位进行有目的的指导和培训，重点提高灾区卫生监督机构专项整治工作组织实施能力和大案要案查处能力，帮助灾区全面恢复重建。

（赵中辛）

zāinàn jiùyuán píngjià

灾难救援评价（disaster rescue evaluation）　用专业认可的方法，监督、控制和量化灾难救援过程及结果的活动。从医学和公共卫生的角度，对灾难救援工作进行系统的评估和总结，并对减少灾难导致的发病率和死亡率，指导、重塑灾难救援所涉及的各个方面，制订和优化救援预案及改进救援工作至关重要。

目的 灾难救援评价可为将来改进救援工作提供帮助，检验卫生系统对灾难救援的构架、公共资源整合、事件结局、救援预案、救援环节的不足，明确医疗和公共卫生系统对灾难的反应、核算和政策方面的教训。主要包括：①确定灾难伤员有哪些损伤类型，从而改进救灾准备。评价经改进的救援预案能否减少灾难致残率。②确定改进现存组织和救治方法，包括对资源的应用、减少对公众的伤害、救援对个体和公众生理和心理方面的效应等。③评价救援预案和救援行动的成果，检查灾难救援预案陈述是否清晰，调整灾难救援计划，聚焦实际执行的方案，为改进灾难救援计划和反应提供有用的资料。同时，为科研假说收集和积累资料。

方法 灾难救援评价不能用传统的实验设计、资料收集和分析方法。灾难救援管理者应善于从各个方面的信息中获得改进组织管理的方法。国内尚无完整、统一的灾难救援评价体系。有些地方借鉴国外的经验使用德尔菲（Delphi）法进行评价，取得了不错的结果。

德尔菲法又称专家意见法或专家函询调查法，是依据系统的程序，采用匿名发表意见的方式，反复地填写问卷，以集结问卷填写人的共识及搜集各方意见，可用来构造团队沟通流程，应对复杂任务难题的管理技术。

为研究整个灾难事件，信息应包括各方面的资料和记录，完整的评价计划十分重要，以保证能得到有价值的信息和证据。

各救援分支机构应有计划地收集资料并整合结果。一个典型

的救援队伍包括：临床医生、急救医生、流行病学专家及灾难管理专家。救援小组应每天讨论已执行的救援情况及其结果，形成简报并妥善保存。然而，在灾难中随时记录有时是困难的。此时病历记录十分有用，可从医院报告、电子记录、急诊室报告、尸检报告、公共卫生工作者的报告中找出可用资料。伤员的治疗计划、病程记录可提供补充信息。其他资料可从新闻采访、伤员、第一目击者、救援人员和灾难地区的群众中获得。

为了做好调查采访，应设计问卷调查，回答固定的问题。这一系列结果可提供有用的信息。还可用摘要的方式收集医院和救援工作的资料，这些资料应经过多方交叉检查，并得到救援专家的确认。

内容 灾难救援评价始终围绕回顾灾难救援计划及其中可测量指标。没有可测量的指标，灾难救援评价是不可能完成的。一个构架好的评价系统应在灾前准备预案时就开始。救灾装备、救灾行动、快速监控、参与者、医学介入的策略、参与者与指挥部链接都应全面评价。对所有参与救灾的人员，与其有关的预案中规定的工作、执行时间和完成情况及在此方面的实际操作都必须评价。评价的设计主要包括五个方面。

救援总体结构评价 检查评价医学、公共卫生学救援行动是否有组织、有计划、需要何种资源。救护车、急诊科、重症监护室是否有效地装备和供应，并满足救灾的需要。救援人员、救护车工作人员、急诊护士、重症监护室医生、志愿者及协调者是否够用，是否在灾前经过特别的救

援培训和公共卫生知识技能训练。伤员是如何转运到医院的，急救系统是否超载，如果有，是何种设备短缺引起的。以下备灾功能是否良好：资源管理（如担架、急诊科和公共卫生人员合作）、医疗监护人员、医院中的通信联络、移动医院单元及其他救灾服务工作情况。

救援过程评价 评价医学及公共卫生系统如何在灾前、灾中、灾后各自的准备及发生的问题，也包括对灾难救援系统的检查及对救治伤员的评价。用于询问受灾群众的问题包括：医务工作者的搜救工作是否有效；救援工作启动后，他们到达的第一时间；经过搜救训练的医务工作者是否具备救灾技能和常识；经过搜救训练的医务工作者能否在灾难情况下应用医学常识，如果不能，妨碍他们进行有效救援的原因；伤员检伤分类工作是否有效，如果无效，是什么因素导致的；是否有合适的管控措施及有效的救援工作部署；救援决策的责任是否明确；在伤员检伤分类、转运、治疗过程中所做的决定是否合适和正确；对伤员采取何种首要治疗，治疗是否有效；伤员是怎样从灾难现场转运到治疗点的；各救援单位合作和通信是否有效；医院对大量伤员是如何反应的；志愿者工作是否有效，是否参加救援，是否妨碍伤员救治，如果有妨碍，是否有防止措施，在医疗救治中是否协调，协调措施是否必要和可接受；灾难发生时，公众是否有所准备并做出合适的反应；预案是否提供对公众的教育；是否应调整预案以适应将来的医疗救援。

救援结果评价 救援结果的评价可确定在医疗和公共卫生救

援中，哪些目的达到了、哪些目的没有达到。这类评价主要聚焦于灾难救援对伤员提供的帮助是否有作用和有效果；通过复习病历记录可得到含蓄的和明朗的信息。如果有暗示的嫌疑存在，紧急治疗的专家小组可通过复习病历记录对伤员是否得到有效治疗做出判断。如果采用明示法，医生则用治疗指南确定正确的治疗方法。在应用之前就设计好治疗总结和结果表格，评价工作结束后做补充与完善。需收集的资料至少应包括：伤员的一般资料（年龄、性别、住址等）；受伤前的健康情况；初步诊断，修正诊断，受伤的类型；损伤部位（四肢、背部、胸部、头部、颈部、腹部）；院前急救措施、实施人；转运到医院的方法；到院后的处理；伤员的出院情况；死亡原因。

救援有效性评价 评价救援的有效性，用于检验灾难救援措施能否适合灾难地区的需要，同时有利于改进将来的救灾预案。关注点是：是否有措施可防止和降低死亡率、致残率。对有大批量伤员的灾难，救援有效性评价包括：院前急救手段的有效程度；什么类型的伤员应格外照顾；什么类型的院前和院内救治措施是无效的；因医院、重症监护室床位和医务人员的原因转入其他医院的伤员数目；为共享、分担沉重的治疗需要，医院通过合作分散的伤员数目；分担需要特殊治疗的灾难伤员数目及对他们的治疗是否有效。

救援费用评价 灾难救援的费用通过以下几个方面来计算：救援的总费用；每一个被救援者的费用（伤员均次费用）；在救援工作中，其他各分支措施的费用；备灾的费用。主要包括：上述各方面的精确费用为多少，所有这些费用对公共社会是否是有益的。

（刘中民）

dìzhèn jiùyuán

地震救援（earthquake rescue）

地震是地球板块之间挤压碰撞，造成板块边缘及板块内部产生错动和破裂，快速释放能量，导致地面震动的自然现象。强烈地震可在顷刻间使一座城市变成一片废墟。因此，在地震灾难现场，伤员、被压埋人员众多，情况复杂，早期救助对抢救生命、减少伤残和死亡具有十分重要的作用。抢救越及时，死亡率越低。救援行动的组织与实施分为五个阶段：出动前的行动准备、赶赴现场（包括运输救援工具、设备）、现场救援、现场救援行动的协调、转移/撤离。比较典型的地震案例有邢台地震、唐山大地震、汶川大地震、智利大地震、墨西哥大地震、东日本大地震、尼泊尔大地震等。

地震强度 用地震震级和地震烈度来衡量地震强度的大小。地震震级是表征地震强弱的量度。以地震仪测定的每次地震活动释放的能量多少来确定。震级通常用字母 M 表示。中国使用的震级标准是国际上通用的里氏分级表，共分 9 个等级。按震级大小可把地震划分为以下几类：①弱震。震级<3 级。②有感地震。3 级≤震级 ≤4.5 级。③中强震。4.5 级<震级<6 级。④强震。震级≥6 级。其中震级≥8 级的又称巨大地震。通常也把小于 2.5 级地震称为小地震，2.5~4.7 级地震称为有感地震，大于 4.7 级地震称为破坏性地震。地震烈度是衡量地震破坏程度的指标。影响烈度的因素有震级、震源深度、距震源的远近、地面状况和地层构造等。震级越大、震源越浅，烈度也越大。一般一次地震发生后，震中区的破坏最重，烈度最高，这个烈度称为震中烈度。从震中向四周扩展，地震烈度逐渐减小。一次地震只有一个震级，但不同地区烈度不同。世界各国使用的有几种不同的烈度表。西方国家比较通行的是改进的麦加利烈度表，简称 MM 烈度表，从 1 度到 12 度，共分 12 个烈度等级。日本将无感定为 0 度，有感则分为Ⅰ至Ⅶ度，共 8 个等级。俄罗斯和中国均按照 12 个烈度等级划分烈度表。

灾难特点 地震灾难与其他自然灾难不同，主要有以下六个特点：①突发性强。地震突发性强，猝不及防。一次地震持续的时间往往只有几十秒，震前有时没有明显的预兆，以至来不及逃避。②破坏性大。地震破坏性大，成灾广泛。地震波到达地面以后造成大面积房屋和工程设施破坏，还可能引起火灾、煤气和有毒气体泄漏等次生灾难。若发生在人口稠密、经济发达地区，尤其是发生在城市，往往造成大量的人员伤亡和巨大的经济损失，能与一场核战争相比，像汶川大地震就相当于几百颗原子弹释放的能量。③持续时间长。这有两方面的意思，一是主震之后的余震往往持续很长一段时间。地震发生以后，在近期内还会发生一些余震，虽然没有主震大，但也会有不同程度的发生，影响时间比较长。二是由于破坏性大，灾区恢复和重建的周期比较长。地震造成房倒屋塌，接下来要进行重建，之前还要对建筑物进行鉴别，判断能否居住或将来重建的时候是否需要进行规划，规划到什么程度等问题，所以重建周期比较长。

④周期性。一般来说，地震对同一地区来讲具有准周期性，就是具有一定的周期性。某处发生过强烈地震，相隔几十年或上百年，或更长的时间，还可能再次发生地震。⑤防御难度大。与洪水、干旱和台风等气象灾难相比，地震的预测要困难得多。地震预报是一个世界性的难题，建筑物抗震性能的提高需要大量资金投入，减轻地震灾难需要各方面协调与配合，需全社会长期艰苦细致的工作。⑥社会影响深远。地震由于突发性强、伤亡惨重、经济损失巨大，所造成的社会影响也比其他自然灾难更为广泛、强烈，往往会产生一系列的连锁反应，对一个地区甚至一个国家的社会生活和经济活动造成巨大的冲击，对人们心理上的影响也比较大。⑦灾难伤员多，伤情复杂。地震发生时，伤员不但数目大，而且伤情复杂。同一地区的伤员，可呈现多种伤情，窒息、呼吸道梗阻、开放性外伤、外出血、骨折、创伤性休克、挤压综合征等为地震常见伤。

救援原则和方法 地震预报发布后，有关省、自治区、直辖市人民政府可宣布有关区域进入临震应急期，当地政府应当按照地震应急预案的要求，组织有关部门做好应急防范和抗震救灾准备工作。地震灾难发生后，各级抗震救灾指挥部应当立即组织有关部门和单位迅速查清灾情，提出地震应急救援力量的配置方案，并按照以下原则和方法，调集人员和物资全力以赴开展抢险救灾工作。

　　积极自救 地震发生后，如果被压或被困在倒塌的废墟内，首先要保持头脑清醒，注意观察自身所处的环境。若手臂或其他部位能动时，可用湿手巾、衣服或其他布料捂住口鼻，避免灰尘呛闷发生窒息，然后逐步清除掉身体上的压埋物，争取脱离险境。不能脱险时，应在面部和胸部掏出一定空间，保持呼吸畅通。若已受伤，应想办法包扎，并用砖块、木棍和可以挪动的物品等支撑身体上方的重物，避免进一步塌落，以扩大和稳定生存空间。当被阻隔在深部废墟下时，要积极设法寻找和开辟逃生通道，朝着有光亮、更安全宽敞的地方移动。尽力寻找水和食物并节约食用，以延长生存时间，等待救援。不要随便动用室内设施，包括电源、水源等，也不要使用明火，闻到煤气及其他有毒异味或灰尘太大时，设法用湿衣物捂住口、鼻。自救注意事项：要有强烈的求生欲望，要有自救的勇气和毅力。保持神志清醒，不要睡觉。如果身边还有其他被困者，可以互相说话鼓励。注意保存体力，不要盲目大声呼救，当确定不远处有人时，再呼救。不要急躁，不要哭喊、唱歌和盲目行动。

　　迅速开展互救和现场救援 地震发生后，地震灾区的各级政府应当立即组织当地驻军、企事业单位、社区居委会、村委会和未被压埋及自行脱险人员等，全力抢救被压埋人员。据唐山大地震资料统计，半小时内挖出的人救活率高达99.3%，第一天挖出的人救活率为81%，第二天就急剧下降为33.7%。根据房屋居住情况和邻里提供的信息，根据被掩埋人员的呻吟、呼喊、敲击管道墙壁的声音及露在废墟外面的肢体或血迹等，利用现场搜救装备、搜救犬等初步判断被埋压人员位置，寻找被困人员。挖掘时要分清哪些是支撑物，哪些是压埋阻挡物，应保护支撑物，清除压埋阻挡物；不要轻易触动倒塌物或站在倒塌物上，避免造成伤亡。挖掘接近人体时，最好用手一点点挖，不可用利器刨挖；应首先找到被埋压者头部，并采取清理口腔、呼吸道异物等措施，同时，依次按胸、腹、腿的顺序将被埋压者挖出来。对不能自行出来的伤员，不得强拉硬拖，先查明伤情，采取包扎措施后再行搬动。对营救出的伤员可以给点水，但不能多喝；对长期处在黑暗中的伤员要用深色布料蒙上眼睛，避免阳光刺激。根据伤员的伤情采取正确的搬运方法。怀疑伤员有脊柱骨折的，搬动要小心，防止脊柱弯曲和扭转。要用硬板担架搬运，严禁人架方式，以免加重骨折或损伤脊髓，造成终身瘫痪。对暂时无力救出的伤员，要使废墟下面的空间保持通风，递送水和食品，再行营救。

　　互救和现场救援原则："先多后少"，即先救压埋人员多的地方；"先近后远"，先救近处的人，不论是家人、邻居还是陌生人，不要舍近求远；"先易后难"，先救容易救的人，这样可迅速壮大互救队伍；先救青壮年和医务人员，可使他们在救灾中充分发挥作用；先救活人，后处理尸体。

　　需特别强调的是，救人时不仅要注意被救人的安全，而且要注意自身的安全，防止余震造成新的伤亡。

　　医疗救援贯穿救援行动的全过程 医疗救援是抢救生命的关键性措施之一。因此，地震发生后，各级抗震救灾指挥机构应迅速组织卫生、医药和其他有关部门和单位，实施紧急医疗救护，协调伤员转运、接收、救治，尽最大努力减少人员伤亡。由于地震灾区条件的限制，大批伤员急需救治，当地的医护人员和医院的病床是难以应对的，因此，各级抗震救灾指挥机构应当迅速判断地震灾难的级别，决策部署分级救治策略。对于一般和较大地震灾难，地方各级抗震救灾指挥机构要迅速组织医务人员、医疗队赴灾区参加现场抢救和检伤分类、早期救治，设置近距离后方医院接收伤员。对于重大和特别重大的地震灾难，国务院和省、自治区、直辖市的抗震救灾指挥机构应在全国范围内组织医务人员、医疗队赴灾区参加现场抢救和检伤分类、早期救治，设置远距离后方医院接收与救治伤员。

迅速组织抢修、抢通生命线系统 在震后救灾过程中，各级抗震救灾指挥机构应当组织交通、邮电、建设和其他有关部门和单位采取措施，抢修毁坏的交通、铁路、水利、电力、通信等重要生命线系统，保障抗震救灾工作的顺利进行。生命线系统一般可分为交通运输系统（铁路、公路、水路、航空等）、供排水系统、能源供应系统（电力、煤气、输油等）、通信传播系统（电话、电信、广播、电视等）。生命线系统相互联系、相互制约，以网络的形式发挥其社会功能，某一设施被破坏、某一系统功能失效都有可能迅速扩大灾情或影响救援，造成难以估量的损失。生命线工程的抢修原则是：先重灾区后轻灾区；先抢通后完善；先干线后支线；先保重点，后顾一般。

防控次生灾难的威胁和影响 地震发生后，应当迅速控制危险源，封锁危险场所，做好次生灾难的排查与监测预警工作。防控次生灾难的对策主要有两个方面：一是对已经发生的次生灾难进行及时处置；二是对可能发生的次生灾难进行有效防范。不同的次生灾难防范措施是不同的，如供气工程系统紧急（人工或自动）关闭制气、输气、储气用管道阀门，切断气源，控制泄漏；储存有毒有害气体的车间，应进行中和清洗作业，消除灾难源；供电站和用户地震时应自动及人工切断电源，居民熄灭火源，防止火灾发生；细菌生产或储存单位应立即控制或消除传播媒介；对放射性物质应隔离发生源；震后对水库堤坝、河流及易发生滑坡、泥石流的地方进行紧急巡查、监视、上报；及时处理或控制险情；防止水灾，对堵塞的河流进行人工疏流排水，必要时采取爆炸决堤排水。

妥善安排好受灾群众生活 震后各级抗震救灾指挥机构应当尽最大努力解决好灾民的吃饭、饮水、居住、衣物及卫生防疫等问题，满足灾民最基本的生活需要。解决饮水问题的主要方法有：调集瓶装水；调集运水车、消防车、洒水车就近运送清洁饮水；开放自来水厂储水池、配水厂的存水等。解决吃饭问题的主要方法有：紧急发动灾区周围地区赶制熟食，筹集饼干、方便面等食品，紧急运送到灾区；灾区人民团结互助，拿出未损坏的炊具和粮食，自由组合，建立大小不同的炊事单位，自力更生解决吃饭问题；有组织地挖掘和发放库存的食品和粮食；组织建立食堂等。居住、衣物是一个较难解决的问题，特别是地震发生在冬天时。其主要措施有：紧急筹集运送帐篷，就地取材，利用震损材料搭建窝棚，建立简易住所和临时住所；启用应急避难场所或设置临时避难场所；设置救济物资供应点，提供救济物品；及时转移安置受灾群众等。

保持灾区社会秩序稳定 地震发生后，灾区的正常社会功能暂时遭到破坏，社会秩序混乱，犯罪率可能增高。为保证抢险救灾工作的顺利进行，地震灾区县级以上地方抗震救灾指挥机构应当组织公安机关和有关部门采取果断、坚决、有效的措施，严厉打击各种犯罪活动，依靠人民群众维护好社会治安秩序。其主要措施有：迅速恢复公安局（所），健全基层保卫组织，加强警力、加强民兵联防；做好重点保卫目标如党政军首脑机关、重要企业、矿山、水库、油库、金库、银行、粮库等处的警卫任务；严厉打击刑事犯罪，对不法分子的趁火打劫可举行公审公判；开展治安巡逻检查，重点加强维护公共场所秩序；加强交通管理，加强防震棚等临时住房的消防管理。

（贾群林）

gāoyuán dìzhèn jiùyuán
高原地震救援（highland earthquake rescue） 高原通常是指海拔高度在 500 米以上，面积广大，地形开阔，周边以明显的陡坡为界，比较完整的大面积隆起地区。高原是在长期连续的大面积地壳抬升运动中形成的。有的高原表面宽广平坦，地势起伏不大；有的高原山峦起伏，地势变化很大。世界上最高的高原是中国青藏高原，面积最大的高原为南极冰雪高原。高原最本质的特征是：地势相对高差低而海拔相当高。高原分布甚广，连同所包围的盆地一起，共约占地球陆地面积的 45%。中国高原面积约占国土面积的 26%，主要高原有青藏高原、内蒙古高原、黄土高原、云贵高原。青藏高原地势高，平均海拔

4000 米以上，多雪山冰川。内蒙古高原是蒙古高原的一部分，海拔 1000~1400 米。黄土高原是世界著名的大面积黄土覆盖的高原，由西北向东南倾斜，海拔 800~2500 米，沟壑纵横，植被少，水土流失严重均为世界所罕见。云贵高原地形崎岖不平，海拔 1000~2000 米，多峡谷及典型的喀斯特地貌。高原地区低大气压、低氧分压，容易造成人体缺氧。同时高原地区寒冷、干燥、大风、太阳辐射和紫外线强，容易出现冻伤和冻僵、日光性皮炎、紫外线角膜结膜炎（雪盲）、皮肤皲裂、支气管炎等。这些因素使高原地震救援更加困难。

灾难特点 高原地震有其自身的特点。

地域特殊，地质灾难严重 高原地区往往是地震构造带，地形效应和地震构造效应明显。一旦发生地震，其地震烈度和破坏性强，易造成大量的人员伤亡。加之山体滑坡、泥石流等次生灾难严重，对公路、水电、通信等生命线工程易造成破坏，导致救援力量难以快速获取灾区信息并进入灾区开展救援。

环境恶劣，救援困难 高原海拔高，气压低，氧气含量少，常具有低氧、低温、低湿、沙尘、风暴、大雪、昼夜温差大、紫外线照射强等特点，给灾后救援带来极大困难，尤其是强紫外线辐射容易引起急性角膜炎、白内障、视力障碍及夜盲症等急性损伤。救援人员在低温缺氧下工作体能消耗大，救援行动面临高寒缺氧、气候恶劣、地处偏远、交通受阻、伤员高度分散等挑战。加之当地缺医少药、设备缺乏，自救能力不足，且地震现场临时建立的救援站条件十分有限，这些都可能

加重受灾的程度。高原地区含氧量偏低，日常使用的以燃油为动力的破拆、剪切等装备，在海拔 4000 米的高原地区作业时经常出现启动困难的情况，影响救援工作的进度。在高海拔震区高寒缺氧，气候恶劣，又不具备就地抢救的条件，还应将重伤员经空运迅速向近处海拔较低有医疗条件的地区转运。

高原反应严重 高原缺氧常致胃肠蠕动减弱，唾液、肠液及胆汁分泌减少，外埠救援人员可能会出现头晕、食欲减退和消化不良等高原反应或急性高原病，并且救援人员经过长途跋涉、日夜兼程赶到震区后，来不及休息就立即投入重体力、高强度的搜救行动，会导致高原反应加重，病员增多，影响队伍的战斗力，在短期内很难开展有效的救援工作。在高原低氧的复合损伤下，伤员对失血耐受能力低，各型创伤均易并发急性呼吸窘迫综合征及多器官功能障碍综合征，易发生休克，需要紧急救治。急性呼吸窘迫综合征发生时间在伤后 18~24 小时内，早于平原的一般在伤后 1~7 天内发生。其机制与高原低氧可造成肺泡上皮受损，同时激活体内内源性化学因子如炎性介质和细胞因子的介入，释放大量有害物质，造成对肺的进一步严重创伤，此称为第二次打击。以肺为中心的损伤序贯性地累及其他脏器，呈现出如多米诺骨牌样效应而发生多器官功能障碍。

救援原则和方法 针对高原地震灾难的特殊性，其救援原则和方法如下。

选派适应性强的救援人员 方法是启动区域联动机制，同一战区的地震救援队自动启动应急

救援预案；其他地区的救援力量应根据灾情而确定。由于高原地区的特殊性，其参加高原地震救援的队员，必须从身体、年龄、高原工作经历等多方面进行筛选。

调用适应缺氧地区使用的救援装备 方法是增配满足低温、缺氧环境下工作的救援装备和器材。一要多配置手动、电动工具；二要选配压缩比高的内燃装备；三要择机使用大型机械，以减少队员的体力消耗。

选择合适的投送方式 按照快捷、安全、高效的原则，救援力量应根据灾区道路、机场等情况，在第一时间综合判断选择空运和陆运进行投送。一般情况下，路程超过 500 千米的优先考虑空运，低于 500 千米的优先考虑陆运。无论采用哪种投送方式，尽可能选用经常在此线路上运营的车辆和司机，以确保安全、快捷。

开展高原适应性训练 针对高原地区救援特殊性，救援队在开展地震救援技能培训和指挥作战训练的同时，也要开展高原缺氧环境下的救援训练。可定期组织低海拔地区地震救援队的队员到高海拔地区接受适应性训练；也可通过佩戴口罩、降低空气呼吸器内空气含量等方式开展缺氧训练。

增配高原专用医疗用品 地震救援队要编配医护人员，其主要职责一方面是保障随队官兵的生理健康；另一方面是承担对遇险人员和被困人员的救治工作。因此，针对高原地震的特殊性，除调配一些抗高原反应、抗疲劳的药品和一定数量的便携式制氧仪器等高原专用药品和器械外，随队医生也要增加至 4~6 人。

提高自我保障能力 针对高原地域和气候特点，救援人员要

准备保温防寒衣服、自热食品、净水药剂和露营装备等。

灵活调整作业时限 高原地震救援中，救援人员在低温缺氧的环境中作业，体力、精力消耗大，因此，现场作业的时间要灵活调整，一般作业时限可调整为3~4小时。同时根据救援工作的进展情况，采取分批撤离的方法。

加强现场的宣传和思想工作 在高原缺氧的环境下开展搜救行动，是对救援官兵思想作风和意志品格的一大考验。因此，做好政治鼓励工作，积极开展宣传思想工作对鼓舞士气、提高战斗力起着十分重要的作用。

（贾群林）

yànsèhú

堰塞湖（barrier lake） 地震活动、火山熔岩流、冰碛物等引起山崩滑坡体等堵截河谷或河床后贮水而形成的湖泊。

形成条件 堰塞湖的形成需要具备四个条件：一是具备原有的水系；二是原有水系要被堵塞物堵住，堵塞物可以是火山熔岩流、地震活动等原因引起的山崩滑坡体、泥石流，亦可是其他物质；三是河谷、河床被堵塞后，流水聚集并且往四周漫溢；四是储水要达到一定程度。堰塞湖的堵塞物不是固定不变的，也会受冲刷、侵蚀、溶解、崩塌等，同时次生灾难也不断出现、不断加剧，一旦堵塞物被破坏，湖水便漫溢而出，倾泻而下，形成洪灾，极其危险。

溃决方式 堰塞湖一般有两种溃决方式：逐步溃决和瞬时全溃。逐步溃决的危险性相对较小；如果一连串堰塞湖发生逐步溃决的叠加，位于下游的堰塞湖则可能发生瞬时全溃，出现危险性最大的状况。堰塞湖溃决的危险性可根据堰塞湖的数量、距离，堰塞坝的规模、结构及堰塞湖的水位、水量等进行判断。粒径较小、结构松散的土石堰塞坝，较易发生溃决。

处置方法 堰塞湖一旦溃决会对下游形成洪峰，处置不当会引发重大灾难。堰塞湖一旦形成威胁，处置的基本原则是迅速有效地引流或疏通河道，降低水位，防止决口。因此，必须事先进行引流或疏通湖道，使其汇入主流流域或分散到水库，以免造成洪灾。①尽早发现。有关部门的人员要加强巡视，并利用卫星遥感等技术手段加强监视，做到及时发现、及时报告。②有序调动。一旦发现，要立即启动预案，组织和调集救援力量开展排险工作。堰塞湖的处置方法一般分为爆破泄洪和开掘安全排水渠两种。爆破泄洪一般是采用人工上堤坝装埋炸药完成的，是及时解决堰塞湖危机的方案。爆破泄洪的决策是在最紧急情况下（下游城市将面临灭顶之灾）和人员已被成功转移的前提下才实施的。安全排水渠是在雨季来临之前，水量未迅速增大，下游人员转移相对困难及重建难度较大的情况下，为减小洪水对城镇的最小破坏而开掘的。治理的原则是按照疏导水流控制堰塞湖水位。安全排水渠法强调人力资源及主观能动性的投入，对湖水溢出采取严格控制，即"洪水是顺着人的思路被动流入下游"，而不是自然溢出。这种方法是解决分散、水位较低、流量较小的中小型堰塞湖和灾难晚期、重建工程开始的情况下所采用的决策。③专家论证。要及时组织专家论证，科学、有序地做好下游群众的安全撤离工作。④注意做好当地气象会商工作。⑤抢险工作基本结束后，除留下少量监测人员外，其他抢险救援人员要分批次尽早撤离现场，转移到安全地带。洪峰过后，自然溢流开始，可宣布抢险救援工作告一段落。

（贾群林）

xiáxiǎo kōngjiān jiùyuán

狭小空间救援（confined space rescue） 狭小空间是建筑物在遭受地震或其他灾难时，由建筑物构件（如楼板等）、建筑物内家具等相互支撑形成被困人员赖以藏身的封闭或部分封闭的空间。其特点为：空间内大气压力正常；不是人为设计或建造的（随机形成）；可能限制人员进出（进出不便）；可能含有有害气体；空间内可能缺氧；可能随时发生坍塌。

狭小空间是搜索幸存者的重要目标，是搜索人员必须充分注意的区域。由于结构安全的不确定性，狭小空间救援是一项危险性高、技术难度大的救援工作，因此必须坚持"安全、正确、规范"的处置原则和方法。一旦搜索工作结束，被困幸存者的位置被确定，其后要做的就是如何接近被困者并将其救出。如果接近被困者的路线存在危险或障碍还必须进行支撑、加固或破拆、移除障碍，这一行动称为建立通道。创建安全救援通道是救援过程最为重要的环节。接近幸存者的通道主要分为垂直通道和水平通道。垂直通道是从被困幸存者位置的垂直方向（上方或下方）创建营救通道以抵达幸存者，水平通道则是从其侧面（左右、前后）创建营救通道。在无法通过简单通道接近幸存者时也可选择倾斜或组合式通道。营救通道的创建方法主要有四种：①移除废墟瓦砾。②支撑被破坏的墙体、楼板和门窗等不稳定的构件。③切割和穿透阻隔墙体、楼板等。④顶升、支撑和稳固重型构件。在实施救援时需要对营救通道进行安全性评估。评估内容是：①水、电、煤气等是否已被切断。②通道结构的合理性与创建所需时间。③通道发生倒塌的危险性和保证通道安全的措施。④是否建立安全地带和逃生路线。⑤移除瓦砾的体积和难易程度。

狭小空间救援时，现场必须设立监护人员（安全员）。营救过程中，狭小空间内救援人员与外面监护人员应保持通信联络畅通，并确定好联络信号。应加强通风换气等措施，在狭小空间内空气质量符合安全要求后方可作业。接近幸存者时，根据伤情及时处置，同时要做好心理疏导，增强其求生的信心和勇气。

(贾群林)

Xíngtái Dìzhèn

邢台地震 （Xingtai earthquake）

1966年3月8日5时29分（北京时间），河北省邢台专区隆尧县（北纬37度21分，东经114度55分）发生里氏6.8级地震，震中烈度9度；同年3月22日，邢台专区宁晋县（北纬37度32分，东经115度03分）发生里氏6.7级和7.2级的地震各一次，震中烈度10度。这一地震群被称为邢台地震。是1949年以来在中国东部人口稠密地区第一次发生的大地震，造成了重大的人员伤亡和财产损失，共计死亡8064人，受伤38 451人，损毁500余万间房屋，农田、公路、桥梁悉遭损毁，经济损失10亿元人民币。

救援情况及特点 地震发生后，中国人民解放军总政参谋部立即命令震区附近驻军赶赴灾区救灾。当时参加救灾的达100多个单位、36 674人，其中解放军

官兵24 411人、医务人员7095人、飞机38架、汽车881辆。各种救灾物资、药品不断运到灾区。灾区成立以部队为主的党、政、军联合指挥部，并设立7个分指挥部。指挥部下设司令部、政治部、医疗卫生、物资供应、交通运输、治安等办公室。各受灾地区、县也相应成立抗震救灾指挥部，负责当地的灾情上报，救灾物资的申报、转运、分发及人民生活的安置和生产恢复、家园重建工作。

在此次地震救援中，医疗救援工作分为两阶段进行：①突击抢救阶段（震后3天）。主要任务是从废墟中搜救伤员，对伤员进行检伤分类、止血、包扎、固定等前期处理，对危重伤员进行急救，重伤员转运到战地医院或治疗点进行护理和治疗。②救护阶段。采取三级救治原则，轻伤员就地医治，重伤员转运到战地医院或县、乡医院治疗，危重伤员转运到外地治疗。据统计，派往邢台灾区的医疗队共94个，医务人员7115人，震后3天共抢救危重伤员2124人，进行大小手术1198次；震后5天，向石家庄、邯郸等地转运危重伤员3252人。

经验教训 由于当时对地震的认知刚刚起步，地震预报的专业队伍初步建立，通信水平相当落后，运输救灾工具相当匮乏，对受灾面积范围的迅速确定、评估缺乏可以借助的工具等，这些都影响了救援工作的开展。但此次救援工作也有几点可以借鉴：①最大限度地减少伤亡是抗震救灾的首要任务。②灾区人民的自救互救是农村地震中减少伤亡的主要应急对策。③解放军是抗震救灾的主力军。④迅速建立各级抗震救灾指挥部是大地震后最主要的组织管理对策。⑤迅速确定

震中位置和极震区范围，及时提供可靠震情是地震部门的应急对策。⑥普及地震知识，取缔封建迷信活动，是做好地震预防、平息地震谣传的主要对策。⑦及时召开会商会，多路探索，综合预报，是大震期间的地震预报对策。⑧一方有难，八方支援，是帮助灾区恢复生产、重建家园的重要震后对策。

(贾群林)

Tángshān Dà Dìzhèn

唐山大地震 （Tangshan earthquake）

1976年7月28日03时42分（北京时间），河北省唐山市（北纬39.4度，东经118.1度）发生里氏7.8级地震。震中位于唐山市丰南县。这是中国历史上一次罕见的城市地震灾难。顷刻之间，一个百万人口的城市化为废墟，人民生命财产遭到惨重损失。北京市和天津市受到严重波及。地震破坏范围超过3万平方千米，有感范围广达14个省、市、自治区，相当于全国面积的1/3。地震发生在深夜，市区80%的人来不及反应就被埋在废墟之下。震中区包括京山铁路南北两侧的47平方千米，区内所有的建筑物荡然无存。一条长8千米、宽30米的地裂缝横切围墙、房屋、道路和水渠。震区及其周围地区出现大量的裂缝、喷水冒沙、井喷、边坡崩塌、地基沉陷、岩溶洞陷落及采空区坍塌等。地震共造成242 769人死亡，164 851人重伤，544 000人轻伤，仅唐山市区终身残疾者就达1700多人。毁坏公产房屋1479万平方米，倒塌民房530万间；直接经济损失高达54亿元。全市水利、电力、通信、交通等生命线工程全部破坏，所有工业、矿业全部停产，所有医院和医疗设施全部破坏。

地震时行驶的 7 列客货车和油罐车脱轨。蓟运河、滦河上的 2 座大型公路桥梁塌落，切断了唐山与天津和关外的公路交通。市区供水管网和水厂建筑物、构造物、水源井破坏严重。开滦煤矿的地面建筑物和构筑物倒塌或严重破坏，井下生产中断，近万名工人被困在井下。唐山钢铁公司破坏严重，被迫停产，钢水、铁水凝铸在炉膛内。3 座大型水库和 2 座中型水库的大坝滑塌开裂，防浪墙倒塌，410 座小型水库中的 240 座被震坏。6 万眼机井淤沙，井管错断，占总数的 67%。沙压耕地 330 平方千米，咸水淹地 470 平方千米。毁坏农业机具 5.5 万余台（件）。唐山市及附近重灾县环境卫生急剧恶化，肠道传染病尤为突出。

救援情况及特点 地震发生后，党中央和国务院迅速建立抗震救灾指挥部。中国人民解放军和全国各地的救援队伍陆续赶往唐山，展开规模空前的、紧张的救灾工作，及时控制了灾情，减少了伤亡。灾区人民积极自救互救，在 2 天内救出约 45 万被埋压人员。十万解放军救灾队伍抵达灾区，使埋藏在巨大倒塌体下的一批人员获救。救灾部队开展全面的现场救护，在救护中采取"定点救护与分散寻找伤员相结合，以分散寻找伤员为主；集中救治与分散救治相结合，以分散救治为主；救治与转运相结合，以转运为主"的"三结合、三为主"的方法。据统计，13 个省、市、自治区和解放军、铁路系统共派出医疗队（防疫队）300 支、医务人员 2 万人，治疗伤员 159 万人次，动用卫生专列 159 列，飞机、直升机 564 架次，转运伤员 10 万余人。接收伤员的有吉林、辽宁、山东、河南等 13 个省、市。

经验 ①一方有难，八方支援。地震之后，中国人民解放军陆、海、空三军十万救灾部队从四面八方赶赴唐山，五万名医务人员及干部民工运送物资，救死扶伤。数十万吨物资运达灾区，唐山人民安然渡过缺粮断水的绝境。与此同时，中央慰问团亲临视察，省市党政领导现场指挥，转运伤员、清尸防疫、通水供电、发放救济等迅即展开。震后十天，铁路通车；未及一个月，学校相继开学，工厂先后复产，商店次第开业。冬前，建好百余万间简易住房，所有灾民无一冻馁；灾后，疾病减少，瘟疫未萌，堪称救灾史上的奇迹。地震后 2 个月，恢复了水、电、通信和交通，安置了伤员，控制了传染病的发生，开始了重建家园的工作。②体现中国民族精神。唐山人民在战胜灾难、重建家园中凝聚成的抗震精神——中国民族精神，其所包含的团结、坚韧、勇于克服一切困难的精神，不仅是唐山人民宝贵的精神财富，更是全人类所共同追求的。世界科学家们络绎不绝地来到唐山，依据这个天然"实验场"进行大量研究，使人类加深了对地震的认识，防御地震灾难也迈出了一大步。在唐山抗震实践中，中国诞生了"地震社会学"，为解决全球城市化进程中面临的日益严峻的灾难问题奠定理论基础，提供成功的防灾减灾范例。抗震精神属于唐山，属于中国，属于全人类。唐山人民在灾难面前所凝聚出来的"公而忘私，患难与共，百折不挠，勇往直前"的抗震精神，是震时及震后建设中支撑、激励、鼓舞和引导唐山人民最终战胜地震灾难、重建家园的精神力量。唐山人民医治了地震造成的创伤，重新建造了新唐山，唐山也当之无愧地成为中国第一个被联合国授予"人居荣誉奖"和"迪拜国际改善居住环境最佳范例奖"的城市。

教训 ①房屋建筑的稳固安全是第一位的：房屋建筑的稳定安全可以预防一定的灾难风险。20 世纪 70 年代，唐山的房屋建筑大多是用预制板建成的，靠板与板之间的钩子实现连接。一旦地震来临，其工程质量很难保证。②一个城市的"生命线"十分重要：包括其四通八达的交通、通信、水利等。唐山大地震后，城市的"生命线"被摧毁，交通破坏，救援人员不能以最快的速度到达；通信中断，不能及时与外界联系。③城市应该有足够的绿地。绿地不仅可以起到美化城市环境的作用，在地震灾难中，还可作为避难所。唐山地震时，凤凰山公园大片的绿地救了不少人。地震后，唐山在城市的规划中很重视绿地修建。④大中型城市应与相应的研究机构联合建立预报预警机制，加强地震的预测意识。

（贾群林）

Wènchuān Dà Dìzhèn

汶川大地震（Wenchuan earthquake） 2008 年 5 月 12 日 14 时 28 分，四川汶川发生里氏 8.0 级大地震。是 1949 年新中国成立以来发生的破坏性最强、波及范围最广、救灾难度最大的一次地震。其最大烈度达 11 度，余震 3 万多次，涉及四川、甘肃、陕西、重庆等 10 个省（区、市）、417 个县（市、区）、4667 个乡（镇）、48 810 个村庄。灾区总面积约 50 万平方千米，受灾群众 4625 万多人，其中极重灾区、重灾区面积 13 万平方千米。造成69 227人死亡、17 923 人失踪，374 643 人受伤。紧急转移安置受灾群众 1510 多万人，房屋大量倒塌损坏，基础设施大面积损毁，工农业生产遭受重大损失，生态环境遭受严重破坏，直接经济损失 8451 亿多元人民币，引发的崩塌、滑坡、泥石流、堰塞湖等次生灾难举世罕见（图）。

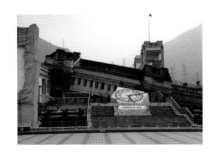

图　汶川大地震，现为保留的纪念场地

救援情况及特点　汶川大地震发生后，在中共中央、国务院和中央军委的直接领导和指挥下，有 31 个省、自治区和直辖市派出了救援队伍。据统计，投入救援力量总人数约为 17 万人，其中中国人民解放军和武警部队约 13.7 万人（其中武警部队 2.3 万人），矿山、危化品处置救援队约 4000 人，消防与地震系统救援队约 1.8 万人。共派出国内专业救援队有 96 支，包括国家地震灾害紧急救援队，23 支省级地震灾害紧急救援队，41 支矿山、危化品处置救援队及除新疆、西藏外所有省（自治区、直辖市）消防总队、台湾和香港救援队等 31 支消防救援队。国际救援队有 8 支。汶川大地震救援是中国历次地震巨灾救援之最，也是中国首次接受国际救援队的巨灾救援行动。汶川大地震中救出人员总数约 8.7 万人，其中通过自救互救逃生的约 7 万

人，中国人民解放军、武警及专业救援队救出约 1.7 万人。

经验　主要有以下几个方面。

响应迅速　震后十几分钟，国家地震局就发布了地震消息，按照《国家破坏性地震应急预案》"人员伤亡和经济损失的预测"，迅即启动一级响应。国家减灾委员会按预案要求启动了二级响应，并从西安中央救灾物资储备库紧急调拨 5000 顶救灾帐篷支援四川灾区。2 小时后，国家地震灾害紧急救援队 195 名队员、2 辆救援车、15 吨救援装备和物资集结到北京南苑机场，当晚奔赴灾区展开救援行动。国家卫生部也于 12 日当天派出由医疗、疾病预防控制等专业人员组成的 10 余支卫生应急队伍，赴灾区开展救援工作。四川省委、省政府立即成立抗震救灾指挥部，组织当地干部群众积极开展抗震救灾工作：一是要迅速抢救伤员；二是要把灾区受灾群众转移到安全地带；三是要保障受灾群众有饭吃、有衣穿、有房住；四是要维持好社会秩序，确保社会稳定；五是地震部门要加大监测和预报工作，及时发布有关信息；六是省级有关部门要迅速行动，采取有力措施，组织好抗震救灾工作；七是新闻单位要正确引导舆论。四川阿坝州人民政府宣布从灾难发生之日起启动《破坏性地震应急预案》，并要求阿坝州各县、各部门、各单位要在阿坝州防震减灾指挥部的统一领导下，迅速投入到抗震救灾的行动中来，自觉履行相关职责。各县要以属地管理为原则，迅速组织抗灾自救互救。各有关的受灾县、乡及基层组织在与外界中断通信的情况下依然及时主动组织了有效的自救互救行动。

应对高效　截至 2008 年 7 月

8 日 24 时，抗震救灾人员累计搜救和转移 150 万人。截至 2008 年 7 月 9 日 12 时，向灾区调运帐篷 157.97 万顶、被子 486.69 万床、衣物 1410.13 万件、燃油 183.6 万吨、煤炭 392.1 万吨。全国共接收国内外社会各界捐赠款物 569.25 亿元，到账款物 565.02 亿元，已向灾区拨付捐赠款物合计 204.79 亿元。截至 7 月 8 日，地震灾区过渡安置房已安装 44.76 万套、正安装 2.36 万套、待安装 5.06 万套，生产地发运 1.75 万套。截至 7 月 9 日 12 时，各级政府共投入抗震救灾资金 560.88 亿元。中央财政投入 507.48 亿元，地方财政投入 53.40 亿元。截至 7 月 9 日 12 时，公路受损里程累计 53 295 千米，已修通 52 418 千米。截至 7 月 9 日 12 时，受损供水管道累计 48 275.5 千米，已修复 44 626.1 千米。

以人为本　此次救灾初期最核心目标是拯救生命，一方面尽一切努力搜救被困在废墟中的幸存者，另一方面调集医疗力量尽力救治受伤群众。截至 2008 年 9 月，因地震受伤住院治疗累计 96 445 人（不包括灾区伤员人数），已出院 87 927 人，共救治伤员 2 761 156 人次。国务院还决定为这次大灾难中遇难同胞设立全国哀悼日（2008 年 5 月 19～21 日），这是首次为普通国民设立的全国哀悼日。各有关方面已经开始重视灾后群众的心理救援。

信息透明　总体上信息高度透明、公共沟通有效。国务院新闻办每天都有新闻发布会，四川省政府也每天举行新闻发布会；中央及地方的广播电台、电视台都全天候直播抗震救灾的最新进展，其他平面媒体、网络媒体等也都高度关注并及时报道有关的

灾难和救灾信息；开放境外媒体及时赴灾区参与报道。

通力合作 这次救援行动从中央到地方，政府机构之间相互合作，政府与社会各类企事业单位和民间组织等之间通力配合，形成了军地结合、警地结合、高效有序的工作局面。同时，真诚地接受各种国际人道主义援助，进一步加强了国际救援领域的合作与交流。

教训 主要有以下几个方面。

通信不畅，严重影响救援行动的有序开展 汶川大地震救援初期，由于通信和大量道路中断，无法快速获取和传输灾情信息，造成灾情分布和程度不清，前方指挥部无法对指令进行快速的传递，救援队伍得不到准确的救援地点信息，在一定程度上延误了最佳的救援时机。

装备不足，直接影响了救援工作的效率 已组建的省级地震灾害紧急救援队，因组建时间不同，地区经济状况不同，已往应对的震情形势不同，因此在装备配备方面存在较大的差别。大多省队用于建筑破拆、顶撑、起重、生命探测等方面的特种装备配置量少，在大型灾难多个救援现场同时展开救援时器材明显不足；特别是地震现场楼房整体坍塌、整体坠落的现象比较普遍，大量横梁、预制板相互叠压在一起，由于大型起吊、支撑、顶升设备缺乏，仅靠现有的起重气垫、液压扩张器及液压顶杆等轻型装备难以快速施救。

培训不足，专业力量与救援需求差距很大 地震现场救援分为疏散、转移和表层、浅层受困救援及深层受困救援。表层、浅层受困救援需借助一定的工具完成；而深层受困救援难度最大、救援时间最长，需要经专业培训的人员按科学施救的方法才能完成。但汶川大地震救援时，大部分官兵没有接受过救援方面的专业培训，实战经验也不足。缺乏建筑结构知识、危险化学品检测知识和现场医疗急救知识，在救援行动过程中由于担心对被困者造成二次伤害而不敢轻易施救，使得救援行动非常被动，进展缓慢。汶川大地震救援中，专业救援队营救埋压人员2845人，只占总数的5%，这些人中表层、浅层占了98%（2795人），而深层埋压人员只占2%（50人，以营救时间超过6小时计）。这说明，中国的专业救援力量严重不足。

权限不明，现场指挥调度不力 各专业救援队以行业为主线各自为战，缺乏统一的指挥与协调机构。在震区面积大、灾难程度重的情况下，出现某些地区救援力量过剩而大量重灾区救援力量严重不足的现象。

（贾群林）

Zhìlì Dà Dìzhèn

智利大地震（Chile earthquake）

1960年5月22日15时11分（当地时间），智利康塞普西翁市一带（南纬38.2度，西经72.6度）发生里氏9.5级强烈地震。是智利观测史上迄今记录到的规模最大的地震。震源深度大约35千米，震中烈度超过11度。自5月21日至6月22日在南纬30度至48度之间，沿海岸南北长1400千米狭长地带，持续发生数百次强烈地震，其中震级超过8级的有3次，超过7级的有10次，同时引发了强烈的海啸，6座死火山重新喷发，3座新火山出现。地震造成52 917人死亡，117 982人受伤，200万人无家可归，直接经济损失5.5亿美元，瓦尔迪维亚、康塞普西翁、蒙特港等大城市几乎成为废墟。在震中地区，许多城市被夷为平地，有15.8万余栋房屋遭到破坏，许多湖泊因此消失，同时又形成新的湖泊，两座小山不翼而飞。地震掀起高达25米的海啸，持续几个小时，太平洋沿岸的城市，以蒙特港为中心，南北800千米，几乎被洗劫一空，同时海啸以每小时600~700千米的速度扫过太平洋，到太平洋西岸的日本列岛波高仍有6~8米，最高8.1米。日本2万多亩良田被淹没，15万人无家可归，港口、码头设施多数被毁坏，给日本和菲律宾东部沿海地区造成严重损害。海啸还波及俄罗斯、新西兰东部、澳大利亚东南部、夏威夷及遥远的阿拉斯加和阿留申群岛，并引发断层带两侧板块交错滑移20~30米。

救援情况及特点 智利大地震、海啸发生后，智利政府抓紧灾后72小时救援黄金时间搜救幸存者，并紧急调用全国人力、物力资源恢复灾区交通、电力、医疗等公共设施，为灾区提供生活必需品及医药设施，最大范围地减少伤亡。智利军队紧急建立了"空中运输桥"，把国家应急办公室调配的援助物资运往灾区，使受灾最严重的地方也能收到物资。智利政府同时向国际社会发出救援请求，包括中国在内的数十个国家向智利提供了资金、物资、救援人员的援助。

智利大地震发生后，海啸预警范围迅速扩大至整个太平洋海域。除夏威夷、关岛、美属萨摩亚和太平洋沿岸各岛外，美国本土的加州、奥勒冈、华盛顿州及阿拉斯加部分地区，都在警报范围内。虽然最终海啸抵达时，强度低于预期，但海啸预警仍然最大限度减少了伤亡。

经验教训 快速响应的太平洋海啸预警中心在第一时间发布海啸预警，先后有 59 个国家、地区发布海啸预警，最大限度减少了此次海啸造成的伤亡。也正是在 1960 年智利大地震之后，受到启发的其他各国政府才开始着手为那些易受海啸袭击的地区建立一系列海啸预警机制。智利政府早在 1940 年已颁布建筑物抗震设计规范，并将不合规范的房屋强行拆除。1960 年大地震后，智利通过完善法律强化了建筑规范，规定了更严格的建筑物抗震标准，更加规范人类的居住场所。在智利，国家建筑系的学生进学校第一年就要重点学习抗震设计。房屋抗震设计是智利各大学建筑系课程中最重要、最基础的一课。在智利，人们信奉一句话是：没人能够控制自然之母，但做好应急措施可将损失最小化。在宪法中，智利政府规定各大区区长和省长具有采取一切必要措施防范和应对突发灾难的权利和义务。许多应急救灾机制已经规范化、法律化。智利国内人民不断强化的防震减灾意识同样在避免灾难伤亡中起到重要作用。

（贾群林 李树生）

Mòxīgē Dà Dìzhèn

墨西哥大地震（Mexico earthquake） 1985 年 9 月 19 日上午 7 时 19 分（当地时间），在离墨西哥城约 400 千米的太平洋底（北纬 18.5 度，西经 102.3 度）发生里氏 8.1 级强震，21 日又发生 7.5 级余震。墨西哥城市中心 30% 的建筑物化为废墟。22 日又发生 6.5 级余震，之后又出现 3.8~5.5 级余震 38 次。在这场大地震中，受灾面积 32 平方千米，8000 幢建筑物受到不同程度的破坏，7000 多人死亡，1.1 万人受伤，30 多万人无家可归，经济损失达 11 亿美元。首都的中心地区公共设施遭到严重破坏，造成停水、停电、交通和通信中断，使墨西哥城全市陷入瘫痪。

救援情况及特点 地震发生后，总统立即赶到市中心指挥抗震救灾工作。他宣布成立救灾委员会，除与救灾有关的部门外，政府其他机构日常工作停止 3 天。由军队、警察、红十字会、工厂和学校 15 万人组成的救灾队伍带着各种工具在废墟中挖掘、寻找幸存者。救灾委员会共调集 5000 多辆交通车转运灾民和伤员，4000 多辆卡车不停地装运废墟。抢险人员用吊车吊走倒塌的预制板，钻进倒塌的建筑物内用镐刨、用手挖，在废墟中艰难地救出一个又一个幸存者，共救出 3000 多人。地震之后，仅仅两天多时间，市内水电供应、交通和通信联系已基本恢复。震后 5 天，已有几百万人返回工作岗位，城市生活开始恢复正常。墨西哥民间也迅速展开自救活动，墨西哥国立自治大学成立多支救援队，在墨西哥全体市民的协作下，建立起 8 万所临时住宅，解决了灾民安身之所。联合国、法国、西班牙、意大利和美国纷纷派遣救护人员前往援助。其中，法国和意大利的救援专家带来搜救犬，有 3 只搜救犬搜寻到 527 位压在废墟下的遇难者。搜救犬不仅能寻找遇难者，还钻进废墟为被困的人送信、送食物和氧气。搜救犬在墨西哥大地震中搜救了 4096 位灾民。包括中国在内的许多国家和国际组织捐款总计达 3.1 亿美元，提供的救灾物资达 1250 吨。

经验教训 过度汲取地下水是墨西哥城受灾严重的原因之一。该市拥有 1800 万人口和 16 万家工厂，90% 的用水取自地下，每秒抽出的地下水达 16 立方米。墨西哥城是由湖泊沉积而成的封闭式盆地，南北两边是火山岩，地下水的过度开采使得无比坚硬的岩石依托的地表处于相对悬空状态。当震动达到一定强度时，地表便严重塌陷。建筑物抗震能力低下是墨西哥城受灾严重的又一原因。这里的许多建筑物，尤其是西班牙殖民统治时期修建的房屋，施工质量差，根本无法承受震级如此之大的地震，特别是那些呈不对称三角形和 T 形的 5~20 层楼房在这场地震中倒塌的最多。反之，那些施工质量好、抗震能力强的建筑物，虽然遭受强震袭击，但仍然岿然屹立。墨西哥城市中心地下为一个深 150~300 米、干枯的古湖泊，地质结构十分松软；城市人口过分集中也是一个需要深思的问题。

地震后不久，墨西哥修改了相关的建筑规范法，将墨西哥城易受地震影响的区域房屋抗震能力从地震前的 7.5 级调整至 8.5 级。政府根据各区域地质的不同，对房屋的修建和维修做了不同规定，对于地质较松软地区，需要严格审查建筑许可，甚至直接规定建筑材料种类的使用。

（贾群林）

Dōng Rìběn Dà Dìzhèn

东日本大地震（East Japan earthquake） 2011 年 3 月 11 日 14 时 46 分（当地时间），日本东北部宫城县北部地区发生里氏 9.0 级地震。震源位于日本东海岸附近海域（北纬 38.1 度，东经 142.6 度），震源深度约 24 千米，震中烈度达 IX 度。破坏范围从南面的福岛县到北面的茨城县，长约 400 千米，宽约 200 千米，总受灾面积约 8 万平方千米。宫城、岩手、福岛三个县受灾最为严重，东京地区有强烈震感。地震引发强烈海啸和福岛县双叶郡大熊町第一核电站放射性物质泄漏。共造成 15 894 人死亡、2562 人失踪、6152 人受伤。房屋大量倒塌损坏，基础设施大面积损毁，工农业生产遭受重大损失，生态环境遭受严重破坏，直接经济损失（16～25）万亿日元，占日本 2010 年国内生产总值的 3%～5%，成为日本历史上损失最惨重的复合灾难。

救援情况及特点 地震发生后，日本政府迅速成立应对指挥机构，防卫、消防、警察、海上保安等部门紧密合作，社会各界广泛参与，本着"优先救助生命"的原则开展了大规模的救援行动。

即时发布预警信息 3 月 11 日 14 时 46 分 17 秒，震后 17.2 秒，日本气象厅紧急地震速报系统第一次获得地震波监测分析结果，自动向专业用户发布预警信息，灾区运营中的东北新干线等 27 列高铁列车紧急停车系统自动启动。震后 15 分钟，气象厅在网站上发布了更详细的推测烈度分布图，可勾画出地震致灾程度分布，为地震人员伤亡估计、经济损失评估、地震应急救援决策和工程抢险修复决策提供了依据。

紧急启动应急机制 14 时 50 分，震后 4 分钟，根据内阁府危机管理规定，在首相官邸地下一层 24 小时运作的内阁危机管理中心立即设立内阁对策室，内阁府紧急集合小组成员集合。岩手县、宫城县、青森县等灾区地方政府根据地区防灾规划，于 3 月 11 日 14 时 46 分迅速设立县灾难对策本部，福岛县、茨城县分别在 15 时 05 分、15 时 10 分设立县灾难对策本部。

迅速展开抢险救援 地震发生后，日本自卫队、消防厅、警察厅、海上保安厅等紧急行动，日本社会各界也广泛响应，灾区民众积极自救互救，企业、社会团体、非政府组织等积极参加救援工作，为减轻灾难损失发挥了重要作用。

应对核泄漏事故 地震发生不久，日本东京电力公司福岛第一核电站 1 号和 2 号机组自动停止运行，用于冷却反应堆的应急柴油发电机因海啸损坏无法正常运行，不能继续对核反应堆进行冷却。3 月 11 日 15 时 01 分，东京电力公司向内阁府报告核电站发生紧急事态，政府下令启动预定的关闭程序。福岛第一核电站事故发生后，日本宣布进入核紧急状态，并成立原子能灾难对策本部，在日本政府的直接领导和指挥下，日本自卫队、东京电力公司、福岛县政府和消防部门投入到抢险和救援工作中。美国政府也派遣由 15 人组成的防辐射部队协助救援工作。有丰富工作经验的 50 名核电站老员工，自发组成敢死队，留守在核电站进行注水冷却作业。日本自卫队和东京消防厅利用消防车辆和供水装备从太平洋抽取海水，持续向 4 个机组进行注水作业。在向反应堆进行注水冷却的同时，东京电力公司加紧修复外部供电线路及核电站的应急柴油发电机和电气系统。原子能灾难对策本部在日本原子能安全委员会的建议下，宣布建立"计划撤离区"和"应急撤离准备区"的概念。根据日本原子能安全委员会建议并援引《灾难对策基本法》，原子能灾难对策本部指示，将距东京电力公司福岛第一核电站半径 20 千米之内的撤离区（含海域）设定为

"警戒区"（exclusion area），禁止与救灾无关人员进入。原子能灾难对策本部在事故覆盖范围内展开了持续辐射环境监测，对发现受到一定程度放射性污染的人群进行去污洗消，必要时采取特殊医学处理。

开展灾民救助 地震发生后，受灾民众自动赶到附近的公园、学校、市民会馆或体育馆等场所避难。

推进恢复重建 2011 年 6 月 27 日，日本政府成立了由首相菅直人领衔、全部内阁成员参加的重建对策总部，负责制订和推动实施重建政策，指导受灾地区重建工作，并对基层重建工作给予技术和经济支持。2012 年 2 月 10 日，在中央政府正式成立复兴厅，取代重建对策总部临时机构，并在内阁增设复兴担当大臣阁僚职位，另设两名副大臣，有约 250 名固定职员。复兴厅的设置期限为震后 10 年，即到 2021 年底。日本政府还成立由专家和灾区县知事等组成重建构想会议，针对住宅、就业等主题设置 10 个小组，研究恢复重建工作。

经验 日本是一个地震、海啸、火山和台风等自然灾难频发的国家。政府和民众在长期的灾难应对过程中，形成了一套较为完善的应急体系。此次灾难的应对，也反映出日本应急体系建设中一些值得借鉴的做法。

健全应急决策指挥体制，确保震后及时响应 日本建立了以中央防灾会议为最高行政权力机构，由内阁首相为最高指挥官，内阁官房负责总体协调联络，警察厅、防卫厅、海上保安厅、消防厅等各省厅部门配合组织实施的自然灾难应急体制。

及时发布预报预警信息，为

民众避难创造有利时机 日本是世界上最关注地震和海啸预报预警研究的国家之一。从 1965 年开始，日本就启动了五年一期的国家地震预报计划。日本先进的地震速报预警系统和海啸监测预警系统在此次灾难应对中发挥了重要作用。

不断提高建筑抗震等级，有效降低公众生命财产损失 1995 年阪神大地震中有 83.3% 的遇难者是建筑物倒塌和火灾所致。之后，日本政府认真吸取教训，连续 3 次修改《建筑基准法》，不断提高各类建筑的抗震标准。

强化专业应急救援，提高应急救援效率 日本建立了以紧急消防援助队、警察和自卫队为主体的专业应急救援队伍体系。日本的消防组织属于地方机关团体，服从地方政府的应急指挥。为应对大规模灾难应急救援的需要，消防厅于 1995 年在全国消防机关创建了紧急消防援助队。自卫队方面，日本是世界上首个将"救灾"列为国家军事力量主要任务的国家。

经常开展防灾减灾宣教，强化公众的灾难应对意识和能力 作为一个灾难频发的国家，日本十分重视全民的应急科普宣教工作，通过多种渠道强化民众的公共安全意识，提高自救、互救能力。经常性的应急科普宣教工作有效增强了日本国民的灾难忧患意识，提高了防灾避险和自救互救技能。此次地震发生后，民众沉着镇定，积极开展自救、互救与公救活动，社会秩序总体稳定，展现出可贵的国民素质。

平等对待外国公民，争取国际社会支持 地震发生后，日本外务省迅速了解东京外交使团及国际机构人员等在日人员安全情况，在安置受灾民众时，日本政府对外国公民与本国公民平等对待，提供相同条件的饮食和住宿安排。另外，核泄漏事故发生后，首相菅直人主动或应约与中、美、韩、澳、俄、印、英、德等国领导人通话，感谢各国援助，并利用多种媒体和渠道表达谢意，获得国际舆论的好评，减少了国际上对灾区的不利传言。

教训 一是核应急措施明显欠妥，核电安全监管体制不顺。二是物资供应不及时，灾民安置问题突出。三是防范和应急准备工作仍需进一步加强。日本在本次核泄漏事故处理上问题比较突出。日本福岛第一核电站发生严重的核泄漏事故，其直接原因是在地震和海啸的双重袭击下，核电站的安全系统遭到严重的损坏，应急冷却功能丧失；间接原因是东京电力公司和日本政府在应急管理上存在不足，缺乏专业的救援队伍、装备及行之有效的应急措施。当核电站发生爆炸和火灾后，日本救援力量未能在第一时间采取得当措施，有效遏制火势蔓延并减少放射性物质泄漏。救援过程中的过量用水和不当用水造成严重的环境污染，大量的放射性废水和放射性核素通过地震裂缝和地沟流入大海，加重事故的二次污染。在核泄漏事故发生后，没有及时、科学地预测污染范围，应急区划分不明确，缺乏重大事故应急预案和准备。在整个疏散过程中存在侥幸心理，安全疏散措施不仅滞后，而且非常有限，表现为未能及时限制食品和饮用水，未能考虑烟羽强辐射的应隐蔽范围，未能及时向儿童及其他高危人群发放碘片。在应急救援过程中，政府组织盲目，指挥混乱。本次核泄漏事件暴露出日本在核能决策过程中严重的结构性缺陷，其中关键是缺乏第三方监督机关，同时也暴露出个别机关为了保护自身利益相互推诿责任，这或许是日本社会中长期存在但并未引起足够重视的根源性问题之一。另外，日本政府在接受外援问题上反应迟钝，这也影响了救援工作的进展。

（贾群林 刘励军）

尼泊尔大地震（Nepal earthquake） 2015 年 4 月 25 日 14 时 11 分（当地时间），尼泊尔（北纬 28.2 度，东经 84.7 度）发生里氏 8.1 级地震，震源深度 20 千米。地震造成 8898 人死亡，23 600 多人受伤。地震使尼泊尔 51.34 万座建筑物完全损毁，约 51.70 万座建筑物部分损毁，1.6 万所学校遭到破坏，4 个地区的 90% 医疗设施受到严重损毁，文化古迹损毁情况也较为严重，经济损失可能超过 50 亿美元（约合人民币 310.5 亿元）。地震对尼泊尔的 58 个中型规模企业和 113 个微小企业造成严重"创伤"，重创原本就非常脆弱的工业体系。灾区为尼泊尔重要的旅游区，地震造成大量文化古迹破坏，旅游业损失严重。地震造成中国西藏自治区 2511 户房屋倒塌、24 797 户房屋受损，82 座寺庙受损（其中严重受损 13 座、中度受损 18 座），直接经济损失共计 348.84 亿元人民币，间接经济损失 471.17 亿元人民币。

这次地震属浅源地震，所释放的能量是汶川大地震的 1.4 倍。地震最高烈度为 Ⅸ 度及以上，极灾区面积约 7400 平方千米，长轴 155 千米，短轴 58 千米，全部位于尼泊尔境内；Ⅷ 度区面积约 21 400 平方千米，长轴 250 千米，短轴135千米，涉及尼泊尔和中国；Ⅶ度区面积约45 000平方千米，涉及尼泊尔、中国和印度；Ⅵ度区面积约140 900平方千米，涉及尼泊尔、中国和印度，此烈度区地震灾难相对较轻。

救援情况及特点 尼泊尔政府震后立即宣布受地震影响地区进入紧急状态，对地震造成的损失进行统计，并派出80%的官兵前往各地灾区，所有直升机出动救灾。尼泊尔官方广播电台警告民众留在室外，以防更多余震。中国地震局启动三级地震应急响应，派出现场工作队赶赴灾区开展应急处置工作，并监视震情趋势发展，及时了解尼泊尔灾情，向有关方面提出抗震救灾建议。中国国际救援队派出40名救援队员，携带部分装备、6只搜救犬，20%的队员参加过国际救援，所有队员均参加过国内救援。印度应急反应部队启动应急机制，多批次派遣空军运输机运送救援物资和救援人员到达尼泊尔，并参与当地道路抢险救援工作。各国政府和社会组织、企业捐赠4800多万美元和大量救灾物资。

经验教训 地震震中位于尼泊尔第二大城市、著名旅游胜地博卡拉。震中附近为山地破碎地形，滑坡等次生灾难发生风险极高。震区建筑物以砌石结构、土砖房为主，抗震性能很差。灾区属于经济不发达地区，基础设施不足，救援力量薄弱。部分灾区属于高海拔的喜马拉雅山登山区域，增加救援难度。

（孙海晨）

hǎixiào jiùyuán

海啸救援（tsunami rescue） 海啸是当地震、火山爆发、滑坡等地质活动发生于海底，引起海水剧烈的起伏形成强大的、向前推进的、具有强大破坏力海浪的现象。海啸通常由震源在海底下50千米以内、里氏震级6.5以上的海底地震引起，产生具有超大波长和周期的海啸波，其波长比海洋的最大深度还要大，在海底附近传播也无多大阻滞，不管海洋深度如何，波都可以传播过去。相邻两个波浪的距离可能远达数百千米。当海啸波接近近岸浅水区时，由于深度变浅，波幅陡然增大，有时可达到数十米以上，骤然形成"水墙"，瞬时侵入沿海陆地，造成危害。虽然全球各大洋都有地震海啸发生，但由于太平洋周边为地震和火山活动的高发地带，所以地震海啸占到了全球80%左右。2004年的印度尼西亚海啸和2010年的智利海啸都造成了严重的财产损失和人员伤亡。地中海、大西洋、印度洋也有地震海啸发生的记录。由于海啸具有巨大的能量，其摧毁性几乎是全部的，如水源、电力、公路等公共设施都可能被破坏。迅速搜索与营救海啸的受害者是海啸后救援的特大难题。

灾难特点 海啸的破坏力来自突然间水位升高引起的淹没和强烈的水浪冲击。灾难分布与海拔高度有关，并沿海岸线呈带状分布，在海边、海拔低的地方易被迅速淹没，席卷一空。建筑物遭到严重破坏，造成重大人员伤亡。海啸造成的伤亡原因主要是溺水，海浪冲击、海水携带的物体也可造成伤亡。其中又以幼童、老年人等体质不佳者居多。海啸发生后，破坏自然或社会原有的平衡稳定状态而引发次生灾难。主要包括火灾、爆炸及公共设施破坏造成的水源污染、体温过低、蚊虫叮咬、有毒物质泄漏等，带来的生物性、化学性、物理性损害会进一步增加人员死亡。

救援原则和方法 由于海啸破坏的广泛性和严重性，海啸救援时需要注意以下几点。

制订详细的灾难应急预案 由于海啸的不确定性和巨大破坏性，应制订完整和详细的灾难应急预案，并且要严格全面地培训医疗急救服务人员。海啸过后，地面交通完全瘫痪，并且存在潜在的次生灾难，应积极调动资源进行空中救援。在转运伤员的同时，向灾区补充充足的医疗设备，这对于院前急救是大有益处的。

专业完备的灾难医疗救援 医疗救援以救治海啸造成的创伤为主，同时注意淹溺造成的并发症。在海啸中创伤越严重，存活越难，特别是头部、脊髓外伤者，即使被送到医院急救部，也很难存活较长时间。除海啸的直接创伤外，伤口感染、肺部感染、肠道感染（如肝炎、痢疾等）等创伤后并发症及烧伤、中毒、叮咬伤等次生灾难也要纳入医院处理海啸的应急预案中。所以在院内救治中，需要成立专门的医疗救治小组，不仅需要内外科医生、麻醉手术人员、护理人员，也需要流行病学和感染学的专家共同协作。

建立海啸预警及疏散预案机制 海啸的巨大摧毁力使即使进行高效的医疗救援，死亡率仍然居高不下。人类现有的工程技术，如海墙、防波堤、钢筋混凝土建筑物等，在海啸面前也只能提供非常有限的保护。因此，预警和疏散是目前降低海啸造成伤亡最主要的方法。同时，普及公众海啸预防教育至关重要，在海啸易发地区的医务工作者应该在此教育过程中发挥重要作用。

（李树生）

Yìndùníxīyà Hǎixiào

印度尼西亚海啸（Indonesia tsunami）

2004 年 12 月 26 日在印度尼西亚苏门答腊以北海底发生里氏 8.7 级（美国地质调查局测定为 9.0 级）地震，引起巨大海啸。此次地震是自 1960 年智利大地震及 1964 年阿拉斯加大地震以来最强的地震，也是 1900 年以来规模第二大的地震，引发高达 30 米的海啸，波及范围远至波斯湾的阿曼、非洲东岸索马里及毛里求斯、留尼汪等国。地震及海啸对东南亚及南亚地区造成巨大伤亡，约 23 万人死亡，4.57 万人失踪，12.5 万人受伤。这次地震、海啸造成的人员伤亡使其成为 20 世纪以来造成人员伤亡最惨重的一次自然灾难。

救援情况及特点 地震及海啸发生后，受灾国政府纷纷做出应急反应，包括紧急疏散灾民，建立卫生监视中心，向灾区运送食物及医疗用品，调动所有政府机构投入对灾区的营救等。其中印度尼西亚、斯里兰卡、马尔代夫、泰国、索马里陆续向国际社会发出援助请求。世界各国立即做出响应，这场灾难掀起了全球性的国际大救援。据世界银行的统计数据，全球有 60 个国家和地区向受灾地区提供超过 50 亿美元的援助，而私人捐助金额也高达数 10 亿美元。

各国救援队携带野战医院和各类药品赴受灾最严重的地区实施紧急救援。对灾民集中的临时安置点进行巡诊，帮助遭到破坏的当地卫生机构恢复医疗功能，开设国际救援队专门医疗区，对危重伤员实施手术，培训当地医疗人员，宣传卫生防疫知识。对当地医院、灾民营进行消毒，发放防疫药品。

经验教训 国际社会建立的海啸预警机制主要针对的是太平洋沿岸国家，在印度洋沿岸地区建立有效的海啸预警机制将是减轻灾难的有效手段。

完善的应急预案及应急指挥决策系统是政府有序、有效开展灾后救灾工作的保障。这次海啸灾难发生后，各国的应急反应能力各有不同。健全的灾难救援体系是最大限度调动各方力量开展灾后自救、互救的基础。印度尼西亚海啸这样的大灾难，专业救援队伍远远不能满足救援需求，平时对市民进行防震减灾知识宣传，市民应急意识增强才能真正有效地提高救灾实效。

当发生印度尼西亚海啸这样的重大灾难时，国际联合开展救援工作已成为国际救援趋势。中国政府也须尽快建立一个当灾难发生时有效地协调国际救援队伍到中国开展救援行动的工作机制。

(李树生)

hóngzāi jiùyuán

洪灾救援（flood rescue）

洪灾是江河、湖泊、水库等所含水体上涨，超过常规水位或堤坝溃决，水体泛滥，淹没田地和城乡，从而危及人民生命财产安全的自然灾难。很多原因可引起洪灾。短时间内大量降水及当地地形特点是洪灾的常见原因。城市化建设，建筑物密度增加导致地表水下渗困难，山区岩石地面不容易吸收水分，疏散撤离困难都可使洪灾灾情加重。地震形成的堰塞湖溃决、水库决堤等均可造成严重洪涝灾难。另外，管涌也是洪灾的重要原因之一。管涌是渗流作用下，无黏性土中的细小颗粒通过粗大颗粒的空隙，发生移动或被水带出的现象。管涌首先开始于土中性质突变的局部，如细粒和

裂缝分布的地方。土体表面的颗粒先移动形成空隙，这个空隙逐渐扩大，并且向下移动，形成不规则的管状通道。随着沙粒不断流失，空洞的直径越来越大，深度也逐渐向堤身或堤基土内部不断延伸增大。随着上游水位升高，持续时间延长，险情不断恶化，一旦土体内部有孔洞连通，就迅速发展为管道内集中涌水的现象，其严重后果是堤下土体内渗水通道的塌陷，造成堤防不均匀沉降、整体失稳、决堤、溃坝等严重事故。管涌是江河大堤在汛期常见的险情之一。

洪灾是最常见的自然灾难。据联合国救灾协作局统计，在所有的自然灾难中，洪灾的比例接近一半，在亚洲达到 69%。同样，洪灾造成的损失和人员伤亡在自然灾难中居首位。比较典型的洪灾有 1998 年长江流域特大洪水、2010 年巴基斯坦洪灾等。因此，提高水患意识，加强堤坝、水库建设尤为重要。要加强环境保护，切忌盲目地破坏生态环境，如毁林开荒、滥砍滥伐；不宜围湖造田，缩小蓄洪面积。

灾难特点 洪灾发生时，快速暴涨的洪水足以摧毁陆地上的建筑物、桥梁、生活及工业设施等，造成大量人员伤亡和财产损失。洪灾可破坏道路、电力、通信设施等，阻碍救援工作，破坏并淹没农作物导致粮食短缺。洪灾会导致自来水厂、工业区、食品加工厂受到严重破坏，粪便、垃圾、化工原料等进入洪水，严重污染水源。洪灾过程中，快速暴涨的洪水引起的淹溺是造成死亡的主要原因。洪灾中建筑物倒塌，流速很快的洪水携带大量的树木、石头及其他大块物体的撞击使人受到很大的挤压，造成严

重的挤压伤、肢体毁损及脏器损伤，甚至死亡。由于水温常常低于人体正常温度，人浸泡在洪水中可导致低温，冬春季节水温过低、大风、饥饿、长时间浸泡等情况均会加剧体温下降，严重的低体温会导致机体代谢紊乱，导致死亡。再者，下肢长时间浸泡在污泥浊水中，皮肤经常受到擦伤，很容易受到各种微生物的侵袭，若下肢原来就有皮肤病，更易发生恶化和继发感染，造成下肢肿胀、溃烂，出现洪水脚。这种疾病在洪水期间大量发生，若得不到及时治疗，少数抵抗力差的人可发展为脓毒血症。洪水上涨时，家畜、爬行动物、老鼠、昆虫等迁徙，使得叮咬伤增多，动物源性传染病发病率增高。灾民可能出现呼吸道感染、胃肠炎、痢疾、霍乱、伤寒、肝炎、钩端螺旋体病、虫媒疾病等。工业区受到破坏造成放射性物质及化学有毒物质泄漏，可出现放射性疾病及中毒。高压输电设备及各种电器设备毁坏后，可能造成人员触电，造成电击伤。机动车在流水中很容易熄火，或发生车祸致人死亡。发生洪灾时，受灾事件长达数月，甚至在救援结束后仍然会持续很长时间。失去亲人及财产、受到创伤、疲劳等因素可使灾民出现情绪不稳、抑郁、创伤后应激障碍等。

救援原则和方法 洪灾会导致交通设施毁损，救援人员无法及时到达现场，被困人员被洪水分割在不同的地方，加大救援的难度。所以在洪灾应急预案中，应充分考虑到交通受阻后救援如何展开的问题。救援人员要能及时修路架桥，畅通交通要道，并且能够投入特殊救援设施（橡皮艇、冲锋舟、直升机等）参与救援。搜救人员在平时要经常接受急救知识训练，搜救小组要有良好的通信工具和设施，能及时和指挥部及医疗单位取得联系。搜救人员遇险时能自我营救，保障自身安全的能力同样重要。

洪灾救援首先是打捞落水或解救被围困的灾民，把他们转移至安全地带。受灾地区的医疗机构急诊科要配备齐全的急救设施及药品，医务人员要做好接受淹溺、冻伤、饥饿、电击伤、毒蛇咬伤、机械性损伤、各类传染性疾病等伤员的准备，要有完备的处理应急预案。同时，救援人员应注意安抚灾民情绪，如发现心理疾病，及时进行心理治疗。

淹溺是洪灾中致死的重要原因。淹溺所引起的缺氧时间和严重程度是其转归的重要决定因素，所以必须尽快恢复通气和血液循环。现场必须立即将淹溺者从水中救起，如果远离陆地，可运用一些运输工具如救生艇或其他漂浮装置。对淹溺者现场进行高质量的心肺复苏及早期基本生命支持可提高生存率，在转运的过程中也不能中断心肺复苏抢救。如果淹溺者及时恢复自主呼吸和循环，预后大多良好。

洪灾中出现的严重骨骼肌肉及内脏损伤危及生命时应行急诊手术抢救生命。开放性伤口容易并发严重感染，需要及时彻底清创，常规使用抗生素控制感染。洪灾中外伤可能会造成破伤风等感染，需要常规进行预防免疫。发生特大洪灾时，灾区食品短缺或无食物，要对灾区发放食品、饮用水。严格执行卫生防疫保障制度，在医疗区域进行定时定点消毒，严格水源监测及水质处理，保证生活用水，处理医疗污水等。设立生活垃圾与医疗垃圾存放点，

保证医务人员职业暴露安全。对于灾区卫生状况、生活条件及疾病谱，对志愿者和灾民进行预防传染病知识、基本卫生习惯培训及演示操作。及时向上级卫生部门上报传染病等疾病调查表。

（李树生）

shuǐkù juédī

水库决堤（reservoir burst） 水库堤坝因为水位过高或人为原因造成堤坝溃决，水库内大量水体快速冲向下游造成的洪水灾难。水库是拦洪蓄水和调节水流的水利工程建筑物，可用来蓄水灌溉、供水、发电、防洪蓄洪、养殖等，在人类日常的工作生产中发挥重要作用。有很多原因可造成水库决堤，如水库上游短时间内大量降雨、汛期提前来临、水库区域地质灾害、水库堤坝自身质量问题、人为破坏等。水库作为人工的水利工程建筑物，在建设之初就应充分考虑到以后怎样防范决堤，应有详细规范的决堤应急预案。对于库区及下游民众要加强应急宣传及演练，提高民众的防灾自救能力。可能出现决堤的库区及下游地区医疗机构要配备齐全的急救设施及药品，医护人员要做好抢救淹溺、多发伤、冻伤伤员的准备。同时要重点做好医疗设施遭到洪水破坏时的演练。由于水库决堤属于洪水灾难的一种，其所造成的灾难类似于洪灾，其灾难特点、救援原则和方法见洪灾救援。

（李树生）

Chángjiāng Liúyù Tèdà Hóngshuǐ

长江流域特大洪水（Yangtse River flood） 1998 年长江发生全流域型特大洪水。长江流域基本处于东亚副热带季风区。流域面积 180 万平方千米，干流长 6300 千米。全流域年平均降水量

1057毫米。降雨时段较为集中。5~9月占年雨量的59%~89%；连续最大三个月，则占全年43%~69.8%。流域年总径流量约1万亿立方米。多雨月份易形成洪峰。历史上1931年、1954年曾形成特大洪水。1998年中国气候异常，受厄尔尼诺现象（即赤道东太平洋附近水温异常升高现象）、高原积雪偏多、西太平洋副热带高压、亚洲中纬度环流异常等气候因素影响，汛期降雨量明显增多，长江、松花江、珠江等主要江河发生大洪水。此次长江流域特大洪水仅次于1954年，为20世纪第二位全流域型特大洪水。长江上游先后出现了8次洪峰并与中下游洪水遭遇，造成特大洪灾。九江大堤出现决口，长江中下游干流和洞庭湖、鄱阳湖共溃垸1075个，淹没总面积3210平方千米，涉及人口229万人，受灾严重的长江中下游五省死亡1562人。

救援情况及特点 此次长江流域特大洪水的抗洪救援工作明确指出，要确保长江大堤安全、确保重要城市安全、确保人民生命安全的抗洪目标，做出大规模调动军队投入抗洪抢险、军民协同救援的决策。

在汛前，国家防汛抗旱总指挥部根据气象部门的预报提早做出了长江可能发生全流域型大洪水的判断，统一部署了防汛准备工作。各地加大巡堤查险力度，突击加高加固长江大堤，及时补充抢险物资，做好科学调度。在汛期，军队投入长江、松花江流域抗洪抢险总兵力达36.24万人，参加抢险的干部群众达670万人，各地调用的抢险物资总价值130多亿元人民币。

各有关部门组成医学救援领导小组，明确各部门协同抗灾系统任务，制订医学救援方案，并组派大批医疗救治和卫生防疫的队伍，支援灾区的救援工作。在医疗救援中，机动卫生救援力量发挥了重要作用。根据各职能分为医疗队、手术队、防疫队等，可在短时间内做好准备开赴灾区指定地点展开医疗救援。伤员经过医疗站救治后，除重伤员需暂留治疗观察外，大批伤员有序转运至后方专科医院。

及时做好救灾和卫生防疫工作，保障灾民生活。受灾群众得到妥善安置，吃、穿、住、医等基本生活条件得到保障。卫生防疫工作取得很大成绩，洪灾之后没有出现大疫。受灾地区传染病疫情总体呈平稳趋势，重点传染病得到有效控制。法定报告的26种甲、乙类传染病累计发病率低于前5年水平。病毒性肝炎、流行性出血热、乙型脑炎和疟疾发病数低于1997年。与灾难有关的皮炎、红眼病、肠炎等疾病得到及时治疗。

经验教训 1998年长江流域特大洪水虽然为全流域型大洪水，但洪水淹没范围和因灾死亡人数比1954年长江特大洪水要少得多。在此次特大洪水灾难的救援过程中，中国政府领导指挥，统一部署防汛救灾工作。投入救援的军队群众人数、物资数额及医疗救援力量都创下历史之最。在医疗救援方面，经过新中国50年的发展，中国医疗急救救援力量已经有了长足进步，机动卫生救援力量在此次灾难救援中发挥重要作用，各地的医疗机构对伤员的现场救治、转运接收、灾后医疗机构重建和恢复做出重要贡献。

此次特大洪水也提示中国长江防洪建设与经济发展的不相适应。长江流域人口密度逐年增加、环境破坏水土流失严重、防洪建设及意识薄弱等问题都显现出来。医疗救援虽然取得很大成功，但如何组织指挥调度全国大量的医疗资源有效地进行救援，仍然有待加强。

（李树生）

fēngzāi jiùyuán

风灾救援（wind damage rescue） 风灾是大风过境对人们生命财产造成损害的自然灾难。对人类能够产生巨大灾难的风灾主要是台风、飓风和龙卷风。台风是形成于北太平洋热带或副热带海洋上强烈的热带气旋。热带气旋按其中心附近的2分钟平均最大风力等级区分为不同的强度，由弱到强依次为热带低压（最大风力在7级或以下）、热带风暴（最大风力为8~9级）、强热带风暴（最大风力为10~11级）和台风（最大风力在12级或以上）。这种热带气旋如果发生在东太平洋及北大西洋，则称为飓风。根据中心附近最高持续风速，将飓风强度由弱到强分为1级飓风（118~153km/h），2级飓风（154~177km/h），3级飓风（178~209km/h），4级飓风（210~249km/h），5级飓风（250km/h以上）。中国居全球8个台风发生区之首。由于中国70%以上的大城市、55%的国民经济集中于东部经济地带和沿海地区，台风对中国造成的经济损失已经接近全国自然灾难总损失的一半。比较典型的案例如1992年8月30日9216号台风登陆福建、2005年8月25~31日的卡特里娜飓风。龙卷风是大气中一种小尺度的强烈涡旋现象，是从积雨云底伸向地面或水面的范围很小而风力极大的强风漩涡，常于夏季的雷雨天气时发生，是目前已经发现的破坏力最强的灾难性天气。中国的龙卷风主要发生在华南和华东地区，比较典型的案例如2016年6月23日江苏盐城龙卷风灾难。

灾难特点　台（飓）风在海上引起海潮和巨浪，可使船只沉没。移向陆地时，强风及低气压作用造成水面急剧上升，这样的风暴潮可使海水位上升5米以上，导致海水漫溢、海堤溃决、城镇农田被淹没、建筑设施被冲毁。台（飓）风登陆后破坏力更大，足以摧毁陆地上的建筑物、桥梁、道路及电力、通信、生活、工业设施等，也可以把杂物吹到半空中，使得户外环境变得非常危险。可造成非常强的降雨，形成洪灾，并可能引发山体滑坡、泥石流等地质灾难。龙卷风能够把前进途中所遇到的一切物体严重破坏，经过龙卷风袭击后而不被破坏的物体设施几乎是没有的。龙卷风的破坏力虽然很大，但破坏范围要比台（飓）风小得多。风灾对人的伤害有以下几个方面：各种建筑物倒塌，可能发生大量外伤，在野外也可能被泥石流、树木及电线杆等砸伤，伤员以多发伤为主。暴雨洪灾及风暴潮来势凶猛，海上船只翻倒、沉没后人员落水淹溺，或陆地上暴雨洪灾导致人员溺水，或人被风卷入水中，都可直接威胁生命。高压输电设备及各种房屋建筑内的用电设备，被毁坏后可使人触电或因暴雨时雷电而击伤。暴雨洪灾及风暴潮可使灾民瞬间失去衣食住等基本物质生活条件，卫生设施遭到严重破坏，粪便、垃圾、工业废水会造成水源污染严重，内科疾病及传染病会发生播散。

救援原则和方法　风灾到来前的疏散方案非常重要，及时的疏散能明显减少人员伤亡。同时要考虑到大规模疏散及灾后返回造成的交通压力，要有比较完备的应急预案。

医院作为灾难救援的核心机构，要具备较强的应急反应能力。应急反应能力要能经受住灾难发生早期的伤员高峰，并能在灾难持久时持续救护，这有赖于灾难来临时医务人员、医疗空间、药品和医疗设施储备及卫生系统基础建设抗灾难的能力。风灾中最多见的就是大量外伤，医院急诊科要做好相应准备，医务人员要熟练、快速地对伤员进行分诊。对于危及生命的外伤要急诊手术抢救生命。对于创伤伤口，要及时进行彻底清创，并使用抗生素控制感染，应用破伤风抗毒素预防破伤风等。对于淹溺者要及时救人上岸，现场进行心肺复苏抢救，在转运途中也不能中断抢救。对于电击伤的伤员，及时切断电源，或用绝缘物体使触电者远离电线或电器电源，对于判断已发生心跳呼吸骤停者，立即行心肺复苏抢救。

风灾中生活及卫生设施的破坏造成环境污染，内科疾病及传染病传播可能性大大增加，灾后必须做好卫生防疫工作。修复被破坏的水源，进行水质检验，对饮用水进行清洁和消毒。搞好饮食卫生，做好救灾食品的卫生监督，防止食物中毒和胃肠道传染病的流行。采取各种方法大力消灭蚊蝇以预防各种虫媒传染病的传播。建立疫情报告制度，发动群众进行有病自报或互报。

预防　虽然风灾破坏力巨大，造成的危害不可避免，但只要积极采取有效的防御措施，受灾程度是可以大大减轻的。综合防御对策包括以下几方面：①加强风灾监测，提高台（飓）风和龙卷风预报准确率是一项极其重要的减灾措施。目前中国已经具备全方位监测台（飓）风和龙卷风的能力，预报水平大大提高，减轻了风灾的危害。②普及宣传教育，提高民众防风灾意识。中国已经制订一系列符合国情的防灾减灾对策，并且在数十年的抗灾斗争中取得瞩目的成绩，积累宝贵经验。③增强综合抗风灾能力，大力开展植树造林，充分发挥水利工程防灾效益，提高房屋建筑质量，合理安排农作物生产布局及积极开展灾后自救互救。

（李树生）

lóngjuǎnfēng jiùyuán

龙卷风救援（tornado rescue）

龙卷风是从积雨云底伸向地面或水面的范围很小而风力极大的强风旋涡。是大气中一种小尺度的强烈涡旋现象，常于夏季的雷雨天气时发生。龙卷风影响范围虽小，但来势凶猛，破坏力极大，除极大的阵风和气压变化外，还常伴随雷暴、冰雹和强降水。龙卷风经过之处，常会发生拔起大树、掀翻车辆、摧毁建筑物等现象，往往使成片庄稼及树木瞬间被毁，令交通中断，房屋倒塌，人畜生命遭受威胁。因此龙卷风是建筑设计、工农业和生命财产保障、防灾救灾等各项事业中应予重视的灾难性天气现象。

灾难特点　龙卷风具有强大的破坏力，其巨大的破坏能力是由龙卷风中强大的风速和强大的内外气压差造成的。龙卷风在前进途中可以将一切物体严重破坏，而被龙卷风吹起横飞的各种杂物会像弹片一样打击其他物体，造成二次损害。龙卷风虽然是已发现的破坏力最强的灾难性天气现象，但它的影响范围却比台（飓）

风等其他灾难要小得多。

龙卷风造成的伤亡包括强风造成的直接伤亡和相关事故造成的间接伤亡。强风会直接引起重物砸伤、压伤而导致死亡，如脑外伤、脊柱损伤、多脏器损伤、多发骨折、严重失血。强风同时可引起相关事故造成间接伤亡，如交通事故、火灾、淹溺、电击、有毒物质的泄漏等。

救援原则和方法　由于龙卷风来势迅猛，破坏力强大，紧急救援一般要等龙卷风过后才能展开。前期准备阶段需要医疗部门成立专门的救灾指挥中心，负责灾前到灾后协调并整合救援资源高效率运转。彻底评估应急电力线路情况、应急水的供应情况、燃油储备情况、发电机情况等，确保救援过程中关键部门如救援指挥中心、影像科、手术室、急诊科等的正常运转。除保证基础设施能够正常运转外，医疗部门应储备足够的血液制品、破伤风抗毒素、抗蛇毒血清、抗生素、缝合器材、创伤敷料等；尽可能搭建临时避难所，用于伤员家属的安置；组织有救援经验的医生和护理人员随时待命，准备投入救援。紧急医学救援阶段中，现场医疗救援需要确保现场安全，尽快检伤分类，首先抢救生命，再进行下一步医疗处理。龙卷风灾难后卫生救援同等重要，恢复水源并进行饮水消毒，保证食品卫生安全，避免肠道传染病的发生和扩散。及时清理掩埋人畜尸体，搞好环境卫生，加强防疫监测及健康宣传教育。

(李树生)

Kǎtèlǐnà Jùfēng

卡特里娜飓风（Hurricane Katrina）　2005 年 8 月 25 日，卡特里娜飓风以低强度在美国东南部的佛罗里达州登陆。8 月 27 日卡特里娜飓风穿越佛罗里达州南部进入墨西哥湾，开始向密西西比州和路易斯安那州沿海地带进发。8 月 28 日飓风风速已经达到了每小时 257 千米，升级为 5 级飓风。8 月 29 日飓风在美国墨西哥湾沿岸路易斯安那州新奥尔良外海岸登陆，登陆时强度降低为 4 级，登陆超过 12 小时后，才减弱为强热带风暴，至 8 月 31 日影响逐步减弱并消失，共历时 7 天。飓风途经地区经济损失惨重，灾民数量众多。受灾最严重的新奥尔良市是路易斯安那州最大的城市，由于地处海平面以下，完全靠沿岸堤防抵御潮水入侵。但原有的堤防防潮能力不足，只能抵御 3 级飓风引起的风暴潮。卡特里娜飓风登陆时强度为 4 级，引发新奥尔良沿岸严重风暴潮。8 月 30 日庞恰特雷恩湖护堤发生断裂，新奥尔良市中心水位迅猛上涨，80% 的城区被淹没，造成高达 344 亿美元的经济损失，死亡人数超过 1800 人，因飓风受灾人数总计约 120 万人。

救援情况及特点　在卡特里娜飓风登陆美国墨西哥湾沿岸的前两天，美国密西西比州及路易斯安那州就宣布进入紧急状态，要求所有居住在墨西哥湾沿岸的居民迅速撤离，应急队伍进入待命状态，提供体育馆、会议中心等大型坚固建筑物做临时避难所，大部分居民使用交通工具撤离。尽管如此，飓风登陆后灾情特别严重，特别是初期电力、通信中断，道路无法通行，应急力量机动能力受到严重削弱，难以及时救助受灾群众，难以提供有效的医疗救援。

虽然对卡特里娜飓风的应急反应使美国政府备受指责，暴露出其危机管理的一些不足之处，但其后完备的减灾联动机制快速评估检讨，并做出相应的反应。在短时间内应急体系迅速集中全国的人力物力，在一周内把滞留在灾区的民众转移到安全地，也提供充足的后勤物资保障，避免了事态的进一步恶化。

经验教训　卡特里娜飓风登陆前，美国虽然做了预警，并及时着手疏散可能受灾地区的民众，但大规模疏散造成严重的交通拥堵，仍然有大批民众未能疏散，提示要有完备的应急预案，而且预案要有可操作性。疏散的道路规划、疏散路线标识引导、疏散避难所的建设，疏散宣传工作等都很重要。飓风造成严重灾难后，首要保障民众基本生活要求，包括基础生活设施（水电等）、避难所、食品、医疗等的保障，更重要的是迅速投入医务人员及医疗设施进入灾区展开营救，尽力降低死亡率。

(李树生)

xuězāi jiùyuán

雪灾救援（snow disaster rescue）　雪灾是长时间大量降雪造成大范围积雪成灾的自然灾难。雪灾按其发生的气候规律可分为猝发型和持续型。猝发型雪灾发生在暴风雪天气过程中或以后，短时间内保持较厚的积雪。持续型雪灾的积雪厚度随降雪天气延长而逐渐加厚，密度逐渐增加，此型可从秋末一直持续到第二年的春季。雪灾严重影响甚至破坏交通、通信、输电线路等生命线工程，对人民生产、生活影响巨大。比较典型的案例是 2008 年 1 月中国南方地区发生的雪灾。

灾难特点　雪灾发生时，长时间的大范围积雪会直接造成交通中断，破坏通信及电力设施。

大量积雪可以压塌大棚，冻伤幼苗，对蔬菜等农作物生产有较大影响，造成农作物减产。积雪掩盖草场，牲畜难以扒开雪层吃草，造成饥饿和冻伤，死亡增多，对畜牧业造成严重危害。大量积雪造成房屋倒塌，雪灾引发交通事故等，从而导致人员全身多处肌肉、骨骼及内脏损伤。雪灾中严寒的天气会造成体温过低和局部冻伤。雪灾中交通中断、食物及饮水匮乏，会造成饥饿和脱水，危及灾民生命安全。

救援原则和方法 重视雪灾的预警工作，并做好防范措施。当出现雪灾红色预警时，救援应急部门按照职责做好防雪灾和防冻害的应急和抢险工作；减少不必要的户外活动，必要时停课、停业（除特殊行业外）；必要时封闭高速公路，暂停飞机起降及火车运行，减少交通事故伤害；加固建筑物，储存食物及饮水、取暖材料；医疗部门要针对各种外伤、冻伤、低体温等病情做好预案准备。雪灾发生后，迅速派出救援队伍，除雪除冰开通救援生命通道。对于外伤、出血等情况，按一般急救处理原则进行。对冻伤者，应全力以赴防止其继续受冷，迅速脱离寒冷环境，争分夺秒快速复温，如提供热水袋、热饮等，并迅速转运。如果心跳呼吸已经停止，可能因外伤、低体温或窒息所致，立即进行心肺复苏抢救。

（李树生）

xuěbēng jiùyuán
雪崩救援（avalanche rescue）
雪崩是山坡上的积雪内聚力抗拒不了所受到的重力拉引时，突然向下滑动或崩落，并与下降过程中的积雪发生连锁反应，引起大量雪体崩塌的现象。雪崩通常发生于山地，倾斜度为 30~50° 的山坡容易产生较严重的雪崩。山坡过于陡峭难以形成积雪，倾斜度过小也不太可能形成雪崩。当积雪堆积过厚，其重力超过了与山坡面的摩擦力时，雪崩就会发生。除山坡的形态和积雪的厚度外，雪崩很大程度上还取决于人类活动。登山、滑雪或其他冬季运动爱好者经常会不经意间成为雪崩的诱因。雪崩大多数发生在冬天或春天降雪非常大的时候，尤其是发生暴风雪时。这个时候积雪非常松软，内聚力比较小，一旦一小块雪体被破坏，很快会发生连锁反应而飞速下滑。雪崩的严重程度取决于积雪的体积、温度、山坡的走向，尤其重要的是坡度。雪崩还能引起山体滑坡、山崩和泥石流等。因此，雪崩被人们列为积雪山区的一种严重自然灾难。比较典型的案例是 2014 年 4 月 18 日尼泊尔珠穆朗玛峰雪崩。

灾难特点 雪崩有突然、快速和量大的特点，往往具有较大的破坏力，不仅造成人员伤亡，而且摧毁沿途的各种自然和人工物体，对人类生产活动和自然环境造成危害。雪崩发生时，雪层断裂，急速下滑，携带沿途冰雪、岩石等，形成巨大的雪崩体，其速度大于 100m/s 的并不少见。其前沿可激起巨大的气浪，产生巨大的冲击力。雪崩体到达堆积区停止运动时，可堆积起高达数十米的雪崩堆，淹没车辆及建筑物等。雪崩的危害视其规模、发生地区的自然及人文特点而异。相对于洪灾、地震、风灾等而言，其危害的范围要小一些。高山地区由于人烟稀少，主要危及交通及通信路线、高山探险、滑雪、旅游及军事行动等。雪崩的医学危害表现在以下几个方面：①灾难受害者在地面受到强大气浪的冲击，卷入雪崩体后，受到各种冲撞压迫，而致全身多处肌肉、骨骼及内脏损伤，是雪崩直接致死的主要原因。②灾难受害者被埋压后，胸廓受雪崩体压迫、身体周围氧气消耗殆尽、吸入雪粉及反射性喉肌痉挛等都可造成严重窒息而死亡。③体温过低和局部冻伤在雪崩灾难中也很常见。

救援原则和方法 人们对雪崩已经有了一些防范的方法。在容易发生雪崩的地区成立专门组织，有专门的监测人员探察雪崩形成的自然规律并及时预报，如阿尔卑斯山周边国家都成立了类似的研究中心，拥有专业化的雪崩救援队。救援队配备有经验的医务人员，所有救援人员均经过合格的现场急救技术训练。平时现场急救用的药品、器械均准备齐全，且按规定妥善地存放于急救包中。当救援人员赶到现场后，对于外伤、出血等情况，按一般急救处理原则进行。要迅速定位被埋者，尽快从四周开挖出足够大的裂隙，及早增加新鲜空气的供应。灾难受害者被解救出后神志尚清醒，呼吸循环等尚正常时，应全力以赴防止其继续受冷，迅速脱离寒冷环境，抓紧时间进行快速复温，如提供热水袋、热饮等，并迅速转运。如果心跳呼吸已经停止，可能因外伤、低体温或窒息所致，应立即进行心肺复苏抢救。同时救援人员要注意自身防护。

（李树生）

Níbó'ěr Zhūmùlǎngmǎ Fēng Xuěbēng
尼泊尔珠穆朗玛峰雪崩（Nepal Mount Qomolangma avalanche）
2014 年 4 月 18 日当地时间清晨 6 时左右，位于尼泊尔境内的珠穆朗玛峰（简称珠峰）南坡发生严重雪崩。共造成 15 人死亡，3 人失踪，遇难者主要是尼泊尔当地夏尔巴向导。这是人类自 20 世纪 50 年代首次登顶珠峰以来，发生死亡人数最多的一次灾难。雪崩发生在被登山者称为"爆米花地"的一片区域，这里靠近南坡以危险著称的昆布冰川，是从珠峰大本营前往海拔约 5900 米的 1 号营地的必经之处。登山者从海拔 5364 米的珠峰大本营出发，前往 1 号营地，准备为后续登山者做技术准备。清晨 6 时左右，在途中遭遇雪崩。

救援情况及特点 雪崩发生后，尼泊尔喜马拉雅救援协会立即展开救援，尼泊尔军方出动携带医疗急救用品的直升机与地面搜救人员赶往事发地展开搜救。直升机和搜救人员在 18 日和 19 日搜索了索鲁孔布区，未发现失踪者的踪迹，之后尼泊尔宣布停止搜救。搜救过程中，4 名伤势比较严重的伤员被送往尼泊尔首都加德满都的几家医院接受治疗，这些伤员的肺部、肋骨、肢体和皮肤遭受了不同程度的损伤，在紧急治疗后均已恢复神志。另外几名伤员伤势较轻，留在珠峰山脚下的营地接受治疗。

经验教训 珠穆朗玛峰地区是一个非常明显的地理分界线，南部印度洋的暖流和北部属于欧亚的寒流在这个地方经常交汇，造成常年雨雪不断。上半年五月份，气候相对稳定，雨雪量明显减少，便于登山。虽然季节上雨雪较少，但处于珠峰南坡以危险著称的昆布冰川，出现雪崩造成人员伤亡的概率很大。尼泊尔当地对这一区域仍然没有建立完善的预警机制。事故发生后，由于地点处于海拔 5000 多米的高山

上，极端恶劣的环境给搜救造成很大困难，且当地地面搜救人员无法快速到达事发地点，空中救援也未能有效实施。当搜救人员到达现场时，绝大多数受害者已经死亡或失踪。这提示，成立具有快速反应能力的医疗急救团队很重要。团队不仅要配备先进的交通工具及搜救设备，还要具备有丰富经验的山地救援医疗搜救人员。搜救到幸存者后及时进行有效的现场医疗救治及分批转运，伤势较重者转运至医疗条件较好的救治中心，伤势较轻者就近治疗，保证整个救援工作及时有效进行。

(李树生)

shāntǐ huápō jiùyuán

山体滑坡救援 (landslide rescue)

山体滑坡是山体斜坡上某一部分岩土在重力（包括岩土本身重力及地下水的动静压力）作用下，沿着一定的软弱结构面（带）产生剪切位移而整体向斜坡下方移动的现象。俗称走山、垮山、地滑、土溜等。是常见地质灾难之一。典型案例如 2010 年 6 月 28 日 14 时左右，贵州省安顺市关岭布依族苗族自治县岗乌镇大寨村永窝组、大寨组两处发生暴雨导致的山体滑坡，有 38 户 107 人被埋压。

山体滑坡原因 ①结构松散，抗剪强度和抗风化能力较低，在水的作用下岩、土性质能发生变化的山体易发生滑坡。②各种裂隙、层面、地震带、断层发育的山体斜坡，特别是当平行和垂直斜坡的陡倾角构造面及顺坡缓倾的构造面发育时，易发生滑坡。③一般江、河、湖（水库）、海、沟的斜坡，前缘开阔的山坡，铁路、公路和工程建筑物的边坡等易发生滑坡。④地下水活动在山

体滑坡形成中起着主要作用。⑤暴雨多发区或异常的强降雨地区易发生山体滑坡。⑥不合理的人类工程活动，如开挖坡脚、坡体上部堆载、爆破、水库蓄（泄）水、矿山开采、在山坡上滥砍滥伐等都可诱发山体滑坡。

灾难特点 山体滑坡发生突然，常常给工农业生产及人民生命财产造成巨大损失。滑坡可摧毁农田、房舍，伤害人畜，毁坏森林、道路及农业机械设施和水利水电设施，摧毁工（矿）厂、学校、机关单位等，造成停电、停水、停工。山体滑坡造成人员伤亡的致伤原因以急性呼吸道阻塞窒息及各类创伤为主。

救援原则和方法 ①力量调集。根据现场情况调集防化救援、抢险救援人员，调集消防车辆和大型运载车、吊车、铲车、挖掘车、破拆清障车等大型车辆装备，调集检测、防护、救生、起重、破拆、牵引、照明、通信等器材装备，并派出指挥员到场统一组织指挥。应及时报请政府启动应急预案，调集公安、卫生、地质、国土、交通、气象、建设、环保、供电、供水、通信等部门协助处置，必要时请求驻军和武警部队支援。②现场警戒。救援人员到场后，要及时与国土资源局的工程技术人员配合，根据滑坡体的方量及危害程度，确定现场警戒的范围。同时立即发布通告，对滑坡体上下一定范围路段实行交通管制，禁止人员、车辆进入警戒区域；启动应急撤离方案，在当地政府领导下组织人员、财产撤离。③侦查监测。山体滑坡事故发生后，往往还会发生二次或多次山体滑坡。救援人员到达事故现场时，首先要对山体滑坡的地质情况进行侦察，确定可能再

次发生山体滑坡的区域,对其进行不间断监测,确保救援人员的生命安全。④开辟通道。交通部门迅速调集大型铲车、吊车、推土车等机械工程车辆,在现场快速开辟一块空阔场地和进出通道,确保现场拥有一个急救平台和一条供救援车辆进出的通道。⑤搜救被困人员。滑坡体趋于稳定后,启动搜救工作预案。消防部门主要利用生命探测仪、破拆器材、救援三脚架、起重气垫、防护救生器材、医疗急救箱等设备,深入山体滑坡事故现场进行搜救。在塌方内部遇有人员埋压,利用生命探测仪进行现场搜索,确定被埋压人员的数量及具体位置,利用破拆、切割、起吊等装备进行施救,同时为防止造成二次伤害,可采用起重气垫、方木、角钢等支撑保护,必要时也可用手刨、翻、抬等方法施救。⑥对心跳呼吸骤停的伤员及时进行上呼吸道清理、人工呼吸,同时做胸外心脏按压等;对气道阻塞的伤员行环甲膜穿刺术或行紧急气管造口;对舌后坠的昏迷伤员,放置口咽腔通气管,防止窒息,保持呼吸道通畅;对长骨、大关节伤,肢体挤压伤和大面积软组织伤,用夹板固定;应用加压包扎法止血等。若伤员大量时,要对伤员检伤分类。注意观察伤员病情的变化。在施救过程中,必须安排国土资源部门技术人员对山体滑坡情况进行监测,若有再次发生滑坡险情,迅速通知现场救援人员撤离。⑦山体滑坡时的自救:若山体滑坡发生时正身处滑坡的山体上,应向垂直于滑坡的方向逃避,不要朝着滑坡方向跑,并尽快在周围寻找安全地带。当无法继续逃离时,应迅速抱住身边的树木等固定物体。临时避灾

场地应选择在滑坡两侧边界外围,千万不要将避灾场地选择在滑坡的上坡或下坡。在确保安全情况下,离原居住处越近越好,交通、水、电越方便越好。

预防 首先做好地质灾难危险性评估工作。选择厂址和宅基地时,应重视斜坡的稳定性。其次是做好加固山体的防范工程。措施主要有消除或减轻水的危害、改变滑坡体外形、设置抗滑桩、改善滑动带土石性质等。如修建截水沟和排水沟拦截斜坡上的地表流水,并沿排水沟把水引出滑坡体。第三还需定期检查房屋及山坡地表的变化。包括检查房屋墙壁是否存有裂缝、裂纹,斜坡上的电线杆或树木是否向一方倾斜及房屋附近的路面是否已发生变形等。

(张文武)

Shēnzhèn Zhātǔ Shòunàchǎng Huápō Shìgù

深圳渣土受纳场滑坡事故
(landslide accident of residue at the Shenzhen acceptation field)

2015 年 12 月 20 日 11 时 40 分,广东省深圳市光明新区红坳渣土受纳场发生滑坡事故。截至 2016 年 2 月 16 日,共 73 人遇难,4 人失踪,17 人受伤,直接经济损失 8.81 亿元人民币。这次滑坡事故发生突然,淤泥量巨大,面积广,财产损失大。涉事的受纳场为深圳市光明新区凤凰社区红坳村原采石场设立的淤泥渣土临时受纳场(受纳场地证编号:20140003,该受纳场使用期限至 2015 年 2 月 21 日)。该受纳场设计受纳库容为 400 万平方米,平均填埋高度为 51 米,封场高度为 95 米,事后评估灾难滑坡覆盖面积约 38 万平方米,淤泥渣土厚度达数米至十数米不等,造成附近的恒泰裕、

柳溪、德吉成三个工业园部分建筑物被掩埋或不同程度损毁,包括厂房 14 栋,办公楼 2 栋,饭堂 1 间,宿舍楼 3 栋,其他低矮建筑物 13 间。本次事故造成人员伤亡主要为埋压所致。在被埋压失联的 78 名人员中,仅 1 名人员在事故后第 67 小时被成功救出。这名伤员存在全身多处软组织损伤及骨折,右下肢极重度挤压伤,严重脱水及多处皮肤坏死,后续经治疗后痊愈出院。其他伤员伤情较轻,多为皮肤软组织损伤。

救援情况及特点 ①成立指挥部:事故发生后,当地政府立即启动救援应急预案及成立现场救援指挥部,成立现场搜救组、现场监测组、医疗保障组、核查人员组、新闻发布组、自身灾难防范组、外围警戒组、交通疏导组、通信保障组、后勤保障组等 10 个小组,在现场全面开展救援工作。②力量调集。本次事故由广东省公安消防总队调派附近 9 个城市共 11 支消防救援队、104 辆消防车、566 名消防官兵、123 台生命探测仪、4 台无人机、30 条搜救犬参与救援;参与救援的大型运载车、吊车、铲车、挖掘车、破拆清障车等大型车辆装备达到 172 台;由附近 6 家二、三级医院的医护人员组成医护救援队伍;深圳供电局调集 17 台应急发电车、53 台照明设备在现场配合救援和应急照明工作;中国石油抢险队对山体滑坡区域受损的 400 米管道进行了氮气吹扫,排空管内残留的天然气并且修建临时管道;人员搜救模式为机械加人工网格式搜救,调用 78 台挖掘机从不同方向展开大规模挖掘,同时组织 1200 名消防人员、武警和公安民警配合开展搜救工作。本次事故现场救援难度大。在救治

的黄金 72 小时内，救援现场停电、停水，尤其夜间现场能见度低，现场废墟中杂物很多，造成精准施救困难，且现场狭窄，救援车辆、器械很难展开工作，前期仅能靠消防人员徒步拿工具施救。③幸存者搜救：这次事故现场救援在第 67 小时成功营救出一名被困人员。22 日 10 点官兵在冲塌的厂房房顶发现疑似生命迹象，在利用破拆、切割、起吊等装备进行施救时，为防止造成二次伤害，按照科学预定程序，剥离表层废墟-打通氧气通道-破拆水泥楼板-手动破碎镐、钢筋切割机、液压顶撑器、蛇形生命探测仪等轮番作业，同时用听、看、敲、喊等方法寻找被困人员，在墙体与门缝间的狭小空间发现一名幸存者，这名幸存者通过零食充饥及保存体力支撑至救援到达，并且能通过石头敲击墙体回应救援人员，营救时间共历时 3 小时。

经验教训 这是一起特别重大生产安全责任事故。事发原因初步断定是临时淤泥渣土受纳场违规作业，受纳泥浆漫溢，冲出山体，冲进靠近山体的工业园。①建立重大灾难事故应急救援机制，以求最短时间筹集人力、物力及相关设备，且应进行适当演练。②埋压条件下自我救护的培训有利于在灾难中争取时间增加获救概率。③被埋压伤员具有高渗性脱水、横纹肌溶解及肢端损伤等特点，应动员相关科室协助进行综合支持治疗。

（张文武）

Āfùhàn Shāntǐ Huápō Shìjiàn

阿富汗山体滑坡事件（Afghanistan landslide） 2014 年 5 月 2 日，当地时间上午 11 时左右，阿富汗东北部巴达赫尚省的一处偏远山区阿卜巴利克（Hobo Barik）发生山体滑坡。当日在一个小时内连续发生两次山体滑坡。第一次山体滑坡发生后，众多居民自发前往事发地点救援，随后山体滑坡再次发生，导致大量人员被埋。据估计，此次山体滑坡可能造成 2700 人死亡，超过 2000 人失踪。事发村庄地处山区，其背枕山体近一半土石垮塌。土石所过之处房屋树木皆被夷平。村里有近千户人家，至少有 300 座房屋被摧毁。

救援情况及特点 事故发生后，阿富汗救援队赶去灾区展开救援，数千人被疏散至安全地带，向灾民发放毛毯和帐篷等救灾物资。阿富汗军队和驻阿富汗的北约部队也参与救灾工作。红十字会与红新月会国际联合会等国际组织向灾区提供人道主义救援。但由于经历多年的战乱，阿富汗的环境遭到很大破坏，基础设施十分落后，缺少各种救援设备，无法挖掘出埋在石块和泥土下的人，再加上交通不便，救援力量很难快速到达。阿富汗政府 5 月 3 日决定宣布滑坡现场为集体墓地，搜救人员放弃寻找幸存者，重点救助流离失所的 4000 多灾民。

经验教训 巴达赫尚省位于阿富汗东北部，省内分布着众多山脉，地形复杂。一旦遭遇雨雪天气，非常容易造成山体滑坡、泥石流、雪崩等各种自然灾难。由于地处山区，大多居民生活十分贫困，很多居住在简易的土坯房中，抵御自然灾难的能力差。连续暴雨是这次山体滑坡的主要原因。阿富汗山体滑坡事件导致大量人员伤亡，并且阿富汗政府在次日决定放弃寻找幸存者，其教训是深刻的：①国家富强、经济雄厚是提高山体滑坡等自然灾难救援效果的基石。②阿富汗政府及地方政府需要建立有效的山体滑坡等自然灾难救援应急预案。③要增强当地居民应对山体滑坡等自然灾难自救互救的基本技能与知识。

（张文武）

níshíliú jiùyuán

泥石流救援（debris flow rescue） 泥石流是在山区或其他沟谷深壑地区，由于土质疏松，在暴雨、洪水、冰雪融化等诱因作用下，大量泥土沙石顺势滑落的现象。影响泥石流强度的因素较多，如泥石流流量、流速、容量等，其中泥石流流量对泥石流成灾程度的影响最为主要。此外，多种人为活动如对山坡地过度开垦、破坏森林植被等也会加剧上述因素的作用，促成泥石流的形成。比较典型的案例是 2010 年 8 月 7 日至 8 日甘肃舟曲泥石流，5 千米长、500 米宽区域被夷为平地，造成 1481 人死亡，284 人失踪。鉴于泥石流的危害性，平时应针对泥石流灾难建立相应的医疗救援应急预案，并建立反应迅速、技术精良的专业救援队伍，进行经常性的专业培训和模拟演练；储备救援器材、药品等。

泥石流类型 ①按水源补给分类：冰川型泥石流、降雨型泥石流。②按沟谷形态分类：沟谷型泥石流、坡面型泥石流。③按物质组成分类：泥石流、泥流、水石流。④按结构流变分类：黏性泥石流［容量为（2～2.3）吨/立方米］、稀性泥石流［容量为（1.5～1.8）吨/立方米］、过渡性泥石流［容量为（1.8～2）吨/立方米］。⑤按规模大小分类：小型泥石流（一次泥石流总堆积量小于 10 万立方米）、中型泥石流（10 万～50 万立方米）、大型泥石流（50 万～100 万立方米）、特大型泥石流（大于 100 万立方米）。

灾难特点 泥石流具有暴发突然、来势凶猛及流速快、流量大、物质容量大和破坏力强等特点。泥石流流动的全过程一般只有几个小时，短的只有几分钟。它经常发生在峡谷地区和地震、火山多发区，在暴雨期具有群发性，是山区最严重的自然灾难。泥石流兼有崩塌、滑坡和洪水破坏的三重作用，其危害程度比单一的崩塌、滑坡和洪水的危害更为广泛和严重。泥石流冲进乡村、城镇，可摧毁房屋、工厂等，埋没人畜，毁坏土地，甚至造成村毁人亡。可直接埋没铁路、公路，摧毁路基、桥梁等设施，致使交通中断，还可引起正在运行的火车、汽车颠覆。可冲毁水电站、引水渠道及过沟建筑物，淤埋水电站尾水渠，并淤积水库、磨蚀坝面等。可摧毁矿山及其设施，淤埋矿山坑道，造成停工停产、矿工伤亡，甚至使矿山报废。由于泥石流可无阻拦深入溢至房屋各处，因此灾民受到的伤害主要是掩埋、呼吸道阻塞窒息、各种外伤及挤压伤等。泥石流对人体冲击、埋压致使呼吸道吸入泥浆，造成咽喉直接阻塞发生窒息，也可因吸入少量异物刺激喉头痉挛引起窒息，或因泥石流冲击造成胸部严重创伤导致呼吸困难窒息。泥石流强烈冲击造成挤压性外伤、骨折及各种多发复合损伤。

救援原则和方法 见山体滑坡救援。此外，还应注意以下三点。①现场救援安全第一：救援人员到达现场前应采取必要的防护措施，到达现场后要立即确定自身是否处于危险境地，要确保伤员和救援人员自身的安全。②针对性救治：对于泥石流对伤员造成的即时伤害分别给予针对

性救治。③救治与卫生防疫结合：在基本完成现场医疗救治工作后，灾后医学救援工作的重心应迅速从医疗救治转移至卫生防疫。内容包括传染病疫情监测、病媒生物监测、消毒、生活垃圾处理、遇难人员后期尸体处理、灾民安置点卫生防疫等。

(张文武)

Gānsù Zhōuqū Níshíliú

甘肃舟曲泥石流（Gansu Zhouqu debris flow） 2010 年 8 月 7 日深夜至 8 日凌晨，甘肃省甘南藏族自治州舟曲县突发特大泥石流。据不完全统计，此次泥石流灾难受灾人数达 4496 户、20 227 人，毁坏农田 1417 亩，毁坏房屋 307 户、5508 间，造成 1481 人死亡、284 人失踪。舟曲县是"两山加一河"的地形，县城就位于河谷地带。2010 年 8 月 7 日深夜至 8 日凌晨，舟曲县城东北部山区突降特大暴雨，持续 40 多分钟，降雨量达 90 多毫米，造成县城北面的罗家峪、三眼峪泥石流下泄。泥石流由北向南冲向县城，冲毁沿河房屋，阻断白龙江，形成堰塞湖。泥石流将县城由北向南 5 千米长、500 米宽区域夷为平地。泥石流经过的是当地最为繁华、人口最为密集的区域。

救援情况及特点 ①政府重视，指挥得力。灾难发生后，国家和地方灾难救援体系立即启动，指挥组织抢救，救援有序展开。②灾区实施交通管制。灾难发生后，公安交通管理部门立即对通往舟曲的主要道路实施交通管制，保障抢险救灾、医学救援运输通道的畅通。③成立医疗卫生工作组。灾难发生后，医疗救援队迅速在灾区组织开展医学救援。截至 2010 年 8 月 11 日 10 时，已累计救治伤员 422 人，包括门诊救

治 346 人、住院治疗 76 人，重伤员全部转运至兰州、天水两地的 8 所医院接受治疗。

经验教训 ①舟曲县是全国滑坡、泥石流、地震三大地质灾难多发区，同时舟曲县是汶川地震的重灾区之一，地震导致舟曲县城周边山体松动、岩层破碎。部分山体、岩石裂缝暴露在外，雨水容易进入，遭遇强降雨时易致山体滑坡和泥石流。因此，要加强环境保护，对泥石流要有预测预警措施，尤其是遭遇强降雨时。②泥石流暴发突然，若事先未获预报进行躲避与撤离，可造成巨大的人员伤亡和经济损失。因此，应根据本地区实际情况，制订泥石流救援应急预案，加强对现代医学救援知识技能的学习和演练。

(张文武)

huǒzāi jiùyuán

火灾救援（fire disaster rescue） 火灾是可燃物的燃烧在时间、空间上失去控制并对人类生命财产造成危害的灾难。火灾的发生具备可燃物、温度、氧化剂三个必要条件。火灾是一种发生频率最高，危害最持久、最剧烈的灾难。比较典型的火灾如 1994 年 12 月 8 日新疆克拉玛依友谊馆火灾、2013 年 1 月 27 日巴西圣玛利亚夜总会火灾等。

火灾过程 根据室内温度随时间的变化特点，火灾分为三个阶段：①初起阶段。火灾燃烧范围不大，火灾仅限于初始起火点附近；室内温度差别大，在燃烧区域及其附近存在高温，室内平均温度低；火灾发展速度较慢，在发展过程中火势不稳定；火灾发展时间因受点火源、可燃物性质和分布及通风条件影响，其长短差别很大。该阶段是灭火的最

有利时机，也是人员安全疏散的最有利时段。②发展阶段。在火灾初起阶段后期，火灾范围迅速扩大，当火灾房间温度达到一定值时，聚积在房间内的可燃气体突然起火，整个房间都充满火焰，房间内所有可燃物表面都卷入火灾之中，燃烧很猛烈，温度很快升高。室内局部燃烧向全室性燃烧过渡的现象通常称为轰燃。轰燃是室内火灾最显著的特征之一，标志着火灾全面发展阶段的开始。对于安全疏散而言，人们若在轰燃之前还没从室内逃出，则很难幸存。③熄灭阶段。在火灾全面发展阶段后期，随着室内可燃物的挥发物质不断减少及可燃物数量的减少，火灾燃烧速度递减，温度逐渐下降。当室内平均温度降到温度最高值的80%时，火灾一般进入熄灭阶段。该阶段前期，燃烧仍十分猛烈，火灾温度仍很高。特别需要注意，建筑构件因较长时间受高温作用和灭火射水的冷却作用，有可能出现裂缝、下沉、倾斜或倒塌，消防人员要警惕救援环境，确保自身人身安全。

灾难特点 火灾往往造成重大的财产损失，人员伤亡数目大，社会政治影响大。发生火灾的现场往往是人、车、物急速集合的场地，同时伴随有火光、烟尘、水渍、油污等现象。主要有下列特点：①火灾、烟气蔓延迅速。火灾发生后，在热传导、热对流和热辐射作用下，火势极易蔓延扩大。扩大的火势又会生成大量的高温热烟，给人的逃生和灭火救援带来极大威胁和困难。②空气污染、通气不畅、视线不良。火灾情况下通常需要断电或因火烧而断电。断电后，建筑物内光线极弱，加上烟气的阻隔，基本处于黑暗状态。如果火灾在室外，

即使在白天，由于烟雾、水汽的综合作用，人的视线也受到很大程度的影响，同样不利于侦查情况和灭火救人。③人、物集聚，杂乱拥挤。火灾的突发性强，救灾的形势紧迫，因此在火灾现场经常会发生人员、车辆、交通、指挥方面的混乱，给施救造成人为的阻滞，降低灭火救援的效率。④心理紧张、行为错乱。火灾中，人们处于极度的紧张状态，逃生人员和救援人员均面临着生死考验。在巨大的心理压力下，面临烈火浓烟，紧张的心理可能导致思维简单盲目，判断和行为错乱。

伤情特点 火灾可造成直接伤害和次生伤害。

直接伤害 ①火焰烧伤。人体能承受的最高温度是65℃，超过这个温度值，就会被烧伤。②热烟灼伤。火灾中通常伴有烟雾流动，烟雾中的微粒携带有高温热值，通过热对流将热量传播给流经物体，不仅能引燃其他物质，还能因吸入灼伤呼吸道，造成组织肿胀、呼吸道阻塞，甚至窒息死亡。

次生伤害 ①浓烟窒息。人体吸入高浓度烟气后，大量的烟尘微粒有附着作用，可使气管和支气管严重阻塞，损伤肺泡壁，造成严重缺氧而窒息。②中毒。现代建筑火灾的燃烧物多为合成材料，所有火灾中的烟雾均含有毒有害气体，如一氧化碳、一氧化氮、硫化氢、氰化氢等，可导致人迅速昏迷，并强烈刺激人的呼吸中枢，引起中毒性死亡。③爆炸损伤。在一些重大火灾事故中，常出现爆炸现象。爆炸造成人员损伤与爆炸物类型、受害人与爆炸点距离、爆炸发生空间及周围环境等因素有关。

救援原则和方法 火灾发生

后，现场目击者等要迅速拨打"119"进行报警求救。消防队到达火场后，火场指挥员根据火场情况或该单位灭火预案的规定，下达作战命令，灭火力量按照各自的任务分工，展开火灾救援。

火情侦查 消防队到达火场后要对火灾现场进行侦查，全面了解情况，包括地形、过火面积、燃烧物、人员伤亡等具体情况。火情侦查的方法通常情况下可采用外部观察、内部侦查、询问知情人、使用火灾单位的监控系统和仪器检测等方法。

外部观察 侦查人员通过感觉器官对外部火焰的高度、方向、温度及烟雾的颜色、气味、流动方向和周围情况等进行侦查，以判断火源位置、燃烧范围、火势蔓延方向、对毗邻建（构）筑物和其他物体的威胁，判断被火势围困人员的位置及飞火对周围可燃物的影响等。

内部侦查 侦查人员进入燃烧区内部，观察火势燃烧情况、蔓延方向、途径及人员、贵重物品和仪器设备等受火势威胁的程度，研究进攻路线和疏散通道，观察建筑物有无倒塌征兆，是否需要破拆，寻找对灭火有利和不利的因素等。设有消防控制中心的建筑物发生火灾，侦查人员应首先进入消防控制中心查询火灾情况，弄清起火部位、燃烧范围、有无人员被困、进攻路线和疏散通道、内部消防设施等；若装有电视监控系统，可通过电视屏幕观察火势燃烧情况。

询问知情人 侦查人员直接向火灾单位负责人、安全保卫干部、工程技术人员、值班员、周围群众和目击者询问火场详细情况。必要时，由1~2名熟悉火场情况的人员做向导，带领侦查人

员进入火场内部侦查。

仪器检测　在有可燃气体、放射性物质、浓烟、空心墙、闷顶、倒塌建筑等特殊情况的火灾现场，侦查人员应使用可燃气体测爆仪、辐射侦查仪、红外线火源侦查仪等现代化专用检测仪器进行侦查，以便及时找到火源，避免发生不应有的人员伤亡和财产损失。

火场警戒　是为避免火灾进一步扩大和保障救灾工作顺利进行而采取的警卫措施，其目的在于减少火灾对人身安全的威胁和混乱给救灾工作带来的影响。火场警戒具有广义的内涵，不单指火灾的事故现场，还包括有可能演变为火灾的事故现场和其他一些与火灾有关的事故现场。

搜救被困人员　被火势和险情围困的人员，出于自救的本能会躲藏起来，给营救工作带来困难。火场救援人员应仔细进行寻找。寻找被困人员的方法首先是询问知情人，了解被困人员的基本情况（如人数、性别、年龄、所在地点等），确定搜救被困人员的途径和方法；必要时可派人员侦查，采取主动呼喊、查看、细听、触摸等方法深入火场内部搜寻人员；尽可能使用仪器探测，用热视仪、生命探测仪等仪器搜寻人员；也可用搜救犬寻找人员。

救援人员进入火场，要根据火势或险情对被困人员的威胁程度和被困人员的实际情况采取不同的救人方法：楼层的内部走廊、楼梯、门等已被烟火封锁，被困人员无法逃生时，救援人员可将消防梯、云梯消防车等升起，架设到被困人员所在的窗口、阳台、屋顶，将被困人员救出；无法架设消防梯时，消防人员通过挂钩梯、徒手爬落水管道、窗户等方法攀登上楼，然后用安全绳将被困人员救出；使用射绳枪将绳索射到被困人员所在的位置，让被困人员将缓降器、救生梯等消防救援器材吊上去，然后使用缓降器、救生梯自救；当有被困人员要从窗口往下跳楼时，消防人员应在被困人员所在窗口下的地面拉起救生网（布）、放置救生垫；浓烟和火焰将人员围困在建筑物内时，消防人员应用水枪开辟一条能将被困人员疏散到直通室外安全出口的疏散路线；一时不能全部疏散完，也可引导被困人员转移到附近无烟处或避难间，然后再疏散出去；救援人员要安慰、引导被困于火场能够自己行走的人员向外疏散，采取低姿或匍匐前进；不能行走的老弱病残、儿童等，要采取背、抱、抬、扛等方法，把他们抢救出去；需要穿过燃烧区救人时，消防人员可用浸湿的衣服、被褥等将被救者和自己的头、面部遮起来，并用雾状水流掩护，防止被火焰或热辐射灼伤。向被困人员所在楼层架设消防梯、云梯消防车时，要警惕并制止他们蜂拥而上，以免造成人员坠落、车（梯）倾翻等事故。被困人员沿消防梯或云梯消防车从楼层向地面疏散时，用安全绳系其腰部予以保护；或由救援人员将其背在身上护送下梯。进入燃烧区救人的救援人员，应携带对讲机、安全绳、腰斧、照明灯具，佩戴空气呼吸器，穿避火服或隔热服，做好自身防护。各级火场指挥员要关注进入燃烧区抢救人命的救援人员的安全，保持联系，准备好后备救援力量。抢救伤员时，最好在医护人员指导下进行。对抢救出来的人员要清点人数，认真核对，确认被困人员是否全部救出，还要防止被

救出来的人员重新跑进燃烧区。对受伤人员，除在现场进行急救外，必要时及时送往医院进行抢救治疗。

自救互救　发生火灾时，要有良好的心理素质，保持镇静，不要惊慌，观察火势，冷静地判明疏散指示标志的指向，选择正确的逃生方式和方向，不要盲目行动。要学会利用现场一切可以利用的有利条件逃生，争取逃生时间。如利用消防电梯进行逃生，利用室内的防烟楼梯、普通楼梯、封闭楼梯逃生，利用建筑物的阳台、通廊、避难层、室内设置的缓降器、救生袋、安全绳等进行逃生，利用观光楼梯避难逃生，利用墙边落水管进行逃生，把被褥、窗帘用水浇湿后堵住门口阻止火势蔓延，利用绳索或将布匹、床单、窗帘结绳自救等。在无路可逃的情况下，要尽量靠近当街窗口或阳台等容易被人看到的地方，积极寻找避难处所，如阳台、楼层平顶等，同时向救援人员发出求救信号，如呼唤、向楼下抛掷一些小物品、黑暗中用手电筒往下照等，以便让救援人员及时发现。在逃生过程中要防止装修材料燃烧造成气体中毒，应用水浇湿毛巾或用衣服捂住口鼻，采用低姿行走，最好弯腰使头部尽量接近地板，必要时匍匐前进，以减小烟气的伤害。

医疗救援　医疗救援的首要任务是维持生命、减少残疾、遏制病情恶化。应遵循"先重后轻、先急后缓、先救命、酌情处理创伤"的原则，积极采取有效救治手段，防止伤员伤情扩大。

烧伤急救　烧伤急救总的原则是迅速扑灭伤员身上的明火，制止烧伤面积继续扩大和创面逐渐加深，防止休克和感染，其具

体措施概括为"一灭""二防""三不""四包""五送"。一灭：救援人员可采用清水或覆盖方法尽快地帮助伤员灭火或使身体脱离灼热物质。伤员立即卧倒打滚灭火，并迅速脱去着火衣物。切不可奔跑喊叫，以防吸入性损伤。对于大面积的重度烧伤，最基本的处理原则是散热和冷敷，中小面积的浅度烧伤可采用立即浸入冷水进行镇痛，但冷水会使血管收缩，造成组织缺氧，故不适用于大面积烧伤人员。二防：防止休克及感染。在现场可口服镇痛片（有颅脑损伤或中毒性损伤时，禁用吗啡），保持气道通畅，并给予输氧、补液及抗生素等治疗。三不：在现场对烧伤创面一般不做特殊处理，尽量不要弄破水泡，不要随意涂药以免增大后期处理的难度。四包：包扎创面，防止再次污染，也可采用无菌敷料覆盖。五送：在现场如果发现心搏、呼吸停止，应立即进行心肺复苏术。在转运途中继续实施心肺复苏，同时严密观察其他变化。搬运伤员一切动作要轻柔，行进要平稳，以减少伤员的痛苦。

吸入性损伤急救 对于烧伤人员现场应快速识别判断轻度、中度或重度吸入性损伤，迅速使伤员脱离火灾现场，置于通风良好的地方，清除口鼻分泌物和炭粒，保证伤员呼吸道通畅，并根据伤情采取不同的救助措施。对于轻度吸入性损伤，现场给予氧气吸入，静脉注射地塞米松等；中度吸入性损伤，快速送现场医疗急救站，进行静脉滴注、气管插管等方法施救；对气管充血、肿胀或呼吸道阻塞而濒临死亡的人员，应及时送医院施行气管切开手术，努力挽救生命。

中毒急救 火灾产生的有毒有害气体进入人体后均可对人体产生一定的毒性作用，使人中毒。例如，一氧化碳中毒会出现头痛、心悸、恶心、呕吐、全身乏力、晕厥等症状，重者昏迷、抽搐，甚至死亡。现场急救措施如下：一是将中毒者迅速移至通风处，呼吸新鲜空气，有条件时给予吸氧并注意保暖；二是对昏迷不醒者，应立即手掐其人中穴，同时心电监护进行心肺复苏，并转运至有高压氧舱治疗的医院；三是严重中毒及曾有昏迷但已清醒者都要送医院接受高压氧治疗，以免出现脑功能障碍。

灭火 使用消防车、灭火剂等。扑灭火灾受许多因素的制约，进行有效灭火应做到以下几点：正确使用灭火剂；充分发挥灭火剂的作用；选择好灭火阵地；保护起火点；避免人员伤亡；火场供水须遵循"就近占据水源、确保重点、兼顾一般、力争快速不间断"的原则。有时为完成火场侦查、火场救人、疏散物资、阻截火势蔓延等任务，对建筑物或其他物体进行局部或全部破拆。为提高火场能见度，减少高温毒气危害性，有效控制火势蔓延，提高救人、灭火效率，要进行火场排烟。主要排烟方法有：自然排烟、人工排烟、机械排烟。在灭火过程中，要注意将受到火势直接威胁的物资疏散到安全地带，或用灭火、遮盖等方法将物资就地保护起来。

救援结束 火源扑灭后，消防人员要检查火场，防止复燃；清点人员和器材；归队；恢复执勤备战状态。

（刘晓华）

sēnlín huǒzāi jiùyuán
森林火灾救援（forest fire disaster rescue）
森林火灾是失去人为控制，在林地内自由蔓延和扩展，对森林、森林生态系统和人类带来危害和损失的森林大火。森林火灾是一种突发性强、破坏性大、处置救助较为困难的灾难。森林火灾不仅毁灭森林中的各种生物，破坏陆地生态系统，其产生的巨大烟尘也将严重污染大气环境，直接威胁人类生存条件，同时扑救森林火灾需耗费大量的人力、物力、财力，给国家和人民造成巨大经济损失，可能扰乱所在地区经济、社会发展和人民生产、生活秩序，甚至直接影响社会稳定。因此，世界各国都把大面积的森林火灾作为重大自然灾难加以预防和控制。

灾难特点 森林火灾受地理位置、地形地势、气候及森林资源分布和人口居住密度等因素的影响，主要呈现以下特点：①在发生时间上，森林火灾呈季节性变化，同时，森林火灾还有5~6年或10年左右周期性发生的特点，这主要与气候的周期性变化密切相关，特别是受连续干旱、高温、大风等异常天气因素影响严重。②在发生地域上，森林火灾主要集中在气候干旱地区。③在发生原因上，森林火灾大多是人为造成，主要由生产用火、生活用火不慎引发。野外烧荒垦地、烧灰积肥、吸烟及故意纵火是引发森林火灾的主要原因。④在发生后果上，森林火灾损失及危害严重但呈下降趋势。

救援原则和方法 扑救森林火灾的基本原则是"打早、打小、打了"。打早是指及时扑火；打小是指扑打刚发生的火；打了是指扑火的彻底性，既要扑打明火，又要清理暗火，消灭一切余火。三者相互联系，相互影响。打早是灭火的前提，打小是灭火的关键，打了是灭火的核心。同时在扑火过程中，还要根据火场的实际情况，运用好以下几项原则。

先控后灭 导致火场蔓延扩展的主要火位是火头、新生火头、高火险地段和非限制进展地带。控制好主要火位使其失去蔓延的可能性，然后再组织力量消灭火翼、火尾和限制进展地带的火，这样才能保证扑火过程迅速完成。

速战速决 扑火时机非常重要，抓住扑火的有利时机，可迅速将火扑灭，否则，林火不易扑灭，会酿成大灾。林火常随气象因子、天气条件、地形条件、可燃物类型的不同而发生变化。

抓住关键 在扑火过程中，应在影响火行为的关键火位相对集中优势兵力，尽力将火扑灭。如在火头、新生火头、高火险地段，要集中较多力量（并且要求是有丰富扑火经验的人员）将火控制住并加以消灭。

主动进攻，积极防御 扑救森林火灾主要靠积极扑打。在火灾初发阶段、小火阶段或能靠近可直接扑打的火，要主动进攻，采取直接扑打的方式消灭火灾。

牺牲局部，顾全大局 为保护更多更好的森林，在火势猛烈或人力不足的情况下，采取牺牲局部林地、保护全局或重点目标的措施是非常必要的。如在人工林、原始林、特种经济林、次生林和草地之间发生火灾，应该集中力量重点扑打人工林、原始林及特种经济林的火，至于次生林、草地的火灾，在没有力量扑救时可以放弃。

在整个实施扑火的过程中，要注意以下几点：扑救战略、战术及方案的制订都应遵循相关的原则，切不可脱离当地实际情况；各个扑救环节间要做好衔接工作，且阶段的转化要以科学知识和实际经验为依据；加大火场通信设施建设和人员培训的投入，提高火场通信的效率和准确度；要高度重视救援人员自救互救知识的培训，尽量降低救灾人员伤亡。

火场自救 被大火包围后，首先要退入安全区，组织进入火烧迹地、植被少、火焰低的区域。其次是点火自救，并用手扒出地下湿土，紧贴湿土呼吸或用湿手巾捂住口鼻防止一氧化碳中毒。三是俯卧避险，选择植被少的地方卧倒，足朝火冲过来的方向，扒开浮土直到见着湿土，把面部放进小坑里，用衣服包住头，双手放在身体正面。四是按规范迎风突围，人在 7.5 秒内应当可以突围。千万不能与火赛跑，只能对着火冲。五是防止和处理一氧化碳中毒，在烟团与烟团之间寻求比较新鲜的空气，若出现胸闷、头痛、呼吸困难、四肢无力，严重者神志不清，应立即转移到空气新鲜的地方进行吸氧，甚至人工呼吸，中毒严重者应立即送往医院。

（刘晓华）

Kèlāmǎyī Yǒuyìguǎn Huǒzāi

克拉玛依友谊馆火灾 （Kara-may Friendship Hall fire） 1994

年 12 月 8 日下午，新疆维吾尔自治区克拉玛依市友谊馆发生火灾。造成 325 人死亡，130 人烧伤，直接经济损失 210 余万元人民币。新疆石油管理局为迎接新疆维吾尔自治区教育委员会成人扫盲和中小学九年制义务教育评估验收团，由克拉玛依市教育委员会组织在友谊馆举行专场文艺演出。全市 7 所中学、8 所小学共 15 个规范班的学生及部分教师、评估验收团成员和石油管理局、克拉玛依市部分领导共 796 人到会。当演出到第二个节目时，7 号光柱灯高温烤燃附近的纱幕，舞台正中偏后上方掉火星和片状物引起幕布燃烧并形成立体燃烧，影幕及大量可燃物、高温灯具从高空坠落，产生强大灼热气浪，使火灾迅速在观众厅蔓延。

救援情况及特点 由于建筑空间大，且有大量可燃构件、设备和装饰材料，加之各部相连，空气流通，火灾发展速度极快。火灾初期又放出有毒气体。由于高温燃烧产物的升腾、流动及友谊馆内空间压力的增大，随即迅速形成立体燃烧。大面积猛烈燃烧，室内温度很高；馆内浓烟滚滚，停电后能见度很低；大量有毒气体充满馆内，加之安全疏散门又绝大部分封闭上锁，使救人、灭火难以迅速奏效。18 时 25 分，新疆石油管理局消防支队先后调动 4 个中队 120 名消防干警、11 部消防车、10 部大型水罐车、3 部指挥车赶到火场救人灭火。在火场总指挥部的统一指挥及公安干警、武警、中国人民解放军和人民群众的配合下，消防支队在整个救人灭火过程中，本着救人重于灭火的原则，运用两侧夹击、分割包围的灭火战术，共抢救出 260 余人。被救出的人员经现场医疗急救人员的紧急处理后送往就近医院。

经验教训 一是室内装饰装修、舞台用品等大量采用易燃、可燃及高分子材料，火灾时产生有毒气体，使现场人员在很短的时间内中毒窒息，丧失逃生能力。二是安全疏散门的门外又加装了铝合金卷帘门和防盗推拉门，并上锁，仅有 1 个正门开启，致使火灾时现场人员拥挤堵塞，无法疏散逃生。三是视法律为儿戏，消防部门多次提出整改意见，但无人落实。四是该馆曾多次发生过火险，但平时既无管理制度又无应急方案，对安全工作没有尽心认真研究和检查落实。五是火灾初期，馆内工作人员不在场，现场人员又缺乏灭火逃生常识，惊慌失措。现场缺乏专业人员有效的指挥协调，错失了学生逃生的时机。六是发生火灾时，要加强第一出动，调集足够的救援力量和有效装备，迅速投入消防、警察、供水、供电、医疗等部门人员及救援设施进入火场展开营救，采取设备快速进入火灾现场，内部交叉反复搜救，内部搜救与外围接应衔接，快抢快救降低死亡率。

（刘晓华）

Jílín Liáoyuán Zhōngxīn Yīyuàn Huǒzāi

吉林辽源中心医院火灾 （Jilin Liaoyuan central hospital fire）

2005 年 12 月 15 日，吉林省辽源市中心医院发生特大火灾事故。造成 37 人死亡，95 人受伤，直接经济损失 821.9 万元人民币。经调查认定，吉林辽源中心医院火灾是一起责任事故。导致事故发生的直接原因是：中心医院配电室电缆沟内发生电缆短路故障引燃可燃物。事故的间接原因是：中心医院配电室及部分电器设备改造工程中存在施工质量不合格，没有组织检测验收就直接投入使用，特别是购置、敷设了质量不合格的电缆，埋下重大安全隐患。

救援情况及特点 辽源市公安消防支队和吉林省公安消防总队接到报警后，先后调集辽源、长春、四平、通化 4 个消防支队、50 余辆消防车、200 余名消防官兵投入灭火救援。大火于当天 21 时 20 分被扑灭，过火面积 5714

平方米。据消防部门介绍，大火是从配电室开始烧起的，很快就蔓延整个大楼。大楼北侧第四层（顶层）被烧毁，三楼部分过火；南侧一至四层基本被烧毁。在着火之后的一个小时内，医务人员和救援人员从火中一共抢救出 183 人。大火被扑灭后，搜救工作随即展开。当晚发现了 24 具遇难者的遗体，据悉，他们都是病情比较重的住院患者。从辽源市中心医院抢救出的伤员和患者，被送往辽源市中医院、东辽县医院等 7 家医院进行抢救。吉林省卫生部门于当晚紧急组织了 3 支医疗队，从长春连夜赶往辽源市，对伤员和患者实施救治。

经验教训 ①报警晚，失去了抢救、疏散人员和控制火势的最佳时机。当天 16 时 10 分医院突然停电，16 时 30 分左右值班电工手动启动备用电源后，配电箱着火。在自救无效的情况下，于 16 时 57 分打电话报警，前后延误了 20 多分钟，丧失了扑救初起火灾、抢救和疏散人员的最佳时机。②中心部位起火。起火部位位于建筑中心部位的中间层"通廊"中部，"烟囱""风洞"效应较强，火势迅速沿"通廊"、楼梯、各种竖向管井、孔洞和闷顶等向东西和南北方向呈立体蔓延，使各区建筑短时间内起火燃烧。③患者、医务人员及陪护、探视人员多，疏散、抢救难度大。发生火灾后，患者和陪护、探视人员对医院内部疏散通道不熟悉；一部分为重症患者、瘫痪患者、手术后患者，他们无法自行疏散，只能等待救援人员施救。

（刘晓华）

Shànghǎi Gāocéng Gōngyù Huǒzāi

上海高层公寓火灾 （Shanghai high-storey apartment fire） 2010

年 11 月 15 日 14 时 20 分左右，上海市静安区一幢正在进行外立面墙壁施工的高层公寓楼突发大火。最终导致 58 人遇难（其中 57 人死于室内），70 余人受伤，建筑过火面积 1.2 万平方米，经济损失接近 5 亿元人民币。起火公寓位于静安区余姚路胶州路 707 弄 1 号，高 28 层，建筑面积 17965 平方米，其中底层为商场，2~4 层为办公场所，5~28 层为公寓，于 1998 年 1 月建成，共有 500 户居民。住户多为教师，老人居多。起火点位于北侧 10 层楼左右的脚手架，不多时整栋建筑便形成立体燃烧。此次火灾是无证电焊工进行外立面墙壁施工时电焊动火，引燃周围违规使用的大量尼龙网和聚氨酯泡沫等易燃物引发大火。火势扩展迅猛异常。火灾中很多人受到热、烟雾、化学物质侵害导致呼吸道甚至肺部受伤。火场扩散出大量浓烟与有毒气体，有毒气体主要包括氰化氢、一氧化碳、氯化氢、二氧化硫及二氯一氧化碳等，对人体伤害极大。

救援情况及特点 上海市消防局出动 45 个消防中队、1300 余名消防人员、122 辆消防车、3 架直升机，历经 5 个多小时才将大火基本扑灭。这次救援首先以救人为主，共救出 107 人。当日市医疗急救中心调集 30 辆救护车抢救和转运伤员至附近医院救治。多数伤员是因烟雾吸入性损伤，所以现场对氧气呼吸器的需求量很大。此外，由于涌入现场的受害者家属很多，致使指挥所调查了解情况受阻，救援工作也受到一定干扰。现场十分混乱，人员疏散困难。10 层以上受灾的居民疏散到地面或楼内避难层等相对安全区域所需时间长，火势竖向蔓延快。人员疏散主要是靠楼梯，烟气随人流窜入楼梯间，严重影响安全疏散，且由于人员集中，发生拥挤踩踏，消防人员难以深入。消防人员赶到现场时，大楼已处于立体燃烧的状态，火势难以控制。云梯消防车达不到着火大楼顶部的高度，云梯加上高压水枪只能到达大楼 2/3 的高度，无法实施有效救援。由于浓烟太大，直升机无法靠近大楼，从顶楼通过直升机疏散的计划也未能实现。

经验教训 ①居民自防自救的能力差，大部分都是困死在室内。当大火浓烟靠近时，不少居民在第一时间内不是选择楼梯疏散逃生，而是通过紧闭防盗门在室内避险待救，错失了最佳的逃生时机；而且防盗门紧闭，消防人员在搜救时增加了破拆时间，进一步降低了生存率。这说明居民在遇险时不懂得逃生的要领，加之火灾初起期未及时扑救，火势未能得到控制。②医疗救护人员和装备缺乏。事故发生当天，第一线的救护人员人数太少，对现场吸入性损伤及烧灼伤不能及时正确地处理，只能转往附近医院，加之医疗急救装备严重不足，所以应急处置效率不高。③装修工程违法违规，层层分包；施工作业现场管理混乱，抢工期、抢进度、突击施工，城市管理和社会组织、消防基础设施配备、应急指挥救援能力、工程建设监管体系的缺失与纰漏让这次灾难令人措手不及。④外立面墙施工使用了大量尼龙网和聚氨酯泡沫，这些材料燃烧后产生有毒气体氰化氢等，容易使人窒息死亡。⑤高层建筑存在楼梯间、电梯井、通风井等结构，火灾发生时火势迅猛，火焰温度更高，毒气危害更大，这些因素造成高层火灾救援更困难。高层建筑更应加强消防管理，杜绝火灾隐患。

（刘晓华）

Jílín Déhuì Gōngchǎng Huǒzāi
吉林德惠工厂火灾（Jilin Dehui plant fire）

2013 年 6 月 3 日 6 时 30 分左右，吉林省德惠市米沙子镇宝源丰禽业公司厂房发生特别重大火灾事故。造成 120 人死亡，77 人受伤。此次火灾的原因是宝源丰禽业公司主厂房部分电气线路短路，引燃周围可燃物，燃烧产生的高温导致氨设备和氨管道发生爆炸。仅 3 分钟大火就烧遍了整个车间。公司紧急疏散不力、车间安全出口不畅导致大量人员无法逃生。人们受伤致死的原因有烧伤、氨气中毒等，其中致死最主要的原因是氨气中毒引发的呼吸道水肿。

救援情况及特点 事故发生后，当地政府启动突发事件应急预案，组织消防、公安、安监、卫生、气象、民政、牧业等相关部门实施救援。长春消防出动 4 个中队、14 辆消防车赶赴现场，出动大批特警和警察维持秩序。救援人员抵达现场后发现，浓烟滚滚，弥漫着强烈的刺激性气味，随时可能发生二次爆炸，有氨气中毒、房屋坍塌的危险。救援人员立即勘查现场，在积极疏散、抢救被困人员的同时，采取开花水枪稀释降毒，直流水枪扑救爆炸点周边明火的措施，为抢救被困人员创造条件。救援行动共出动 500 余名消防官兵，成立了 8 个搜救组，带 8 条搜救犬对现场进行搜索，进行 6 次地毯式搜索，确认现场无伤亡人员。长春急救中心共调集 41 辆急救车赶到现场。到场的医护人员形成 3 个梯队，分别是夜班、白班和休班的医护人员，共计转运 25 次。吉林省卫生厅调集全省最优秀的烧伤科、呼吸科及重症监护室的专家对伤员进行逐一评估，制订不同的治疗方案，确保最大限度抢救伤员生命。

经验教训 吉林德惠工厂火灾调查报告披露，除违规使用易燃材料、没有报警装置、缺乏安全培训外，主厂房内逃生通道复杂，且有安全出口被锁闭是造成重大人员伤亡的重要原因。要增加安全生产信息透明度，要求企业向内部和社会公开企业危险源分布、隐患治理、职业危害预防等信息，主动接受监督。此外，要建立企业职工监督检查和批评本企业安全生产的工作机制，如在企业里普遍建立由工人代表、安全卫生专家和企业负责人代表所组成的"企业安全生产委员会"，从制度上保证企业职工参与安全生产重大决策，监督本企业安全生产责任制的落实。

（刘晓华）

Shèngmǎlìyà Yèzǒnghuì Huǒzāi
圣玛利亚夜总会火灾（Santa Maria Nightclub fire）

2013 年 1 月 27 日凌晨（当地时间），巴西圣玛利亚市一家叫做"KISS"的夜总会发生火灾。共造成 233 人死亡，106 人受伤，遇难者大多是当地的大学生。此次夜总会火灾是巴西自 1961 年以来死亡人数最多的一次火灾事故。圣玛利亚在巴西最南部的南里奥格兰德州，大约有 25 万人口。这个城市有很多大学学校，故有"大学城"的称号。事故发生当晚，圣玛利亚市的联邦大学在"KISS"夜总会举行聚会。这个面积约 650 平方米的夜总会据估计有 2000 名客人，拥挤程度可想而知。按照执照要求，客人数量不应超过 1300 人。乐队在表演中燃放烟花，打到天花板，引燃屋顶的隔音材料，从而引起火灾。据幸存者回忆，火灾发生后，现场浓烟滚滚，人们惊慌失措，肆意踩踏。正门紧锁，出口只有一个小门，且是个单扇门。门窄人多是造成死亡人数众多的原因之一。这些遇难者多是吸入浓烟窒息和踩踏导致死亡的。

救援情况及特点 火灾发生时，乐队主唱试图用灭火器灭火，但没起作用。参加聚会的人看到火情，立即夺路逃生。此时，夜总会保安人员却关上大门，要求在场的人必须支付消费开支后才能出门，现场顿时乱作一团。浓烟和火势弥漫夜总会大厅。等到消防人员赶到时，现场已有很多人被浓烟呛死或被人群踩踏而死。遇难者尸体堆积在入口处，消防人员难以进入火场。由于没有入口，消防人员不得不在墙上砸出一个洞来疏散人员，耽误了逃生先机。刚逃出火场的部分青年在附近找到石头、棍棒和斧子，试图在墙上砸出洞口。一些人也很快加入他们的行列，用铲子和斧子砸洞。另外，圣玛利亚附近的一个空军基地也参与此次救援。被救出的伤员经现场医疗急救人员的紧急处理后转运至就近医院。火势被控制后，消防人员仍冒着坍塌危险深入场所进行搜救。截至2013年1月28日，该城市的主要太平间已经无法应对死亡的人数，当地一家体育馆被用作临时停尸房。

经验教训 首先从源头抓起，加强公共娱乐场所的防火检查，加强防火安全宣传，明确禁止在室内活动中燃放烟花等引燃物品。对于缺少紧急出口的场所设置紧急出口，并设醒目的指示灯引导逃生，加大监管。第二，加强工作人员安全培训，以便在发生火灾时能正确快速引导逃生。第三，要加强公共场所监督管理，按规定控制室内人数。该夜总会按照执照要求，客人数量不应超过1300人，而当时参加聚会的估计有2000人。发生火灾时，现场拥挤踩踏，不利于逃生。

(刘晓华)

kuàngnàn jiùyuán

矿难救援 (mine disaster rescue)

矿难是煤矿或其他矿山发生瓦斯爆炸、煤尘爆炸、透水事故、矿井失火和冒顶塌方等事故造成人员伤亡和经济损失的事件。中国是一个矿难（尤其是煤矿）多发的国家，政府对此非常重视。国家为此制定了多部法律、法规及文件，如《中华人民共和国煤炭法》《矿山救援工作指导意见》《矿山事故灾难应急预案》等。比较典型的案例有圣何塞铜矿冒顶事故、土耳其索玛煤矿瓦斯爆炸事故、安徽芦岭煤矿瓦斯爆炸事故、王家岭煤矿透水事故、山东平邑石膏矿矿难等。

灾难特点 ①突发性。矿难常突然发生，无先兆，猝不及防。②发生率高。井下作业受瓦斯、水、电、冒顶、塌方及有害气体等高危环境因素的影响，事故发生率高于其他行业。③灾难性。矿井生产人员数量大，常集中在地下有限空间内作业，一旦发生事故，人员很难逃生，易造成群死群伤的灾难性后果。④破坏性大。瓦斯、水、火、电及冒顶等巨大外力可将矿井生产系统严重破坏，可致井巷工程和生产设备等严重毁损。⑤继发性。短期内常重复发生同类事故或可诱发其他事故。如火灾可能诱发瓦斯和煤尘爆炸；爆炸可能引发火灾或连续爆炸。⑥人为性。据不完全统计，由于人为因素导致矿难发生的占94.09%，其中违反规定操作、管理不善和设计缺陷分别占35.43%、55.12%和3.54%。

救援原则和方法 涉及以下几方面。

接警与指挥 矿难发生后，现场人员应立即向矿调度室进行报告，然后迅速逐级上报。当事故发生3人以上死亡或定性为重大事故级别时，集团公司企业应立即启动矿难救援应急预案，成立组织机构和相应专业组，明确责任分工。救灾指挥部要快速评估事故情况，确定事故的重点区域，明确疏散路线和安全区域，并快速建立可靠的通信网络，保持地面、井下和事故灾区信息的畅通。要及时调动并合理利用应急救援的人力资源和物资资源，根据灾区的影响区域、灾情的发展、灾区人数、撤离所需时间、途中风向及环境条件等确定疏散区域、疏散路线和避难场所，建立疏散的重要标志，引导灾区人员选择最优路线避灾，最大限度保护危险区域内的其他人员。

分类处理 瓦斯爆炸时要通过控制风流及恢复通风来控制瓦斯浓度；透水事故时要采取有效的堵水、疏水和排水措施，引导遇险人员安全撤退；冒顶事故时要通过穿透冒顶区的快速通道积极开展搜寻救援工作。同时，救援做好预防措施，配齐个体防护装备，加强安全监测，明确紧急撤离应急人员的条件和程序，保证应急人员的安全。

自救互救 自救是第一救援资源，是矿难发生后受灾人员进行避灾和自我保护的重要措施和方法。在确保安全的前提下，采取积极有效的技术措施，尽力将事故消灭在初始阶段并控制在最小范围。在场人员要保持清醒的头脑，尽可能判断事故发生地点、性质、灾难程度和可能波及的地点，迅速向矿山调度室报告；同时向可能波及的区域发出警报，并利用附近的设备、工具和材料及时处理事故。事故无法自行处理时，在负责人或有经验的老工人带领下，选择安全路线迅速撤离危险区域，切忌惊慌失措、大喊大叫或四处乱跑。若附近有火灾或有毒有害气体浓度增高时，应立即佩戴好自救器或用毛巾捂住口鼻迅速撤离灾区。无法撤离时，应迅速进入安全避难硐室或其他安全地点暂避等待救援。也可借助独头巷道、各类硐室和两道风门之间等位置，利用现场的木板、风门、煤块、岩石、泥土、风筒等构筑隔离墙或风帐，隔离有毒有害气体，在内避难待救。要尝试在隔离墙外留下明显标志，如挂矿灯、衣物、写粉笔字等；同时保持有规律敲击岩石或管道发出求救信号。若距爆炸火源很近无法撤出时，应面向下方就地卧倒，将湿毛巾捂在口鼻面部或俯入水沟内，以免烧伤。在避难硐室避难时应静卧，不得走动与呼喊，以免消耗体力和氧气。

应急救护和医疗急救衔接
缩短院前急救时间是提高矿难伤员治愈率的重要保证。矿山救护队在接到应急救援电话后应在1分钟内出动，第一时间赶到事故现场，解救伤员并进行止血、包扎、固定等简单处理后，迅速将伤员搬运到井口保健站交由医生、护士进行专业医疗救护。矿难创伤具有发生率高、死亡率高、致残率高和多发伤多、合并症多的特点。要按照"先急后缓、先重

后轻、先生命后肢体、先救后送、边救边送"的原则，采取有效措施：在井口（或井下）要有若干名具有丰富急救经验的医疗专家组成检伤分类组，对升井的每一位矿工进行快速检伤分类。判断有无生命迹象，决定伤员是现场进行急救还是护送转运，从而达到能够优先抢救危重伤员，有序分流的效果。有效的现场医疗急救内容包括：规范的现场急救处置程序，充足的急救设备、器具及转运工具，对中毒、烧伤、溺水、砸伤等采取针对性的治疗措施，包括给氧、止血、固定或心肺复苏等。晋煤集团总医院创立了"院前医疗急救小分队"模式，由"1车4人10大件"构成（即1辆救护车、1名司机、2名医生、1名护士，10大件包括心电监护仪、心脏除颤仪、简易呼吸机、供氧装备、负压吸引装备、气管插管装备、止血带、负压夹板、套装担架、对讲机等）。急救小分队既是一个独立急救架构，可就地完成气管插管、心肺复苏、止血、包扎、固定等现场急救，又可在随车边送边救方面发挥很大作用。

分流和转运伤员应根据人员伤亡情况和当地医疗资源状况合理有序进行，随车护送的医务人员应及时与接收医院取得联系，将伤员的病情等相关信息在伤员未到达医院之前即传至接收医院，使医院能有针对性地提前做好前期急救准备工作，避免伤员在院内辗转延误抢救时间。院内医疗救治要根据情况分为多个专业组。急诊分诊组一般由3~5名急救专家组成，主要负责伤员到院第一时间的伤情判断，决定其在院内的流向和收住科室。急诊抢救组负责需要在急诊科就地心肺复苏

及抢救的伤员。重症治疗组主要收治生命体征不平稳，需要重症监护和加强治疗的伤员。专科组根据专业的不同，对专科损伤进行深度治疗，负责专科伤为主伤员的收住科室，如以脑外伤为主的多发伤一般先收在脑外科、以胸外伤为主的多发伤先收在胸外科等。院内治疗是一个完整系统体系，在对伤员进行急症解除、功能恢复治疗的同时，还应早期介入伤员的心理康复等。既要统一组织，整体协调，专业对接，又要相互合作，统筹治疗。要强调全局观念和全程观念，全局观念是指伤情无论涉及多少个专业，都要始终注意到局部损伤对全身功能的影响；全程观念是指在抢救伤员时，既要注意紧急情况下的保命措施，又要考虑到伤员长远的功能，如治疗一开始就须考虑到功能恢复，甚至早期心理康复治疗等。

医疗救援体系 中国矿难医疗救援体系分国家层面和企业层面两个层次。

国家矿山医疗救援体系 由国家矿山医疗救护中心、省级矿山医疗救护分中心、煤矿企业总医院构成的直线型三级矿山医疗救护体系。国家矿山医疗救护中心设在煤炭总医院，主要职能是指导和协调全国矿山医疗救护工作，组织起草有关矿山医疗救护方面的规章、规程和技术标准草案，承办矿山医疗救护体系的建设工作，组织研究、开发和推广应用矿山医疗救护方面的新技术。目前，在有矿山企业的全国27个省（自治区、直辖市），设立有41个省级矿山医疗救护分中心，具体负责省内矿山医疗救护的指导、支援和直接参与区域内重大矿山事故医疗救援工作，对辖区

内煤矿创伤急救人员进行培训等。国家矿山医疗救护中心还在全国建立了 18 个国家级矿山医疗救护基地、23 支矿山医疗救护骨干队伍和 60 余个矿山医疗救护站。

企业层面的矿山医疗救护体系　由企业总医院、矿医院、矿井医务所（或井口/井下急救站）构成的基层三级医疗急救体系。主要职能是承担本企业及周边地区矿山事故的医疗救援任务。

企业的一级医疗急救机构，即矿井医务所（或井口/井下急救站）。主要职责是：①及时到达事故现场，迅速采取有效措施对伤员进行现场急救。②组织指挥矿工进行自救互救。③及时向上级医疗机构汇报事故伤亡情况。④负责伤员的转运和护送。

企业的二级医疗急救机构，即矿医院。主要职责是：①承担本矿及邻近单位各类事故应急医疗救援任务。②指导事故一级医疗急救机构医务人员进行现场急救。③支援并直接参加现场医疗救援。④就地开展各种抢救性手术。⑤负责向企业总医院报告伤员情况。⑤负责向总医院转运危重伤员。⑥对一级医疗急救机构医务人员和矿工进行培训。

企业的三级医疗急救机构，即煤矿总医院。是企业三级医疗急救体系的指挥中心和主力军队伍，具备各种先进的医疗设备和技术人才，能处理和诊治各种疑难疾病，具备抢救各种危重伤员的条件。主要职责是：①统一指挥、协调矿山事故的医疗救援，调动企业所属各级医疗机构的一切资源，包括人员、车辆、医疗设备等。②指导一级或二级医疗急救机构医务人员进行现场急救和院内急救。③派出院前急救小分队参与现场急救，派出技术骨干到矿医院实施手术。④无条件接收下级医疗急救机构转来的伤员，并进行深入诊断和治疗。⑤向企业集团报告伤员救治情况。⑥对下级医疗机构人员进行专业培训。

(李树峰)

wǎsī bàozhà jiùyuán

瓦斯爆炸救援（gas explosion rescue）

瓦斯的主要成分是甲烷，另有少量的乙烷、丙烷和丁烷，还含有硫化氢、二氧化碳、氮和水汽及微量的惰性气体，如氦和氩等。井下瓦斯的安全允许浓度是 <5%。达到 5% 时遇到明火即可发生爆炸，浓度为 8%～9% 时，爆炸力最强。瓦斯爆炸是矿山最严重、破坏性最强的一类事故。1950 年 1 月～2013 年 12 月间，中国大陆 24 起死亡百人以上的重大煤矿事故中有 17 起为瓦斯爆炸事故。1999 年～2011 年，国外 14 起死亡 30 人以上的煤矿事故中也有 13 起为瓦斯爆炸事故。

灾难特点　瓦斯爆炸就其本质来说，是一定浓度的甲烷和空气中的氧产生的激烈氧化反应。瓦斯爆炸产生的高温高压，促使爆炸源附近的气体以极大的速度向外冲击，产生强大的冲击波，造成人员伤亡，破坏巷道和器材设施；爆炸扬起大量煤尘易发生瓦斯与煤尘的二次爆炸，产生更大的破坏力，而且极易诱发火灾，造成煤炭掩埋。另外，爆炸后产生大量有害气体易造成人员中毒、窒息而死亡。瓦斯爆炸发生在井下，由于空间相对封闭，瓦斯爆炸的冲击波和反射冲击波使煤层崩裂、巷道坍塌等易造成突发性的群体损伤或死亡，少则数人、数十人，多则上百人甚至更多。瓦斯爆炸对设施破坏严重，常常造成通信中断，导致救援决策和自救互救困难，使伤员在院前时间延长，易错过医疗急救的黄金时间。瓦斯爆炸事故死亡率高，距爆炸源近者几乎无人幸存。瓦斯爆炸伤为复合伤和多发伤，可并发休克、创伤感染、急性肾衰竭、急性呼吸窘迫综合征等并发症；致残率高，还可引起不同程度的器官功能障碍；神经系统受损后可致如癫痫、情绪障碍和记忆障碍等神经、精神方面的后遗症。

救援原则和方法　瓦斯爆炸发生后，首先应立即切断现场电源和进行人员疏散，在进行科学研究判断后，在确认无火源、无爆炸危险情况下，选择最短线路进入灾区，尽可能地恢复通风。具备救援条件时，首先由矿山救护队等专业人员进入爆炸区域进行探查遇险、遇难人员数量及分布情况，巷道堵塞及瓦斯波及情况，密切监视灾区瓦斯浓度及其变化。途中及时抢救遇险人员，对伤员实施现场急救并迅速转送出井。

受灾人员须迅速判断事故地点和自己所处的位置，采取有效的避灾自救措施。位于事故地点上风侧时，需迎风撤离，位于下风侧时，应立即佩戴好自救器或用湿毛巾捂住口鼻，以最短路线迅速撤至新鲜风流安全地点。撤离过程中遇到冲击波及火焰袭来时，应迅速背向冲击波方向俯卧在地面或水沟内，尽量俯身避开冲击波的伤害；俯卧时面部贴在地面上，用毛巾捂住口鼻闭气暂停呼吸，以防止爆炸瞬间火焰吸入肺部造成严重气道损伤。用衣物盖住身体，尽量减少身体裸露面积，以减少烧伤。爆炸冲击波过后，要迅速按规定佩戴好自救器，判清方向，沿避灾路线撤离若不能安全撤离时,可暂到避难硐室等待救援。

完善的瓦斯爆炸伤医疗救治体系是有效进行医疗救治的保障。瓦斯爆炸事故发生后,承担医疗救援任务的医疗机构应立即启动煤矿瓦斯爆炸伤医疗救治应急预案,根据事故大小和人员伤亡数量等,迅速成立医疗应急救援组织机构,包括领导组、现场急救组、院内专家组、后勤保障组等。从每个专业小组到每个人都要职责分工明确,体现统一指挥、分别行动、协调一致、密切配合的机制。现场急救组要按照"院前医疗急救小分队"的标准,组成相应数量的现场医疗救援小分队,赶赴事故现场进行伤员的急救和转运。伤员到达井口或安置在通风处后,医务人员应迅速对危重伤员进行急救。瓦斯爆炸伤多是群体伤和复合伤,因此,应根据瓦斯爆炸伤院前评分标准对伤员快速进行检伤分类,并采取有效措施,包括保持伤员呼吸道通畅、充分供氧、气管插管、心肺复苏等抗休克措施;同时注意预防感染;开放性损伤致出血者应及时采取有效措施进行止血,四肢骨折者可就地取材进行固定。迅速完成伤情的初步评估及危重伤员的现场抢救,并安排转运。转运途中严密监测伤员的生命体征,保持呼吸道通畅、输液的通畅和保护创面。

(李树峰)

Ānhuī lúlǐng Méikuàng Wǎsī Bàozhà Shìgù

安徽芦岭煤矿瓦斯爆炸事故

(Anhui Luling coalmine gas explosion accident) 2003 年 5 月 13 日 16 时,安徽省淮北矿业集团公司芦岭煤矿发生瓦斯爆炸事故。当时井下有作业人员 114 人,事故造成 86 人死亡,28 人受伤。芦岭煤矿是核定能力 240 万吨的大型矿井。爆炸源为二水平四采区 21048 准备工作面回风巷掘进工作面与改造切眼以内 30 米处。分析认定事故原因为通风管理不善,21046 工作面采空区瓦斯通过探水孔和裂隙涌入 21048 准备工作面回风巷掘进工作面,工人维修电器开关时带电作业产生火花引起瓦斯爆炸,并波及与之邻近的 21046 采煤工作面,造成事故扩大。爆炸范围涉及一个采煤工作面和两个掘进工作面。

救援情况及特点 事故发生后,国务院迅速成立事故救援指导小组赶赴现场进行指挥,安徽省事故抢险领导小组组织专家制订了抢险方案,迅速安排矿山救护队开展井下施救,淮北矿业集团派出 18 个救援分队轮流作业,积极展开探查和救援活动,并于第一时间从省城抽调医疗专家前往参加抢救治疗。5 月 14 日凌晨 2 点 10 分,矿山救护队从井下救出 28 名矿工,其中 2 人烧伤面积达 80% 以上,有 8 人属轻度烧伤,4 人有严重骨折,其余为气体熏伤。烧伤较重者被迅速送往淮北市医院抢救,2 名因吸入有害气体致呼吸困难和有呼吸道烧伤者行气管切开术,伤势较轻的伤员被送到芦岭煤矿医院。与此同时,矿山救护队迅速把已确认死亡的遇难矿工连夜运送上井。

经验教训 此次事故由于瓦斯治理措施落实不良,通风管理不善,现场管理不严,未按要求施工,沿空送巷时没有采取严密的防止瓦斯涌出的措施,致使采空区来压后瓦斯突然涌出,加之现场违规操作、带电作业,酿成此起特大瓦斯爆炸事故。

(李树峰)

Tǔ'ěrqí Suǒmǎ Méikuàng Wǎsī Bàozhà Shìgù

土耳其索玛煤矿瓦斯爆炸事故

(Turkey Soma coalmine gas explosion) 2014 年 5 月 13 日,土耳其索玛地区一煤矿发生爆炸事故。事故造成 301 人死亡,80 多人受伤。是土耳其历史上最严重的煤矿事故,也是全球伤亡最为惨重的矿难之一。土耳其索玛发生事故的煤矿坐落在山谷之中,已有 20 多年的开采历史。矿井深达 1000~2000 米,属高瓦斯矿井。当地时间下午 15 时 10 分,井下一防火警报器电路故障着火,引起瓦斯和煤尘爆炸,继而引起矿井坍塌等破坏。当时,正值矿工交接班时间,有 787 人在矿井中工作。事故发生后距离井口较近的矿工迅速逃出,约有 400 人被困在距矿井出口约 4 千米处的井下。爆炸事故造成井下大量一氧化碳积聚,引起大批被困矿工中毒和窒息。

救援情况及特点 事故发生后,土耳其政府紧急采取应急措施,埃尔多安总理取消了对阿尔巴尼亚的访问,亲自赶赴事故矿井指挥救援。事故矿井调集了数十辆救援车辆和一架救援直升机,1000 多名救援人员组成 50 个救援小组。在进行矿井通风的条件下,救护队员在矿井内展开搜救行动。5 月 13 日~5 月 17 日下午,历经约 4 天时间的搜救,有 80 多名伤员被救出并紧急送往附近医院治疗,使获救人员总数达 486 人。

经验教训 本次事故救援行动成功之处是政府主导,调动了政府及社会各种急救资源,大大提高了救援效率。存在问题:一是煤矿设备老化,年久失修,井下多处存在安全违规情况,包括矿井内缺乏一氧化碳检测器,矿井顶部用木材而并非金属支撑等问题；二是矿工使用的自救器、氧气面罩等应急物资产品劣质且未及时更新；三是煤矿安全管理不到位，包括人员不恰当操作，安全巡视员巡视不到位等；四是矿井管理存在渎职和组织救援不力等问题。

(李树峰)

léiguǎn bàozhà jiùyuán

雷管爆炸救援 (detonator explosion rescue)

雷管是爆破工程的主要起爆材料，用来引爆各种炸药及导爆索、传爆管。根据引爆方式分为火雷管和电雷管两种，后者常用于煤矿掘进工作面的爆破作业。雷管爆炸事故多数是因为放炮工不执行安全操作规程，接炮人未能躲开即给电引爆，其次是因为雷管延迟爆炸处理哑炮时发生爆炸。

灾难特点 雷管爆炸会产生高温、高压、有毒有害气体等造成人员伤亡及机械设备和巷道的损坏。强大的冲击波会造成风流逆转，通风系统紊乱，易引起火灾。伤员多为放炮工、采煤工、掘进工、火药工等。受伤部位广泛，以显露部分为主，常致外形改变和功能损害，并且受伤部位出血多，创面不整齐，污染严重。创面深层多留有煤尘、泥土等异物，难于处理。雷管爆炸瞬间产生强大的冲击波，并以高速冲击人体，此种冲击波引发的压力常造成人体严重损伤。伴随爆炸而起的异物作用于人体各部位造成机械性打击伤，可导致休克。异物多为煤渣、雷管、钢丝、木屑、石块等。爆炸时产生较高的温度，可引起皮肤烧灼伤。雷管爆炸时，可产生大量的一氧化氮（NO）和二氧化氮（NO_2）等有毒有害气体，导致人员中毒和窒息。

救援原则和方法 事故发生后，须立即切断灾区内电源，防止产生火花，引起火灾和连环爆炸。灾区人员应立即正确佩戴好自救器，及时关闭防爆活门，迅速撤离现场。保证通风技术措施提前到位，在受灾区域的所有人员安全撤离后，通风工程才能执行。除救人和处理险情紧急需要外，应尽量保护现场。在场人员要第一时间向调度室报告事故地点、现场灾难情况；同时通报所在单位，并按照应急救援流程逐层通报，重大事故可越级报告。雷管爆炸事故的伤员要注意保暖，并迅速运至安全地点进行创伤检查。根据伤情不同，现场迅速开展输氧、心肺复苏、止血、包扎、抗休克等急救处理，危重伤员应尽快送医院治疗。危重伤员须复苏和抗休克同时进行。雷管爆炸伤异物的种类繁多、大小形状各异、深浅不一、数量多且分布广泛，常常难于彻底清除，因此要在保护正常组织的前提下，耐心仔细地尽可能将其取出。对有些缝合后出现感染的伤口，应及时拆除缝线开放伤口，保持引流通畅和换药处理。缝合颜面部创面时，要注意美容效果，尽可能采取无创修复，不加盖敷料。污染严重或创面较大时，要合理使用抗生素预防感染。要警惕如破伤风、气性坏疽等特殊感染的发生，保持伤口引流通畅的基础上使用破伤风抗毒素等。清创时要逐层细致缝合、消灭死腔，以避免发生功能障碍或畸形。伤口止血要彻底，否则易导致内出血或血肿，造成感染。

(李树峰)

tòushuǐ shìgù jiùyuán

透水事故救援 (water leakage rescue)

透水事故是矿井在建设和生产过程中，由于防治水措施不到位而导致地表水和地下水通过裂隙、断层、塌陷区等无控制地涌入矿井工作面，造成作业人员伤亡或矿井财产损失的水灾事故。透水事故常发生在掘进工作面和有地质构造区，其征兆表现为透水附近的煤岩壁出现"挂汗""挂红"、顶板来压、淋水加大、发出"嘶嘶"水声等。

灾难特点 事故发生后，由于水势急，冲力大，人员躲避不及时可导致溺水窒息。受灾人员躲避至空间狭小、空气稀薄地带，易引起缺氧窒息死亡。瓦斯和其他有害气体涌出，可致人员中毒和窒息。电流通过水的媒介作用，可造成触电伤。长时间被困井下，可引起饥饿性营养不良、电解质紊乱，还可致各脏器功能衰竭而死亡。由于环境恶劣，与世隔绝，黑暗，恐惧，可使人精神崩溃，严重可致死亡。饮用井下污染水或有毒水，可导致人员感染和中毒。在透水事故中还可出现跌伤、撞伤、砸伤、低温伤害等。

救援原则和方法 发生透水事故后，必须立即停止作业，根据救援预案制订具体救援方案。

侦查灾情 立即通知矿山救护队下井抢救并侦查灾情，迅速判断透水性质，明确透水地点、影响范围、静止水位，并估算透水量，预测其变化趋势，及时了解灾区情况、事故前人员分布，同时关闭灾区防水门，切断电源，启动全部排水设备，积极采取排、堵、截水的技术措施，侦查时要防止冒顶和掉底。根据实际被困人员所在地点的空间、氧气、瓦斯浓度及救出被困人员所需的大致时间制订针对性救援方案。

排水钻孔 煤矿透水事故发生后，常常导致矿井被淹，救援的首要任务是调动一切机械设备和人员进行排水和通风,创造救援的空间和条件。同时,根据侦查、勘探和研究的信息,初步判断矿工被困的方位和深度。利用钻机向人员被困区进行钻孔,一旦钻孔成功,联系上被困人员,即可建立生命通道,通过管道向被困区输送食品、饮用水、通信工具、生活用品等,并能进行沟通和指导被困人员在井下生活和自救,为最后获救升井提供可靠保障。

避灾自救 透水事故发生后,井下被困人员的自救互救相当重要。被困人员应听从班组长或临时指挥者的统一指挥,切不可盲目单独行动。应有组织地按照避灾路线或本着就近原则沿通往上水平的风眼、斜井及暗井等地点迅速向上撤退,抓牢支架或其他固定物体,尽量避开压力水头或泄水流,并在沿途和经过的巷道交叉口留设指示行进方向的明显标志,以提示救护队进行救援。无路可退时要尽量寻找位置最高、离井筒或大巷最近的地点或进入避难硐室躲避等待救援,做好长期避难自救准备。被困人员须轮流担任岗哨观察水情。必要时可设置挡墙或防护板,阻止涌水、煤矸和有害气体的侵入,有瓦斯喷出时应及时佩戴自救器或用湿毛巾掩住口鼻,防止硫化氢等有害气体中毒或窒息,同时规律、间断地敲击发出求救信号,以便为营救人员指示被困躲避处的位置。被困人员在等待救援时要尽量避免体力消耗,除留出一盏灯照明外要关闭所有矿灯,统一分配所带干粮。饮水要尽量饮用岩壁渗下的干净水,利用一切可以充饥的物质。

井下搜救 井下抢救和运送长期被困人员时,要防止环境和生存条件突然改变而造成的伤亡。排水后救护队员在进行侦查时,要制订防止冒顶、掉底和二次透水的措施。当有瓦斯从被淹没区涌出时,要制订排出瓦斯的办法和措施,以免发生二次事故。负责水泵人员必须佩戴自救器。当人员全部撤出透水区域后,应立即关闭水闸门。当水位下降,矿山救护队员可下井搜救时,搜救路线一般从下部水平开始。掘进工作面发生透水时,可在上下水平同时救人,必要时有针对性地掘小巷等给被困人员供给新鲜空气及食物。有些透水事故救援还需要配备皮划艇,甚至潜水员参与。

医疗急救 被困人员在井下通过自行向高处撤离和有组织自救互救措施,常常可生存2周以上或更长时间,因此,透水事故的救援与瓦斯爆炸救援截然不同,一般不能轻易放弃。透水事故的医疗救援一般都有较充足的准备时间,医务人员可做好救援的各种准备。一般需要1人1车1组(即按照被困人数的多少准备相应的救护车辆和急救小组)。井口救护车辆的排序、行进路线及对口接诊医院等都应有序安排。医务人员也可随矿山救护队员深入井下,在井下进行现场急救和检伤分类。伤员升井后,要迅速检查伤员的意识、呼吸、心搏、出血及对有无脊柱骨折、有无外伤等进行判断。根据检查情况,有针对性地采取包扎、止血、固定、保暖等措施。被困人员长期未进食的情况下,不能立即饮食,以免发生消化道意外,造成不良后果。避免用头灯光束直接照射伤员的眼睛,可使用眼罩,避免强光下瞳孔紧急收缩导致失明。

预防 透水事故应防患于未然,坚持"有掘必探,有采必探,先探后掘,先探后采"的原则。可采用高精度三维地震勘探、井下物探等新技术,提高采空区、老孔区、废弃井筒、封闭不良钻孔、导水构造等水害隐蔽致灾因素的探测精确度。探到水源处,有计划地放水。在地下水源不能很快疏干或暂时不能疏干时,在水源与回采区之间预备一定尺寸的煤柱,使水源与回采区隔开。在适当地点建闸门和水闸墙,局限涌水区域。通过钻孔用水泥浆液或化学浆液充填胶结水的通路、裂缝或巷道,堵住补给水源。

(李树峰)

Wángjiālǐng Méikuàng Tòushuǐ Shìgù

王家岭煤矿透水事故

(Wangjialing coalmine water leakage accident) 2010年3月28日13时40分(北京时间),山西省华晋焦煤有限责任公司王家岭煤矿发生严重透水事故。事故共造成38名矿工遇难。事故发生当天,矿井下有14个掘进队在同时作业,当班下井人数为261人。工人在矿井北翼盘区101回风顺槽掘进作业过程中导通了老空区而引发透水事故。事故发生后,有108名矿工紧急撤离成功升井。由于水量过大,很短时间即造成巷道被淹,153名矿工被困井下。

救援情况及特点 事故发生后,党中央、国务院要求采取有力措施,调动一切力量和设备,千方百计抢救井下人员。救援工作在国家安监总局和山西省政府共同主持下立即展开。事故发生后前5天,主要工作是进行矿井排水。同时,根据判断被困矿工所处的位置,从地面进行钻孔探查,期望获得矿工生存的信息。在事故发生后的第6天,从救灾钻孔中传出被困矿工敲击钻杆的声音，确认有人员生存。随即通过钻孔通道向被困矿工输送食品、纯净水、营养液及电话等物品，为营救成功提供可靠保障。第7天，矿井水位明显下降，指挥部派出7名矿山救护队员和6名潜水员下井侦查救援环境。第8天，救援分队利用皮划艇等装备进行井下人员搜寻，发现了被困矿工。2010年4月5日凌晨0时40分，首批9名被困矿工获救升井，下午13~15时，又有106名被困矿工成功获救升井。至此，在井下被困8天8夜（192个小时）后，115名矿工成功获救，创造了矿难救援史上的一个奇迹。救援工作一直持续到事故发生后第28天，最后一名矿工尸体找到。

经验 一是国家领导重视，救援指挥官员级别高，救援资源充足。二是救援方案制订比较科学。由相应专家组成的各个专业组研究制订的排水方案、通风方案、钻孔方案、医疗救治方案等均较完善并行之有效。特别是地面救灾钻孔，准确打在了矿工被困区，对赢得救援胜利起到巨大的激励作用。三是被困人员有组织的自救互救起到十分关键作用。遇险矿工在被困环境中，服从命令，听从指挥，有组织，守纪律，统一节省手电能源，轮番值班和保存体力，喝巷道顶部滴下来的干净地下水，一些矿工还食用了皮带、纸箱、树皮等充饥，顽强地在井下坚持了8天8夜，为成功获救赢得时间。四是医疗救援井然有序。医疗救援专业组在山西省卫生厅和国家矿山医疗救护中心的指挥协调下进行。由10多名医疗急救人员随矿山救护队深入井下进行分诊和检伤分类。地面救援车辆有序编号排队，规定

行进路线，没有发生任何车辆拥堵不畅的现象。事先对医疗救护人员进行了医疗救援相关培训，并与定点转往医院进行对接。邻近二级以上医院备出153张急救病床。省内专家统一会诊，制订院内救治方案等。井下、井口、途中、院内等各个环节紧密相扣，确保了获救升井的矿工全部治愈，恢复健康。

教训 王家岭煤矿透水事故教训是沉痛的，主要表现在以下几个方面。一是水文地质资料未查清的情况下即进行生产，致使透水事故猝不及防。此矿没有严格执行煤矿安全生产关于先探后掘、有疑必探的规定，对井田内老窑积水情况未查清，就进行回采工作面巷道施工。二是劳动组织管理混乱。此矿为了抢工期、赶进度，当天井下安排15个掘进面同时作业，当班作业人员过度集中，且未对下井矿工进行安全培训就安排上岗作业，部分特殊工种存在无证上岗现象。三是安全防范意识不强，施工安全措施不落实。事故发生前此矿在20101工作面回风巷已经多次发现巷道积水、顶板淋水等情况，但一直未采取有效措施消除隐患。事故发生当天，工作面出现透水征兆后，现场管理混乱，没有按照规定采取停止作业、立即撤人等果断有效措施，造成大量人员伤亡。

(李树峰)

màodǐng shìgù jiùyuán

冒顶事故救援（roof fall rescue）

冒顶事故是煤矿顶板发生坍塌冒落造成人员伤亡的事故。是由于开掘、采矿破坏了原岩的应力平衡状态，使井巷、采场周围岩矿的应力重新分布，岩矿变形所产生的压力大于顶板所能承受的极限。根据顶板冒落的范围及造

成伤亡的严重程度，冒顶事故分为两大类：局部冒顶和大范围冒顶。大范围冒顶致伤人数多，矿建损毁严重。

灾难特点 顶板冒落时常释放出巨大能量，坍塌的矿石、泥土可造成人体掩埋窒息死亡，或矿石直接砸伤人体，造成多部位损伤或严重的颅脑、脊柱、四肢和内脏损伤。多数伤员都有开放性伤口，需要现场进行包扎、止血、固定，甚至心肺复苏等急救。有些冒顶事故也可造成矿工被困，受灾人员躲避至空间狭小、空气稀薄地带，引起缺氧窒息死亡。在被困空间通风不畅时，可致人员吸入较多有害气体引起中毒和窒息。若被困时间较长，可引起水电解质紊乱，导致各脏器功能衰竭而死亡。由于环境恶劣，与世隔绝，黑暗，恐惧，可使人精神崩溃。特别是合并有砸伤、跌伤、撞伤时，更易危及伤员生命。

救援原则和方法 包括现场自救互救和专业人员救护。

现场自救互救 冒顶事故发生后，现场人员应沿避灾路线立即撤离，退至安全地点或靠煤帮贴身站立避灾，并采取不同方式进行紧急呼救。待矿石冒落基本稳定后，在确认无塌落风险、个人安全的前提下，现场人员应积极开展互救。首先将能够移出的伤员搬运至安全地点，对有窒息者要紧急清理伤员口腔中的泥土或煤渣，保持其呼吸道通畅；对有明显外伤者要就地取材进行加压包扎止血；对有骨折者搬运时需利用现场的木板等进行简单固定；对可疑脊柱骨折者，搬运移动时要切忌脊柱折曲，否则很容易因搬运不当造成截瘫。

专业人员救护 包括两部分队伍：一是矿井配备的井下或井

口急救站的医务人员。他们是工伤急救的守门人，在冒顶事故发生后，应尽快到达现场采取专业急救措施，包括现场心肺复苏、气管插管、使用止血带、规范的包扎、夹板固定、指挥搬运等。二是矿山救护队。出现大批伤员时，应紧急调动矿山救护队。救护队员在搜救埋压伤员、转运伤员时更有优势，同时也具备现场医疗急救的知识和技能。

在保证抢救安全方便的前提下，因地制宜地对冒顶处进行支护，在确保支架牢固可靠、派专人观察后，才能清理被埋压人员附近的冒落煤矸，直至将被困人员救出。有的冒顶事故还可造成人员被堵受困。遇此情况时，首先要大致确定受灾人员位置和数目，然后恢复冒顶区通风，利用水管、压风管或从煤岩打钻孔等方法，向被压和被堵截人员区输送新鲜空气、饮料、食物，用喊话、敲击等方法判断遇险人员位置，时刻保持联系。遇大型物件压住遇险人员时，可使用千斤顶、液压起重器等工具处理。对被埋压者应先将覆盖物迅速移除，使其外露后救出，不可生拉硬拽。待伤员露出头部后，迅速去除其口、鼻处泥土，保证呼吸。须有专人观察顶板、监测地压活动情况、检查瓦斯及其他有毒有害气体浓度变化情况，发现异常，应立即撤出救护人员。抢救出的遇险人员要用毯子保温，并迅速转移至安全地点，进行输氧和生命体征监测。有外伤出血时，脱掉或剪开外衣，用纱布加压止血或用止血带止血，止血带使用的时间要客观记录。若受伤较重或有骨折，先包扎固定，然后送至医院进一步救治。当伤员暂时失去知觉或停止呼吸时，将其平放，

解开衣服和腰带，撬开口，清理口及鼻孔里的煤粉，用毛巾拉出舌头，给予吸氧并进行心肺复苏。在黑暗的环境中人的瞳孔会散大，突然且强烈的光线照射会损伤视网膜，易造成失明。因此，禁用灯光照射获救人员的眼睛，搬运出井口时应用毛巾遮住眼睛。

（李树峰）

Shāndōng Píngyì Shígāokuàng Kuàngnàn

山东平邑石膏矿矿难 （plaster mine disaster in Shandong Pingyi county）

2015 年 12 月 25 日早晨，山东平邑县玉荣石膏矿因邻近的废矿采空区坍塌引发矿震而发生坍塌。共造成 1 人死亡，13 人失踪。事故发生后，29 名矿工被困在井下 200 多米深处。

救援情况及特点　事发后有 4 名矿工成功自救，并向救援人员报告了他们的位置。率先赶到救援现场的山东能源枣矿集团、临矿集团两支矿山救护队的队员冒着巷道继续坍塌的危险，开辟出仅容一人通行的狭窄空间，爬行过去将 6 名被困人员救出，并找到另外 2 名被困人员，其中 1 人已经死亡，1 人双腿被巨石压住，经过医护人员紧急实施手术后，于 12 月 26 日凌晨被救出。此时还有 17 人被困在井下。26 日凌晨，兖矿集团、山东能源龙矿集团、淮南矿业等矿山救护队伍陆续赶到现场，生命探测系统等国内最先进的救援设备也陆续到位。通过生命探测设备的探查和对井下回应的分析，被困人员所在的两个区域被确定。26 日凌晨，前往井下探查坍塌情况的救护队员带回了井下坍塌和堵塞情况的详细报告。结合玉荣石膏矿负责人提供的作业资料，事故救援指挥部确定了救援方案：井下打通两

条救援通道、从发生变形的 4 号井口下放单人罐笼、大口径钻机打孔救人等方式齐头并进，争取尽快将被困人员救出。救援人员先打通小口径的"保命孔"向井下投放食物和饮水。两个"保命孔"先后打到预定位置。其中 1 号砧孔失败，2 号钻孔成功。12 月 30 日，直径 178 毫米的 2 号钻孔被山东省煤田地质局打通，通过钻孔投放生命信息探测系统，找到了 4 名幸存者。救援人员随即向井下投放电话，顺利与这 4 名幸存者建立了联系，食物、饮水、药品和衣物也一批批送到他们手中。经过艰苦努力，2016 年 1 月 29 日晚，大口径救援通道打通，21 时 21 分，起重机将首名矿工提出地面，并紧急送往医院。此后，每隔半个小时，就有一名矿工升井。第四名矿工升井时已经是 22 时 50 分，距离事故发生已过去 36 天。

经验教训　这次救援首次采用了大口径钻机打孔救援方案。这一救援方式在国内还没有成功先例，全球范围内也只在美国宾夕法尼亚州魁溪煤矿矿难和智利圣何塞铜矿冒顶事故上成功过。为确保万无一失，救援指挥部调集三台口径超过 700 毫米的钻机全部投入作业，24 小时不间断施工。为确保钻孔顺利打通，钻机厂商的德国专家也漂洋过海紧急赶到现场参与救援。

打孔救援最大的障碍依旧来自于复杂的地质条件。从地表至井下巷道顶板 220 米，灰岩层、砂岩层、石膏层和石灰岩交替出现，坍塌造成地质不均多次导致"吃硬不吃软"的钻头打偏，打孔过程中频繁掉落的石块也经常卡住钻头，耽误的时间远远超过钻头作业的天数。即便经验丰富的

德国专家亲自上阵，也没能避免这些问题。而且，钻头中途还要经过两个含水层，稍有不慎积水进入井下巷道，就可能导致被困人员溺水。救援人员经常需要停止钻孔进行防水加固，救援进度受到严重影响。井下的涌水也曾导致钻孔半途而废。由于 4 名被困人员所在位置水位上升，他们被迫拖着电话线转移到位置更高的安全区域。救援人员打到半途的 3 号钻孔只能停工，另选位置。经历了无数波折，救援通道终于打通。

（孙海晨）

Shènghésài Tóngkuàng Màodǐng Shìgù

圣何塞铜矿冒顶事故（San jose copper mine roof fall）

2010 年 8 月 5 日，智利圣何塞铜矿发生冒顶塌方事故。圣何塞铜矿位于智利北部阿塔卡马沙漠中，矿井垂直深度 700 多米。事故导致 33 名矿工被困井下。截至 2010 年 10 月 13 日，经过 69 天的救援，33 名矿工全部获救。是矿工被困井下时间最长而获救的成功案例，堪称矿难救援史上的奇迹。

救援情况及特点 矿难发生后，智利政府立即承担起主导救援责任，总统皮涅拉紧急中止对哥伦比亚的访问，赶赴事故现场指挥，并调动武警、军队、消防人员、医疗及政府各级部门联合行动，组成分工明确、业务专业、各司其职的救援团队，并建立一个专门研制救援设备的实验室。专家团队制订了几套周密的救援方案。首先通过地面向人员被困区域进行钻孔探测矿工被困情况。8 月 22 日，从凿出的探查钻孔中传出被困矿工的纸条，与被困矿工取得了联系。随后通过钻孔向井下被困人员输送食物、氧气、生活用品及摄像系统。在地面救援人员的支持指导下，被困矿工在井下避难硐室顽强地生活。随着救人钻孔的成功建立，当地时间 10 月 13 日 0 时 10 分左右，首名矿工乘特制的救生舱升井。随后其余 32 名被困矿工全部获救升井。

经验教训 这次事故促使智利政府对矿业安全监管进行反思，认识到规范矿业开采的重要性。此次事故的救援经验主要有以下三点。

政府高度重视，充分利用资源 事故发生当天，政府即承担起组织救援的角色。在调动国内各种人力、设备等资源的基础上，还利用全球先进的技术，如利用澳大利亚液压挖掘机和钻机技术使救灾钻孔顺利完成，采用中国三一重工 SCC4000 型履带起重机使救人舱经钻孔能顺利提升。建立了一个专门的实验室，负责设计和研制救援所需的器械和设备，特别是特制救人舱的研制成功，缩短了被困矿工获救升井的时间。美国国家航空航天局派出 4 名健康专家对被困矿工的地下生活进行指导。日本宇宙航空研发机构送来特制的有保湿与吸收异味特性的太空衣及有减压效果的太空食品等，都对事故救援起到了支持作用。

自救互救和顽强坚持的精神 事故发生后，33 名被困矿工有组织撤退至井下避难硐室。在漫长的等待救援过程中，矿工们将避难硐室划分出各个区域，有序生活。食品和饮水统一分配。每人每隔 48 小时分配到两汤勺金枪鱼、半片饼干、几滴牛奶；同时主动开挖寻找地下水源，并饮用所有机械装置里的冷却水。用井下蓄电池为头灯充电，节约使用每一点能源，使其能坚持更长时间。顽强坚持 17 天后，随着救援钻孔的贯通，终于迎来与地面的联系。在拓展救人钻孔、研制救人舱的日子里，被困矿工在地面专家的指导下，在井下乐观生活，保持了较好的身体状况和精神状况。同时，矿工还积极与地面联系，绘制一份被困周围地形的详细地图，这为后来的救援提供很大帮助。

较为完善的井内基础设施和应急机制 智利拥有比较完备的矿业安全法规。矿井内配有必备的安全条件和设施：首先是从作业区通往地上安全地带的逃生通道；第二，作业区内相隔一定距离配备有井梯，以方便矿工在事故发生时能逃离事故地点；第三是矿井内部建立有地下式避难硐室，避难硐室内备有足够被困人员 48 小时内生存的物资。此案例被困人员在事故发生后顺利进入井下避难硐室，在与地面失去联系的十几天时间内，被困人员有序和理智地使用避难硐室内有限的水和食品，延长了等待救援的时间。在等待升井的 1 个多月中，硐室成为被困矿工基本生活的保障设施。

（李树峰）

hǎinàn jiùyuán

海难救援（shipwreck rescue）

海难是船舶在海上运输过程中由于自然或人为原因导致的灾难。引起海难的主要原因有：自然灾难，如雷电、台风、海啸、暗礁、冰山等；人为因素，如违规操作、超载、运输违规货物、设施故障、海盗袭击等。海难救援工作开展往往比较困难，易造成巨大的生命和财产损失。尽管各种船舶安全系统和导航技术有了很大进步，但各国的海难事故发生率仍然很高。根据英国劳埃德船级社统计，1945～1975 年全世界营运商船共沉没 2570 艘，平均每年沉没 99 艘。历史上比较典型的大海难有 1912 年泰坦尼克号海难，1945 年德国"威廉·古斯特洛夫"号海难，中国 1948 年上海"江亚轮"号海难，韩国 2014 年世越号海难等。海难应急医学救援随着海上救援展开，对挽救受灾船舶人员的生命至关重要，越来越受到各国海上救援组织的重视。海难救援工作在海上救援协调中心的统一指挥下，由海难救援部门和医疗卫生部门共同实施。

灾难特点　海难发生后，恶劣的自然环境因素及远离大陆的地理位置，使得海难救援有其自身的特殊性：自然环境对灾难受害者生存的威胁大，落水人员受到气温、水温和海洋生物的威胁；海难救援组织指挥复杂，海难发生地点和自然环境的不确定性，使得救援可能涉及不同的国家和部门，协调不当可能导致救援的延误和灾难受害者生命、财产的丧失；救援工作受气象条件影响特别大，气象情况直接影响到海上能见度和对落水人员的搜救；救援船上的医疗设备力量相对薄弱，海上医疗救治转运困难。海难发生后，人员可能因各种原因受伤（如创伤、烧伤等），可能部分或全部落水，或被困于暂时未沉没的遇难船上。海难发生后，死亡威胁着每一位灾难受害者，使他们在心理、生理和行为上发生一系列应激反应。灾难受害者会发生惊恐、悲观、绝望的心理，从而产生异于平常的行动，如骚动、盲目行动、丧失理智和出现幻觉，严重影响受害者自救能力。海难发生后，许多因素威胁着灾难受害者的生命，如寒冷、饥饿、

缺水和海水浸泡等。灾难受害者落水后体温过低可引起多器官功能损害、酸碱平衡失调，严重时还会发生心功能不全、急性肝肾衰竭、脑水肿等。另外，由于体温下降导致的神经错乱、意识模糊和肌肉痉挛等常可引起受害者发生淹溺；受害者溺水，高渗透压的海水吸入呼吸道后会导致严重肺水肿，引起的低氧血症较淡水溺水严重而持久，救治更为困难。受害者落水长期浸泡于高渗、碱性的海水中会发生高渗性脱水，血钠及血氯离子浓度升高，导致细胞内脱水，严重脱水可引起极度口渴，皮肤失去弹性，还会出现严重精神症状，如躁狂、幻觉、谵妄，甚至昏迷。受害者落水后可能会被有毒生物攻击，毒液经破损的皮肤进入体内，引起一系列病理生理反应，如蛋白质变性、溶血、神经传递功能阻滞等。因爆炸、失火引起的海难事故，通常有较多的烧伤和创伤伤员。

救援原则和方法　海难应急医学救援主要包括遇难船上的医学自救和救援力量的应急医学救援两部分。

海难发生后，灾难受害者应积极通过通信等手段寻求及时的外来救援力量。救援力量包括附近船只和专业救援力量。由于海域广阔，海难发生后往往是附近海域的船舶最先到达失事地点并展开救援工作。普通船员一般都接受过救援常识和技能训练，但医疗技能和设备相对薄弱，只能进行简单的应急医学处理。专业救援船舶和救援直升机到达遇难地点后，应尽快搜寻伤员和转移灾难受害者。

船舶上一般配备有一定的医务人员、医疗设施和药品，可作部分紧急医疗保障。事故发生后，

遇难船上的医务人员应积极组织抢救伤员，将伤员转移至相对安全区域，进行初步救治。认真检查伤情，对危及生命的首先处理，恢复心搏和呼吸、止血、包扎、防止休克发生和进行其他针对性救治。消除威胁船舶、船员生存的因素，积极展开自救互救，如组织灭火，防止有毒有害物质泄漏、扩散等。安排好老、弱、病、残人员和妇女、儿童首先乘救生艇。做好宣传，增强灾难受害者的求生欲望。船舶失事即将沉没，为保存灾难受害者的生命，不得已弃船时应做好弃船的医学保障。弃船前应用防水材料包扎好伤口，穿上保暖的衣服和救生衣，尽可能多进食保持能量储备和体力。落水后为保存体力和热量应避免不必要的游动，除非要游向可以依托的漂浮物体，应争取尽快登上救生艇或其他漂浮物。

充分利用救生艇、救援直升机等工具搜寻海面，并派遣潜水员对海难水域进行海底搜寻，尽最大力量搜寻灾难受害者。根据伤情分类安置，采取相应的救治措施，同时注意保暖，给予充足的饮水和合理的膳食。对于存在严重低体温的灾难受害者，应迅速进行复温治疗，方法包括快速水浴复温、热水冲浴复温、湿热敷复温、电热毯复温等。复温过程中连续监测体温，注意纠正低血糖。

灾难受害者溺水后会出现严重呼吸衰竭，抢救应争分夺秒。首先清理气道内的异物，解除气道梗阻，进行人工呼吸和胸外按压急救。恢复心搏及呼吸后再采取相应后续医疗救治措施。高渗性脱水的治疗主要是及时补充水分，及时监测受害者酸碱平衡和电解质水平。对于由海洋生物引

起的创伤中毒及海难事故中的烧伤、创伤，应做好现场急救，条件允许时争取尽快转运做进一步治疗。

（李树生）

Dōngfāng Zhī Xīng Yóulún Qīngfù Shìjiàn

东方之星游轮倾覆事件（Dongfangzhixing ferry sinking）

2015年6月1日21时30分（北京时间），隶属于重庆东方轮船公司的东方之星游轮，在从南京驶往重庆途中突遇龙卷风，在长江中游湖北监利水域倾覆沉没。船上共有454人，其中生还12人，遇难442人。东方之星游轮长76.5米，型宽11米，型深3.1米，总吨位2200，核定乘客定额为534人。东方之星游轮于1994年建造，曾进行翻修。游轮设一、二、三等舱，配有全球定位系统、卫星电视、电话、卡拉OK厅等设备设施。由于事件发生在夜间，船外强风暴雨，且船体顷刻倾覆，绝大部分船员和乘客都在船舱内，很难逃出。

救援情况及特点 事件发生后，交通运输部门、中国人民解放军、武警部队和公安干警、沿江省市等调集动员了大批专业搜救人员，采取空中巡航、水面搜救、水下搜救、进舱搜救和全流域搜救相结合的方式，在事发地及下游水域开展全方位、立体式、拉网式搜寻，很快将沉船定位。6月2日11时许，搜救人员敲击沉船底部，随即听到了微弱的敲击回应，立即开始水下救援，11时30分，第一批潜水员下水开始破拆，潜水员共救出2名被困于船舱内的人。3日凌晨，救援人员已经利用破拆工具，在船体上三个不同区域凿出救生洞孔，但船内未见生还者。6月5日，船体被

整体打捞出水。船体破损严重，位于顶端的第四层受挤压变形为扁平状，船顶的桅杆、烟道等设备已经脱落，部分房间门窗已严重变形。

长江海事局有关负责人介绍，东方之星游轮突遇龙卷风后，在一两分钟之内倾覆，当时船上大多数人都准备休息，因此，事故发生时该船没有向外发出任何求救信号便沉入江中，呈倒扣状，给救援工作造成极大困难。中国气象局专家组认为，综合气象监测、气象雷达监测资料和现场查看分析，事发时段当地出现龙卷风，风力12级以上，龙卷风主体位于江面，水平尺度不足1千米，龙卷风持续时间15~20分钟，属局地性、小尺度、突发性强对流灾害天气。

经验教训 2015年12月30日，国务院调查组正式公布事件调查报告。调查报告认定，东方之星游轮倾覆事件是一起由突发罕见的强对流天气（飑线伴有下击暴流）带来的强风暴雨袭击导致的特别重大灾难性事件。东方之星游轮的抗风倾覆能力不足以抵抗所遭遇的极端恶劣天气。船长和当班大副对极端恶劣天气及其风险认知不足，在紧急情况下应对不力。船长在船舶失控倾覆过程中未及时发出求救信号和警报。轮船公司管理制度混乱，执行不到位。44名相关责任人被追责。此次事故起因于突遭恶劣天气。加强航线天气预报，船只遇恶劣天气及时回港避风是防止此类恶性事故的重要方法。

（孙海晨）

Shìyuèhào Hǎinàn

世越号海难（the MV Sewol sinking）

2014年4月16日上午8时58分（当地时间），韩国世越（SEWOL）号客轮在韩国全罗南道珍岛郡附近海域发生浸水事故而下沉。事故造成304人死亡，9人失踪，142人受伤。事发海域的水深约30米，浪高0.5米，水温11.7℃，流速达8km/h，搜救海域能见度很低，搜救条件恶劣。客轮上载有476人，乘客中包括325名前往济州岛修学旅行的京畿道安山市檀园高中的学生和14名教师；还载有150~180辆汽车及约1157吨货物。初步调查显示，这艘客轮在航行途中突然改变航向，导致船载货物移位而发生倾斜沉没。2015年11月11日，该船船长被判处无期徒刑。

救援情况及特点 事故发生时，客轮立即向外界发出求救信号，约半小时后一艘海警救援船抵达事发现场，在附近海上作业的渔船也赶赴现场参与救援工作，救出120余名乘客。由于遇难船只下沉速度很快，又缺乏足够的救援设备和救援能力，不到2个小时，整艘客轮就彻底沉没。随后，韩国海军、消防、警察、海警等派遣16架直升机和24艘船舶在事发海域开展紧急营救。事故发生后船体迅速发生倾斜，很多乘客被困在船体下层的商店、餐厅和娱乐场所，难以逃生；而且水下温度低，空气少，使人存活的时间很短。韩国政府召集全国可以潜水的人，对事故客船轮番进行大规模水中搜救行动，共有512名潜水人员进行水下搜救行动。强烈的洋流、低能见度和寒冷的水温威胁着潜水员的生命，严重阻碍救援行动。救援初期，搜救人员10余次尝试进入船舱，都没有成功。为此，韩国政府表示在4月17日将动用民间设备向沉船船体内部注入空气，以保障可能存在的幸存者的呼吸。4月

18 日下午，搜救人员进入船舱，并打开位于二层的货舱门，但货舱内积满货物，无法前行，并且由于搜救人员的"安全绳"断裂，只能紧急撤出，舱内搜救仅持续了 14 分钟。投入的遥控潜水器和多关节机器人由于水流速度过快，未能发挥实际作用。4 月 19 日，搜救队成功从船舱中打捞出遇难者遗体。从 4 月 19 日起，潜水次数开始增加。获救人员中多数产生了不同程度的心理障碍。韩国高丽大学安山医院表示，对住院接受心理检查的 55 名受害者进行心理压力指数分析后发现，大部分都患有中等程度以上的严重心理问题。韩国政府已将珍岛郡和安山市指定为"特别灾难地区"，提供全部应急对策，其中包括灾难救护、财政、金融、医疗等支援措施。

经验教训 韩国世越号海难震惊世界。作为亚洲的发达国家之一，韩国发生这样的灾难让人感到意外。世越号客轮船长在海难发生时，没有及时组织船员进行有序的自救和互救。当发现客轮失事不可避免即将沉没，没有及时安排好老、弱、病、残人员和妇女、儿童首先乘救生艇，没有做好弃船的医学保障，严重耽误了救援时间，酿成重大伤亡后果。船长在海难发生后弃船上人员于不顾，径自逃命，获救后被送往医院时，还一度谎称自己只是船员。此外，世越号船员缺乏必要的应急演习，导致大部分乘客无法在客轮从翻覆到沉没的 2 个半小时内安全撤离。世越号客轮在 2012 年从日本引进后，船体进行过调整，把定员人数从 840 人增加到 956 人，而且船体上方加建结构，使得重心提高，增加了客轮被大海浪打翻的风险。

灾难已成事实，给各国的警示却长久深远。海难发生后，客轮船员应积极组织指挥乘客展开自救互救，有序安排乘客搭乘救生艇弃船撤离，做好弃船的医学保障，争取救援时间。这就需要船员和乘客在平时的工作和生活中进行安全防范教育，了解沉船等意外事故中逃生自救、合理疏散的做法，迅速脱离危险现场和争取逃生获救的机会。从客轮承运方的责任看，应在加强航运安全规定执行力度、完备险情处置方案、增强乘务人员职业操守监督问责机制和提高人员职业道德方面总结经验，切实做到将事故中的人为因素降到最低，以保障乘客的生命财产安全。

（李树生）

kōngnàn jiùyuán

空难救援（aircrash rescue） 空难是飞行器在起飞、飞行、降落过程中，因各种原因发生的坠落、爆炸等意外事故。飞机已成为一种主要的交通工具。空难主要是指飞机失事。包括高空事故、低空事故和着陆事故三类。高空事故是飞机高空飞行中因爆炸或撞到山体等原因而造成意外事故，常致机上人员全部遇难。死者躯体多离散或肢体离断，多数尸体难于辨认。低空事故是飞机起飞后刚离开地面，升至 150～600 米高度时发生的事故，属典型的起飞事故，常因失速所致。死者尸体较完整，易于辨认，主要死因是严重多发伤。着陆事故是飞机因失速造成未到达跑道就着陆或是在越过跑道后才着陆，多是飞行员判断失误所致。机上人员生存概率较大，但也可能因严重的局部损伤或被困于机舱内致死。空难发生原因最主要是人为因素（飞行员误判断、误操作），其次

是机械故障及气象因素（台风、跑道结冰等）。历史上比较典型的空难有 1958 年 2 月 6 日的慕尼黑空难，1988 年 12 月 21 日的洛克比空难等；中国的空难如 1991 年 10 月 2 日广州特大空难，1994 年中国西北航空 TU154 西安空难及 2002 年中国北方航空 MD82 大连坠海空难等。

灾难特点 ①突发性强，难以预测。空难突发性很强，事发地点、时间及可能累及的人群难以预料。空难发生前往往缺乏防备，事故发生往往在数秒或数十秒之间。②救援困难。在事发地的现场抢救力量常常不足，伤员多，伤情严重、复杂，急救设施、设备简陋，待所在地的救援力量到达现场时，宝贵的急救时间往往已失去。再者救援环境复杂，有时救援现场因飞机爆炸出现弥漫的浓烟、燃烧的火焰，尤其是飞机在野外失事，救援、搜寻伤员更加困难。③伤亡严重，群死群伤。空难显著特点是机上全部或多数人员罹难。空难是最为严重的群体灾难之一，其伤亡远比水灾、火灾、铁路事故等所致的伤亡复杂。空难损伤包括创伤、烧伤和吸入性损伤三类。创伤可发生于头部、脊柱、下肢、内脏等处；其中头部因不受安全带保护，发生率约为 72%，且颅脑损伤为主要死亡原因。脊柱伤在死者中发生率高达 78%。一般认为，胸椎骨折是空难中一种最具特征性的损伤。烧伤是飞机失火后，人员未能及时脱离机舱所致。吸入性损伤是飞机失火后产生大量氮氧化物，如 NO、NO_2 和 NO_3 等，氮氧化物与呼吸道内的水化合成硝酸根，从而导致气管、支气管黏膜坏死、脱落，阻塞气道引起窒息。爆炸事故时可出现冲击伤

和破片伤，因此，多发伤比例较高，不同致伤因素所引起的复合伤也时有发生。

救援原则和方法 主要有以下几点。

确保通信联络畅通 空难发生时，迅速获取信息主要依靠通信工具，配备必要的有线和无线通信器材，确保在空难事故应急处置工作中，各方面联络畅通和迅速是非常重要的。在现场实施指挥抢救的同时，医疗总指挥应迅速地掌握伤员数量、伤情、国籍等，及时向救援现场总指挥报告，并可随时与当地卫生行政部门及联网医疗单位进行通报或请求援助。

加强紧急医疗救援的组织管理 有效的组织管理体现在整个救援系统的高效运作，尤其对民航空难紧急救援的成功显得非常重要。组织管理的原则是坚持平灾结合，应急为主，分级实施救援预案；建设并完善现代化的通信指挥系统、卫星定位系统、电子地图系统和信息网络平台系统等。空难发生后，接受应急救援指挥中心领导，并经授权，分级管理，分级响应，职责明确，分工协作，信息互通，依靠科学，依法处置。在应急救援指挥系统的基础上，强化指挥的智能化、信息的数字化、流程的科学化、管理的现代化。

现场医疗急救 医疗总指挥为急救指挥中心的负责人，应能够掌握各种灾难性损伤的抢救原则，主要任务是指挥和协调现场医疗急救工作。总指挥人员应具有醒目的标志，同时在飞行器残骸上风方向90米处地域展开救护，现场救护的地点应按要求放置标识物。具体营救主要由消防人员和其他急救人员实施。鉴于空难损伤的严重性和复杂性，现场医疗救援的关键首先是在避免发生继发损伤和次生灾难的前提下，使伤员尽快脱离飞机或其残骸现场，将其搬运至集中区域；其次，设法保持气道通畅和必要的呼吸循环功能支持；再次，对于因创伤、烧伤或吸入性损伤发生严重并发症（如休克）的伤员紧急对症处置；最后，对于群死、群伤现场，务必遵照检伤分类原则有序救援。此外，部分乘客虽无躯体受伤，但精神创伤亦应重视，须做好心理安抚工作，以减少创伤后应激障碍的发生。灾难事故造成飞行器本身及周围环境污染，现场死者的清理和消毒工作应由卫生防疫部门负责处理。

伤员安全有序转运 现场检伤分类决定治疗和转运的次序，坚决克服一些指挥人员在事故现场"抬了就走、快送医院、迅速清理现场"的错误指导思想。条件允许时切忌在忙乱中由非医务人员随意搬运伤员。所有伤员应标有医务人员熟悉的伤票，以便对重点伤员实施特殊处理护送。生命体征不稳定的伤员不能轻易转运。转运途中要绝对保证伤员呼吸道通畅，保证输液通道畅通和最有利于伤情的体位，绑扎止血带的伤员应按时放松止血带。负责转运的人员要将伤员的创伤时间与伤后主要的抢救经过向接收医院做详细的交接。

重视与社会救援力量的协调合作 民航机场或邻近区域发生飞行器紧急事件时，地方政府和民航行业管理机构会高度重视，会派人员到现场。尤其是机场属地化管理之后，地方卫生行政机关与机场急救机构的联系更为密切，对机场的急救特点、应急预案也有更深的了解。机场若委托地方医疗机构担负现场救护的某些职能时，要熟悉各医疗机构的应急值班电话；同时，务必要考虑到机场急救人员与协议单位到达现场的时间差。这个时间差往往是初级生命支持的宝贵时间；在这个时间差里，机场医务人员应以检伤分类、急救危重伤员为工作重点。

预防 空难预防尤为重要。首先，民航行政管理部门及民航各企事业单位应加强职工防范事故安全教育和应急处置工作教育，加强空难救援应急演练，强化公众院前急救培训，通过各种新闻媒体向社会公众宣传飞行器出现紧急情况时应采取的正确处置措施。飞机起飞前，乘务人员要为乘客宣讲安全事项，牢记安全出口位置、逃生方法等。一旦遇到紧急情况，听从指挥，从离自己最近的安全出口逃生；同时避开烟、火及障碍物等。其次，为减少飞机坠毁时造成的意外伤害，牢记扣好安全带，紧急情况下按照安全提示，保持俯身双手抓住足踝等安全姿势，避免在空难发生时穿高跟鞋，妨碍逃生，增加额外危险。再次，鉴于80%的空难发生在起飞后6分钟与降落前7分钟这两个时段，乘客应在此时特别保持警惕。飞机坠毁后，如果伴有起火冒烟，乘客逃生时间一般不超过两分钟。如果飞机坠毁在陆地上，应逃到距离飞机残骸200米以外的上风区域，但不要逃得太远，以方便救援人员寻找。如果飞机坠毁在海面，乘客应该尽快游离飞机残骸，越远越好。

（蒋建新 杨策）

Mùníhēi Kōngnàn

慕尼黑空难（Munich aircrash）1958年2月6日，英国欧洲航空公司（即现在的英国航空公司）

编号为 G-ALZU Lord Burghley 的空速 AS57"大使"型（Airspeed Ambassador）专机，在西德慕尼黑里姆机场积雪的跑道上起飞失败发生坠毁。机上载着英格兰足球联赛球队曼彻斯特联队（简称"曼联"）球员、球迷、随队记者及机组人员，44 人中 23 人遇难。该飞机在慕尼黑里姆机场加油后两次试图起飞失败，机长詹姆斯·塞恩（James Thain）于下午 15 时 04 分第三次尝试起飞。结果，飞机因速度不足而未能爬升，冲出跑道后先撞毁机场围栏，失控越过一条公路后，左翼撞及附近一间民房，机身断为两截，左边机身撞向一棵树，右边机身撞向一辆停泊在营房里装满轮胎和燃料的卡车，并随即引发爆炸。

飞机失事后，机上幸存者施行了自救互救行动。部分幸存者通过安全窗口逃出；幸存的机组人员在飞机燃油起火后，通过灭火器阻止火势蔓延。部分伤员被救援人员送往慕尼黑 Rechts der Isar 医院紧急救治，救治存活率为 87.5%（21/24）。此次空难救援因乘员总数少，失事时间和地点便于营救，通过自救互救、地勤人员救援和医院救护相结合，伤员救治成功率较高。德国机场管理局最初认为，此次空难的主因是机械师没有在起飞前为机翼进行除冰程序；但后来证实跑道末端的积雪才是导致意外发生的主要原因。积雪使即将起飞的飞机由本来时速 217 千米减慢至 194 千米，未能达到起飞所需的速度，跑道亦再没有剩余空间让飞机终止起飞，最终导致飞机冲出跑道撞毁。故此，维持良好的跑道运行状况，对于减少飞机起降意外有重要意义。

（蒋建新 杨策）

dàolù jiāotōng shìgù jiùyuán

道路交通事故救援（road traffic accident rescue）　道路交通事故是道路交通工具行驶过程中与邻近交通工具、道路环境物件或行人等发生碰撞，引起人员伤亡和经济损失的事故。道路交通事故救援对于维护交通安全、减轻交通事故伤亡和降低伤残率具有重要意义。各级政府及道路交通管理部门需要按照《中华人民共和国道路交通安全法》的要求，结合本地、本部门的实际情况编制好道路交通事故救援预案，落实好各项任务和措施，储备好应急保障物资，抓好应急救援队伍的建设与管理等工作。预防道路交通事故的方法主要包括：加强道路和配套设施建设，加强交通法规建设和执行，加强交通安全教育宣传，加强动力性高且制动性能好的新型车辆研发，加强交通管理与控制。现在城市的道路交通十分发达，随之道路上长短不一的隧道也日渐增多。若在隧道内发生道路交通事故，出现汽车燃烧，将会严重堵塞交通，并引发次生事故。现在已有少数地区在隧道内上方建设自动喷淋装置，若出现火情，便会自动喷淋出水和灭火泡沫的混合体，灭火效果较好。

灾难特点　道路交通事故与其他生产、生活事故不同。人群分布特点表现为男性多于女性，年龄分布以青壮年居多，事故驾驶人以驾龄在 5 年内者多见。驾驶人往往是引发事故的主要因素。事故通常有以下七个特点：①突发性强。驾驶员往往未来得及采取有效措施或未反应过来，道路交通事故已经发生。②发生率高。道路交通事故属"世界第一公害"。随着道路交通工具的迅猛发展，道路交通负荷渐趋繁重，事故呈现频发特点。全世界每天有 14 万人因为道路交通事故受到伤害，即因交通事故每 1 秒钟有 1 人受伤、每 25 秒钟有 1 人死亡。道路交通事故的死亡率为 2.7%~22.1%。③诱因复杂。包括道路环境不佳（如驾驶作业时气候环境恶劣、交通量过大、交通量构成不合理等），车内作业环境不良（包括温度、噪声、人机交互设计异常等）；驾驶员违章驾车和不良驾驶行为（主要是指占道行驶，违章停车、倒车、掉头、违章并线、违章超车、疲劳驾驶、接打手机、酒驾醉驾毒驾及超载、超高等）；交通管理失误（道路缺少必要的交通安全设施、路面设计等问题）。④伤类和伤情各异。交通伤以多发伤和复合伤为多见，损伤机制包括撞击、碾压、烧伤、爆炸等。关于伤情，不同事故伤员受伤程度、受伤部位、死亡率等差异较大。在低收入国家，道路交通事故死亡者以行人、骑自行车和摩托者为主，其比例可超过 80%；而在高收入国家，上述人员的比例多在 40% 以下。不同年龄段人员损伤情况也不同。受伤人员主要集中在 21~50 岁人员，其中以 31~35 岁年龄段比例最高；事故致死人员以 65 岁以上的老人伤死率最高、强度最高。⑤连锁性强。道路交通事故不仅可导致肇事车辆本身车毁人亡，还可能殃及四邻，祸及无辜。车辆碰撞或颠覆时，其油箱和发动机及车载易燃易爆物均有可能发生爆炸、起火，对邻近的车辆、设施产生连锁性损害。同时，道路交通事故后，若后方车辆来不及反应，极易造成追尾，诱发新的事故。⑥防护难度大。道路交通事故防范涉及机动车辆研发、道路路况改善和涉事人员交通安全三方面因素。在相当长时期内，由于受经济、社会、环境及人口素质等因素的制约，事故难以完全消除，防护难度较大。⑦社会影响严重。道路交通事故突发性强、部分事故伤亡惨重，易给家庭和社会造成严重的经济负担，还可能会产生一系列的连锁反应，且对涉事人员心理上的影响也比较大，易造成创伤后应激障碍等精神伤害。

救援原则和方法　道路交通事故发生后，当地交通管理部门和医疗急救机构立即组织力量，迅速赶赴现场；迅速向当地交通主管部门简要汇报案情及后果；根据事故现场情况，请卫生、保险、交通、消防等部门予以配合，协同进行伤员抢救和现场勘查、施救工作。封闭、保护现场，必要时可申请当地交通主管部门中断交通，但必须设立明显标志，标明车辆通行路线。

道路交通事故发生后，第一目击者、意识清醒的涉事人员，应立即通过 120 医疗急救电话、网络等求援；并尝试清除障碍物，努力避开事故现场，防止发生次生交通事故。特别需强调的是，在高速公路上施救时，不但要注意被救人的安全，而且要注意自身防护。受伤的人员切忌惊慌失措，否则会增加出血量，增加人体耗氧量，加重伤情。

救援人员赶到后，首要任务是在最短时间内对伤员施救，在确定性气道控制下，努力实现生命体征稳定，确保将伤员转运到最近的医疗机构接受确定性救治。对于不能迅速脱离现场的被困人员，由救援人员及时给予心理安抚，以缓解事故造成的异常情绪反应，减少创伤后应激障碍发生。对垂危伤员或心跳呼吸刚刚停止者，则应在现场实施心肺复苏等措施，可给医生的继续医治创造宝贵的抢救机会。对于被车体或其他设备挤压的人员，应使用相应的抢险救援器材排除障碍将其解救出。对于躯体、肢体损伤严重的伤员应尽可能利用躯体或肢体进行固定，以防发生救助性伤害。车体着火时，应边灭火边救人，并迅速对未着火的部位进行水幕隔离和防护。根据事故伤员数量、损伤严重程度和资源可获得性将伤员分类，或将优先处理的伤员归入专门的急救类型。在事故现场伤亡人数超过现场急救人员或当地医院收治负荷时，务必实施伤员检伤分类及转运，以确保整体救治的高效和有序。

道路交通事故发生后，各级道路交通管理部门在尽快完成事故现场数据采集的同时，应当组织相关人员，抢修毁坏的交通、电力、通信等重要系统，保障道路交通尽快恢复运行。

道路交通事故发生后，现场正常社会功能遭到破坏，社会秩序混乱，犯罪率可能增高。为保证救援工作的顺利进行，事故当地县级以上公共安全机构和有关部门必须采取果断、有效的措施，严厉打击各种抢劫、盗窃等犯罪活动，必要时开展治安巡逻检查，切实依靠人民群众维护好社会秩序。

（蒋建新　杨　策）

dìtiě shìgù jiùyuán

地铁事故救援（subway accident rescue）

地铁事故是运行的地铁与邻近交通工具、道路环境物件或人员发生碰撞，或地铁脱轨，或地铁内发生火灾、爆炸等，或地铁施工过程中发生坍塌、透水等事故。近年来中国地铁建设、运营呈快速扩张态势，且地铁乘客密集、占地集约，建设标段地质结构复杂。统计分析既往国内外地铁事故，认为司机和调度人员操作失误、车辆质量和配置不健全、轨道系统设计不健全、供电系统运行不当、信号传输存在漏洞、自然灾难及社会人为破坏是造成地铁事故的主要因素。地铁事故的有效预防措施涉及规范施工、规范运营、强化事故预警机制及新型安全地铁装备的研发等方面。近年来，典型的地铁事故有 2011 年上海地铁 10 号线追尾事故、2014 年首尔地铁追尾事故等。

灾难特点　①突发性强，难以预料。地铁事故的突发性很强，事发地点、时间及可能累及的人群难以预料。发生前往往缺乏防备，发生时间往往只有数秒或数十秒。②救援困难。地铁救援环境相对狭小，再者大多数事发地的现场抢救力量不足，伤员多，伤情严重、复杂，若缺乏有效疏导，可能发生继发性踩踏事故，引起社会恐慌。③伤亡严重，群死群伤。地铁事故的显著特点是伤员较多。地铁事故可造成创伤、烧伤和吸入性损伤等。创伤可发生于头部、脊柱、四肢、内脏等处。烧伤和吸入性损伤是地铁车厢内起火后，伤员未能及时脱离现场所致。火灾或有毒气体可导致人员窒息或中毒。爆炸事故时可出现冲击伤和破片伤，因此，多发伤比例较高。不同致伤因素所引起的复合伤也时有发生。

救援原则和方法　地铁事故发生后，在确保调度和运营指令通畅的条件下，中央控制室必须及时对所有地铁运行做出科学正确的调整。应及时停运事故发生路段地铁运行，并及时疏散乘客，通知上级管理部门开展现场医疗急救、转运救治行动。施工事故发生后，施工单位及时封锁现场，协助消防、武警、医疗机构尽快清除路障，进入事故发生地点，寻找救援突破口，第一时间展开遇险施工人员的搜救和转运工作。乘客自身应尽快做好自救互救防范措施。具体包括：事故现场的全体人员应在最短时间内，设法有序离开现场，以免发生继发性损伤；要努力帮助丧失自救能力的人员实现呼吸道通畅，恢复心脏功能，为救援人员后续救治争取时间和机会；事故现场的人员应在乘务人员指挥下，有序逃离或自救互救，避免踩踏或重伤员被大量乘客包围或隔离状况发生。受伤乘客在医疗机构接受救治的规则和方法按各医学专业常规步骤进行。

（蒋建新　杨策）

tiělù shìgù jiùyuán

铁路事故救援（railway accident rescue）　铁路事故是铁路运行的列车与邻近交通工具、道路环境物件或行人等发生碰撞或列车脱轨，引起人员伤亡和经济损失的事故。铁路事故的主要原因是列车运行密度不断增大，行车速度不断提高，牵引车辆不断增多，平交道口有增无减，而安全防护与实际需求存在差距。近年国内铁路事故比较典型的有1997年4月29日昆明开往郑州的324次列车追尾冲突事故、2008年4月28日北京开往青岛的T195次列车脱轨事故及2011年7月23日温州动车事故等。

灾难特点　铁路事故中，伤员性别和年龄分布无明显规律。铁路事故除具备突发性强的特点外，通常还具有以下四个特点：①诱因复杂。铁路事故发生有人

为破坏，乘客携带易燃、易爆、剧毒、腐蚀性物品进站上车，人畜违章进入行车安全区域，机动车抢越道口，司机操作失误，调度指挥失误，行车设备损坏，自然灾难等原因。②伤情严重。行驶的列车速度快、动能大，故损伤特别严重。车外人员所受损伤的严重程度，不仅与车速、列车部位有关，还与被撞击部位、行进或留滞方向、位置有关。铁路事故伤亡显著特点是死亡数>重伤数>轻伤数，现场死亡率平均超过60%，生存率低于30%。损伤类型多为颅脑伤和多发伤。铁路事故伤害因素以撞击、挤压、坠落、爆炸冲击和烧伤等因素为主，因此，多发伤的比例较高，不同致伤因素所引起的复合伤常见。铁路事故伤害中一种最具特征性的损伤是火车碾压伤。火车碾压到头部、胸部或腹部，均会立即致死，碾压到肢体时有可能存活。碾压性断肢包括完全性碾压离断、不完全性碾压离断和碾压性皮下截肢三种情况。③现场多变。铁路事故可发生在站内、区间、车上、车下、桥梁、隧道。意外事故较易发生在平交道口，尤其是无人看守道口、车站内及货场编组线。④现场复杂。有的铁路事故现场范围广泛、杂乱，如列车冲撞、脱轨、颠覆、火灾、爆炸等；有的范围较局限，如列车撞击、碾压路旁行人等。

救援原则和方法　铁路事故发生后，影响本线或邻线行车安全时，列车司机或运转车长等现场铁路工作人员应当按规定采取紧急防护措施，通常应当立即停车，并按规定对列车进行安全防护。铁路事故救援过程中，为确保在黄金救援时间内抢救受伤乘客，提高救治成功率，在事故发

生后，开展有效自救互救至关重要。列车长应当立即组织车上人员对伤员进行紧急施救，稳定人员情绪，维护现场秩序，并立即向邻近车站或列车调度员请求施救，在事故现场周边区域传布呼救信号，以获得更多的救援力量，减轻事故伤害，并将伤亡人员移出线路、做好标记。有行动能力的乘客或乘务人员须尽全力帮助周围受伤人员一起脱离危险环境，避免发生继发性损伤。受伤人员须保持呼吸道通畅，避免伤后早期因呼吸道梗阻造成窒息丧失生命。对于心脏骤停的伤员，应进行紧急胸外按压处置，为救援人员后续救治赢得时间。为保障铁路乘客安全或因特殊运输需要不宜停车的，可不停车。

铁路事故发生后，现场铁路工作人员或其他有关人员应当立即向邻近铁路车站、列车调度员、公安机关或相关单位负责人报告。接到报告的单位、部门应当根据需要立即通知救援队和救援列车。发生火灾、爆炸、危险货物泄漏等事故时，接到报告的单位、部门应当根据需要采取防护措施，并立即通知当地急救、医疗卫生部门或消防、环境保护等部门。铁路运输企业列车调度员接到事故报告后，应当立即按规定程序报告本企业负责人，并向本区域的安全监管办和铁道部门列车调度员报告。铁道部门列车调度员接到事故报告后，应当立即按照规定程序上报。发生特别重大事故时，铁道部门应当立即向国务院报告。在接到事故救援报告后，应当根据事故严重程度和影响范围，按照特别重大、重大、较大、一般四个等级由相应单位、部门做出应急救援响应，启动应急预案。

现场救援工作实行总指挥负责制，按照事故应急救援响应等级，由相应负责人担任总指挥，或视情况由上级事故应急救援工作机构指定人员担任临时总指挥，统一指挥现场救援工作。各工作组及参加事故应急救援的单位、部门应当确定负责人。救援列车进行起复作业时，由救援列车负责人或指定人员单一指挥。现场总指挥及参加事故应急救援的各工作组负责人、各单位和部门负责人、作业人员应当佩戴明显标志以区分各自功能。现场指挥部应当在全面了解人员伤亡及机车车辆、线路、接触网、通信信号等行车设备损坏、地形环境等情况后，确定人员施救、现场保护、调查配合、货物处置、救援保障、起复救援、设备抢修等应急救援方案，并迅速组织实施。在实施救援过程中，各单位、部门应当严格执行作业规范和标准，防止发生次生事故。

现场指挥部应当立即组织协调对伤员进行现场紧急医疗救援，紧急调集有关药品器械，迅速将伤员转移至安全地带或转移救治，采取必要的卫生防疫措施。遇有重大人员伤亡或需要大规模紧急转移、安置铁路乘客和沿线居民的，应当及时通知事发地人民政府组织开展救治和转移、安置工作，必要时可由铁道部门或安全监管办进行协调。现场指挥部应当根据需要迅速调集装备设施、物资材料、交通工具、食宿用品、药品器械等救援物资。铁路运输企业各单位、部门要支持配合。物资调用超出铁路运输企业自身能力时，可向有关单位、部门或个人借用。

事故应急救援需要通信保障时，通信部门应当在接到通知后根据需要立即启用"117"应急通信人工话务台，组织开通应急通信系统。事故发生在站内，应当在30分钟内开通电话，1小时内开通图像传输设备。事故发生在区间，应当在1小时内开通电话，2小时内开通图像传输设备；并指定专人值守，保证事故现场音频、视频和数据信息的实时传输。任何人不得干扰、阻碍事故信息采集和传输。

事故遇有装载危险货物车辆时，现场指挥部应当在采取确保人身安全和作业安全措施后，方可开展救援。危险货物车辆需卸车、移动或起复时，应当在专业人员指导下作业，及时清除有害残留物或将其控制在安全范围内。必要时，由安全监管办协调环保监测部门及时检测有害物质的危害程度，采取防控措施。

公安机关应当组织解救和疏散遇险人员，设置现场警戒区域，阻止未经批准人员进入现场，指定专人进行现场勘查取证，必要时实施现场交通管制，负责事故现场乘客、货物及沿线滞留列车的安全保卫工作。运输调度部门应当根据需要及时发布各类救援调度命令。重点安排救援列车出动和救援物资运输。需要其他铁路运输企业出动救援列车时，由铁道部门发布调度命令。造成列车大量晚点时，应当尽快采取措施恢复行车秩序。预计不能在短时间内恢复行车时，应当尽量将客运列车安排停靠在较大车站，并组织向滞留乘客提供必要的食品、饮用水等服务。

事故造成铁路设备设施损坏时，有关专业部门应当立即组织抢修。事故救援完毕，现场指挥部应当组织救援人员对现场进行全面检查清理，进一步确认无伤亡人员遗留，拆除、回收、移送救援设备设施，清除障碍物，确认具备开通条件后，立即通知有关人员按规定办理手续，由列车调度员发布调度命令开通线路，尽快恢复正常行车。

（蒋建新　杨策）

Wēnzhōu Dòngchē Shìgù

温州动车事故（Wenzhou high-speed train crash）　2011年7月23日20时30分左右，北京至福州的D301次列车行驶至温州市双屿路段，与杭州开往福州的D3115次列车发生追尾事故。事故造成40人（其中含3名外籍人员）死亡，约200人受伤。D301次列车第1~5位车厢脱轨（其中第1位车厢走行部压在D3115次列车第16位车厢前半部，走行部之外车头及车体散落桥下，第2、3位车厢坠落瓯江特大桥下，第4位车厢悬空，第5位车厢部分压在D3115次列车第16位车厢后半部），D3115次列车第15、16位车厢损毁严重。动车组车厢报废7辆、大破2辆、中破5辆、轻微小破15辆，事故路段接触网塌网损坏，中断上下行线行车32小时35分。2011年12月28日，国务院召开常务会议，认定温州动车事故是一起设计缺陷、把关不严、应急处置不力等因素造成的严重责任事故。

救援情况及特点　事故发生后，最先出现的救援人员是事故现场附近的村民和外来务工人员，随后温州当地多家医疗机构（康宁医院、温州医学院附属第一医院、温州医学院附属第二医院、温州市第二人民医院、温州手足外科医院等）、浙江大学医学院附属第二医院和消防单位等迅速加入救援队伍，构成此次事故的救援主力。同时，温州"萤火虫义工团"、温州志愿者协会等三十余支志愿者团队，共计 2000 余人加入救援队伍。服务活动涵盖了医疗、心理、救援、陪护、组织、协调等方面。当地市民共有近 2000 人次成功献血。此外，杭州市疾病预防控制中心、温州医学院等单位的 20 多名心理危机干预专家进行了紧急心理救援服务，救援对象主要针对三大类人群：一是在各医院进行治疗的伤员；二是此次事故中遇难者的家属；三是参与此次事故紧急救援的全部人员。因此，此次事故在救援速度、人员组成、救援力量和内容上实现了良好的资源整合，是一次较成功的事故救援。

经验教训 事故调查认为，通号集团所属通号设计院在列车控制中心设备研发中管理混乱，通号集团作为甬温线通信信号集成总承包商履行职责不力，致使为甬温线温州南站提供的 LKD2-T1 型列车控制中心设备存在严重设计缺陷和重大安全隐患。铁道部门在 LKD2-T1 型列车控制中心设备招投标、技术审查、上道使用等方面违规操作、把关不严，致使其在温州南站上道使用，引发此次事故。因此，在规范动车研发全程管理的基础上，加强铁路部门有关作业人员安全意识，强化履行职责使命，审慎处置各类故障，对于避免事故发生或减轻事故损失至关重要。

此次动车事故救援经验有四方面：①救援力量强大。大量医务人员和当地民众、志愿者伸手施救。②政府组织得力。事故发生后，各级政府紧急启动应急指挥机制，国家和政府领导人亲赴现场，指挥救援、安抚伤员及其家属，社会反响良好。③医疗措施科学。在医疗救援中，人、财、

物三方面资源实现合理配置，切实保障了救治效果。④善后处理妥当。在积极救援、抢救伤员的同时，通过合理赔付，对死伤乘客及其家属抚恤，产生了较好的社会影响。

（蒋建新　杨　策）

cǎità shìjiàn jiùyuán

踩踏事件救援（stampede accident rescue） 踩踏事件是在人员密集的场所由于现场秩序失去控制，发生拥挤、混乱，导致人员被挤伤、窒息或踩踏致死的事故。足球场、室内通道或楼梯、影院、酒吧、夜总会、宗教朝圣的仪式场地、航行中的轮船等，这些场所本身都隐藏着潜在的危险因素，若管理不善，极易造成人群骚动，秩序混乱，人流四面拥挤。一旦有人跌倒，极易被其他人踩踏致伤，发生踩踏事件。典型案例如：2010 年 11 月 22 日柬埔寨送水节发生踩踏事件，导致 378 人死亡，755 人受伤；2004 年 2 月 5 日北京市密云县密虹公园元宵节发生踩踏事件，造成 37 人死亡；2009 年 12 月 7 日湖南湘乡市育才中学晚自习下课发生踩踏事件，导致 8 人死亡，26 人受伤；2014 年 12 月 31 日上海外滩踩踏事件，造成 36 人死亡，49 人受伤。

灾难特点 踩踏事件发生时空不定，发生突然，诱发因素众多，难以控制。群死群伤，少则数人、数十人，多则上千人，危害巨大。踩踏事件造成的内伤比外伤多。很多伤员表面并无伤口，但内伤很重，出现肝脾破裂、气胸、血胸、心脏或肺挫伤，发生昏迷、呼吸困难、窒息等严重情况。胸部受踩踏后，可合并肋骨骨折或脊柱损伤；头面部受到踩踏，可引起颅脑损伤、眼结膜出血、耳鼻出血、耳鸣或鼓膜穿孔

引起耳聋，还可引起视力减退、失明。

救援原则和方法 发生踩踏事件后，要保持镇静，设法维持好秩序。随人流前行时要用两肘撑开平放在胸前，形成一定的空间，以此保护胸部的肺、心脏不遭挤压。发现前面有人跌倒，应马上停下脚步，同时大声呼救，尽快让后面的人知道前面发生什么事情，否则后面的人群继续向前拥挤，就非常容易发生踩踏事故。对已经跌倒的人，周围的人要及时采取保护措施：由一人或几人迅速组成保护区或人墙，围住跌倒的人，使其立即站起来，以免踩踏致伤。被挤倒而无法立即站起的人，应采取自我保护措施，身体侧卧缩成虾状，双手紧抱头部，以减少可能被踩踏的面积，并有效保护颈部、胸部和腹部，等人群过后，迅速爬起离开。被挤倒且无法呈侧卧状时，要尽量呈俯卧位，双手抱头，双肘尽量支撑身体，腰向上呈弓形，以尽量保护头、胸部等重要部位。

现场人员要立即报警，接警后有关部门要迅速赶到出事地点，第一时间划出医疗救治区域，或者将伤员转移至相对安全地带，再进行检伤分类、现场急救、伤员转运等，同时注意安抚伤员的情绪。

预防 踩踏事件现场混乱，最初受伤的人若得不到及时救助，会遭受反复踩踏，伤情不断加重。所以踩踏事件的预防非常重要。组织大型集会时，组织者要做好应急准备，制订紧急应对措施，必要时限制人流，杜绝踩踏事件发生。中小学校因学生集中流动且年龄小，遇上易发因素就极易发生踩踏事件，所以应利用各种形式，有针对性地进行宣传教育，

杜绝类似事件的发生。发生火灾、地震等灾难时不能盲目地随人流奔跑逃生，以免被挤压踩踏致伤。已被裹挟到拥挤人群中的人，切记与大多数人的前进方向保持一致，不要试图超过别人，更不要逆行，避免被绊倒。遇到台阶或楼梯时，尽量抓住扶手，防止跌倒，避免自己成为踩踏事件的诱发因素。遇到混乱局面时，个人应尽量避开人群，向人流少或不同的方向疏散。公共场所如果发生人群骚动，秩序混乱，应有人立即组织疏散引导，组成人墙，有序疏散，并维持秩序。

（张文武）

Shànghǎi Wàitān Cǎità Shìjiàn

上海外滩踩踏事件（stampede at the Shanghai Bund） 2014 年 12 月 31 日晚 23 时 30 分（北京时间），上海市外滩发生踩踏事件。事件直接导致 36 人死亡，49 人受伤。死者多为 30 岁以下的年轻人，其中女性 24 人（66%）；5 人是 20 岁以下的青少年（13%）。2015 年新年的钟声就要敲响，大量游人纷纷涌向外滩的黄浦江边，准备观看对面浦东新区陆家嘴金融区的灯光秀，拥堵的人潮骤然达到 30 万，在相对狭小的外滩陈毅广场附近，上下江堤的人流发生了挤压，从而产生"成拱现象"，导致踩踏事件的发生。

救援情况及特点 事故发生后，现场的警察立刻实施救援。但由于人群极度拥挤，尝试多次未果。现场参与自救互救的民众较少。据悉有几位国外友人对跌倒的伤员施行了现场急救。事件发生后，上海市委、市政府十分重视，立刻组织救援。上海市医疗急救中心于 23 时 41 分陆续接到报警电话，23 时 49 分 19 辆救护车抵达现场。全部伤员被迅速

转运到附近的上海市第一人民医院、上海交通大学医学院附属瑞金医院、第二军医大学附属长征医院进行治疗抢救。转运至医院的伤员均救治成功。救援指挥部还及时组织精神卫生专业医生对遇难者家属和伤员进行了心理疏导，取得良好效果。

经验教训 ①提高公共安全风险防范意识：在筹备大型公众集会的时候，要对重点公共场所可能存在的大量人员聚集风险进行评估，有必要向公众提供如何应对紧急事件的相关知识，从而降低风险。此次事件之前、之中，预警系统并未启用。因此，公众对其中的危险因素及可能的灾难并不了解。②加强环境因素管理：对环境中存在的危险因素管理，需要有明确的、有效的部门间协商与合作。由于公共交通的便利及外滩风景对游客的吸引，陈毅广场成为外滩人群密度最高的公共区域，导致台阶成为一个十分危险的因素，而且 17 个台阶中间有一个 14 平方米的平台，人群很容易在上面摔倒。③加强监督：监督可以在大型事件中对伤亡起到预警作用。大型公众集会中需要有效的监督，以此来对出现的公共卫生问题进行应对。此次事件中，现场约有 350 名民警，其中仅 7 名（后为 13 名）被安排在陈毅广场。不足的警力及密集的人群，导致民警根本无法进入事发地点，更不用说实施救援，预防准备不足，现场管理不力，应急处置不当。尽管被要求过，但黄浦公安分局并未进行交通管制。另外，政府部门间也应对此分工明确，并且有合适的资金来完成防范。④加强信息传递：此次新年灯光表演筹备时，举办方将地点改为外滩对面浦东。但此次改

变在 30 日才向公众宣布。由于举办方与参与者之间的沟通不足，导致大部分游客和市民并不清楚修改后的地点，仍然出现在外滩。在改变地点时，举办方未能考虑到如此短的时间可能造成信息交流不全。在 12 月 31 日晚 20 时之后，外滩人流量急剧增加，但黄浦区公安分局并没有进行人流量测定，也未向政府值班室上报，从而导致事件中警力调度安排不足。另外，黄浦区公安分局没有及时采取有效措施，也没有预警区政府采取相应措施。⑤普及自救互救知识。此次事件中现场参与自救互救的民众较少。据悉有几位国外友人对跌倒的伤员施行了现场急救。这也暴露了中国对民众急救知识技能的普及工作还比较差，人群中受过培训、掌握心肺复苏技术的人较少。

（赵中辛）

Déguó Dùyīsībǎo Lùtiān Yīnyuèjié Cǎità Shìjiàn

德国杜伊斯堡露天音乐节踩踏事件（stampede at German Duisburg open-air music festival） 2010 年 7 月 24 日，德国鲁尔区杜伊斯堡市举办"爱的大游行"露天音乐节时发生重大踩踏事件。事件造成 21 人死亡，342 人受伤。该音乐节吸引人数众多，100 万至 140 万人前来参加。举行场所四周相对封闭，只有一个出入口，到达出入口前还必须通过一个地下通道。进入与离开音乐节场所的大量音乐迷在地下通道入口处由于挤撞引发踩踏事件。

救援情况及特点 参与此次音乐节活动的多为年轻人，不少受到毒品或酒精影响，精神亢奋，现场混乱，引发踩踏事件后造成重大伤亡；现场人山人海，严重影响救援直升机着陆，路面车辆

多，影响救护车通行。现场狼藉，转移伤员难度大。由于现场雷鸣般的音乐声，灾难发生的消息未能在最早时间传出。由于踩踏事故地点在地下通道，救援人员和车辆到达难度加大，对无线电信号及照明也有所影响。事故发生后，当地政府立即调派了5500名警员和救援人员前往现场疏散人群和维持秩序。封锁附近主要街道，并迅速打开火车路轨护栏，疏散恐慌人群，引导群众离开事故现场。同时封闭附近59号高速公路作为救援通道，划出医疗救治区域，搭建十余顶医疗帐篷进行初步伤情处理，建立救护车-直升机的绿色通道。当地警方还建立心理咨询热线，帮助民众渡过心理难关。

经验教训 ①在此次音乐节举办前，杜伊斯堡市只批准此次活动场地容纳25万人，实际到场人数却是100万至140万人，导致此次活动潜在的安全风险大大提高。②事故发生时，活动现场并非站满人，但晚到及提前退场的人流在地下通道交汇诱发此次事故，且活动主办方在活动前没有预先制订有效人群分流方案、安装监视设备及制订紧急疏散方案等安全保障措施。③事故地点为场地唯一出入通道（200米×30米），事故前半小时警方试图封闭地下通道但未能成功，另外，为避免人群得知事故信息出现慌乱造成第二轮恐慌，活动主办方在事故发生后并没有立即下令停止音乐会，这延误了救援时机。

（张文武）

wēixiǎn huàxuépǐn shìgù jiùyuán

危险化学品事故救援（hazardous chemicals iccident rescue）

危险化学品事故是一种或数种危险化学品或其能量意外释放造成人身伤亡、财产损失或环境污染的事故。危险化学品事故按事故表象大体分为六类：危险化学品火灾事故、危险化学品爆炸事故、危险化学品中毒和窒息事故、危险化学品灼伤事故、危险化学品泄漏事故、其他危险化学品事故。大多数情况下，危险化学品事故为上述类型中几类同时发生。危险化学品事故可发生在生产、运输、储存、经营、使用和废弃处置中的任一环节。生产、运输、储存是危险化学品产业链六大环节中的事故高发环节。

灾难特点 ①突发性及意外性：事故多突然发生，无征兆。②惨烈性及恐慌性：化工厂大多集中在人口相对密集的城市地区，一旦发生，往往造成惨烈的后果，造成人员烧伤、创伤、中毒等，引起巨大的社会恐慌。1984年印度博帕尔中毒事件造成2259人立即死亡、3787人死于中毒相关疾病、558 125人受伤的人间惨剧，其惨烈性不亚于战争，在事件发生地引起巨大恐慌，影响深远。2015年8月12日天津滨海新区危险品仓库爆炸事件，造成巨大人员伤亡和财产损失。③灾难长久性：相当多的危险化学品一经扩散，即不易消除，对环境及人类存在持续污染及伤害。20世纪中叶发生在日本的"水俣病"（慢性汞中毒）及"骨痛病"（慢性镉中毒）事件，均是有毒化学品污染环境，对当地居民造成长久伤害。

救援原则和方法 事故发生后，各类救援力量按照事故的性质及其严重程度启动相应的响应程序，负责医学处置的救援力量赶赴现场，执行现场医学救援任务。基本工作程序主要包括：①在现场指挥部的指挥下，依照法定程序对事发地实施控制。②与执行侦检任务的救援力量密切配合，依据伤员的症状表现、事发地相关部门提供的相关信息，判定化学品种类。③依据化学品种类、浓度及染毒方式等采取相应的防护措施，包括器材防护及医学防护。化学品种类未明时，采取A级防护措施。④将染毒区内伤员迅速撤离染毒区，依据伤员伤情，按先重后轻、先急后缓、先救命后治伤的原则，对伤员实施洗消、现场急救等相关救治措施。经现场初步洗消和抢救、生命体征基本平稳的伤员及处于潜伏期（短时间内尚未出现明显症状）的中毒伤员，尽早转运。⑤对暴露人群和参加应急救援的人员进行心理咨询和干预，对接触过化学毒剂毒物的人员，无论是否出现中毒症状，均在现场进行注册登记。

染毒区急救 在染毒现场对中毒伤员进行的呼吸道防护、特效抗毒药物注射或对无法移动的重症伤员给予的必要医学处置。具体措施包括：①搜寻伤员。救援人员应在做好安全评估、自身严密防护的前提下，进入染毒区搜寻伤员。要特别注意对隐秘场所进行搜寻，防止一些意识或行动能力丧失的伤员因无法被及时发现而延误救治。②隔绝毒源。发现伤员或暴露人群后，救援人员应将随身携带的简易防护器材分发给意识清醒、行动能力自如的暴露人群或轻伤员；并为行动不便、意识丧失伤员佩戴简易防护器材。③搬运、疏散至染毒区外。轻伤员、暴露人群完成防护后，应在救援人员疏导下，迅速疏散至染毒区外；对于行动不便或意识丧失的伤员，在确保搬运过程中安全的前提下，由救援人员搬运至染毒区外。④染毒区内的紧急救治。对于危重伤员，应在染毒区内进行处置，以确保为后续治疗赢得时间，最大限度地挽救伤员生命。此类伤员主要包括迅速致死性化学毒剂如神经性毒剂、氰类毒剂中毒伤员及心跳呼吸停止的伤员等。

染毒区外紧急救治　伤员在脱离现场与危害区后到达安全区，但尚未转运至专科医院之前所接受的救治和处置。通常在安全区内设置的救护所内进行。在安全区担负急救任务的救援人员主要承担两方面的任务：①必要时视情况将部分急救力量前移至分流站，对未经洗消的危重伤员直接展开救治。②对已经洗消过的伤员进行收容分类，根据分类结果采取不同处置措施。

院内救治　中毒伤员被送入专科医院或指定医院后进行的抗毒治疗和对症治疗。化学中毒伤员专科救治是一项专业性很强的工作，通常在专科医院或普通综合医院，在化学损伤救治专家指导下进行。群体中毒事件发生后，医院在短时间往往会收容大批中毒伤员。在此条件下，单独依靠一个或几个临床科室的医疗力量，往往无法满足院内应急救援需求。为此，应在有准备的前提下，按照应急预案方案，动用整个医院乃至邻近医院的医疗资源，设立院内乃至院间一体化救治体系，对化学中毒伤员实施快速应对、有效处置。

（邱泽武）

Tiānjīn Bīnhǎi Xīnqū Wēixiǎnpǐn Cāngkù Bàozhà Shìjiàn

天津滨海新区危险品仓库爆炸事件（hazardous chemicals warehouse explosion in Tianjin Binhai New Area）　2015 年 8 月 12 日 22 时 51 分 46 秒（北京时间），天津市滨海新区吉运二道 95 号的瑞海公司危险品仓库发生爆炸。据民政部报告，事故共造成 165 人遇难、304 幢建筑物、12 428 辆商品汽车、7533 个集装箱受损，截至 2015 年 12 月 10 日，已核定的直接经济损失为 68.66 亿元人民币。事故现场形成 6 处大火点及数十个小火点，事故区以大爆坑为爆炸中心，150 米范围内的建筑被摧毁。国家地震台网官方微博"中国地震台网速报"发布消息称，天津塘沽、滨海等及河北河间、肃宁、晋州、藁城等地均有震感。

救援情况及特点　事故发生后，党中央、国务院作出指示，各方积极开展抢险救援和应急处置工作。经努力，北京消防调派 2 架无人机、8 名官兵赶赴现场；以北京卫戍区某防化团三营为主体的国家级陆上核生化应急救援队 200 余名官兵奔赴爆炸现场展开救援。截至 2015 年 8 月 18 日上午 11 时，武警部队共动用 2700 多名官兵组织救援工作。天津当地负责人第一时间赶到现场指挥救援，并成立应急指挥部，下设事故现场处置组、伤员救助组、保障维稳群众工作组、信息发布组和事故原因调查组，全方面开展救援及善后处理各项工作。当地医疗机构在爆炸救援中起着至关重要的作用，天津泰达医院是距离爆炸点最近的一所医院，截至 2015 年 8 月 13 日早上 6 点，医院共收治 431 名伤员，主要为烧伤、骨折、呼吸性损伤。武警后勤学院附属医院距离爆炸事故现场 40 余千米，作为此次事故救援救治核心力量，担负批量伤员集中救治、事故现场卫勤及保障任务，共接诊伤员 322 人（院前死亡 2 人，门诊处置 232 人，住院治疗 88 人），其中重症伤员 14 人。事故救援及现场处置任务于 2015 年 9 月 13 日完成，清运危险化学品 1176 吨，汽车 7641 辆，集装箱 13 834 个，货物 14 000 吨。798 名伤员得到妥善医治。

经验教训　此次事故调查组认为，事故的直接原因是瑞海公司危险品仓库运抵区南侧集装箱内硝化棉由于湿润剂散失出现局部干燥，在高温（天气）等因素的作用下加速分解放热，积热自燃，引起相邻集装箱内的硝化棉和其他危险化学品长时间大面积燃烧，导致堆放于运抵区的硝酸铵等危险化学品发生爆炸。瑞海公司严重违反有关法律法规，是造成事故发生的主体责任单位。此公司无视安全生产主体责任，严重违反天津市城市总体规划和滨海新区控制性详细规划，违法建设危险货物堆场，违法经营、违规储存危险货物，安全管理极其混乱，安全隐患长期存在。有关地方党委、政府和部门存在有法不依、执法不严、监管不力、履职不到位等问题。天津交通、港口、海关、安监、规划和国土、市场和质检、海事、公安及滨海新区环保、行政审批等部门、单位，未认真贯彻落实有关法律法规，未认真履行职责，违法违规进行行政许可和项目审查，日常监管严重缺失；有些负责人和工作人员贪赃枉法、滥用职权。天津市委、市政府和滨海新区区委、区政府未全面贯彻落实有关法律法规，对有关部门、单位违反城市规划行为和在安全生产管理方面存在的问题失察、失管。交通运输部作为港口危险货物监管主管部门，未依照法定职责对港口危险货物安全管理督促检查，对天津交通运输系统工作指导不到位。海关总署督促指导天津海关工作不到位。有关中介及技术服务机构弄虚作假，违法违规进行安全审查、评价和验收等。

此次事故救援经验有以下两方面。①政府统一领导，综合协调：此次事件，党中央高度重视，协调军、警、地各方力量积极救援，减少了人员伤亡。②救援应对中分级负责：党中央、国务院统一领导，牵头成立事故救援、处置、调查组，天津市政府协调消防、卫生、公安、安监、环保等各部门开展一线救援，随时向上汇报、对外新闻发布，各司其职，分级负责。

（侯世科　张永忠）

Bópà'ěr Zhòngdú Shìjiàn

博帕尔中毒事件（Bhopal intoxication accident）
1984 年 12 月 3 日凌晨（当地时间），印度中央邦的博帕尔市贫民区附近的美国联合碳化物（Union Carbide）属下联合碳化物（印度）有限公司的农药厂发生大量剧毒异氰酸甲酯（methyl isocyanate，MIC）泄漏。虽然农药厂在毒气泄漏几分钟后关闭了设备，但已有 30 吨毒气化作浓重的烟雾以 5km/h 的速度迅速向四处弥漫，很快就笼罩了 25 平方千米的地区。人们在睡梦中惊醒并开始咳嗽，呼吸困难，眼睛被灼伤。当毒气泄漏的消息传开后，农药厂附近的人利用各种交通工具向四处奔逃，很多人因毒气失明，一些人在逃命的途中死去。根据一份 2006 年的官方文件显示，这次毒气泄漏事件最终导致 2259 人立即死亡，3787 人死于中毒相关疾病，558 125 人受伤（其中包括约 3900 人永久严重残疾）。此事件被认为是史上最严重的工业灾难之一。

救援情况及特点　此次中毒事件的救援是失败的，最终造成重大的伤亡。当夜，市长打电话问工厂毒气的性质，回答是"气体没有什么毒性，只不过会使人流泪"。一些市民打电话给政府部门问发生了什么事，回答是"不清楚"，并劝说居民，对任何事故最好的办法是待在家里不要动。结果不少人在家中活活被毒气熏死。12 月 5 日，美国联合碳化物公司打来电话称可用硫代硫酸钠进行抢救，工厂怕引起恐慌而没有公开这个信息。12 月 7 日，联邦德国著名毒物专家带了 50 000 支硫代硫酸钠来到事故现场，说明此药抢救中毒患者很有效，但州政府持不同意见，要求专家离开博帕尔市。

经验教训　这次灾难的引发是多种因素造成的。MIC 可与水发生剧烈反应，水可较容易地破坏其危害性，如用湿毛巾可吸收 MIC 并使其失去活性。这一信息若向居民及时发布可免去很多人死亡和双目失明，但医疗部门和医务人员都不知道其抢救方法。发生重大毒气泄漏事故后，根本没有应急救援和疏散计划。在整个事故过程中，通信系统对维持秩序和组织疏散方面没有发挥作用。此厂仅有一套安全装置，由于管理不善，而未处于应急状态，事故发生后不能启动。此厂没有像美国工厂那样的早期报警系统，也没有自动检测安全仪表。此厂的雇员缺乏必要的安全卫生教育，缺乏必要的自救互救知识，缺乏必要的安全防护保障，因此事故中雇员束手无策，只能四散逃命。从此事故总结出一些经验教训：①选厂址前按工业企业卫生标准要求，设立足够的卫生隔离带，不得在邻近地区建居民区。②定期修检生产和加工有毒化学品的装置，提高装置的安全水平，防患于未然。③提高操作人员的技术水平，对于规程严格管理与执行。④工厂应制订应急救援和疏散计划，并定期进行事故演练。⑤提高工作人员的自我保护意识，定期开展安全教育工作，普及事故中的应急自救互救知识和技能。

（邱泽武）

qúntǐ shíwù zhòngdú shìjiàn jiùyuán

群体食物中毒事件救援（mass food intoxication incident rescue）
食物中毒是摄入含有生物性、化学性有毒有害物质的食物或把有毒有害物质当作食物摄入后出现的非传染性的急性疾病。当暴露人群中有 3 人及以上出现相同或相类似的临床表现时称为群体食物中毒。食物中毒主要由微生物、化学物、有毒动植物引起。其中微生物是引起食物中毒的首要原因。普遍发生于餐饮场所；而化学物及有毒动植物引起的食物中毒多由误食所致。

灾难特点　①季节性。微生物性食物中毒是导致中毒人数最多的首要原因。每年 5～10 月是食物中毒的高发期，主要因为此时气候高温潮湿，适宜副溶血性弧菌、沙门菌等细菌生长。每年第三季度是有毒动植物的捕捉、采摘时期，较易发生此类食物中毒事件。②食物中毒普遍发生于公共餐饮场所，多由原料污染、储存方式不正确、食品加工操作不当、操作人员污染及生熟交叉污染引起。

病情特点　①微生物性食物中毒：潜伏期短，大多以恶心、呕吐、腹痛、腹泻等急性胃肠炎表现为主要特征；由肉毒杆菌引起的食物中毒以神经系统症状为主，但较为少见，多发生于夏秋季节。②化学物性食物中毒：多由误食或人为投毒引起，不同化学物引起的中毒症状表现差异较大，无季节性，死亡率较高。③有毒动植物食物中毒：多由误食引起，多见于儿童，病情较重，病死率高。

救援原则和方法 ①对患者采取紧急处理，并按程序及时上报当地卫生监督机构，停止使用中毒食物。采取患者生物标本和残存的食物样本，以备送检，查明病因。对患者进行急救治疗，主要包括催吐、洗胃、导泻、对症支持治疗。如果中毒病因诊断明确，可使用特异性的抗毒药物治疗，如有机磷农药中毒时，可联合应用抗胆碱药和胆碱酯酶复能药（如氯解磷定）；亚硝酸盐中毒使用亚甲蓝治疗等。②对中毒食物控制处理：保护好中毒现场，封存中毒食物或疑似中毒食物；追回售出的中毒食物或疑似中毒食物；对中毒食物进行无害化处理或销毁。③根据不同的中毒食物，对中毒现场采取相应的消毒处理。

（邱泽武）

Pínglù Zhòngdú Shìjiàn

平陆中毒事件（Pinglu intoxication incident）1960年2月2日，山西省平陆县为支援黄河三门峡建设工程修筑风南公路的张店公路营三连发生食物中毒事件。共有61位民工中毒。事件发生后，村领导带领村里医护人员给中毒者救治，尝试多种解毒办法始终无效。当晚21时左右，县医院的医护人员赶到现场，诊断结果显示为砷（砒霜）中毒，需用二巯丙醇解毒，但当地无此药。危急关头，当地医院用电话连线全国各地医疗部门，经多方求援，获悉北京医药站新特药门市部有此药。北京医药站新特药门市部接

到求援电话时已是3日下午17时左右。为以最快的速度运药过去，中央领导当即下令，动用部队直升机，将药品及时空投到事发地点。3日夜晚，二巯丙醇送达平陆，中毒者接受注射，成功获救。经调查发现，平陆中毒事件系人为投毒。《中国青年报》于1960年2月28日刊发长篇通讯《为了六十一个阶级弟兄》。这篇文章后来被编入中学课本。由此事件得知，多种毒物中毒都需特殊解毒药。因此，各地区均应有计划地储存特殊解毒药，并在网络上公布，以便某地一旦急需，较容易获得。

（邱泽武）

Nánjīng Dúshǔqiáng Zhòngdú Shìjiàn

南京毒鼠强中毒事件（Nanjing tetramine intoxication accident）2002年9月14日，江苏省南京市江宁区汤山镇某面食店发生一起特大投毒事件。395人发生食物中毒，其中42人死亡。当日清晨，汤山镇包括至少三所当地学校部分学生在内的数百名群众早餐后纷纷发生头晕、恶心、呕吐、抽搐，甚至死亡等严重中毒现象。经专业人员进行现场调查、样本采集、毒物检测鉴定和动物实验等，结果显示，在现场采集的烧饼和中毒者尿液、血清及呕吐物中均检出了国家明令禁止的剧毒鼠药——毒鼠强。9月30日，南京市中级人民法院依法公开审理案件，犯罪嫌疑人交代：他因生意竞争，心怀恨意，在农贸市场上购得毒鼠强并投放到食品原料内，实施了残忍的投毒犯罪活动。

毒鼠强（tetramine）化学名为四亚甲基二砜四胺（$C_4H_8O_4N_4S_2$），原品为白色轻质粉末，无臭无味，不溶于水、甲醇和乙醇，微溶于丙酮，在稀酸和稀碱中稳定，熔

点为255~260℃。人口服半数致死量（LD_{50}）为0.1mg/kg，大鼠为0.22mg/kg，是目前毒性最强的灭鼠剂。市售产品多为1kg原药掺200~400kg面粉等填充剂和引诱剂制成。商品名有"424""没鼠名""三步倒"等。毒鼠强经消化道或呼吸道吸收进入人畜体内后作用迅速，属神经毒性灭鼠剂，对中枢神经系统尤其是脑干有强烈的刺激作用，中毒症状剧烈，病死率高。且这类鼠药残效期长，对生态环境破坏严重，易发生二次甚至三次中毒，早在20世纪80年代中国已经明令禁止生产、销售和使用。

救援情况及特点 事件发生后，地方政府高度重视，省、市领导及驻宁部队迅速赶赴现场全力抢救，并同时开展事件的调查、处置工作。中毒者被及时送往南京地方和部队的10家医院抢救，各医院都成立了由院长领导的抢救小组，并动员500多名高素质的医务人员组成救护队伍进行抢救工作，采取对症解毒、支持、洗胃、血液透析等抢救措施。同时还动用部队控制局面，对当地事发店面、粮油渠道、水源及进出车辆都进行了严格管制。

党中央和国务院领导得悉后非常重视，作出尽最大努力抢救中毒人员的重要批示，并于事发当日派出卫生部、公安部专家赶赴南京，组织抢救和指导协助事件的处理及案件的查处。南京市卫生监督部门和公安部门从中毒者所进食物中查出了"毒鼠强"成分。经警方78小时连续奋战，此案告破。

此后江苏省卫生监督所发出紧急通知，要求全省食品生产经营单位在食品生产经营过程中严禁使用剧毒化学品进行杀虫、灭

鼠,以防止食品受到污染,确保食品卫生安全。国家卫生部也要求各级卫生防疫机构对各食品生产单位进行一次剧毒化学杀虫剂、灭鼠剂使用情况的监督检查,坚决杜绝类似事件再次发生。

经验教训 南京毒鼠强中毒事件体现了国家和地方政府对于突发事件救治能力的建设;此事件同时也是刑事案件,整体救援过程做到了调集省、市、部队的一切力量,全力抢救每一位中毒者;迅速查明中毒原因,控制毒源;公安部门组织一切力量,迅速侦破案情;妥善做好死者家属的善后工作,确保社会稳定。

毒鼠强中毒首在预防,堵源截流,综合治理。早在 1984 年,国家十部委就已经联合下文,明令禁止包括毒鼠强在内的几种剧毒鼠药的生产、销售和使用。要从根本上解决急性剧毒鼠药流通问题,国家还应该从源头控制剧毒药的生产和销售,并严加管制。此事件也揭露出国家应进一步加强对于解毒药品等应急物资的储备,以更加有效地控制病情和事态的发展,提高中毒事件的快速反应能力。

(张劲松)

kǒngbù xíjī jiùyuán

恐怖袭击救援(terrorist attack rescue) 恐怖袭击是某些个人或集团为实现某种政治目的或社会目的而使用暴力手段,制造恐怖,残害无辜,威胁他人或集团、国家的犯罪活动。自 20 世纪 90 年代以来,恐怖袭击在全球迅速蔓延且呈上升趋势,造成大规模的人员伤亡和社会公众的恐慌。恐怖袭击按其手段方式可分为 5 种类型:①恐怖爆炸袭击。使用各类爆炸物爆炸方式进行的恐怖袭击。是恐怖袭击中最多见的类型,

占 80%~90%。②劫持人质恐怖袭击。为达到其政治和社会目的(而非单纯获取财物),以强制方式或非法手段劫夺人质或运载工具,并以此为筹码的恐怖袭击。占恐怖袭击中的第二位。③核恐怖袭击。使用核武器或放射性武器实施的恐怖袭击。④生物恐怖袭击。使用对人体有致死或致病作用的烈性生物因子(或称生物战剂)实施的恐怖袭击。⑤化学恐怖袭击。使用有毒有害化学物质(或称化学战剂、军用毒剂)实施的恐怖袭击。按恐怖袭击实施者的意识形态及其性质可分为:极端宗教型恐怖袭击,极端民族型恐怖袭击,极端邪教型恐怖袭击,极端黑社会型恐怖袭击,极右型恐怖袭击,极左型恐怖袭击。按恐怖袭击实施的范围可分为:集团型恐怖袭击,国家型恐怖袭击,跨国型恐怖袭击。

灾难特点 ①造成大量人员伤亡和财产损失:恐怖分子常在人口密集区域实施恐怖活动,造成大量人员伤亡,对公众的生命财产构成极大的威胁。例如,2001 年 9 月 11 日世界贸易中心恐怖袭击(9·11 恐怖袭击事件),造成 2996 人死亡,直接经济损失达 3000 亿美元,间接经济损失达 5000 亿美元。②造成大范围的心理恐慌:虽然恐怖袭击的直接受害者只局限于被攻击的现场,但由此所造成人们心理的恐惧与惊慌则远远超出这个范围。例如,1995 年 3 月 20 日东京地铁沙林中毒事件中,超过 5000 民众涌入医疗救治单位,其中真正具有沙林中毒症状者不足 20%,其余均为亚临床暴露或心理作用导致的症状。恐怖事件在公众与社会中所造成的巨大心理恐慌,由此可见一斑。③严重影响经济的发展:

各种类型的恐怖活动都会增加社会安全成本,恐怖袭击还直接或间接对经济构成冲击。例如,2008 年 11 月 26 日印度孟买发生连环恐怖袭击,对国外游客造成心理恐慌,使旅游业受到冲击,印度投资环境也遭到影响,使印度面临全球金融危机及恐怖袭击的双重冲击。④生物、化学和核与放射恐怖袭击造成严重的后续效应:生物、化学和核与放射恐怖袭击除可能产生即时的传染性疾病、中毒或放射性损伤外,还可能造成传染病流行或遗传性疾病等后续效应。不但生物、化学和核与放射恐怖袭击可造成环境污染,而且核与放射恐怖袭击其辐射影响的范围可能危及整个地区甚至全球的生态环境;核素的半衰期长,作用时间久远,辐射危害的远期(致癌和遗传)效应可能延续数十年甚至上百年,影响几代人。9·11 恐怖袭击事件以后,美国设立专门机构对当时在曼哈顿现场亲身经历的群体,进行长达 20 年或更长时间的肿瘤等疾病的前瞻性研究。

救援原则和方法 恐怖袭击发生的情况多种多样,伤员的伤情也千变万化,如多发伤、复合伤、冲击伤、病原微生物感染、窒息性气体中毒等。恐怖袭击的紧急医学救援包括对被掩埋伤员的搜寻、挖掘和现场伤员的紧急医学救助及伤员的搬运和医疗转运等。另外,须重视恐怖袭击后的卫生防疫与心理疾病预防等工作。不同分类恐怖袭击的救援原则和方法见*恐怖爆炸事件救援*、*核恐怖袭击救援*、*生物恐怖袭击救援*、*化学恐怖袭击救援*。

预防 ①提高反恐意识,加强反恐训练,提高反恐和应急救援技能,加强国际反恐合作,在

全民中普及恐怖袭击及应急医学救援知识和技能。②建立恐怖袭击救援体系和基地。由于恐怖袭击的发生具有突然性，因此平时应针对可能出现的各种恐怖袭击建立相应的反恐救援预案和体制，并建立反应迅速、技术精良的专业救援队伍，进行经常性的专业培训和演练；建立相应的应急救援研究基地，完善应急救援机构和机制；加速应对恐怖袭击的技术装备及医学救援装备的研发；建立国家级反恐怖袭击网络；建立灵敏可靠的监测预警体系；建设高水平的病原检测网络实验室。③完善各种医学救援应急预案、应急指挥和处置体系。针对恐怖袭击后伤类伤情特点，及早进行包括现场掩埋伤员的搜寻、挖掘和急救，爆炸现场伤员的紧急医学救助（检伤分类、止血、包扎、固定、抗休克、呼吸道通畅等救命措施），现场伤员的搬运和医疗转运，同时建立相应的后续治疗体系；贮备与人口密度相适应的反恐救援防护器材、急救和洗消药品等。

（张文武）

kǒngbù bàozhà shìjiàn jiùyuán

恐怖爆炸事件救援（terrorist explosion rescue）　恐怖爆炸事件是使用各类爆炸物爆炸方式进行的恐怖袭击。恐怖爆炸袭击的方式可分为三大类：①固定式炸弹恐怖袭击。主要运用定时式触发弹。②遥控式炸弹恐怖袭击。包括汽车遥控炸弹、手机遥控炸弹和其他电子遥控炸弹（如钢笔炸弹、打火机炸弹、邮包炸弹、礼品炸弹）等。③自杀式恐怖袭击。包括自杀式汽车炸弹、人体炸弹（又称人肉炸弹）等。在各类恐怖活动中，爆炸物来源广泛，易制造，易获得，易携带，易于隐蔽，

易实施，杀伤威力大，故恐怖爆炸袭击成为恐怖分子最常用的恐怖袭击方式，占恐怖袭击事件的80%～90%。例如，2002年印度尼西亚巴厘岛酒店爆炸，2004年西班牙马德里火车站连环爆炸，2005年伦敦地铁爆炸等。

灾难特点　①突然性。恐怖爆炸袭击一般无任何前兆，且爆炸威力通常较大；同时，大多发生在人员密集的场所或楼群。因此，恐怖爆炸袭击后出现大量伤员，为现场伤员救治带来极大困难。②现场不确定因素多。恐怖爆炸袭击受多种因素影响，时间和地点难以预料，可能发生在白昼，更可能发生在夜间。若发生在人员密集的场所（如酒吧、商店、剧院等），人们防护意识薄弱，爆炸时人员恐慌，更易使伤员增多。同时，照明设备多被毁坏，增加现场救援的难度。③伤情复杂。恐怖爆炸袭击时，强烈的爆炸冲击波可使建筑物倒塌、门窗玻璃破碎等，并引起现场易燃物质燃烧；因此，伤员多表现为多发伤和复合伤，伤情危重，死亡率高；并可出现窒息和（或）有害气体中毒等。④掩埋多见。城市恐怖爆炸袭击时人员被掩埋十分常见，及时搜救成为恐怖爆炸袭击现场救援极为重要的内容之一。

救援原则和方法　一旦发生恐怖爆炸事件，普通群众应采取以下自救措施：①迅速趴下，护住重要部位。②灭火。身上一旦着火不要奔跑，应就地打滚或用厚重衣物压灭；用随身携带的口罩、手帕或衣角捂住口鼻；若在密闭空间内烟味太呛，可用矿泉水、饮料等润湿布块捂住口鼻，防止因烟雾和毒气引起窒息。③观察有无二次爆炸、二次伤害，切忌惊慌乱跑，否则容易成为袭击者的

目标或受到二次伤害。④不要贪恋财物，以免浪费逃生时间。

恐怖爆炸事件发生后，要迅速建立高效的医疗救援指挥机构，尽快开始现场被掩埋伤员的搜寻、挖掘和爆炸现场伤员的现场急救。对心跳呼吸骤停的伤员及时进行上呼吸道清理、人工呼吸，同时做体外心脏按压及电击除颤等；对气道阻塞者行环甲膜穿刺术或行紧急气管造口；对开放性气胸者做封闭包扎；对张力性气胸者，在锁骨中线第二、三肋间用带有单向引流管的粗针头穿刺排气；对有舌后坠的昏迷伤员，放置口咽腔通气管，防止窒息，保持呼吸道通畅；对肠脱出、脑膨出者行保护性包扎；对面积较大的烧伤，用烧伤急救敷料保护创面；对长骨、大关节伤及肢体挤压伤、大面积软组织伤，用夹板固定；用加压包扎法止血等。同时，建立相应的后续治疗体系，并注意对灾民进行心理安抚。

恐怖爆炸袭击现场救援主要有两点特殊要求：一是各级应急救援队伍必须有完善的组织体系和部署，在现场救援时各部门协调一致，密切配合，指挥得力，分工明确，信息畅通；二是应急救援人员必须掌握多方面救援技术，能够在各种条件下独立完成任务。

（张文武）

Shìjiè Màoyì Zhōngxīn Kǒngbù Xíjī

世界贸易中心恐怖袭击（World Trade Center terrorist attack）　2001年9月11日，美国发生一系列自杀式恐怖袭击事件。又称9·11恐怖袭击事件。造成2996人死亡，超过6000人受伤，直接经济损失达3000亿美元，间接经济损失达5000亿美元。除人员伤亡外，事件还造成相关人员肿瘤发

病率增加。根据世界贸易中心健康数据，参与 9·11 恐怖袭击事件救援的救援人员 2014 年确诊患上癌症的人数比 2013 年增加一倍。2001 年 9 月 11 日早晨，19 名基地组织恐怖分子劫持了 4 架民航飞机。劫持者驾驶其中 2 架飞机先后冲撞纽约世界贸易中心双塔。两座塔楼均在 2 小时内倒塌，并导致邻近的建筑被摧毁或损坏。劫机者迫使第 3 架飞机撞向位于弗吉尼亚州阿灵顿县的五角大楼，此一袭击地点邻近华盛顿特区。在劫机者控制第 4 架飞机飞向华盛顿特区时，部分乘客和机组人员试图夺回飞机控制权，最终这架飞机于宾夕法尼亚州索美塞特县的尚克斯维尔村附近坠毁。四架飞机上均无人生还。美国一些证券交易所在袭击发生后的当周内都处于关闭状态，并在重新开始股票交易时损失惨重，尤其是航空和保险相关类别的股票。价值数十亿美元的办公场所在这次袭击中被摧毁，为曼哈顿的经济带来严重破坏。此次事件是人类历史上最严重的恐怖事件，对美国和世界产生了深远的社会影响。美国建立了对外开放的 9·11 纪念馆。

救援情况及特点 政府做了积极有效的反应。在发现事态严重后，美国总统发布命令，在紧急情况下，空军可以击落任何有可能进行袭击的飞机；华盛顿与纽约市进行全面疏散工作，清空联合国总部。几分钟后，纽约市长下令疏散曼哈顿地区。美国与墨西哥的边境处于高度戒备状态。中午，洛杉矶国际机场、旧金山国际机场关闭，美国 48 个州的机场停止所有商业与私人航班。救援中相关机构的救援人员努力尽职，高效率地疏散了相关人员，

在减少现场人员伤亡中发挥重要作用。大楼倒塌后，仅救出 3 名幸存者。消防人员、急救人员进行大量伤员的转运，周边医院进行了紧急救治。有 343 名消防人员遇难。

经验教训 世界贸易中心恐怖袭击堪称有史以来最为严重、影响最为深刻的恐怖袭击，留下了大量值得汲取的经验教训和启发。此次救援充分考虑到了各种继发意外的可能，将救护车辆和第二批次的救援队伍安置在一定的安全距离外，以保护救援人员。一个城市，特别是大中城市，至少应有 2 个地理位置分开、互为备份的通信联络指挥中心；在一些特别大的建筑群内部，应建立特殊的联络用对讲电话系统或低频无线电联络系统。对进入危险地带救援的所有人员和组织要进行全方位跟踪和记录，指挥救援人员回避危险。对所有救援人员和现场的民众应尽早提供呼吸道和眼保护。同时，要加强与国际社会的合作，严厉打击各种恐怖活动，要加强对恐怖袭击的预防工作。

(何忠杰)

Lúndūn Dìtiě Bàozhà

伦敦地铁爆炸（London subway bomb attack） 2005 年 7 月 7 日，英国伦敦地铁多处发生恐怖爆炸事件。当地时间早上 8 时 50 分左右，在英国伦敦国王十字车站圣潘克拉斯地铁站（King Cross St. Pancras），204 次地铁刚刚驶离 8 分钟，第 3 节车厢内忽然发生爆炸。几分钟后，刚离开埃其维尔路站（Edgware Road）的 216 次地铁发生爆炸。第三枚炸弹在 311 次地铁离开国王十字车站 1 分钟后发生爆炸。当天早上，伦敦多处地铁车站、公共汽车遭受爆炸

袭击。共造成 56 人死亡（包括 4 名恐怖分子），700 多人受伤。以上爆炸案发生在伦敦获得 2012 年夏季奥林匹克运动会主办权第二天和八国集团首脑会议在苏格兰格伦伊格尔斯举办期间。这是利用公共交通工具、针对平民的连环自杀式炸弹袭击。

救援情况及特点 此次地铁恐怖爆炸发生在人流密集区域和城市繁华地段，属群体性伤亡事件。首先采取了紧急停运措施，伦敦地铁全部关闭，并有效组织多数乘客疏散到地铁之外的安全地带。伤情严重人员，在地铁安全保障人员及随后到达的医疗急救人员协助下，及时离开爆炸现场，保证呼吸道通畅和空气流通。由于爆炸引起交通混乱，救援力量相对不足，对伤亡人员实行检伤分类，以提高群体救治成功率。同时直升机参与了救援行动。对于爆炸冲击伤伤员，早期救援的关键是在保证呼吸道通畅基础上，加强对心肺功能的监测；对于大血管出血伤员，积极采取止血措施，早期加强抗休克处理，并为成功转运争取时间。伤员在医疗急救机构救治中，除接受爆炸冲击伤常规诊治处理外，特别对恐怖爆炸物伴随引起的碎片伤、烧伤等合并伤进行对症治疗。皇家伦敦医院、圣玛莉医院、大欧蒙德街（Great Ormond Street）医院、伦敦大学学院附属医院等单位参与了伤员救治，英国医院系统全部进入应急状态。消防和安全人员及时清理了爆炸现场，移除了遭受破坏的地铁车厢，并对受损轨道系统及时进行了修复和检测。

经验教训 英国警方事后调查发现，事件属自杀式恐怖袭击，炸弹由袭击者随身携带。所以政

治敏感时期、敏感地域的地铁运营，应加强对地铁出入人员的安检措施和各种爆炸物的识别。注重对恐怖事件线索的收集及枪械弹药等恐怖事件破坏源的管控，通过社会综合治理程序，化解潜在的社会矛盾，加强高危人群管控，从源头上遏制地铁恐怖事件的发生。在城市中心地段，将地铁事故应急演练作为一种常态化工作加以实施，在特殊时期和社会矛盾积聚阶段，加强应急演练和宣传的力度和频次，确保万无一失。鉴于恐怖爆炸的恶性度极高、破坏程度重、蓄谋措施细等特点，面对地铁恐怖爆炸事件，为防止连环爆炸事件发生，在首次爆炸发生后，紧急停运城市核心区域的所有地铁，并及时疏散乘客，有序逃生，避免踩踏等次生伤亡发生。事故发生后，须加强对新闻舆论的疏导，减少市民恐慌，维护社会稳定。对于地铁内爆炸冲击伤伤员，尤其要加强颅脑和呼吸道损伤的救治和后期心理康复，减少精神障碍及疾患的发生。加强防爆炸地铁车厢的研制，降低爆炸产生的冲击力，减少可致命致残或阻碍救援行动的碎片，以最大限度降低地铁车厢在遭遇炸弹袭击时造成的人员伤亡。

(蒋建新　杨　策)

hé kǒngbù xíjī jiùyuán
核恐怖袭击救援 (nuclear terrorist attack rescue)

核恐怖袭击是使用核武器或放射性武器制造的恐怖袭击。核武器包括制式核武器 (即原子弹、氢弹、中子弹) 及粗糙型核武器 (如应用 15 磅浓缩钚或 30 磅浓缩铀可制造一枚简易核弹)；放射性武器包括贫铀武器 (以高密度、高强度、高硬度的贫铀或贫铀合金作为炮弹，用于攻击坚固目标的武器) 和放射性核素装置 (俗称"脏弹"，是利用常规炸药爆炸或通过特殊装置将放射性物质以液态或固态微粒形式散布在空气、水源和土壤等环境中)。

灾难特点 ①突发性：与其他恐怖袭击一样，核恐怖袭击没有或很少有先兆，可能突然发生。②隐蔽性：辐射只能通过辐射探测仪器才能发现，而照射的后果可能在受照射后数小时、数天甚至更长的时间才表现出来，及时发现困难。③专业性：核恐怖袭击常常伴有放射性物质的扩散和大面积放射性污染，对应急响应的专业性要求更高。在处置过程中，要配备专业装备和设备，不仅要警戒封控、监测取样、转移处置、去污洗消等，还要进行样本分析，确定辐射源种类，确定污染范围。同时，开展医疗救治，其技术含量高、处置难度大。④涉及面广：核恐怖袭击的处置需要多个相关部门共同参与、协同作战，参与行动的有反恐、卫生、环保、公安、武警等多个部门，还需要核专家的指导。⑤影响面广：核恐怖袭击造成的污染大、社会影响大，容易在民众中造成严重的心理恐慌，引起社会动荡，增加应急响应的难度和工作量。

伤情特点 ①光辐射烧伤：光辐射是核恐怖袭击时高温火球辐射出来的强光，包括紫外线、可见光和红外线。光辐射的释放有两个阶段。第一阶段是闪光阶段，持续时间很短，一般不致皮肤烧伤，但可能造成视力障碍。第二阶段是火球阶段，持续时间相对较长，热效应强，破坏力大。人员烧伤主要发生在此阶段。光辐射对人员可直接造成烧伤，还可引起服装或其他物体燃烧，造成间接烧伤。人员皮肤烧伤时，轻者皮肤发红、灼痛，较重者起泡、破溃，严重时皮肤烧焦。人员直视火球时可造成眼底烧伤，其致伤半径要比皮肤烧伤大。此外，核恐怖袭击的闪光对人的眼睛还会产生闪光盲，可引起视力下降和视物模糊等。闪光盲一般在几秒至几小时可自行恢复。②冲击伤：核恐怖袭击时，瞬间释放出巨大的能量，形成高温高压的火球。由于火球不断膨胀，急剧压缩周围的空气，并高速向四周传播，形成冲击波。可直接或间接地造成人员损伤，如直接造成人员脑震荡、骨折、内脏器官及耳鼓膜损伤等；另外，由于建筑物倒塌及刮起的沙石等，可造成人员间接损伤。冲击伤的特点：一是伤情复杂，不仅有外伤，还有内脏损伤；二是外伤轻内伤重，容易低估伤情；三是病情进展迅速，需及时救治。③早期核辐射损伤：早期核辐射是核恐怖袭击后最初十几秒钟内从火球和烟云中释放出的 γ 射线和中子流，是核恐怖袭击特有的杀伤破坏因素。γ 射线以光速传播，中子的传播速度可达每秒 2 万千米。早期核辐射看不见、摸不着，但有较强的穿透能力。中子能使本来没有放射性的某些金属物质，如钠、钾、铝、锰、铁等产生放射性，称感生放射性。感生放射性是放射性沾染的主要来源之一。人员受到大剂量核辐射后，可引起急性放射病。急性放射病的轻重主要取决于受照射剂量的大小。早期核辐射损伤的特点：一是严重损伤比例高，占 60% ~ 70%；二是骨髓型急性放射病有明显的阶段性和"假愈期"；三是造成全身性损伤，症状复杂，救治难度大。中子射线对人体的损伤作用

比 γ 射线更为严重，特别是消化系统和造血系统损伤更为明显。④放射性沾染致伤：核恐怖袭击时，核裂变碎片和未裂变核装料被高温熔化，冷却过程中这些物质逐渐凝结成放射性微粒，在本身重力和风力的作用下，逐渐沉降到地面和物体表面，这些放射性微粒称为放射性落下灰，简称落下灰，会造成空气、地面、露天水源、人员体表和各种物体表面的污染，称为放射性沾染。此外，落下灰还能通过呼吸或食入等途径进入人体造成放射性内污染。放射性沾染主要以三种方式作用于人体，一为 γ 射线全身外照射；二为皮肤沾染后受到 β 粒子照射；三为摄入污染的食物、水及吸入沾染的空气引起体内照射。其中，γ 射线全身外照射的危害是主要的。此外，在沾染区活动的人员，若不采取防护措施，可能同时受到三种方式的复合照射。"脏弹"的致伤作用与上述放射性沾染相似。⑤冲击震动伤：核武器在地下、触地或近地表爆炸时，能产生很强的固体冲击波，致使地下工程和地壳发生冲击加速度运动，即冲击震动。当人员受到冲击震动时，可能遭到直接或间接损伤，或两者兼有。冲击震动所致损伤，轻者充血、出血、血肿形成、淋巴管和乳糜池损伤；重者下肢骨骼和脊柱骨折，肝脾破裂等。⑥电磁脉冲致伤：核恐怖袭击时可能产生电磁脉冲，对生物体主要产生非热效应。高场强（$>10^4$ V/m）的电磁脉冲照射后可出现人体行为障碍，学习记忆能力下降及心脏、造血、免疫及生殖功能障碍，眼晶体混浊等。此外，若人员与导线、天线、管道或大型金属物体等含电磁脉冲能量的"收集器"接触时，有可能发生严重的电击伤。

救援原则和方法 应将保障公众健康和生命安全作为首要任务，最大限度地减少人员伤亡，及时有效地发布信息，快速有效地疏散群众，积极组织实施医学防护与救护。

公众应急疏散 ①应急疏散区域。核恐怖袭击时，应急疏散区域主要由总有效剂量决定。根据《电离辐射防护与辐射源安全基本标准》的规定，确定干预水平：公众中个体（成人）受到照射总有效剂量预计大于 50 毫希，应撤离受污染的区域；公众中个体（成人）受到照射总有效剂量预计大于 5 毫希，应采取隐蔽措施；公众中个体（成人）受到照射总有效剂量预计小于 1 毫希，为安全区域。依据上述规定，可划定核恐怖袭击应急疏散区域。不同的核恐怖袭击应急疏散区域不同。破坏核设施引起的核恐怖袭击，因核设施均有较好的防护措施和完善的应急响应预案，造成公众严重伤亡的可能性较小，其疏散区域较小；而引爆简易核弹造成巨大危害，其疏散的地域跨度以数百千米计算。②应急疏散路线。在划定疏散、隐蔽和安全区域后，须立刻对非安全区域进行交通管制，在与风向垂直的方向，在疏散区域两侧的安全区域内选定公众安置区域。确定疏散和安置区域后，应选择连接两区域的主干道作为疏散路线，并对沿途路口进行交通管制，保证疏散道路的通畅，一般还应选定一条备用疏散路线。公众应急疏散的次序一般为先危险区中央，后危险区边缘。③应急疏散指挥。对恐怖事件的应急响应都纳入统一的公共突发事件应急体制之内，应急指挥由地方政府与军队联合

的组织机构负责。

医学防护 包括三个方面。

各种致伤因素的防护 ①光辐射的防护。光辐射的特点之一是它同太阳光线一样呈直线传播，因此一切能挡光线的物体（如铁皮、白布、水幕等）都有防光辐射的作用。光辐射的另一特点是它对不同颜色物体的破坏程度不同，白色物体能反射光不易燃烧，而深色物体能吸收光容易燃烧。所以核恐怖袭击时，白布和白色涂料等是最好的简易防护材料。光辐射的第三个特点是持续时间较短，因此，在一定的距离范围内，用一层白布就能减轻甚至避免烧伤。另一方面，由于光辐射从闪光出现到能量全部释放需要数秒或十余秒，因此，一旦发现闪光，若能立即采取防护动作就能够减轻烧伤。②冲击波的防护。冲击波具有方向性，凡是能阻挡其传播的地形地物（如土丘、土坎等）和低于地面的凹地或沟渠、堑壕都能减轻冲击波的损伤。人在站立位时，迎风面大，容易遭受冲击波损伤；而卧倒时，迎风面小，则损伤轻。冲击波的传播速度比光辐射速度慢，一般在闪光之后，要经过一个短暂时间才能到达。因此，发现闪光后，立即采取防护动作或就近隐蔽，迅速进入凹地、沟渠或堑壕，可减轻甚至避免冲击伤。③早期核辐射的防护：一定厚度的土层可以削弱其辐射剂量，甚至盛满水的容器也能削弱一些早期核辐射剂量。早期核辐射要持续一定时间，通常为 10~15 秒，因此，发现闪光后，立即进行防护，也能减少所受的照射剂量。④放射性落下灰沾染的防护：若有条件应避开沾染区；一旦发现有落下灰沉降，应尽可能快速离开沾染区；若不

能立即离开者，应缩短在沾染区内的停留时间，在沾染区内不饮水、不就餐、不随地坐卧，并戴口罩或防护面具，即可避免或减少落下灰经消化道和呼吸道进入体内。⑤冲击震动的防护：一切能减震的器材（如泡沫塑料、橡胶）、减震装置（如减震鞋、隔震地板等）都能减缓冲击加速度，从而减轻人体的震动伤。⑥电磁脉冲的防护：一切铜丝网或钢纤维网均可大大削弱甚至避免电磁脉冲的通过。微波服、电磁脉冲服均具有良好的防护性能。

个人防护措施　核恐怖袭击时，一经发现闪光，立即进入邻近民防工事，尽量避开门窗；在无民防工事的情况下，应迅速利用附近地形地物，如地下停车场、土丘、沟渠、坑道、树桩、桥洞等隐蔽身体；在既无工事又无有利地形地物时，人员应立即背向爆心，就地卧倒。

核恐怖袭击现场综合救治　挖掘出被掩埋的伤员，寻找和解救倒塌建筑物下和建筑物内的伤员，清除伤员口鼻内泥沙，保持呼吸道通畅。对昏迷伤员应防止舌后坠而窒息。大面积烧伤伤员，用衣、布单等物遮盖创面。开放性伤，进行简易止血、包扎、遮盖伤面。对骨折者，利用夹板或树枝、板条等简易材料进行骨折固定。对于放射损伤和放射复合伤，采取先救命后去污染原则。在生命体征稳定条件下，及时口服抗放射药并简易除沾染，并对体表暴露部位进行局部除沾染。当沾染严重时，抢救人员可采取戴口罩、围毛巾、口服碘化钾等防护措施，将伤员转运到指定地点集中。能走动的轻伤员，自己步行离开沾染区，到伤员集中地；不能走动的伤员，迅速转运到早期治疗机构。

（刘励军）

shēngwù kǒngbù xíjī jiùyuán

生物恐怖袭击救援　（biological terrorist attack rescue）

生物恐怖袭击是使用对人体有致死或致病作用的烈性生物因子（或称生物战剂）实施的恐怖袭击。生物战剂有6大类近30种，进行恐怖袭击活动的生物战剂主要是致病性、传染性强的炭疽杆菌、鼠疫杆菌、肉毒杆菌毒素、天花病毒及布鲁杆菌、土拉弗朗西斯菌等。

生物恐怖袭击发生后会导致疫病，但与一般疫病暴发差异很大：①生物恐怖袭击所致疾病传染源常缺失。传染源是传染病暴发过程的起始要素，但生物恐怖袭击除利用感染的人或动物实施袭击引发疾病暴发或流行，常常没有明确的传染源，病原体是直接从实验室带出后释放。②生物恐怖袭击所致疾病的传播途径极端多样化。传染病的流行均需借助一定的媒介完成其传播过程，但生物恐怖袭击其病原传播方式则更多受控于预谋因素。恐怖分子为最大限度地增加袭击的隐蔽性和效能，选择的媒介常令人防不胜防，其袭击方式主要包括污染食物、污染水源、邮件或信封携带、经空调系统释放、大型公共场所释放（车站、地铁、商场等人群集聚地）、艺术品和自爆炸弹等，甚至人体。例如，2001年美国炭疽恐怖事件是借信封、邮政系统、中央空调系统等快速传播炭疽杆菌。

灾难特点　①传播扩散迅速，形成规模杀伤效应。气溶胶状态生物战剂只需要很少剂量就能造成大面积人群感染致病。病原体在适宜条件下还可以自我复制和扩散，在人口集中的城市，将可能造成大范围的原发污染和二次以上的再污染区，甚至形成自然疫源地，导致持久而严重的危害。②隐蔽性强。生物战剂气溶胶无色无臭，可造成显而易见的临床症状和伤亡，却很难分辨是自然暴发还是人为袭击。人们对于生物恐怖袭击的恐惧不只在于袭击的直接后果，更源于对其发生的不可预知性和认知的不确定性。实施或威胁生物恐怖袭击对人群造成的心理冲击是巨大的。③多点暴发。生物恐怖袭击可能在多个地点同时发生。④生物恐怖袭击效应大、危害时间长及短期内集中暴发大量患者，患者流可能高度集中，应急处置需要的药物、医疗设备和医护人员将大大超出区域内医疗机构正常的工作负荷，医疗资源可能迅速耗竭，甚至崩溃，严峻考验区域医疗保障体系。

救援原则和方法　主要有以下几项。

流调与侦查　怀疑发生生物恐怖袭击后，侦查组应与各有关部门密切配合，迅速对可疑区域实施封控，并展开调查和取证。收集可疑的动物、物品等；关注暴发疫情不寻常的分布特征，结合情况提出是新发传染病还是蓄意生物恐怖袭击。

采样与筛检　生物战剂的快速准确鉴定是实施预防和治疗的关键，也是确认生物恐怖袭击的关键证据。采用专用设备现场采样，包括气溶胶、水和食品、人畜样本及其他可疑物品等。样本采集应遵照生物安全要求无菌操作，做好个人防护，防止标本被污染，也要防止标本造成人员、环境污染，同时做好记录和取证。

污染区划定与消除　一旦判断生物恐怖袭击初步确立，应立即展开污染区测算和污染消除。

由于生物战剂种类和感染剂量等不能很快查出，一般根据袭击方式、释放点地形和环境、媒介种类、风速等情况，对污染区进行综合划定，标志警戒标志。气溶胶生物战剂播散速度极快，在污染区测算时应给予格外的关注。洗消组在污染区上风向设立洗消站和检疫站，待采样和取证完成后，进行病原媒介杀灭与洗消，并对处置效果进行评价。

防护与救治 及时向污染区人员提供个人防护装备或应急防护建议。一般情况下，疑似生物恐怖袭击事件处置初期，致病因子及其浓度、存在方式往往不明，救援人员应参照较高防护等级进行标准防护。一旦病原学明确，按相应级别防护。根据生物战剂种类启动特需药品储备，进行免疫防护和药物防护。伤病救治采取"就地就近、隔离治疗"的原则。对患者或疑似患者进行检伤分类，除对症救治措施外，尽早针对生物战剂种类采取抗病毒、抗菌或血清被动免疫治疗。危重患者在确保不污染环境、不引起疫情扩散的情况下，可转运至指定传染病医院救治。

传染控制 对污染区内暴露人员、患者的密切接触者进行检疫，期限为生物战剂的最长潜伏期。根据疫病控制需要及时对检疫人员实施抗生素、抗毒素药物预防，减少发病，控制疫情扩散，及时启动区域暴发监测和随访监测。早期发现可能的潜伏期暴露者。保护好食物、水源，防止食物链受到污染。

（何忠杰）

tànjū kǒngbù xíjī jiùyuán
炭疽恐怖袭击救援（anthrax terrorist attack rescue） 炭疽是由炭疽杆菌引起的急性烈性传染病。

炭疽杆菌名称源自希腊文，意为煤炭，形容感染者皮肤上焦黑的损伤病变。炭疽杆菌是一种棒状的革兰阳性菌，长 $1\sim6\mu m$。这种细菌通常以芽胞的形态出现在土壤中，并可借此状态存活数十年之久。一旦牲畜摄入，芽胞便可在牲畜体内大量复制，造成牲畜死亡，随后于尸体中继续繁殖，当宿主养分用尽，又重回睡眠状态的芽胞。20 世纪初，世界各军事大国已将炭疽杆菌作为生物战剂用于战争。第一次世界大战时期，德军曾于 1917 年用炭疽杆菌和马鼻疽杆菌攻击协约国的军用骡马和城市。第二次世界大战期间，德、日、英、美、俄等军事强国相继建立生物战剂研制机构，制造和使用生物战剂。日军 731 细菌部队曾于 1935 年在中国东北地区建立生物战剂研制机构，炭疽杆菌是其首选的生物战剂。

炭疽分型 炭疽是一种人畜共患病，人与人之间传染则较为罕见。可通过消化道、呼吸道、皮肤接触等途径进入人体。①皮肤炭疽。最为常见，约占炭疽病例的 95%。炭疽杆菌通过皮肤伤口进入人体，经 $1\sim5$ 日潜伏期，皮肤出现出血性皮疹和周围大面积水肿，随后出现坏死、溃疡并形成黑痂。若及时治疗，一般不会死亡。②肺炭疽。是最严重、最凶险、病死率极高的一型。炭疽杆菌通过呼吸道感染。最初起病具有感冒样症状，随后病情加重，出现寒战、高热、气急、发绀、呼吸困难、胸痛、咳血痰等。病情危重者，常并发脓毒症和感染性休克，短期内因呼吸衰竭而死亡。③肠炭疽。由于进食被炭疽杆菌污染的肉类而感染，主要表现为剧烈的腹泻、腹痛、呕吐、血样水便、高热等症状。肠炭疽

常由于诊断延误而未能及时治疗，占炭疽死亡病例的 25%～60%。④脑膜型炭疽。多继发于伴有败血症的各型炭疽，主要表现为剧烈头痛、呕吐、抽搐和明显脑膜刺激征。病情凶险，发展极为迅猛，患者多于起病 48 小时内死亡。⑤脓毒症型炭疽。多继发于肺炭疽和肠炭疽。常伴有高热、头痛、出血、呕吐、脓毒症及感染性休克，病死率很高。

救援原则和方法 ①运用卫生侦检技术及时判明炭疽恐怖袭击的性质：在现场主管部门指挥下，卫生侦检人员开展流行病学侦查，采集样品，快速检测，得出初步结果。要及时判明炭疽生物战剂的施放方式、危险程度及可能污染和受影响范围，提出封锁污染区，设置隔离区及采取其他相应卫生紧急处置措施。②对患者和疑似患者实施现场紧急抢救和卫生处置，用具有防护功能的救护车转运到定点传染病医院进行医学隔离治疗。对暴露炭疽生物战剂的人群及患者的密切接触者进行医学隔离观察，实施预防性服药。患者应隔离至创口愈合，痂皮脱落或症状消失，分泌物或排泄物培养 2 次阴性（相隔 5 日）为止。严格隔离病畜，不食用其乳类。死畜严禁剥皮或煮食，应焚毁或加大量生石灰深埋在地面 2 米以下。③做好污染区的消杀灭工作：首先对污染区内一切可能被污染的物品和场所进行全面彻底的消毒；其次，扑杀污染区内染疫动物，切断疫病的传播途径。同时，组织群众保持内外环境的卫生。必要时封锁疫区。④接种炭疽杆菌疫苗提高群体性免疫水平：对污染区内易感人群进行炭疽杆菌疫苗的预防接种。⑤对公众进行有关反炭疽恐

怖袭击的宣传教育，提高群众的自我防护意识和自救互救能力。⑥进行心理干预：按照分类实施的原则，对患者、密切接触者和普通群众分别开展针对性的医学心理危机干预，消除炭疽恐怖袭击引发的心理恐慌。⑥应急响应的终止：炭疽恐怖袭击事件应急响应终止的必需条件是污染源得到清除，传染源及可疑传染源被有效隔离，疫点疫区的卫生学处理达到要求，末例炭疽病例发生后经过最长潜伏期无新病例出现。由各级卫生行政部门报请本级政府反恐怖袭击领导机构批准后执行。

(何忠杰)

huàxué kǒngbù xíjī jiùyuán

化学恐怖袭击救援 （chemical terrorist attack rescue）

化学恐怖袭击是使用有毒有害化学物质（或称化学战剂、军用毒剂）实施的恐怖袭击。化学战剂药效作用迅速，微量即可致死或致伤，剧毒，中毒途径多样（呼吸道传播、消化道传播或经黏膜、皮肤创面进入），作用持续（杀伤作用会延续一定时间，甚至数日或数周），性能稳定，且易获得、易携带、易施放。化学恐怖袭击使用的主要化学战剂包括神经性毒剂（如沙林、梭曼等）、糜烂性毒剂（如芥子气、路易剂等）、全身中毒性毒剂（如氢氰酸、氯化氰等）、失能性毒剂（如毕兹等）、窒息性毒剂（如光气、双光气等）及刺激性毒剂（如苯氯乙酮、亚当剂、西埃斯等）。

灾难特点 ①突发性：化学恐怖袭击的发生往往是突发和难以预料的，其毒性化合物作用迅速，危及范围大，常常造成重大伤亡。②群体性：由于化学恐怖袭击往往在公共场所发生，在较短时间内可造成大量人员同时中毒，超出常规医疗救治的能力，形成灾难。③救援困难：平时各级医疗机构很少接触到此类患者，医务人员常缺乏相关专业知识和经验。化学毒物难以监测和快速确定诊断，并且缺乏有效的救治方案，中毒人员不能得到及时救治，加上中毒人员多，临床表现复杂，救治现场混乱，常会误诊漏诊。④快速性和高度致死性：除一氧化碳在极高浓度下可在数分钟至数十分钟内致人死亡外，氰化物和硫化氢等气体在较高浓度下均可于数秒钟内使人发生"电击样"死亡。⑤危害极大：化学战剂在危害程度上远远大于常规武器。化学战剂的实际杀伤威力，依其种类和当时的气候条件不同，有很大的差别。若在开阔地域和有利的气象条件下，可使数千克毒剂在10秒内形成直径20米的毒剂云团，1分钟内即扩展到8000平方米。处于该范围内的多数人员将会死亡；如果在较封闭的空间内，很难有人可逃生。极大地危害社会稳定，造成公众心理恐惧。

救援原则和方法 化学恐怖袭击现场救援时须把握现场救援的时效性，必须在统一指挥下实施应急救援，才能克服现场人员多、秩序混乱等问题，提高效率。

成立现场指挥机构 做到统一组织、指挥、行动，才能高效救援；组织相关部门进行侦检，尽快明确化学战剂种类和受染剂量，评估危害程度。

现场救援和疏散 迅速组织人员转移、疏散至上风向不受有毒有害气体、液体影响的安全区。对已中毒人员采取防护和救治相结合，以防止继续染毒和症状加重。特别要加强对呼吸困难、惊厥、休克等中毒人员及复合伤伤员的救护。

现场急救 要把不明的化学恐怖袭击事件当成最严重的窒息性气体中毒事故来处置，针对突发性、快速性和高度致命性，采取"一戴二隔三救出及六早"的方案。

一戴 有条件时应立即佩戴输氧或送风式防毒面具，系好安全带；无条件时也可佩戴简易型防毒口罩，但须注意口罩型号要与毒物种类相符，腰间系好安全带或绳索，方可进入高浓度毒源区域施救。由于防毒口罩的毒气滤过率有限，故佩戴者不宜在毒源区时间过久，必要时可轮流或重复进入。毒源区外人员应严密观察、监护，并拉好安全带（或绳索）。

二隔 做好自身防护的救援人员，应尽快使中毒人员隔绝毒气。最佳的办法是救援人员携带送风式防毒面具或防毒口罩，并尽快为中毒人员戴上，紧急情况下也可用便携式供氧装置（如氧气袋、氧气瓶等）为其吸氧。若毒气来自进气阀门，应立即予以关闭。另外，毒源区应迅速通风或用鼓风机向中毒人员方向送风，驱散毒气。

三救出 救援人员在"一戴、二隔"的基础上，争分夺秒地将中毒人员移出毒源区。一般以2名救援人员抢救1名中毒人员为宜，以缩短救出时间。

六早 ①早期现场处理。②早期使用地塞米松和山莨菪碱。③早期对染毒人员进行洗消。④早期气道湿化。⑤对重度吸入中毒人员早期气管切开。⑥早期预防肺水肿的发生。

分类转运到相应机构进行后期抢救处置 首批进入现场的医务人员应对中毒人员及时分类，

指定转运，使中毒人员在最短时间内获得必要的治疗。转运途中要保证对危重伤员进行不间断抢救和复苏。

注意公众的心理危害程度
发生化学恐怖袭击时，面临的主要问题有：①公众对毒物暴露可能带来长期健康危害的担心程度增高。②公众期望了解其所在环境的威胁、能否早期诊断和防治方法。此时要了解并注意公众的心理危害程度，采取正确的应对策略。

（何忠杰）

Dōngjīng Dìtiě Shālín Zhòngdú Shìjiàn
东京地铁沙林中毒事件（Tokyo subway sarin attack）

1995 年 3 月 20 日，日本东京地铁发生沙林恐怖袭击事件。共造成 12 人死亡，约 5000 人受伤。当天上午 7 时 50 分，在早上的交通高峰时段，10 名奥姆真理教教徒分头登上地铁，将用报纸和塑料包裹的液态沙林（甲氟膦酸异丙酯）扔到车厢地板上，用雨伞的尖端将包裹戳破，随即离开列车。受袭的 3 条地铁路线均经过日本政治机关密集的霞关站（大量政府部门的总部所在地、邻近皇宫）及永田町站（国会、首相府及当时执政党自由民主党的总部所在地）。警方得到消息后立即关闭了 2 条地铁线，26 个车站。10 000 余名军警封锁现场、疏散人员。消防队和医疗救护队迅速赶到现场，身着防护衣的救援人员立即将中毒人员送往医院。不到 30 分钟，防化专家乘直升机赶到现场采样。经过 2.5 小时的侦检分析，确认为沙林中毒。3 个小时后，政府即出版宣传印刷品以稳定人们的情绪，同时组成 140 人的防化部队对列车和车站的有毒物质进行清除。当天，救护车共运送

688 名中毒人员前往医院，接近 5 万余人通过其他途径到达医院。医院接诊中毒人员约 5510 名，其中 17 人病情严重，37 人有严重视力伤害，984 人有中度视力伤害，且大多数人的医院诊断报告存在"焦虑问题"。

此事件发生后未能快速侦查出毒剂的种类，因此未能及时给救援人员提供防护建议，导致重大的伤亡。当地医院对于如此大规模的紧急情况准备不足，而且在确定沙林是中毒原因后也几乎不知道医治办法。某些乘客在帮助他人的同时又使自己深陷毒气危机中。由于缺乏保护设备和隔离措施，导致 135 名医护人员中毒。所以平时要加强对乘客进行应对地铁化学恐怖袭击的宣传教育，对地铁工作人员加强技术教育、安全教育和职业道德教育，还应组织必要的化学防护知识学习；定期组织工作人员和消防人员进行事故处理的演练；要做好应对化学恐怖袭击医疗准备工作，包括储备防化器材、药品等。

（邱泽武）

hé shìgù jiùyuán
核事故救援（nuclear accident rescue）

核事故是核设施内部的核材料、放射性产物、废料和运入运出核设施的核材料所发生的放射性、毒害性、爆炸性或其他危害性的意外事故。核事故一旦发生，必须立即按预先制订的执行程序启动和实施应急救援。

核事故分级　根据核事故对场内外和纵深防御能力的影响，国际原子能机构（International Atomic Energy Agency，IAEA）将核事故分成八个级别，用于同公众和媒体的沟通。0 级，偏离：就安全方面考虑无危害。1 级，异常：指偏离规定功能范围。2

级，事件：指场内明显污染或一个工作人员受过量照射，具有潜在安全后果的事件。3 级，严重事件：指有极小量的场外释放，公众受小部分规定限值照射，场内严重污染或一个工作人员有急性健康效应，其效应接近事故且丧失纵深防御措施。4 级，主要在设施内的事故：指有少量场外释放，公众受规定限值照射；反应堆芯放射屏障重大损坏或一个工作人员受致死性照射。5 级，有场外危险的事故：指场外有限释放，很可能要求实施计划的干预；反应堆芯放射屏障严重损坏。6 级，严重事故：指场外明显释放，很可能要求实施计划的干预。7 级，特大事故：指场外大量释放，有广泛的健康和环境影响。

灾难特点　核电站及其他核设施是利用原子核裂变或聚变反应释放核能；其核能的释放量是人工可以控制的、缓慢而有规律进行的，它的裂变物浓度和装置方式和原子弹不同。所以，核事故在任何时候都不会像原子弹那样爆炸。另外，它有数道预设"屏障"防止放射性物质泄漏，安全系数很高。在正常运行时不会对公众和场内人员造成不良影响，发生事故的概率极小。由于某种原因发生核事故后，其特点如下。

泄漏物颗粒较小，感生放射性极少　事故时外泄的放射性物质主要以烟状或雾状释放到环境中，极少造成感生放射源。感生放射源是指本身无放射性，但由于接受辐射而转变成具有放射性的物质。

影响范围广、涉及人数多、作用时间长　核事故泄漏的放射性物质一般会上升到几十米至几百米的高空，形成烟羽团。烟羽团在近地面风的作用下向下风方

向漂移，从而对一定范围内的空气、地面、水源、人员及各种物体表面造成放射性污染。这个范围称为烟羽区，其下风边界距离核设施一般不超过 5～10 千米。另外，核事故会引起水、牲畜、蔬菜等污染。人员因食入或饮用被污染的食物或水引起放射病的区域，称为食入区。食入区下风边界距离一般不超过 10～50 千米。但由于烟羽漂移，影响的范围往往较为广泛。切尔诺贝利核电站事故造成 18 000 平方千米耕地的核辐射污染，其中 2640 平方千米变成荒原；同时乌克兰有 35 000 平方千米的森林也受到污染。由于核辐射的范围很广，因此受照射的民众也较多。由于很多放射性核素，如锶-90（^{90}Sr）、铯-137（^{137}Cs）、钚-239（^{239}Pu）等具有很长的寿命，因此一旦泄漏，会造成长时间的污染。核辐射的远期效应，特别是致癌和遗传效应，要进行数十年甚至终生观察才能做出客观的评价。因而核反应堆严重事故的善后处理，非短时间内可结束，有时需几年、几十年，甚至更长时间。

应急响应　根据核设施核事故的级别，IAEA 将应急状态分为五级，即总体应急、场区应急、设施应急、报警和其他应急。2009 年《卫生部核事故和辐射事故卫生应急预案》将核电厂的应急状态分为四级：应急待命、厂房应急、场区应急和场外应急（总体应急）；其他核设施的应急状态一般分为三级：应急待命、厂房应急、场区应急。潜在危险较大的核设施可实施场外应急（总体应急）。①应急待命：出现可能危及核电厂安全的工况或事件的状态。宣布应急待命后，应迅速采取措施缓解后果和进行评

价，加强营运单位的响应准备，并视情况加强地方政府的响应准备。②厂房应急：放射性物质的释放已经或可能即将发生，但实际的或预期的辐射后果仅限于场区局部区域的状态。宣布厂房应急后，营运单位应迅速采取行动缓解事故后果和保护现场人员。③场区应急：事故的辐射后果已经或可能扩大到整个场区，但场区边界处的辐射水平没有或预期不会达到干预水平的状态。宣布场区应急后，应迅速采取行动缓解事故后果和保护场区人员，并根据情况做好场外防护行动的准备。④场外应急（总体应急）：事故的辐射后果已经或预期可能超越场区边界，场外需要采取紧急防护行动的状态。宣布场外应急后，应该迅速采取行动缓解事故后果，保护场区人员和受影响的公众。

救援原则和方法　核事故发生后，救援的总体原则是：①恢复对局面的控制。②在现场防止或缓解后果。③防止工作人员、公众出现确定性效应。④提供急救并设法医治辐射损伤。⑤尽可能防止人群中出现随机性效应。⑥尽可能保护人群中出现非放射影响。⑦尽可能保护财产和环境。⑧尽可能为恢复正常经济和社会活动做准备。⑨心理救援。

核事故采取的是三级救援：①现场急救（一级医疗救治）。主要由核设施的医疗卫生机构组织医务人员和安防人员实施，即包括现场医护人员、辐射防护人员和剂量人员。总体本着快速有效、先重后轻、保护救护人员与被救护人员的原则。其主要救治对象可分为两类，即非放射性损伤人员和放射性损伤人员。实施救治的原则是对伤员进行分类诊断，

并积极治疗危重症伤员。对于非放射性损伤人员，如创伤、烧伤等的救治和常规医疗救护无差别，按常规急救原则进行。对于放射性损伤人员，首先处理危及生命的损伤，然后再考虑伤员的受照射情况，以便对辐射损伤做出合理的估计。对于病情稳定的伤员，除注意伤员的临床表现外，还应详细了解受照射情况。对体表、伤口及体内有辐射污染者，应及时检查、诊断和必要的初期治疗。②就地医治（二级医疗救治）。主要由核设施所在地区的医疗机构承担，如当地的县医院或地区医院等。医疗工作包括：继续救治危重症伤员；进一步确定人员受照射的方式和类型，以便分类诊断；对外照射的人员进一步确定受照射剂量，并做出留治或转运的决定；对于体内污染的伤员，初步确定污染核素的种类和剂量，采取相应的医学处理；对于受照射严重和处理困难者及时转送三级医疗机构；对于体表污染者，进行详细测量和彻底去污染。③专科救治（三级医疗救治）。由国家指定的具有放射损伤专科医治能力的综合医院负责实施。对于不同类型、不同程度的放射损伤和复合损伤做出确定性诊断和专科医学救治。对于有严重放射性污染的伤员进行全面检查，以确定污染核素的组成、污染水平，估算受照射剂量，并进行全面有效的治疗。另外，三级医疗机构负责组织和派出有经验的专家队伍，协助和指导一、二级医疗单位实施医学救治。

放射性核素体表污染主要是采取去污洗消的措施。对于放射性核素体内污染人员，可采取以下两方面措施。

减少放射性核素吸收　①脱

离污染环境，进行体表去污洗消。②减少呼吸道吸收。彻底清理上呼吸道，如清理鼻腔、剪去鼻毛、大量生理盐水冲洗和使用血管收缩剂麻黄碱等。对于下呼吸道的污染采取祛痰剂。对于极毒核素，积极采取全身麻醉下支气管-肺泡灌洗术。③减少消化道吸收。对于食入时间小于4小时者，常采取漱口、催吐和洗胃的方法。洗胃时间一般不超过30分钟，且需收集洗胃液送检测放射量。洗胃后可使用医用活性炭和泻药促进排泄。对于食入时间大于4小时者，可根据相应的放射性核素使用相应的阻吸收剂，例如：对于二价放射性核素，可使用硫酸钡和（或）活性炭，再使用缓泻剂导泻；对于^{90}Sr和^{137}Cs，可使用其特异性的阻吸收剂海藻酸钠和铁蓝（普鲁士蓝），降低其在肠道中的吸收。④服用碘剂。服用稳定性的碘（^{127}I）阻断放射性碘在甲状腺的蓄积。

加速放射性核素排出 促进放射性核素排泄的方法包括使用金属络合剂和加速代谢的措施。①金属络合剂：包括巯基络合剂（如二巯丙磺钠、二巯丁二钠）、氨羧基络合剂（如依地酸钙钠、喷替酸钙钠）等。这些络合剂的使用应根据放射性核素的种类合理选用，并采用短疗程、间歇给药的原则；同时注意防止肾功能的损害。②加速代谢的措施：对于均匀分布的核素，如氚（^{3}H）、^{137}Cs等，可通过大量饮水和排尿法促进其排出；对于亲骨性的核素，可采用早期高钙饮食、晚期低钙饮食2周，加脱钙疗法（氯化铵、甲状旁腺素等）促其排出。阻吸收剂和促排剂均应早期和足量使用，以期达到治疗效果。

（刘励军）

qùwū xǐxiāo
去污洗消（decontamination）
对体表受到放射性物质污染的人员实施消除放射性污染的措施。祛除体表放射性物质污染的工作是核事故医学应急和干预中重要的组成部分。去污洗消一般在去污洗消室（decontamination room）进行。完整的去污洗消室包括九个主要功能区：头部、四肢、躯体、全身去污洗消区，伤口去污洗消区，不能站立伤员去污洗消区，生物样品取样室，观察室和去污洗消出入口。整个去污洗消过程均应在放射损伤专科医生指导下，严格遵循相应规范实施。

原则 ①工作人员做好标准防护：在着装防辐射服的同时，保证整个面部、头发、双手均得到保护，穿防水袜和鞋，佩戴放射线与放射性物质剂量计量器。②对有威胁生命损伤的伤员，先行常规医疗抢救，稳定生命体征后再行去污洗消；对没有威胁生命损伤的伤员，必须先行充分有效的去污洗消，然后再行一般医疗治疗。③除去伤员衣物可去除90%~95%的污染，去除的衣物使用专用包装袋封存，放于指定区域，需要远离洗消区域，防止放射性污染物进一步扩散。④去污洗消前收集标本种类：包括伤员口鼻腔分泌物、呕吐物、血液、尿液、粪便、皮肤表面受污染区取样和受污染伤口分泌物。⑤去污洗消前将未污染伤口用防水敷料覆盖，防止被其他部位的放射性物质污染。⑥去污洗消的污水应按相关规定处理。

基本流程 根据伤员生命体征稳定性的不同，流程也不同。

生命体征稳定伤员的去污洗消 主要有以下三个步骤。

第一步，去污洗消前收集标本，进行放射剂量的检测，并记录受污染部位与器官。优先检测头、颈、双手、双足和肩部皮肤，标记被污染区域。如果因伤员或设备原因，不能进行有效的检测，而伤员又来自明确受污染区域，则需要对伤员进行全面彻底的去污洗消。

第二步，去除受污染的衣物。不能自头部脱掉衣服，避免衣物接触伤员的头面部；应用剪刀直接除去衣物；须标记装物袋作为后续识别放射性物质和跟踪伤员之用。

第三步，完成最基本的清洗。用大量温水和中性肥皂，不能使用刷子，不能使用护发素等调理剂；应避免水流进入眼、鼻、口和（或）开放性伤口；清洗后进行放射剂量检测。如果检测结果仍大于需要干预的剂量，则重复清洗。出现以下情况者，停止去污洗消：①伤员出现新的临床情况，不适于继续去污洗消。②重复去污洗消仍不能减少伤员受污染的剂量。③已重复清洗3次。

生命体征不稳定伤员的去污洗消 进入专门控制的治疗区域（一般标注为红色区域）后，将伤员所有衣物去除，放置在专门的包装袋内保存和存放；用担架和洁净被单将伤员转运至加强监护治疗区域（红色），进行稳定伤员生命体征的治疗，同时进行受污染程度检测与记录。伤员病情稳定后才可开始去污洗消。要优先去污洗消受污染的伤口。对于皮肤完整区域，理想状态下将该区域悬空，使用流水，并用柔软的毛巾或海绵进行轻柔的擦洗，擦洗时间持续3~5分钟；重复轻柔擦洗直到检测放射剂量低于需要的干预水平。若重复擦洗3次，检测放射剂量均未下降，则停止进一步去污洗消。

特殊部位去污洗消 在去污洗消过程中，一些特殊部位应特别注意。

局部皮肤 ①擦洗方向由污染少的区域朝向高污染区域。②选择合适的去污剂。③不得用力摩擦皮肤，防止损伤皮肤本身的解剖屏障。④禁止用水冲洗，防止污染的水流到身体其他部位。

眼 ①使用大量水冲洗。②确保水不进入耳道或其他器官，可使用耳塞等封闭外耳道。③检测洗涤后液体中放射性物质的剂量。④注意有无结膜炎发生。

烧伤区域 ①清水轻轻漂洗，并用干净敷料覆盖。②单纯化学性和热性烧伤的处理与一般烧伤的处理相同。③烧伤皮肤的分泌物多被严重污染。④保持水泡的完整闭合状态。⑤衣物与覆盖物均应按照被污染物进行规范处理。

创面 ①在检测到创面受到污染时，除非有明确证据排除放射性物质的吸收，否则均应考虑伤员存在内污染，需要立即咨询相关专家，进行必要的专业性治疗。②理想情况下，创面的去污洗消应优先于全身去污洗消和健康皮肤去污洗消；但在有大规模被污染的人群时，可忽略此原则。③如果全身清洗工作首先进行，则需要以防水敷料覆盖创面。④全身去污洗消完成后，去除防水敷料，用防水材料将创面与周围皮肤相对隔离。⑤用生理盐水或清水轻柔灌洗创面，保证灌洗液流入专门容器。⑥不要用力冲洗。⑦每次灌洗结束，进行一次放射剂量检测，但在每次检测前均应去除创面周围的敷料，防止敷料上的放射性物质干扰创面放射剂量的检测。⑧重复灌洗，直到检测剂量达标；然后处理伤口。

⑨如果上述的净化方法效果不好，污染水平仍然高出干预水平，应考虑常规清创并切除污染组织。切除重要功能组织或器官，需要得到专家组的评估意见。⑩清创或切除的组织应保留作为评价放射污染剂量的标本。

毛发 ①不剃毛，防止脱落的毛发散落到身体其他部位。②检测放射剂量并记录。③包裹受污染区域或使伤员处于避免污染扩散的体位。④使用肥皂或洗发香波，然后用清水清洗。⑤用无污染的干毛巾擦干毛发。⑥检测放射剂量。⑦如果污染依然存在，使用温和的肥皂或洗发香波（无护发素等调理剂）和温水，重复洗涤，直到进一步减少污染。

（刘励军）

Sānlǐ Dǎo Hédiànzhàn Shìgù

三哩岛核电站事故（Three Mile Island nuclear power plant accident） 1979年3月28日，美国宾夕法尼亚州首府哈里斯堡三哩岛核电站发生严重放射性物质泄漏事故。这是美国历史上最严重的核事故。核电站的一座反应堆发生堆芯熔毁，反应堆的大部分元件烧毁，导致一部分放射性物质外泄。整个事件持续约36小时。三哩岛核电站的核反应堆外有护罩，当核燃料熔毁时，第三重的保护系统自动紧急抽注大量冷却水灌注入护罩内，将护罩内部淹没，使得放射性物质外泄量尚未达到场外干预水平。故此，三哩岛的核事故虽然是严重的核燃料熔毁事故，但事故对环境和周围居民均未造成明确的危害，也未发现明显的辐射损伤的远期影响。

救援情况及特点 发生核事故时，距核电站8千米范围内有24 527人，16千米范围内有

133 672人，32千米范围内总人数为636 073人。事故当日上午7时45分，美国核管理委员会设在宾夕法尼亚州普鲁士王市的办公机构接到消息；15分钟后，位于华盛顿特区的核管理委员会总部发出警报，并派出救援人员前往出事地点。同时，美国能源部、环境保护署也动员各自部门的应急反应部队。9时15分，美国白宫得到汇报，美国政府出于安全考虑于3月30日疏散了核电站8千米范围内的学龄前儿童和孕妇，并下令对发生事故的反应堆进行检查。检查中发现堆芯严重损坏，约20吨二氧化铀堆积在压力槽底部，大量放射性物质堆积在围阻体，少部分放射性物质泄漏到周围环境中。派遣工作人员在核电站下游的两个不同地点采集河水样品，但并未发现任何放射性物质。同时，在152个空气样品中，仅8个样品发现有放射性碘，其中最大浓度为0.0009Bq/L，只达到允许浓度的1/4。在147个土壤样品和3千米范围内的171个植物样品中均未查出放射性碘。美国政府相关机构对核电站周围居民进行连续跟踪随访，结果显示，在以三哩岛核电站为中心80千米范围内的220万居民中无人发生急性辐射损伤，周围居民所受到的辐射量相当于进行了一次胸部透视的剂量。因此，对于周围居民癌症发生率并未造成显著影响。在事故现场，只有3人受到了略高于半年的容许剂量的照射。

经验教训 三哩岛核事故是核能史上第一起堆芯熔化事故。虽然事故严重，但未造成严重后果。防止此事故危害扩大的主要原因是围阻体发挥了重要作用，证明围阻体作为核电站最后一道安全防线的重要作用。在整个事

件中，运行人员的错误操作和机械故障是造成事故发生的主要原因。提示，核电站运行人员的培训、面对紧急事件的处理能力及控制系统的易操作性等细节对核电站的安全运行均有重要作用。

（刘励军）

Qiè'ěrnuòbèilì Hédiànzhàn Shìgù

切尔诺贝利核电站事故（Chernobyl nuclear power plant accident）

1986 年 4 月 26 日，苏联乌克兰的切尔诺贝利核电站第 4 号核反应堆爆炸，发生核泄漏事故。是核电站发展史上迄今最严重的事故。核泄漏事故产生的放射性污染程度是日本广岛原子弹爆炸产生的放射性污染的 100 倍。爆炸使机组完全损坏，8 吨强辐射物质泄漏，致使乌克兰、俄罗斯和白俄罗斯多个地区遭到核辐射的污染。事故发生后 3 个月内有 31 人死亡；此后 15 年内有 6 万～8 万人死亡，13.4 万人遭受不同程度的辐射损伤；核电站周围 30 千米地区的 11.5 万民众被迫疏散。

救援情况及特点　事故发生后，苏联部长会议和苏共中央政治局先后组建了政府委员会和政治局特设工作组，全面负责领导全国的救灾和减灾工作。为完成疏散和救援等工作，苏联政府调动了空军部队、化学特种部队、矿山井下掘进队、建筑和安装企业、交通运输行业及科学院、工程设计院、医学院和卫生部所属的医疗部门，分头承担各项善后任务。其中，动用 1167 辆客车用以疏散周边 30 千米以内的居民，1486 辆载重汽车运送牲畜和物品。事故初期参加现场应急救援的人员共 820 人，参加消除事故灾难后果者约 60 万人，其中直升机空勤人员 1125 名。医疗救援人员对核电站受辐射人员、居民及抵达事故地区的民防分队和基辅军区部队采取了医疗救治，对群众进行体检，并对参加事故救援工作的军人实施医学保障。

经验教训　①无完善的核事故应急预案：苏联政府没有建立一整套完善的应对核事故的应急预案。当出现核事故时，部队和地方的医疗机构不能及时抵达事故现场进行医疗救援。②缺乏必要的药物和器械应急储备：由于缺乏足够的抗放射药物和清除放射性物质的器材，使救援人员处于高水平放射性沾染状态，从而导致集体辐射剂量增加。③缺乏核事故应急知识的普及教育：没有预先向生活在核电站周围的居民进行宣传教育和应急救援知识的普及。事故后出现的"辐射恐惧症"一定程度上干扰了正常的救援。④医疗救援信息不充分：在核事故医疗救援中，参加救援的医疗人员没有得到此次核事故紧急救治所需的资料和相关信息。参加初期救援的人员没有得到有效防护。⑤有意隐瞒事故真相：没有及时向社会告知事故的严重程度和伤亡情况，没有及时撤离事故区的居民。

（刘励军）

fúshè shìgù jiùyuán

辐射事故救援（radiation accident rescue）

辐射事故是放射源丢失、被盗、失控或放射性核素和射线装置失控导致人员受到异常照射，可能带来重大健康风险的事故。风险类型和程度取决于暴露的持续时间和暴露量。辐射事故一旦发生，应立即按预先制订的预案启动和实施应急救援。

放射源分类　按照放射源对人体健康和环境潜在危害程度的高低，放射源分为 Ⅰ、Ⅱ、Ⅲ、Ⅳ 和 Ⅴ 类。Ⅰ 类放射源为极高危险源，没有防护情况下，接触这类放射源几分钟到 1 小时就可致人死亡；Ⅱ 类放射源为高危险源，没有防护情况下，接触这类放射源几小时至几天可致人死亡；Ⅲ 类放射源为危险源，没有防护情况下，接触这类放射源几小时就可对人造成永久性损伤，接触几天至几周可致死亡；Ⅳ 类放射源为低危险源，基本不会对人造成永久性损伤，但长时间、近距离接触这些放射源，可造成人短暂、可恢复的损伤；Ⅴ 类放射源为极低危险源，不会对人体造成永久性损伤。

辐射事故分级　根据辐射事故的性质、严重程度、可控性和影响范围等因素，辐射事故分为特别重大、重大、较大和一般辐射事故四个等级。①特别重大辐射事故：是 Ⅰ 类、Ⅱ 类放射源丢失、被盗、失控造成大范围严重辐射污染后果，或放射性核素和射线装置失控导致 3 人及以上人员受到全身照射剂量大于 8Gy。②重大辐射事故：是 Ⅰ 类、Ⅱ 类放射源丢失、被盗、失控，或放射性核素和射线装置失控导致 2 人及以下人员受到全身照射剂量大于 8Gy，或者 10 人及以上人员急性重度放射病、局部器官残疾。③较大辐射事故：是 Ⅲ 类放射源丢失、被盗、失控，或放射性核素和射线装置失控导致 9 人及以下人员急性重度放射病、局部器官残疾。④一般辐射事故：是 Ⅳ 类、Ⅴ 类放射源丢失、被盗、失控，或放射性核素和射线装置失控导致人员受到超过年剂量限值的照射。

灾难特点　由于辐射的来源和照射途径多样，辐射事故的种类也较多样，人受到辐射照射的来源和途径也各不相同。通常情况下，照射的来源和途径可分为两类，即外照射和内照射。体外辐射源对人体的照射称为外照射，主要来源于职业照射（从事放射性有关的工作）、医疗照射（如X线检查、放射性治疗等）和人工放射性污染环境造成的照射。进入体内的放射性核素作为辐射源对人体的照射称为内照射，主要是放射性核素经呼吸道吸入、食物或饮水摄入，或经皮肤、黏膜吸收并存留体内，在体内释放出 α 粒子或 β 粒子对周围组织或器官造成照射，使人体受到伤害。人体受到照射后，通常会产生疲劳、头晕、失眠、出血、脱发、呕吐、腹泻等症状。孕妇受到照射时，胚胎或胎儿也会受到照射，影响受照者下一代的健康状态，具有遗传效应。胎儿受照射的主要效应包括：胚胎死亡、胎儿畸形、生长或结构改变（胎儿器官畸形）及智力迟钝，其发生率随受照剂量的增大而增高。儿童受照后可能影响生长和发育，引起激素缺乏，器官功能障碍，智力和认知功能受损。未成年人受照后，其癌症发生率约为成年人的3倍。可造成明显的社会心理效应，引起民众心理紊乱、焦虑和恐慌。这种不良的社会心理效应，其危害比辐射本身导致的后果更严重。由于出现辐射恐惧症，担心摄入含有放射性的食品，而限制正常购买和饮食，导致营养不良等健康状况的恶化。由于孕妇恐惧辐射对胎儿的不利影响，人工流产数量可明显增多。受辐射事故危害的人群中有人可能借助酒、镇静药或麻醉药等摆脱不安、焦虑情绪。社会和民众的心理问题可使受核辐射伤害地区出现严重的社会动乱。

应急响应 中国辐射事故的卫生应急响应坚持属地为主的原则。特别重大辐射事故的卫生应急响应由卫生和计划生育委员会（简称卫计委）组织实施，卫计委接到事故通报或报告后，立即启动特别重大辐射事故卫生应急响应工作，并上报国务院应急办，同时通报环境保护部。卫计委核事故和辐射事故卫生应急领导小组组织专家组对损伤人员和救治情况进行综合评估，根据需要及时派专家或应急队伍赴事故现场开展卫生应急、医疗救治和公众防护工作；辐射事故发生地的省、自治区、直辖市卫生行政部门，在卫计委的指挥下，组织实施辐射事故卫生应急响应工作。重大、较大和一般辐射事故的卫生应急响应由省级卫生行政部门组织实施，省、自治区、直辖市卫生行政部门接到事故通报或报告后，组织实施辖区内的卫生应急工作，包括立即派遣卫生应急队伍赴事故现场开展现场处理和人员救护，必要时可请求卫计委的支援。卫计委在接到支援请求后，卫计委核和辐射应急办主任组织实施卫生应急工作，根据需要及时派遣专家或应急队伍赴事故现场开展卫生应急工作。辐射事故发生地的市（地）和县级卫生行政部门在省、自治区、直辖市卫生行政部门的指导下，组织实施辐射事故卫生应急工作。

救援原则及方法 总体原则：①及时确定和控制辐射事故源。②在现场防止或缓解后果。③提供急救，并设法医治辐射损伤。④尽可能防止人群中出现随机性效应和非放射影响。⑤尽可能保护财产和环境，为恢复正常经济和社会活动做准备。

确定和控制辐射事故源 首

先立即采取有效措施消除事故源，防止放射性物质扩散，以便控制可能被放射性污染的人数及今后去污洗消工作的规模和范围。例如，放射性贮罐渗漏时，应尽快将其中的料液转移。对半衰期较短的放射性核素可借助核素的放射性衰变特性降低放射性污染水平；对于放射源丢失或被盗的情况，首要任务是确定放射源的去向，并采取有效措施找回丢失或被盗的放射源。

卫生应急救援 ①伤员分类：根据伤情、放射性污染和辐射照射情况对伤员进行初步分类。②伤员救护：对危重伤员进行就地紧急救护；中度及以上放射损伤人员送省级卫生行政部门指定的医疗机构救治；非放射损伤人员和中度以下放射损伤人员送当地卫生行政部门指定的医疗机构救治。为避免继续受到辐射照射，应尽快将伤员撤离事故现场。③受污染人员处理：放射性污染事件中，对可能和已经受到放射性污染的人员进行放射性污染检测，对受污染人员进行去污洗消处理，减少放射性核素吸收，加速放射性核素排出（见核事故救援）。④受照剂量估算：收集可供估算人员受照剂量的生物样品和物品，对可能受到超过年剂量限值照射的人员进行辐射剂量估算。⑤公众防护：指导公众做好个人防护，积极开展心理疏导和干预；根据情况提出保护公众健康的措施建议。⑥饮用水和食品的放射性监测：进行饮用水和食品的放射性监测，提出饮用水和食品能否饮用和食用的建议。⑦卫生应急人员防护：卫生应急人员要做好自身防护，尽量减少受辐射照射剂量。

（刘励军）

Nánjīng Fàngshèyuán Yī-192 Diūshī Fúshè Shìgù

南京放射源铱-192 丢失辐射事故（radiation accident of Nanjing radioactive iridium-192）

2014 年 5 月 7 日，南京中石化五公司发生放射源铱-192 丢失辐射事故。5 月 7 日 3 时左右，天津某探伤公司两名工作人员完成南京中石化五公司管道车间内的 γ 射线探伤作业，在回收放射源过程中，违规操作，导致放射源铱-192（^{192}Ir）脱落。而工作人员在没有确认放射源回收到位的情况下，离开工作现场。5 月 7 日 7 时 50 分，中石化五公司工作人员王某发现一条金属链（实为遗落的放射源^{192}Ir），误以为贵金属，遂装入自己右侧工作服口袋中。11 时零 5 分下班回家后，把金属链藏匿于自家后院杂物堆中。5 月 8 日探伤公司工作人员确认放射源丢失，并向公安局报案。5 月 9 日此公司向南京环保局报告。在公安部门介入调查后，王某将金属链转移至父母家中，后经媒体了解到所捡金属链对身体有害，于 5 月 10 日 6 时将其丢弃在距离其父母家 100 米外的河边草丛中。同日 18 时，环保部门发现放射源，并定位回收。在放射源丢失 3 天期间，共有 80 多人疑似受到辐射。经估算，王某右侧大腿皮肤最大剂量值约为 4100Gy，左腿皮肤剂量最大值约为 32Gy，其余人员受辐射剂量均小于 40mGy，未出现明显临床症状。

救援情况及特点 江苏省环保局接到事故报告后，立即启动辐射事故应急预案。应急人员按照预案开展放射源搜寻等相关工作，同时公安机关通过监控录像，走访现场工作人员，协助放射源的寻找和定位。在锁定目标区域后，采取辐射探测和金属探测联合定位的方法，对失控放射源进行准确定位并回收。对参与探测和回收人员采取距离、时间和屏蔽防护措施，严格控制相关人员的受辐射剂量在 1mSv 以内。在确认放射源转移经过后，对可能受辐射人员进行受辐射剂量估算，其原则为：①重点关注距离放射源五十米范围内和时间超过十分钟的人员。②采用最大的可能受辐射剂量来估算。对受辐射人员按照损伤程度进行分级处理，出现放射性损伤的王某转到苏州大学附属第二医院接受治疗。

经验教训 辐射事故的发生，人为因素是主要原因之一。此次事故的原因主要是天津某探伤公司四名相关工作人员在放射源操作和保管过程中有章不依，违规操作。探伤公司两名工作人员刚刚参加工作不到一个月，尚未掌握辐射安全要求、辐射监测设备的使用、探伤设备的故障检查等知识，且没有得到有经验的人员指导；其他两名负责安全生产的人员存在失职行为。此次事故经验教训主要有三点：①安全管理。此次事故暴露出管理人员对辐射安全缺乏重视，没有健全相应规章制度，对操作人员监管不力。所以，要从单位层面充分认识辐射安全的重要性。加强内部安全管理，切实贯彻各项规章制度，是预防辐射事故的第一要素。②人员资质。对从事辐射技术的操作人员，必须经过严格的专业技能、辐射安全和防护等培训和考核，具备相应资质后才能从事相应的工作。③事故响应。必须建立有效的事故响应机制，事故发生后，确保相关个人或单位能够立即汇报相关职能部门，及时启动应急预案，迅速采取有效措施，防止事故后果和影响的扩大，将人员伤亡和财产损失降至最低程度。

（刘励军 刘玉龙）

huánjìng wūrǎn

环境污染（environment pollution）

人们利用的物质或能量直接或间接地进入包括大气、水体、土壤等各种环境，危及人类健康，危害生命资源和生态系统，损害环境的现象。环境污染是由经济合作与发展组织（Organization for Economic Cooperation and Development，OECD）环境委员会在 1974 年提出的一个宽泛概念。近代工业革命以来，经济取得飞速发展，环境污染也伴随而来。英国是最早出现工业污染的国家，在早期工业时代污染最严重。许多国家和地区都曾出现过重大环境污染事件。人们越来越关注发展与环境之间的矛盾，往往过多地将目光投向发展中国家。实际上，几乎所有发达国家历史上都曾出现过类似的情形。人类污染、破坏了环境，但也付出了惨重的代价。典型的案例有比利时马斯河谷烟雾事件、美国洛杉矶光化学烟雾事件、美国宾夕法尼亚州多诺拉烟雾事件、伦敦烟雾空气污染事件、日本水俣病事件、日本骨痛病事件、日本米糠油事件、印度博帕尔中毒事件、苏联切尔诺贝利核电站事故、瑞士巴塞尔市剧毒物污染莱茵河事件，被称为 20 世纪十大环境公害。环境污染主要的污染源来自各种化学工业、有毒有害及有放射性废弃物的处置不当、农药过量使用、生产及生活污水的排放、机动车废气排放、各种噪声（工厂、机动车和商业噪声）、工业和生活燃料燃烧排放的废气等。核电站和油轮事故会造成局部地区严重环境污染事故。臭氧层破坏是当前面临的全球性环境问题之一，自20世纪70年代就开始受到世界各国的关注。联合国环境规划署自1976年起陆续召开了各种国际会议，通过了一系列保护臭氧层的决议，尤其在1985年发现南极周围臭氧层明显变薄，即所谓的"南极臭氧洞"问题后，国际上保护臭氧层的呼声更加高涨。臭氧层被大量破坏后，吸收紫外辐射的能力大大减弱，导致到达地球表面的紫外线B（远紫外线）明显增加，给人类健康和生态环境带来多方面的危害，已受到人们普遍关注的主要有对人体健康、陆生植物、水生生态系统、生物化学循环、材料、对流层大气组成及空气质量等方面的影响。

分类 按照介入环境要素不同，环境污染可分为空气污染、水污染、海洋污染、土壤污染等。按污染物的形态，可分为废气污染、废水污染、固体废物污染、噪声污染、辐射污染等。由于人类活动的迅速增加，许多新型污染形式不断产生。例如，气体和固体废物污染在城市可表现为持续数天的雾霾，城市中不必要的照明和娱乐用探照灯，会造成"光污染"。

特点 ①环境污染物一般是低浓度、长时间且是多种物质同时存在，联合作用于环境，并以环境为介质作用于人体，可造成潜伏性的危害。②环境污染物进入环境，可通过生物的或理化的作用发生转化、增毒、降解或富集，从而改变环境要素的原有性状或浓度，产生不同的、复杂的危害作用。③可通过环境和食物等多种途径对人体产生长期影响，造成持续性危害，且受影响的对象广泛，后果严重。

防治原则 环境污染防治是环境保护的一个重要环节，对于减少环境污染发生的次数，减轻污染造成的损失具有十分重要的意义。①立法和政策防治：是核心措施，只有通过立法和一系列政策手段才能保证环境污染的防治。中国已经通过的环境污染防治法案包括《中华人民共和国大气污染防治法》《中华人民共和国水污染防治法》《中华人民共和国海洋环境保护法》《中华人民共和国噪声污染防治法》等，还有《大气重污染预警与应急工作方案》等地区性法规。②制订综合防治方案：防治方案要考虑技术和经济相结合，除技术上的先进性外，还要考虑经济上的合理性，要进行相应经济分析。③以防为主，防治结合：在防的方面着重加强环境规划和管理；在治的方面着重考虑各种治理技术措施的综合运用。④要人工治理与自然净化相结合：充分利用自然净化能力，如依据地区环境中大气、水体、土壤的自然净化能力，确定经济合理的排污标准和排放方式，这样可节省环境治理费用。⑤要发展生产和保护环境相结合：生产部门在发展生产的同时，要加强资源管理，做到环境保护，防止资源浪费；要通过技术革新、综合利用，改善企业内部的环境综合治理措施，减少和控制污染物的排放量和处理量。⑥做好环境监测：通过检测对人类和环境有影响的各种物质的含量、排放量，跟踪环境质量变化，确定环境质量水平，为环境管理、污染治理等工作提供基础和保证。

(何忠杰)

kōngqì wūrǎn

空气污染（air pollution） 由于人类生产生活或自然过程引起某些物质进入空气中，达到一定的浓度，持续一定的时间，由此危害人类或其他生物的健康，影响正常的社会生活或环境的现象。又称大气污染。人类首次记录的空气污染事件是马斯河谷烟雾事件。1930年12月1~15日，整个比利时大雾笼罩，河谷工业区有上千人发生呼吸道疾病，表现为呼吸系统的症状，如咳嗽、咽痛、声嘶、胸痛、呼吸困难、流泪、恶心、呕吐等。一个星期内就有60多人死亡，其中以心、肺病患者死亡率最高，是同期正常死亡人数的十多倍，还导致许多家畜的死亡。此后，还发生过类似事件，如1943年美国洛杉矶光化学烟雾事件、1948年美国宾夕法尼亚州多诺拉烟雾事件、1952年伦敦烟雾空气污染事件、1959年墨西哥波萨里卡事件。其中以1952年伦敦烟雾空气污染事件死亡人数和影响最大，并成为各类教科书主要列举的案例。近年来，中国东部地区也出现了空气污染（雾霾），影响航空、高速公路等行业的正常运行，同期医院的急诊患者增多。

空气污染的监测是以空气中颗粒物检测为依据并做预报。例如，可吸入颗粒物，又称PM10，是空气动力学当量直径在$10\mu m$以下的颗粒物。细颗粒物，又称PM2.5，是空气动力学当量直径小于等于$2.5\mu m$的颗粒物。这些值越高，代表空气污染越严重（表）。虽然这些颗粒物只是地球空气成分中含量很少的组成部分，但它们对空气质量和能见度等有着重要的影响。细颗粒物直径小，含有大量的有毒有害物质，且在空气中停留时间长，输送距离远，因而对人体健康和空气质量的影

表　PM2.5 检测网空气质量新标准

空气质量等级	24 小时 PM2.5 平均值标准值（μg/m³）
优	0~35
良	35~75
轻度污染	75~115
中度污染	115~150
重度污染	150~250
严重污染	>250

响更大。到 2010 年底为止，除美国和欧盟一些国家将细颗粒物纳入国标并进行强制性限制外，世界上大部分国家都还未开展对细颗粒物的监测，大多通行对 PM10 进行监测。

分类　主要分为三类。

煤炭型（伦敦型、还原型、浓雾型）　以烧煤排出大量的二氧化硫（SO_2）、煤烟和灰尘为特征。二氧化硫有毒，在空气中能催化成毒性更强的硫酸雾。此型空气污染与肺癌、慢性支气管炎、肺气肿有密切关系。如 1952 年伦敦烟雾空气污染事件。

石油型（洛杉矶型、氧化型、光化学烟雾型）　汽车排出大量的氮氧化物、一氧化碳和碳氢化合物废气和工厂烟囱排放的废气，经阳光紫外线照射作用，生成臭氧、醛类、过氧乙酰硝酸酯，形成光化学烟雾。过去美国洛杉矶市每年有 100 天出现光化学烟雾，主要刺激眼睛，出现眼红肿、流泪、咳嗽、胸痛等症状。碳氧化合物可诱发肺癌。一氧化碳长期作用可使心血管疾病发病率、死亡率升高。

混合型　除来自煤炭和石油的污染物外，还有从工业区排出的各种化学物质。

特点　空气污染与其他自然灾难不同，主要有以下特点。

累积性　污染物在空气中逐渐聚集，具有累积性。从污染物进入空气导致污染物浓度升高，到完全清除浓度渐趋于零，大都需要经过较长的时间。如果不采取有效措施，污染物将在空气内逐渐积累，导致污染物浓度逐渐增大。

危害性　空气污染对人体健康的急性直接危害是以某种或某些毒物急性中毒形式表现出来，间接危害是加重原有呼吸系统疾病、心脏病，进而加速这些患者的死亡。在某种特定条件和环境下，如谷地或盆地、无风或微风、出现逆温，若有污染源存在，排出大量污染物，污染物扩散不出去，或发生某些毒物泄漏事故，使得空气中污染物浓度急剧增加，造成空气污染急性危害事件。低浓度的污染长期作用于人体，产生慢性的远期效应。这种效应往往不易引人注意，而且难以鉴别。空气污染对人体健康的慢性危害是由污染物与呼吸道黏膜表面接触引起的，主要表现为眼、鼻黏膜刺激，慢性支气管炎、哮喘、肺癌及因生理功能障碍而加重高血压、心脏病的病情。空气污染对人体健康的危害是多方面的，潜伏期长，不易被人们察觉。

多样性　空气中的污染物有生物性污染物如细菌等，有化学性污染物如甲醛、苯、甲苯、一氧化碳等，还有放射性污染物如氡气等。空气污染的多样性既包括污染物种类的多样性，又包括污染物来源的多样性。

来源　空气污染的来源可分为两类：天然源和人为源。

天然源　许多污染物和化学物质的形成和散发来自地壳的天然过程，如火山喷发散发的颗粒物质和气态污染物二氧化硫、硫化氢和甲烷。森林火灾也引发空气污染，散发烟雾、烟灰、未燃烧的碳氢化合物、一氧化碳、一氧化氮及灰尘。海啸喷发的颗粒，来自土壤的细菌芽胞，花粉和灰尘也是空气污染的原因。植物也是烃的来源，山林区域上空的蓝色烟雾主要是由植物产生的挥发性有机化合物引起的空气反应。

人为源　人类生产和生活活动所形成的污染源。大量现代电器的使用造成电磁辐射污染，如带有荧光屏的电视机可产生一种致癌的"溴化二苯并呋喃"的毒物。大量的汽车尾气、工厂废气、合成化合物的挥发等均可造成空气污染。

防治原则　人类生产、生活与环境、空气相互关联，空气污染必须进行综合防治。

应急防治　关注城市空气污染监测数据，警惕高污染天气和时段。雾霾天减少户外活动，尤其是患有心血管疾病的人和年老体弱者，避免在户外长时间停留；尽量不要开窗，确实需要开窗透气的话，尽量避开雾霾高峰时段。选择使用室内空气净化设备。雾霾天气出行应避开主干道路，尽量不去人多地方，如空气流通差的超市、商场和医院，易造成呼吸系统疾病交叉感染。雾霾天气吸烟是"雪上加霜"，应尽量戒烟。户外工作的人们可选择使用防护口罩，防止或减少污染物吸入人体。佩戴的口罩要与面部有足够的密合度，口罩在整体上能有效隔绝口罩外的污染空气，尽量使佩戴者吸入口罩过滤的空气，阻力不应过大，具有可接受的舒适性。

长期防治 主要有以下几点。

强化法律法规 建立各地区空气环境整治目标责任考核体系，对重点行业制订排放标准，各地区要确定浓度高、范围广、危害大的污染物作为主要监控目标。对空气污染不同的特点施行差异控制，找出当地重点行业、重点污染源及重点污染物，采取不同优先级别的控制对策。

建立联防联控 实施统一规划、统一监测、统一标准、统一监管、统一考核等措施；推进区域内城市联合减排、多污染物综合减排、多污染源协同减排政策。将重污染天气纳入地方政府突发事件应急管理和政府绩效考核指标管理。

植树绿化环境 空气和人类、动植物更有着密切的关系。空气污染会严重地影响人类的健康及绿色植物的生长。而树木对空气有净化作用：高等植物除光合作用保证空气中氧气和二氧化碳的平衡外，还对环境中的各种污染物有吸收、积累和代谢作用，可净化空气。

减少污染物排放 通过立法和行政干预措施全面整治燃煤小锅炉，加快重点行业脱硫脱硝除尘改造。提升燃油品质；严控高耗能、高污染行业新增产能；发展公共交通；达标排放放射性物质、禁限排放恶臭物质、防治机动车船污染空气；对未通过能评、环评的项目，不得批准开工建设，不提供土地，不提供贷款支持，

不供电供水；推行激励与约束并举的节能减排新机制，加大排污费征收力度。加大对空气污染防治的信贷支持。开展划定禁止燃烧高污染燃料区域，减少城市燃煤量，提高城市气化率、集中供热率。

推行清洁生产 优化能源结构，推行清洁燃料，培育环保、新能源产业。改善能源结构，发展清洁能源，解决城市中大量使用煤炭产生的空气污染。强化节能环保指标约束，对城市内的民用灶炉限期实行固硫型煤或其他清洁燃料。投资使用清洁燃料的工程项目。

合理使用煤炭资源 解决煤炭资源浪费严重、污染严重的一系列问题，必须走可持续发展的煤炭开采之路。大力提高发展洁净煤炭的技术，加强煤炭资源的管理，采用高新技术，合理利用煤炭资源，推广新型煤炭，改进燃烧方式。

利用气象条件防治 在污染源变化相对稳定的情况下，空气污染状况主要取决于气象条件。污染物在空气中的稀释和扩散受气象条件的支配非常明显，因此，利用气象条件来制约污染源是防治空气污染现实而又有效的途径，而污染气象条件预报则是其中关键，同时还可以为政府搞好城市建设的合理布局和城市环境规划提供科学依据。

提高公众保护空气的意识 树立全社会"同呼吸、共奋斗"的行为准则。地方政府对当地空气质量负总责，落实企业治污主体责任，国务院有关部门协调联动，倡导节约、绿色消费方式和生活习惯，动员全民参与环境保护和监督。

（何忠杰）

Lúndūn Yānwù Kōngqì Wūrǎn Shìjiàn
伦敦烟雾空气污染事件（London air pollution） 1952年12月5~8日伦敦发生严重空气污染事件。期间伦敦死亡人数达4000人。此事件被称为20世纪十大环境公害事件之一。19世纪工业革命以来，煤炭燃料大量利用，燃烧后的烟尘与雾混合，滞留于地表之上，形成毒雾。吸入烟雾导致患呼吸道疾病的患者增多，身体健康受到危害。史料记载伦敦最早的有毒烟雾事件可追溯到1837年2月，那次事件造成至少200名伦敦市民死亡。以后的100年间伦敦约有10次大规模烟雾事件，其中最严重、对健康危害最大的一次即1952年伦敦烟雾空气污染事件。这一事件作为煤炭型空气污染的典型案例出现在环境科学教科书中。这次事件推动了英国环境保护立法的进程。

伦敦的冬季多浓雾天气。自1952年12月5日，逆温层开始笼罩伦敦，城市处于高气压中心位置。垂直和水平的空气流动均停滞，连续数日空气寂静无风。当时伦敦冬季多使用燃煤采暖，市区内还分布有许多以煤为主要能源的火力发电站。由于逆温层的作用，煤炭燃烧产生的二氧化碳、一氧化碳、二氧化硫、粉尘等在城市上空蓄积，引发了连续数日的大雾天气。期间由于毒雾的影响，不仅大批航班取消，甚至白天汽车在公路上行驶都必须打开大灯。当时伦敦正在举办一场牛展览会，参展的牛首先对烟雾产生了反应：350头牛中有52头严重中毒，14头奄奄一息，1头当场死亡。不久伦敦市民也对毒雾产生了反应，许多人感到呼吸困难、眼睛刺痛，出现哮喘、咳嗽等呼吸道症状，患者明显增多，

进而死亡率陡增。据史料记载，12 月 5～8 日四天内，伦敦市死亡人数达 4000 人。根据事后统计，在发生烟雾事件的一周中，48 岁以上人群死亡率为平时的 3 倍；1 岁以下人群的死亡率为平时的 2 倍。在这一周内，伦敦市因支气管炎死亡 704 人，因冠状动脉粥样硬化性心脏病（简称冠心病）死亡 281 人，因心脏衰竭死亡 244 人，因结核病死亡 77 人，分别为前一周的 9.5、2.4、2.8 和 5.5 倍。此外，肺炎、肺癌、流行性感冒等呼吸系统疾病的发病率也有显著性增加。12 月 9 日之后，由于天气变化，毒雾逐渐消散，但在此之后 2 个月内，又有近 8000 人因为烟雾事件而死于呼吸系统疾病。

事件的发生发展过程引起了政府的重视，组织了相关机构的救援和医疗工作。大烟雾事件的巨大冲击成为人类解决空气污染的契机，深刻的烟雾问题为全世界知晓。英国人开始反思空气污染造成的苦果，英国政府出台多项燃料使用规范及制订禁止工厂排烟的基准，如《大气净化法》（*Clean Air Act*）、《伦敦市法》[*City of London（Various Powers）Act* 1954]。法案规定"烟尘控制区"内的城镇只准烧无烟燃料，大规模改造城市居民的传统炉灶，减少煤炭用量，逐步实现居民生活天然气化；在冬季则采取集中供暖，用系统化的方式减少取暖时的燃料使用总量；发电厂和重工业被迁至郊外，限制高炉等。在此基础上，英国各地还出台一系列配套的法律法规，再加上民间环保组织的推动、大众环保意识提高和环保技术的推广应用等，一场轰轰烈烈的环境保护运动随之展开。1952 年之后，伦敦仍多次发生烟雾事件。直到 1965 年后，有毒烟雾从伦敦逐渐销声匿迹。英国为工业化付出了沉重的代价，也让世人开始认识到人类发展与自然的关系，发展与保护环境同样重要。

（何忠杰）

yǐnyòngshuǐ wūrǎn

饮用水污染（drinking water pollution）

饮用水中混入细菌、病毒或有毒有害物质给人体健康带来危害的现象。饮用水污染防治具有重要意义。一旦发生污染事故，须有完善的应急处理机制。

原因 主要来自三个方面：制水环节、供水环节及用水环节。

制水环节 工农业生产、生活废弃物，尤其是化工厂生产过程中的废水未经处理或处理未达标直接排放，均可对水源造成污染，而制水单位在饮用水净化处理过程中因管理不善、人为疏忽及违章操作，或因卫生意识薄弱、经济原因在水处理过程中消毒处理不到位等均会导致水厂的出水质量达不到安全饮用水的要求。

供水环节 部分地区供水管网与排水管道并行或交叉，或穿越化粪池，同时管道陈旧破损，进而在间歇性供水时常导致污水倒虹吸而污染饮用水，这是自来水管网污染最主要的原因。此外，自来水管网污染还包括个别供水单位使用劣质管材而导致饮用水污染。蓄水池问题而导致二次供水污染的原因主要包括蓄水池设计缺陷（溢流管位置不合理）、选址不合理（与污水管、排污渠、厕所、医院、垃圾站或废弃工矿相邻）、防水涂料不合格及蓄水池防护管理不善（无盖、无定期清理及消毒措施），部分居民楼的楼顶蓄水池未定期清洗。

用水环节 用水单位在用水过程中违章改接水管可导致饮用水污染。部分用水单位（包括个人）将工业循环水、空调循环水、供暖循环水，甚至污水管与自来水管改接在一起。由于疏于管理，当阀门老旧而水压出现波动时即导致非饮用水与自来水混合而导致饮用水污染。

分类 按污染物的性质分为生物性污染、化学性污染和物理性污染。生物性污染是由于微生物或动物造成的污染，如生活废弃物（污水、垃圾及粪便）污染和管道污染，主要污染环节是自来水管网污染及自备供水污染。化学性污染是由于工农业生产的农药、化肥等化学物质流入水中造成的污染，主要污染环节是水源污染及自来水管网污染。物理性污染是由于自备水源增加，取水量大，水井使用年限过长，中水管线串接，井口无防护措施，管网材质不符合卫生要求等造成的污染。

特点 水源一次性严重污染后，介水传染病可出现暴发流行，绝大多数病例发病日期集中于最短和最长潜伏期内。若水源经常受污染，病例可终年不断，发病呈地方性。病例分布与供水范围一致，绝大多数患者有饮用同一水源的历史。一旦对污染采取治理措施，并加强饮用水的净化和消毒后，疾病流行便可迅速得到控制。

应急处理 立即停止使用已被污染的水，改造供水管路。对被污染的水及已造成供水严重污染隐患的破损管道进行更新、改造，全面排查、消除事故隐患，并要求各供水管理责任单位尽快建立水源地水质实时监测、预警体系。快速查明污染原因，排除污染源，在最短时间内恢复居民正常供水。卫生监督机构应做好对突发饮用水污染事故应急处理的人员和物资准备，并在发生事故时及时处理和报告。对受害对象进行及时救治，必要时进行隔离治疗，防止疫情扩散，加强心理支持和疏导。对于诊断不明的情况要上报，请求其他救援力量的支持。要通过合理的政策和先进的技术控制污水的排放量及提高污水处理率，采用有效措施对已受污染的水源进行处理。

预防 饮用水污染的预防效果大于治理。为有效地管理、保护饮用水资源，减少乃至杜绝饮用水污染事故，重点是要转变发展观念，科学规划。加强对水源的保护，加强自备水源供水的预防性及日常性监督工作，特别是预防性卫生监督及改善供水方式。加强相关人员的法规知识培训，力争减少污染事故的发生，确保污染事故发生后能进行快速处理、快速控制。建立健全饮用水污染事故应急预案。要从偏重把水资源看成经济增长的支撑条件，转到将其看成经济增长约束条件，注重合理使用和节约水资源。要量水而行，科学论证，不要盲目和过度开发建设。

(何忠杰)

hǎiyáng wūrǎn

海洋污染（ocean pollution） 人类直接或间接把物质或能量引入海洋（包括河口湾）造成海洋生态系统破坏的现象。可损害生物资源和海洋生物，危害人类健康，妨碍捕鱼等正常海洋活动，损坏海洋使用质量及减损环境优美等。

特点 主要有以下四个特点。

污染源多且复杂 按污染物性质可分为化学污染物（包括有机污染物及无机污染物等）污染、物理污染物（包括热污染及放射性污染物等）污染及生物污染物（包括微生物污染物等）污染。按污染物的来源可分为石油及其产品污染、金属及酸碱污染、有机氯化合物污染、有机物和营养盐污染、放射性物质污染、废热污染及固体物质污染等。按照污染物入海的方式可分为点源污染及非点源污染。

累积性及持续性强 污染物一旦进入海洋环境便很难再转移出去，不能溶解和不易分解的物质将长期累积在海域水体中，再经生物累积及生物放大作用，回到人体内，从而影响人体健康。

污染扩散范围广 全球海洋是相通的整体。一个海域出现的污染可扩散到周边海域，甚至扩大到邻近大洋，有的后期效应还可波及全球。

防治难且危害大 海洋污染有很长的积累过程，不易及时发现，一旦形成污染，需要长期治理才能消除影响。治理费用大，造成的危害可影响到各方面，特别是对人体产生的毒害，更是难以彻底清除干净。海洋污染还可造成海水浑浊，严重影响海洋植物（浮游植物和海藻）的光合作用，从而影响海域的生产力，对鱼类也有危害。重金属和含毒有机化合物等有毒物质在海域中累积，并通过海洋生物的富集作用，对海洋动物和以此为食的其他动物造成毒害。

防治原则 海洋生态系统较为脆弱，系统中的各部分环环相扣，相互作用，相互影响。一个环节的破坏，就可能导致整个海洋生态系统平衡的破坏，进而影响人类的生存和发展。因此，对海洋资源的开发和利用应建立在保护好海洋的基础之上。海洋污染防治工作很重要：①加强立法和执法力度。制定法律法规来防治海洋污染，如《国际防止海上油污公约》《捕鱼及养护公海生物资源公约》《防止倾倒废弃物及其他物质污染海洋的公约》等。要加强对政府环境保护职能部门的执法监督，克服地方保护主义，各级政府必须将环境保护工作提到议事日程上来。②加强海洋污染监测。各地渔政部门、港监防污部门应全面了解辖区内的水域污染状况。对沿岸近海和远洋进行监测，监测的内容包括水质监测、地质监测、大气监测和生物监测等。沿岸近海监测：由于海域污染较重且复杂多变，设立的监测站要密集些，站内监测项目齐全，每月至少监测一次。远洋监测：测定扩散范围广和因海上倾废和因事故泄入海洋的污染物质，设立的监测站较稀，监测次数较少。还有利用生物个体、种群或群落对污染物的反应以判断海洋环境污染情况的监控方法。③加强海洋污染防治。要防止和控制沿海工业污染物、城市污染物、农业污染物、船舶污染物、海上养殖污染物、海上石油平台产生的石油等污染物的污染，禁止海上倾倒废物污染。④整合社会资源修复海洋环境。引导地方政府、居民、企业和民间组织等社会各界力量积极参与和改变修复海洋环境，为海洋健康发展、和谐发展提供良好的社会环境。建立人造海滩、人造海岸、人造海洋植物生长带，改善海洋生物的生存环境。⑤调整产业结构和产品结构。转变经济增长方式，发展循环经济；加强重点工业污染源的治理；按照"谁污染，谁负担"的原则，禁止工业污染源中有毒有害物质的排放，彻底杜绝未经处理的工业废水直接排海；实行污染物排放总量控制和排污许可证制度。

（何忠杰）

Mòxīgē Wān Lòuyóu Wūrǎn Shìjiàn

墨西哥湾漏油污染事件（Gulf of Mexico oil spill accident）

2010年4月20日，墨西哥湾外海发生石油外漏事件。又称英国石油公司漏油事故。英国石油公司所属一个名为"深水地平线"（Deepwater Horizon）的外海钻油平台发生故障并爆炸，导致漏油事故。爆炸导致11人失踪，17人受伤，并导致附近大范围的水质受到污染，多种鱼类、鸟类及植物等海洋生物受到严重影响。美国的路易斯安那州、密西西比州、亚拉巴马州和佛罗里达州进入灾难状态。奥巴马总统表示，墨西哥湾漏油的影响如同9·11恐怖袭击事件造成的影响。美国政府当年11月份的调查报告指出，有6104只鸟类、609只海龟、100只海豚在内的哺乳动物死亡，这个数字可能包括了死于自然原因的动物。尽管美国政府和英国石油公司均投入大量物力、人力救灾，但事发近一个月后仍难以完全控制漏油。此次生态灾难对海洋的影响可能要持续很多年。

救援情况及特点 4月20日晚上约21时45分（当地时间），钻油平台出现甲烷泄漏，引发大火及爆炸。大多数工人用救生艇撤离或由直升机救起，但有11名工人失踪。海岸警卫队搜救3天，仍未发现失踪人员，推定在爆炸中死亡。多只船努力扑灭大火，但未成功。钻油平台燃烧约36小时，于4月22日早上沉没，并于当日下午13时开始漏油，且呈蔓延趋势。漏油持续了约87天，估计总漏油量为490万桶（780 000 m³），直接影响了180 000平方千米的海洋。

针对漏油事故，英国石油公司打造了一个4层楼高的巨型"控油罩"，希望能降到深1500米的海底，把漏油的地方罩住，让原油保留在控油罩里，然后再抽回海面上接应的油轮。但深海水温太低，控油罩内部累积了大量的冰晶，中途就无法正常运作，这项计划宣告失败。经过多次尝试，2010年7月15日，英国石油公司宣布，新的控油装置已成功罩住水下漏油点，"再无原油流入墨西哥湾"。此时已距离事发时间约3个月。

经验教训 美国海岸警卫队和海洋能源管理局在2011年9月公布的调查报告认为，用于加固油井的水泥出现问题是原油泄漏的主要原因，油井在漏油事故发生前已存在预算超支、监测设备出现异常等问题。英国石油公司和哈利伯顿公司在实施油井水泥工程时，减少注入油井的水泥量以节约开支，造成油井安全出现问题。安全警示没被重视：事件发生前数月工人们和监事对钻油平台的安全表示关注，但没有得到重视。此次事件显示，一旦发生海洋污染，其治理难度将非常巨大，效果差，凸显了海洋生态的脆弱性；漏油污染就只能依靠海洋自己的净化能力，通过对原油分解、稀释等方式缓慢解决。

（何忠杰）

索　引

条目标题汉字笔画索引

说　明

一、本索引供读者按条目标题的汉字笔画查检条目。

二、条目标题按第一字的笔画由少到多的顺序排列，按画数和起笔笔形横（一）、竖（丨）、撇（丿）、点（、）、折（乛，包括丁乚乀等）的顺序排列。笔画数和起笔笔形相同的字，按字形结构排列，先左右形字，再上下形字，后整体字。第一字相同的，依次按后面各字的笔画数和起笔笔形顺序排列。

三、以拉丁字母、希腊字母和阿拉伯数字、罗马数字开头的条目标题，依次排在汉字条目标题的后面。

八 画

条 目 外 文 标 题 索 引

内 容 索 引

说 明

一、本索引是本卷条目和条目内容的主题分析索引。索引款目按汉语拼音字母顺序并辅以汉字笔画、起笔笔形顺序排列。同音时，按汉字笔画由少到多的顺序排列，笔画数相同的按起笔笔形横（一）、竖（丨）、撇（丿）、点（丶）、折（乛，包括丁乚く等）的顺序排列。第一字相同时，按第二字，余类推。索引标目中夹有拉丁字母、希腊字母、阿拉伯数字和罗马数字的，依次排在相应的汉字索引款目之后。标点符号不作为排序单元。

二、设有条目的款目用黑体字，未设条目的款目用宋体字。

三、不同概念（含人物）具有同一标目名称时，分别设置索引款目；未设条目的同名索引标目后括注简单说明或所属类别，以利检索。

四、索引标目之后的阿拉伯数字是标目内容所在的页码，数字之后的小写拉丁字母表示索引内容所在的版面区域。本书正文的版面区域划分如右图。

a	c	e
b	d	f

Y

拉丁字母

阿拉伯数字

罗马数字

本卷主要编辑、出版人员

执行总编　谢　阳

责任编审　傅祚华

责任编辑　杨小杰

文字编辑　杨小杰

索引编辑　张　安　邓　婷

名词术语编辑　陈　佩

汉语拼音编辑　王　颖

外文编辑　景黎明

参见编辑　李亚楠

责任校对　李爱平

责任印制　姜文祥

装帧设计　雅昌设计中心·北京